PAUL TRENDELENBURG

GRUNDLAGEN DER ALLGEMEINEN UND SPEZIELLEN ARZNEIVERORDNUNG

SIEBENTE, NEUBEARBEITETE AUFLAGE

HERAUSGEGEBEN VON

OTTO KRAYER
PROFESSOR DER PHARMAKOLOGIE
AN DER HARVARD MEDICAL SCHOOL
BOSTON, MASS.

UND

MANFRED KIESE
PROFESSOR DER PHARMAKOLOGIE
AN DER PHILIPPS-UNIVERSITÄT
MARBURG-LAHN

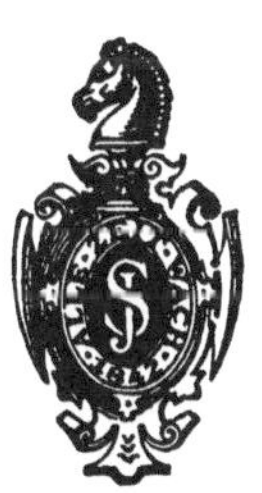

SPRINGER-VERLAG
BERLIN · GÖTTINGEN · HEIDELBERG
1952

ISBN 978-3-662-01283-3 ISBN 978-3-662-01282-6 (eBook)
DOI 10.1007/978-3-662-01282-6

SOFTCOVER REPRINT OF THE HARDCOVER 7TH EDITION 1952
BERLIN · GÖTTINGEN · HEIDELBERG

BRÜHLSCHE UNIVERSITÄTSDRUCKEREI GIESSEN

Vorwort zur ersten Auflage.

Dies Buch versucht, dem Studierenden der Medizin und dem Arzte die Grundlagen der praktischen Arzneibehandlung zu vermitteln. Es hält sich bewußt von aller Theorie frei, verzichtet auf alle Erörterungen über das Wesen der Wirkung der einzelnen Mittel, wie sie in unübertroffener Darstellung das Lehrbuch von MEYER und GOTTLIEB (Experimentelle Pharmakologie) bringt und beschränkt sich auf eine Beschreibung der Drogen und Mittel, ihrer Zubereitungen, ihrer Indikationen und ihrer Darreichungsformen. Da kaum ein innerlich gegebenes Heilmittel ohne Kenntnis seines Schicksals und der mit den Darreichungen verbundenen Nebenwirkungen und Gefahren richtig dosiert und angewandt werden kann, wurden kurze Angaben über das Schicksal, soweit dies beim Menschen untersucht ist, sowie über die Nebenwirkungen und Gefahren eingefügt.

Bei der Darstellung wurde absichtlich auf die lückenlose Behandlung aller zur Zeit für Arzneizwecke verwandten Mittel verzichtet. Verschiedene Umstände machen es dem Arzte seit einigen Jahrzehnten immer schwerer, den therapeutischen Wert seiner Arzneibehandlungen zu beurteilen. Früher war der Arzneischatz etwas relativ Stabiles, und die Stimmen, die seinen therapeutischen Wert beurteilten, bemühten sich im allgemeinen der Objektivität. Seit die Arzneimitteldarstellung fast ganz dem Kapitalismus unterworfen ist, erschwert die Unsumme immer neu auftauchender Spezialitäten und die oft recht subjektiv gehaltene Form ihrer Empfehlung die Bildung eines sicheren Urteiles — um so mehr, als der mehr und mehr sich ausbreitende Nebel mystisch-spekulativer Betrachtungen über das Wesen der Arzneitherapie die durch die naturwissenschaftlichen Methoden der Erforschung der Arzneiwirkungen geschärfte Kritik zu trüben begonnen hat.

Es war die Absicht des Verfassers, durch Auswahl der wichtigen Mittel und Zurücktretenlassen des Unwichtigen oder noch nicht genügend Erprobten dazu beizutragen, daß der werdende Arzt wieder in den Stand gesetzt wird, besser zu beurteilen, wann er mit seinem therapeutischen Handeln auf festem Boden steht.

Wenn das Buch den Anforderungen der Praxis einigermaßen gerecht werden sollte, so gebührt das Verdienst jenen Freunden und Kollegen, die mit so manchen Ratschlägen ausgeholfen haben. Besonderen Dank schuldet der Verfasser den Herren BLEEK, FRIBOES, ROMINGER und vornehmlich STROOMANN, ohne dessen Mithilfe der Mut zur Abfassung gefehlt hätte.

Vorwort zur siebenten Auflage.

Die Anordnung des Stoffes der gegenwärtigen Auflage stimmt im wesentlichen mit derjenigen der ersten Auflage überein. Der Stoff des Allgemeinen Teiles wurde ausführlicher behandelt und verlangte deshalb eine etwas andere Gliederung. In dieser Hinsicht sind wir dem Beispiele von L. LENDLE, der die fünfte und sechste Auflage herausgab, gefolgt. Die Fortschritte auf einer Reihe von Gebieten der Arzneimitteltherapie machten weitgehende Ergänzungen an einigen Stellen des Speziellen Teiles notwendig. Neuere Erkenntnisse und Erfahrungen verlangten eine von früheren Auflagen verschiedene Bewertung alter Arzneimittel, besonders auf dem Gebiete der Chemotherapie. Um Raum zu gewinnen für wichtige neue Mittel, wurden einige der älteren Mittel, die vorwiegend historische Bedeutung besitzen, gestrichen.

Die Herausgeber danken Herrn L. LENDLE für die Mühe, welche er auf die Bearbeitung der fünften und sechsten Auflage verwandte.

Boston, Massachusetts, USA,

Marburg an der Lahn,
im Februar 1952.

OTTO KRAYER
MANFRED KIESE

Inhaltsverzeichnis.

Abkürzungen.

AE = Antitoxin-Einheiten
DAB = Deutsches Arzneibuch
DAT = Deutsche Arzneitaxe
DRF = Deutsche Rezeptformeln
EMD = Einzelmaximaldosis
Erg.B. = Ergänzungsbuch zum Deutschen Arzneibuch
γ = 0,001 Milligramm
IE = Internationale Einheiten
i.m. = intramuskulär
i.v. = intravenös
MBK = Merck-Boehringer-Knoll
MD = Maximaldosis
OP = Originalpackung
offiz. = offizinell
PI = Pharmacopoea Internationalis
s.c. = subcutan
TMD = Tagesmaximaldosis

I. Allgemeine Arzneiverordnungslehre.

A. Bestimmungen über den Verkehr mit Arzneimitteln.

Um dem Kranken jederzeit und ohne Verzug zu Arzneimitteln von gebotener Güte zu verhelfen und die Gefahr einer Schädigung des Kranken durch unsachgemäße Anwendung von Arzneimitteln einzuschränken, hat der Staat einige — allerdings im Vergleich mit Schutzmaßnahmen auf anderen Gebieten (z.B. Lebensmittel- und Unfallgesetzgebung) noch unvollkommene — Maßnahmen ergriffen. Im Gebiet der Bundesrepublik Deutschland gibt es kein umfassendes Arzneimittelgesetz, das Herstellung, Qualität, Deklaration, Handel usw. von Arzneimitteln kontrolliert. Die Länder der Deutschen Demokratischen Republik (Ostzone) haben Arzneimittelgesetze, die einander sehr ähnlich sind. Nach diesen bedarf die Herstellung von Arzneimitteln und der Handel mit denselben der Genehmigung. Arzneifertigwaren (s. S. 24) sind eintragungspflichtig. Beim Antrag auf Eintragung müssen Bestandteile und deren Mengen genau angegeben werden. Die Zusammensetzung unterliegt der Prüfung. Die in den Handel gelangenden Spezialitäten müssen auf der Verpackung Angaben über Art und Menge der Bestandteile enthalten.

1. Rezeptzwang.

Eine Anzahl in ihrer Wirkung differenter, u. U. nicht ungefährlicher Chemikalien, Drogen und Zubereitungen sind dem *Rezeptzwang* unterstellt. Diese rezeptpflichtigen Arzneimittel sind in einem den *Vorschriften betreffend die Abgabe stark wirkender Arzneimittel* (Neufassung vom 31. März 1931) beigefügten Verzeichnis benannt. Durch eine Reihe von Erlassen und Verordnungen sind später noch weitere Arzneimittel dem Rezeptzwang unterstellt und deren Abgabe z. T. noch weiter beschränkt worden (s. u.). Die dem Rezeptzwang unterstellten Arzneimittel „dürfen nur auf schriftliche, mit Datum und Unterschrift versehene Anweisung (Rezept) eines Arztes, Zahnarztes oder Tierarztes — in letzterem Falle jedoch nur zum Gebrauch in der Tierheilkunde — als Heilmittel an das Publikum abgegeben werden“. Unabhängig von ihrem Verwendungszweck dürfen sie außerhalb der Apotheken nicht feilgehalten oder verkauft werden (Polizeiverordn. v. 13. März 1941).

Die nicht dem Rezeptzwang unterstellten Arzneimittel können auch ohne Rezept im „*Handverkauf*“ aus der Apotheke bezogen werden. Werden Handverkaufsmittel nach dem Abgabewert verschrieben (z. B. „für 10 Pf. Lanolin“), so wird vom Apotheker eine Abgabegebühr nicht erhoben, das Mittel also billiger als auf Rezept abgegeben.

Im allgemeinen kann eine Arznei auf ein Rezept beliebig oft vom Apotheker bereitet oder abgegeben werden, sofern nicht die Verordnungen über die Abgabe von Betäubungsmitteln (s. S. 29f.) oder die oben erwähnten Vorschriften über die Abgabe stark wirkender Arzneimittel dem Apotheker die *wiederholte Abgabe* ausdrücklich untersagen. Ein Teil nämlich der in dem Verzeichnis angeführten Chemikalien, Drogen und Zubereitungen (Chloralhydrat, mehrere Barbitursäurederivate, Harmin, Indischer Hanf, Urethan u. a.) darf zum inneren Gebrauche (und zur Anwendung auf Schleimhäuten) nur auf jedesmal erneute, mit Datum und Unterschrift versehene Anweisung eines Arztes oder Zahnarztes abgegeben werden. Die wiederholte Abgabe zum inneren Gebrauche der in diesem einschränkenden Paragraphen nicht genannten Mittel des Verzeichnisses ohne jedesmal erneute ärztliche oder zahnärztliche Anweisung ist nur gestattet, insoweit die Wiederholung in der ursprünglichen Anweisung für zulässig erklärt und dabei vermerkt ist, wie oft und bis zu welchem Zeitpunkt sie stattfinden darf, oder wenn die Einzelgabe aus der Anweisung ersichtlich ist und diese die in dem Verzeichnis angegebene Gewichtsmenge nicht übersteigt (z. B. Extr. Belladonnae 0,05, Fol. Digitalis 0,2, Paracodin 0,075). In diesen Fällen kann jedoch der Arzt — wenn erforderlich — die wiederholte Abgabe der Arznei durch einen auf dem Rezept beigesetzten Vermerk, wie „ne repetatur", verhindern.

Durch Ministerialerlasse bzw. Polizeiverordnungen ist noch für folgende Arzneimittel die wiederholte Abgabe untersagt: Tuberkulin, Apiol, Sulfanilamid und seine Derivate, Kodein, Äthylmorphin (Dionin), Carbaminoylcholin (Doryl), Prostigmin, Diäthylbarbitursäure, Diallylbarbitursäure, Dibrompropyldiäthylbarbitursäure, Dipropylbarbitursäure und Phenyläthylbarbitursäure, Dimethylaminodiphenylheptanon (Polamidon), Hydantoin und dessen Derivate, 1-Methyl-4-m-oxyphenylpiperidin-4-äthylketon (Cliradon), Methylen-bis-(4-oxycumarin) und dessen Derivate, Tetraäthylthiuramdisulfid, Penicillin, Streptomycin, Aureomycin, Chloramphenicol und Terramycin. Diese dürfen nur auf jedesmal erneute, mit Datum, Gebrauchsanweisung und Unterschrift versehene Verschreibung eines Arztes abgegeben werden.

An Personen, die stark wirkende Arzneimittel bei Ausübung der Heilkunde zur Anwendung an anderen Personen benötigen, darf der Apotheker diese auch ohne Rezept abgeben, doch ist er verpflichtet, sich Gewißheit darüber zu verschaffen, daß die anfordernde Person zur Verwendung stark wirkender Arzneimittel in der Heilkunde berechtigt ist.

2. Apothekenpflichtige Arzneimittel.

Die grundsätzliche Regelung über *freiverkäufliche* und *apothekenpflichtige Arzneimittel* ist niedergelegt in der „Verordnung betr. den Verkehr mit Arzneimitteln" (Kaiserliche Verordnung vom 22. Oktober 1901). Das Verzeichnis A dieser auf Grund der Gewerbeordnung erlassenen und wiederholt revidierten Verordnung führt die Zubereitungen auf, welche, ohne Rücksicht auf den Heilwert, apothekenpflichtig sind, sofern sie als Heilmittel feilgehalten oder verkauft werden. In einem Verzeichnis B werden die Stoffe aufgezählt, welche außerhalb der Apotheken ohne Rücksicht auf den Verwendungszweck nicht feilgehalten oder verkauft werden dürfen. (Die Liste der apothekenpflichtigen Mittel deckt sich nicht mit der Liste der rezeptpflichtigen Mittel.) Die dem freien Verkehr überlassenen Stoffe und Zubereitungen (indifferente Hausmittel u. dgl.) dürfen nicht nur in jedem Drogengeschäft, sondern auch in jedem stehenden Betriebe feilgehalten und verkauft werden.

3. Apotheken.

Apotheken sind staatlich zugelassene und überwachte Abgabestellen für Arzneimittel. Die Führung einer Apotheke ist an eine bestimmte Ausbildung und Bestallung der Apotheker sowie an gewisse gesetzliche Bestimmungen (Apothekenbetriebsordnung) geknüpft. Die Apotheke garantiert bei der auf ärztliches Rezept oder Anfordern des Publikums erfolgenden Abgabe von Arzneimitteln a) eine vorgeschriebene Reinheit der offizinellen Mittel (s. S. 3), b) einen vorgeschriebenen Gehalt an wirksamen Stoffen und c) eine zweckmäßige Zubereitung der Arznei. Der Apotheker ist als Mitarbeiter des Arztes ebenfalls für die Volksgesundheit verantwortlich. Seine Berufspflicht stellt also Forderungen an ihn, welche außerhalb der kaufmännischen Aufgaben liegen.

Die Einrichtung von Apotheken läßt sich unter dem Einfluß der arabischen Medizin in Europa schon im 12. Jahrhundert nachweisen. Von entscheidender Bedeutung für die Weiterentwicklung wurde das Medizinaledikt des Kaisers *Friedrich II.* um die Mitte des 13. Jahrhunderts, nach welchem der Beruf des Arztes von dem des Apothekers streng getrennt wurde. In den folgenden Jahrhunderten entwickelten sich in verschiedenen Städten Deutschlands zahlreiche öffentliche Apotheken, die der Kontrolle der Behörden unterstellt waren. Die Erfahrungen über die Arzneiverwendung und -verarbeitung wurden an verschiedenen Orten in sog. „Antidotarien und Dispensatorien" gesammelt. Das erste gesetzliche Arzneibuch wurde 1498 in Florenz geschaffen. In Deutschland gewann das Werk des VALERIUS CORDUS die größte Bedeutung, nachdem es vom Rat der Stadt Nürnberg 1546 amtlich herausgegeben worden war. Es stellt die erste deutsche *Pharmakopöe* dar. Derartige Sammlungen von Vorschriften über Beschaffenheit, Herrichtung, Aufbewahrung, Abgabe usw. der Arzneimittel in den Apotheken wurden später in allen großen Staaten eingeführt. Die World Health Organisation hat jüngst eine *Internationale Pharmakopöe* geschaffen.

4. Deutsches Arzneibuch.

Die letzte deutsche Pharmakopöe, das „*Deutsche Arzneibuch, 6. Ausgabe*" (DAB 6. Ausgabe), ist seit dem 1. Januar 1927 gültig. Ältere Ausgaben bis 1890 hatten noch einen lateinischen Text, heute erfolgt nur noch die Bezeichnung der Arzneimittel und der Zubereitungen in latinisierter Sprache.

Das DAB 6. Ausgabe enthält im ersten Teil einige für den Apotheker wichtige fachtechnische Vorschriften, dann im zweiten, größten Teil in alphabetischer Reihenfolge die Beschreibung zahlreicher Arzneimittel (der „*offizinellen*" *Mittel*) und eine Reihe von Vorschriften allgemeiner Art, die sich auf die Herstellung der verschiedenen Zubereitungen (z. B. Pilulae, Infusa usw.) beziehen. Schließlich folgen einige Listen mit den Atomgewichten, mit Angaben über die zur Prüfung der Arzneimittel notwendigen Reagenzien, mit einem Verzeichnis der für ärztliche Untersuchungen notwendigen Reagenzien, mit Angaben über die spezifischen Gewichte einiger Flüssigkeiten und die Tabellen A, B und C. Die Tabelle A gibt die für den Erwachsenen festgesetzten Maximaldosen (s. S. 5) einer Anzahl von Arzneimitteln an. Die Tabelle B führt die Arzneimittel auf, welche gewöhnlich als Gifte bezeichnet werden und welche unter Verschluß und sehr sorgfältig aufzubewahren sind. Die in der Tabelle C genannten Arzneimittel müssen von den anderen getrennt und vorsichtig aufbewahrt werden. Die Tabellen B und C sind für den Arzt wichtig, der eine Hausapotheke führt.

Bei den einzelnen Arzneimitteln ist die chemische Zusammensetzung, sofern sie bekannt ist, genannt; ihre Herstellung wird beschrieben, soweit sie noch vom Apotheker ausgeführt wird; ihre wichtigsten physikalischen Eigenschaften, Haltbarkeit, Löslichkeit und Identitätsreaktionen sowie Reaktionen zur Prüfung der Reinheit werden angeführt. Die Mittel werden unter dem offizinellen (meist latinisierten) Namen genannt. Um Verwechslungen zu vermeiden, sollte sich der Arzt im eigenen Interesse stets an diese offizinellen Namen halten.

Unter den im Hauptteil des DAB näher erörterten Zubereitungen findet sich eine Anzahl gebräuchlicher Arzneiformen, die „*Formulae officinales*" (z. B. Pil. Ferri carbonici Blaudii, Infusum Sennae compositum), deren Kenntnis für den Arzt nicht nur deshalb wichtig ist, weil sie das Verschreiben ausführlich gehaltener Rezepte erübrigt, sondern besonders auch deswegen, weil die Ausfertigung einer Formula officinalis meist billiger ist als die Herstellung der gleichen Arznei nach der Vorschrift eines ausführlichen Rezeptes.

Von der Reichsapothekerkammer wurde am 1. Januar 1941 das „*Ergänzungsbuch zum Deutschen Arzneibuch 6. Ausgabe (Erg.B. 6)*" herausgegeben, das eine größere Zahl im Arzneibuch nicht beschriebener Drogen, Chemikalien und Zubereitungen enthält und sich in Aufbau und Ausgestaltung der einzelnen Kapitel grundsätzlich nach dem DAB richtet; so enthält es u. a. auch Tabellen A, B, C.

Das Ergänzungsbuch hat nicht den amtlichen Charakter des Arzneibuches, sondern ist eine Anweisung der Standesorganisation der Apotheker.

5. Pharmacopoea Internationalis.

Die von der World Health Organisation herausgegebene *Pharmacopoea Internationalis, Editio prima* umfaßt 2 Bände, von denen der erste im Jahre 1951 erschienen ist. In der Pharmacopoea Internationalis (PI) werden in alphabetischer Reihenfolge unter internationalen Namen etwa 200 im allgemeinen Gebrauch befindliche Arzneimittel angeführt. Definition und Standardisierung der Qualität, Reinheit und Wirkungsstärke werden beschrieben. Im Anhang werden zahlreiche chemische, physikalische und biologische Bestimmungsmethoden beschrieben, die zur Prüfung und Standardisierung der in die PI aufgenommenen Mittel anzuwenden sind. Am Ende des Bandes befindet sich eine Tabelle, welche die gebräuchlichen Dosen und die Maximaldosen der meisten in die PI aufgenommenen Mittel für die innere Anwendung und für die parenterale Injektion enthält.

Die PI hat in Deutschland (Bundesrepublik und Deutsche Demokratische Republik) keinen amtlichen Charakter.

Einige Mittel haben einen auch im DAB gebrauchten Namen erhalten, jedoch weichen die in der PI und im DAB gegebenen Definitionen manchmal voneinander ab. So enthält Acidum hydrochloricum (offiz.) 24,8 bis 25,2% Chlorwasserstoff und Acidum hydrochloricum (PI) 35,0 bis 38,0% Chlorwasserstoff. Auf die Verschreibung von Acidum hydrochloricum muß der Apotheker das offizinelle Mittel abgeben.

Im zweiten Teil dieses Buches, „Spezielle Arzneiverordnungslehre", werden für die Mittel, welche in die PI aufgenommen sind, auch die internationalen Namen genannt. Der Gebrauch dieser Namen in den Verschreibungen ist z. Z. noch nicht zu empfehlen, weil der Apotheker in vielen Fällen noch nicht in der Lage sein wird, ein Mittel abzugeben, das den Vorschriften der PI bezüglich Reinheitsprüfung, Standardisierung usw. entspricht.

6. Hausapotheke.

Praktiziert ein Arzt an einem Orte, an dem keine Apotheke vorhanden ist, so kann er sich von der Staatsbehörde die Genehmigung zur Führung einer die notwendigsten Heilmittel, einschließlich der Betäubungsmittel, enthaltenden *Hausapotheke* geben lassen.

Für den Arzt, der nicht die Genehmigung zur Führung einer Hausapotheke für die eigene Praxis erhalten hat, gilt der § 367 des Strafgesetzbuches, der bestimmt, daß bestraft wird, „wer ohne polizeiliche Erlaubnis Gifte oder Arzneien, soweit der Handel mit denselben nicht freigegeben ist, zubereitet, feilhält, verkauft oder sonst an andere überläßt". Hiernach darf der Arzt auch die von den pharmazeutischen Firmen zur Verfügung gestellten Muster, sofern sie nicht freigegebene Medikamente enthalten, nicht seinen Patienten mitgeben; hingegen ist die Verwendung dieser Medikamente in der Sprechstunde zulässig.

7. Abgabebedingungen der Arzneimittel in Apotheken.

Einheitliche Bestimmungen über die *Abgabebedingungen der Arzneimittel in Apotheken* sind nur in beschränktem Umfange vorhanden. Die wichtigsten Bestimmungen dieser Art sind die Vorschriften des DAB über die Beschaffenheit der Arzneimittel, die Anweisungen der DAT (s. S. 25) über die Preisberechnung, das Betäubungsmittelgesetz und die landesrechtlichen Vorschriften über die Abgabe stark wirkender Arzneimittel. Es fehlt noch eine einheitliche *Apotheken-Betriebsordnung*. Aus den allgemein anerkannten Verordnungen einzelner Länder seien die für den Arzt wichtigeren Punkte herausgegriffen.

Ein Teil der offizinellen Arzneimittel muß vom Apotheker vorrätig gehalten werden. Alle anderen, insbesondere auch Arzneifertigwaren, müssen auf Verordnung des Arztes vom Apotheker beschafft werden. Die Abgabe von Arzneimitteln, auch die von Handverkaufsmitteln, muß im Rahmen der örtlichen Regelung jederzeit erfolgen. Wenn einem Rezept die Anordnung „cito“ beigefügt wird, muß die Herstellung oder Abgabe bevorzugt erfolgen.

Der Apotheker muß bei Verstoß gegen bestehende Vorschriften, Irrtümern oder unleserlichen Angaben in einem Rezept vor Anfertigung der Arznei den Arzt befragen. Wenn in einem Rezept die Maximaldosis (vgl. S. 268) eines Mittels ohne eine entsprechende Kennzeichnung durch den Arzt überschritten wird und der Arzt nicht zu erreichen ist, darf höchstens die Maximaldosis ausgehändigt werden. Bei einer solchen Verordnung für Kinder darf die Arznei nicht vor Klarstellung ausgehändigt werden.

Eine rezeptpflichtige Arznei kann durch den Arzt telephonisch vom Apotheker angefordert werden. Ihre Aushändigung darf jedoch erst auf Vorlage des Rezeptes erfolgen.

Die Gültigkeitsdauer eines Rezeptes ist unbegrenzt, abgesehen von den Bestimmungen des Betäubungsmittelgesetzes (s. S. 30). Die Anforderung einer Arznei kann in jeder beliebigen Apotheke erfolgen. Über Einschränkungen, die durch die Vorschriften über den Verkehr mit Betäubungsmitteln gemacht werden, s. S. 30.

Es ist dem Apotheker nicht gestattet, an Stelle des vom Arzte verschriebenen Arzneimittels ein anderes abzugeben.

Von Unbefugten, also auch von nichtapprobierten Heilkundigen, ausgestellte Rezepte darf der Apotheker nicht beliefern.

8. Maximaldosen.

Die Festsetzung von Maximaldosen (MD) im DAB 6 erfolgte auf Grund von Erfahrungen über die Möglichkeit toxischer Nebenwirkungen einzelner Arzneimittel bei höheren Dosierungen. Die MD liegen im allgemeinen zwischen den erforderlichen therapeutischen Dosen und den möglicherweise toxischen Gaben und gelten für den Erwachsenen. Sie sind keine Richtlinien für die therapeutisch geeigneten Gaben.

Für die meisten Mittel ist neben der Einzelmaximaldosis (EMD) eine meist etwa 3 mal größere Tagesmaximaldosis (TMD) für den Zeitraum von 24 Std. festgesetzt, z. B. für Morphin. hydrochloric. 0,03! und 0,1!

Wenn in einem Rezept eines der mit Maximaldosen versehenen Mittel verschrieben und das Mittel innerlich einzunehmen ist oder in Form von Augenwässern, Einatmungen, Einspritzungen, Klistieren oder Suppositorien einverleibt werden soll, so hat der Apotheker die Pflicht, nachzurechnen, ob in der verschriebenen Einzelmenge und Tagesmenge die MD nicht überschritten wurden. Das kann er nur, wenn genaue Angaben über die anzuwendende Menge vom Arzt gemacht wurden, d. h. es muß in diesen Fällen die Signatur (s. S. 7) sorgfältig ausgefüllt sein.

Die genaue Kenntnis der MD erübrigt sich im allgemeinen für den Arzt, welcher die therapeutisch zulässigen und gebräuchlichen Dosierungen beherrscht. Denn nur sehr selten ist der Arzt gezwungen, Medikamente in einer die MD überschreitenden Dosierung zu geben, z. B. beim Verschreiben von Morphin für einen Morphinisten, bei der Durchführung einer energischen Arsenikkur oder bei der Atropinbehandlung von postencephalitischen Störungen.

In solchen Fällen muß hinter der verordneten Menge ein Ausrufungszeichen angebracht und dahinter in Einklammerung die Menge auch in Buchstaben (lateinisch oder deutsch) wiederholt werden. Wenn diese besondere doppelte Kennzeichnung vom Arzt vergessen wird, muß sich der Apotheker mit dem Arzt vor der Herstellung der verordneten Arznei in Verbindung setzen.

Das Ergänzungsbuch enthält in seiner Tabelle A ebenfalls Maximaldosen für einen Teil der in ihm beschriebenen Arzneimittel. Der Apotheker ist angewiesen, bei deren Überschreitung nach den entsprechenden Vorschriften des DAB zu verfahren.

In der Pharmacopoea Internationalis sind ebenfalls Maximaldosen für viele der in ihr angeführten Arzneimittel genannt. Maximaldosen des DAB, des Ergänzungsbuches und der Pharmacopoea Internationalis s. S. 268.

Nachdrücklich ist hervorzuheben, daß das Nichtüberschreiten der Maximaldosen keine Sicherheit gegen Vergiftungen im Einzelfalle gewährt und den Arzt nicht von der Verantwortung entlasten kann. Wird z. B. die für Suprarenin aufgestellte Einzelmaximaldosis von 0,001 auf einmal intravenös eingespritzt, so kann der Tod des Patienten dadurch verursacht werden; wird die TMD der Folia Digitalis von 1,0 zu lange Zeit hindurch dargereicht, so können sehr schwere kumulative Giftwirkungen auftreten.

In Fällen von Arzneimittelüberempfindlichkeit können auch schon therapeutische Dosen schädlich wirken.

Besondere Vorsicht ist weiter beim Verschreiben neu eingeführter, stark wirkender Heilmittel geboten, für die Maximaldosen noch nicht aufgestellt sind. Es geschieht dies nur bei jeder Neuherausgabe des DAB, also in großen Zeitabständen.

Die Grenzdosen, die in der Verordnung über das Verschreiben von Betäubungsmitteln (s. S.31) für bestimmte Arzneimittel festgesetzt sind, sind nicht identisch mit den Maximaldosen des DAB.

Anhang: Dosierung im Kindesalter. Die großen Unterschiede der Empfindlichkeit von Kindern verschiedener Altersstufen für einzelne Arzneimittel gestatten es nicht in jedem Falle, die erforderliche therapeutische Dosis einfach aus der Körpergröße oder dem Gewicht im Verhältnis zur Erwachsenendosis zu berechnen. Die Arzneiverordnungsbücher enthalten zweckmäßige tabellarische Zusammenstellungen für die üblichen therapeutischen Dosen der wichtigsten Heilmittel bei Kindern verschiedener Altersgruppen. Diese Zahlenangaben sind ebenso wie die Maximaldosen des DAB und Ergänzungsbuches auf klinische Erfahrungen gegründet.

Es gibt auch formelmäßige Ableitungen der Kinderdosen aus dem Lebensalter, die aber aus dem oben genannten Grunde nur eine annähernde Schätzung erlauben. Von solchen Formeln sei die Anweisung des Ergänzungsbuches zur Berechnung der Maximaldosen für Kinder erwähnt.

Für Kinder sind im DAB keine besonderen Maximaldosen genannt. Es ist also beim Verschreiben von Rezepten für Kinder erhöhte Vorsicht geboten. Man kann die für Kinder erlaubten Mengen nicht immer einfach aus den Maximaldosen für Erwachsene errechnen, da manche Heilmittel für Kinder (auf das Kilogramm umgerechnet) besonders giftig sind, wie Morphin, andere dagegen besser vertragen werden, wie z. B. Atropin und Chloralhydrat. Das Ergänzungsbuch gibt dem Apotheker Anweisungen zur Berechnung von Maximaldosen für Kinder. Diese berücksichtigen die vom Erwachsenen abweichende Empfindlichkeit der Kinder für einige Heilmittel nicht. Nach diesen Anweisungen wird die MD für Kinder bis zu 12 Jahren aus der MD für Erwachsene durch Multiplikation mit dem Quotienten aus Lebensalter des Kindes in Jahren (a) durch Jahre + 12 $\left(\text{MD} \times \frac{a}{a + 12}\right)$ errechnet. Von 12—18 Jahren ist $^1/_2$ bis $^3/_4$ und von 18—21 Jahren $^3/_4$ bis volle Dosis der Erwachsenen als MD anzunehmen.

In Verschreibungen für Kinder soll stets das Alter des Kindes angegeben werden, damit der Apotheker nach der Anweisung des Ergänzungsbuches (s. oben) prüfen kann, ob die verschriebene Dosis die MD übersteigt.

Normdosen. Von HAFFNER ist der Vorschlag gemacht worden, für die wichtigsten Arzneimittel die durchschnittlichen Dosierungen als eine gewisse Norm festzulegen. Diese Vereinheitlichung soll keine Normierung der Therapie bedeuten. Die Individualisierung der Dosierung könnte beim Verschreiben unter Bezugnahme auf diese Norm erfolgen, indem etwa $^1/_2$-, $^2/_3$-, 2*fache* ND verschrieben würden. Es bestehen jedoch gewisse Schwierigkeiten, weil die Dosierung bei Verwendung der Arzneimittel unter verschiedenen Indikationen und in verschiedener Verabreichungsart nicht die gleiche ist. Es sind also für die einzelnen Mittel verschiedene Normdosen bzw. Normkonzentrationen erforderlich. Immerhin sind die von HAFFNER und SCHULTZ zusammengestellten „Normdosen der gebräuchlichen Arzneimittel" (Stuttgart 1950) eine gewisse Hilfe für eine gleichmäßige Dosierung. Zur amtlichen Einführung gelangten sie nicht.

B. Allgemeine Formen des Arznei-Verschreibens.

Das Rezept stellt eine schriftliche Anweisung eines Arztes für den Kranken zum Bezug eines Arzneimittels in einer Apotheke dar. Es hat rechtlich den Charakter einer Privaturkunde; es muß grundsätzlich enthalten: 1. Ortsangabe, 2. Datum, 3. das Heilmittel, 4. die Gebrauchsanweisung, 5. den Namen des Kranken, 6. Unterschrift mit Tinte oder Tintenstift. In den älteren Vorschriften über die Abgabe stark wirkender Arzneimittel war nur Datum und Unterschrift des Arztes (Zahnarztes und Tierarztes) gefordert. Erst in späteren Verordnungen wurde auch die Beifügung einer Gebrauchsanweisung vorgeschrieben. Die strengste Form der Rezeptur ist beim Verschreiben von Betäubungsmitteln zu beachten (vgl. S. 29f.). Abänderungen am Rezept durch zweite Hand stellen Urkundenfälschungen bzw. -verfälschungen dar.

Das Rezept gliedert sich, einer überlieferten Form entsprechend, in zwei Teile. Der erste Teil — Praescriptio und Subscriptio — ist an den Apotheker gerichtet und wird, altem Herkommen nach, möglichst in lateinischer Sprache abgefaßt. Der zweite Teil — Signatura — ist für den Patienten bestimmt und gibt in der Landessprache Anweisungen über die Art der Anwendung.

Zur Sicherung gegen Irrtümer beim Ausstellen eines Rezepts empfiehlt es sich, im ersten Teil streng pedantisch die übliche, dem Apotheker geläufige, altüberlieferte Form zu beachten. Die Mittel sind — soweit sie offizinell sind — nur mit der Bezeichnung des DAB anzuführen. Weitgehende Abkürzungen sind zu vermeiden, da sonst leicht Verwechslungen vorkommen, z. B. kann „Kal. chlor." sowohl das verhältnismäßig ungiftige Kalium chloratum (KCl) wie das giftige Kalium chloricum ($KClO_3$) bezeichnen.

Nach einem Grundsatz des DAB werden alle Gewichtsmengen im allgemeinen in Gramm genannt, wobei 1,0 = 1 g bedeutet, und größere ebenso wie kleinere Mengen nur nach dem Dezimalsystem bezeichnet. 10 g wird also „10,0" (ohne g!), 2 dg „0,2", $^1/_2$ mg „0,0005" geschrieben. Wünscht der Arzt, daß eine verschriebene Lösung ein bestimmtes Volumen ausmacht, so ist 10,0 cm^3 oder 20,0 cm^3 zu schreiben. Alle nicht die Grammengen oder Kubikzentimeter der Heilmittel betreffenden Zahlenangaben sollten stets in lateinischen Ziffern gemacht werden, so die Pulver- oder Pillenzahl und besonders die Tropfenzahl. (Mehrfach sind gerade dann, wenn die Tropfenzahl mit arabischen Ziffern bezeichnet wurde, irrtümlicherweise Gramm abgegeben worden und Vergiftungen vorgekommen.)

Die in der *Praescriptio* genannten Mittel werden in der Reihenfolge aufgeführt, wie sie der Apotheker zugeben soll, jedoch ist der Apotheker an die Reihenfolge nicht gebunden. Das lösende, verdünnende, formende Mittel (Constituens) wird hinter den eigentlichen Heilmitteln angeführt. Eingeleitet wird die Praescriptio durch ein Rp. = recipe, d. h. „nimm". Die Mittel werden im Genitiv, die Mengen im Akkusativ genannt. Wenn mehrere Mittel in der gleichen Menge verordnet werden, so wird die Mengenangabe nur bei dem letzten dieser Mittel nach dem

Zeichen āā (= ana partes aequales, zu gleichen Teilen von ...) angeführt. Die *Subscriptio* wird meistens eingeleitet durch ein M. = misce, es soll gemischt, gelöst werden; gegebenenfalls folgen hier die bei den einzelnen Rezeptformen näher zu schildernden ausführlicheren Angaben. Nach einem D. = Da, es soll gegeben werden, folgt eine nähere Angabe über die Anzahl der Einzelmengen usw. Hier kann z. B. durch die Beifügung von „da ad scatulam, ad vitrum nigrum, ad chartas amylaceas" auch die Art der Verpackung oder Aufbewahrung vorgeschrieben werden. Weitere vielfach noch übliche lateinisch gegebene Anordnungen bzw. ihre Abkürzungen werden später erwähnt.

Der letzte Teil des Rezeptes, die *Signatur*, wird durch S. (= Signa!) eingeleitet. Hier soll schriftlich in der Landessprache für den Kranken vermerkt werden, wie er die verordnete Arznei zu verwenden hat. Leider wird gerade die Signatur von vielen Ärzten weggelassen oder unachtsam und mißverständlich ausgefertigt. Der Arzt sollte bedenken, daß diese schriftliche Festlegung für die richtige Dosierung des Arzneimittels durch den Kranken eine Sicherheit bietet, da dieser die mündlichen Anweisungen häufig bald nach dem Abschluß der Beratungen vergessen hat. Ferner dient die Signatur dem Apotheker zur Nachprüfung, ob in dem verschriebenen Rezept die Maximaldosis eines Arzneimittels überschritten wurde. In sehr vielen Fällen, in denen es zu gerichtlicher Stellungnahme wegen einer möglichen Schädigung eines Kranken durch eine Arzneiverordnung kam, diente die Signatur zur Klarstellung der etwaigen Schuld. Das Fehlen einer Signatur entlastet den Apotheker dem Arzt gegenüber.

Inscriptio:		Ort, Datum
Invocatio:		**Rp.**
Praescriptio = Ordinatio	Basis:	Hydrargyri chlorati 0,15
	Adjuvans:	Tartari depurati 0,20
	Constituens, Vehiculum:	Sacchari albi 0,40
	Corrigens:	Olei Menthae piperitae gtt. II
Subscriptio:		Misce, fiat pulvis.
		Da tales doses Nr. III
Signatura:		S. Im Abstand von 5 Std. je ein Pulver zu nehmen.
		Für Frl. Else Zimmermann
		Dr. W. Müller, prakt. Arzt.

Bei der Verordnung von Spezialitäten, welchen eine Gebrauchsanweisung von der Herstellerfirma beigefügt zu werden pflegt, ist es vielfach üblich, auf die Signatur zu verzichten, um die Sonderkosten von 0,10 DM für diese Ausfertigung einzusparen, oder der Arzt macht es sich mit der Angabe „nach Vorschrift" bzw. „nach Bericht" bequem. Solche Lässigkeiten sind zu tadeln. Der Arzt soll sich bemühen, eine klar verständliche Formulierung für seine Vorschriften zu finden. Bei den Betäubungsmitteln ist die Gebrauchsanweisung in „ausdrücklicher" Form vorgeschrieben.

Wenn der Arzt für sich oder für seine Sprechstundenpraxis eine Arznei verschreiben will, kann er, ohne besondere Signatur, das Rezept mit „da ad usum proprium" oder „pro statione" oder „für den Praxisbedarf" abschließen. Für das Verschreiben der dem Betäubungsmittelgesetz unterstellten Arzneien gelten auch hier besondere Vorschriften (vgl. S. 29f.).

Für die Ausstellung eines Rezeptes sind, wenn die Auswahl der Arzneimittel getroffen ist, einige einfache rechnerische Überlegungen erforderlich. Man tut gut, sich folgende Fragen planmäßig zu beantworten und in kurzen Notizen vor Ausführung des Rezeptes niederzuschreiben.

1. Welche Einzeldosis soll abgegeben werden? (0,5 Kalium jodatum.)
2. In welcher Form soll die Arznei verabreicht werden? (In Lösung.)

3. Welche Arzneimenge soll die Einzelgabe enthalten? (1 Teelöffel = 5,0.)

4. Wieviele solcher Einzelgaben sollen aufgeschrieben werden? (20 Teelöffel = 100,0 Lösung mit 10,0 Kalium jodatum.)

Ein entsprechendes Rezept s. S. 16.

Beim Verschreiben von offizinellen Zubereitungen braucht die Zusammensetzung der Zubereitung nicht im einzelnen in der Praescriptio angegeben zu werden, sondern nur deren offizineller Name, z. B. Infusum Sennae compositum. Das gleiche gilt für das Verschreiben von Arzneien und Zubereitungen, die in den „Deutschen Rezeptformeln" (s. S. 25) zusammengestellt sind. In diesem Falle ist der in den Formeln gebrauchte Name der Arznei zu nennen mit dem Zusatz DRF, z. B. Pilulae laxantes DRF. Unterläßt der Arzt beim Verschreiben nach den Deutschen Rezeptformeln die Angabe einer Gebrauchsanweisung, so fügt der Apotheker die in den Rezeptformeln angegebene Signatur hinzu.

C. Die Arzneiformen.

Die Auswahl der Arzneizubereitung richtet sich nach der Art der vom Arzt geplanten Darreichung und den Eigenschaften des zu verordnenden Arzneimittels (Konsistenz, Löslichkeit, Haltbarkeit u. a.). Einen weiteren Gesichtspunkt liefert die Preisgestaltung bei den verschiedenen Arzneiformen (vgl. S. 25 über wirtschaftliche Verordnungsweise).

1. Species, Teegemische.

Teegemische sind Gemische von unzerkleinerten oder zerkleinerten Pflanzenteilen miteinander oder mit anderen Stoffen. Sollen lösliche Stoffe zur Bereitung von Teegemischen verwendet werden, so werden die Pflanzenteile mit den Lösungen dieser Stoffe gleichmäßig durchfeuchtet und darauf getrocknet.

Zu ihrer Anwendung bedürfen die Species einer Zubereitung, die im Haushalt des Patienten durchgeführt werden kann. Zur äußeren Anwendung kommen Teegemische als Breiumschläge (Kataplasmen), die durch Anrühren der fein zerkleinerten Pflanzenteile mit wenig warmem Wasser bereitet werden, und als Spülungen. Für diese sowie für die innere Anwendung werden Aufgüsse bereitet. Man beschränkt sich im allgemeinen auf die offizinellen oder in den Deutschen Rezeptformeln angegebenen Teegemische. Die Verschreibung stark wirkender Drogen als Species ist wegen der Unsicherheit der Dosierung bei der Zubereitung durch den Patienten nicht ratsam.

Ein gestrichener Eßlöffel enthält etwa 1,5 Species.

Rp. Specier. emollient. 50,0
D. S. Mit wenig warmem Wasser anrühren. Zum Breiumschlag.

Rp. Specier. deflat. DRF 100,0
D. S. Einen Eßlöffel voll mit einer Tasse heißen Wassers überbrühen.

2. Pulveres, Pulver.

Als Pulver können alle an der Luft nicht zerfließenden oder sich zersetzenden pulverisierbaren Mittel dargereicht werden. Kommt es auf eine genaue Dosierung nicht an, wie bei den Streupulvern, Zahnpulvern usw., so wird das Pulver unabgeteilt meist als „Schachtelpulver" verschrieben. Bei allen stark wirkenden, innerlich zu nehmenden Pulvern muß entweder die jeweils in ein besonderes Papiersäckchen zu füllende Einzelmenge verschrieben werden („Dispensiermethode") oder angegeben werden, in wieviele Einzelteile das verschriebene Gesamtquantum abgeteilt werden soll („Dividiermethode"). Im allgemeinen wird heute in der Verschreibung die Dispensiermethode bevorzugt (vgl. Rezeptbeispiele).

a) Nichtabgeteilte Schachtelpulver.

Es werden meist 20,0—50,0 verordnet. Die Dosierung wird dem Patienten überlassen. Man berechnet die Menge einer Messerspitze mit 0,1—0,5 je nach dem spezifischen Gewicht des Pulvers und für einen gestrichenen Eßlöffel 3,0—5,0. Bei Drogen wiegt diese Menge nur 1,5 und bei Magnesia usta nur 0,5.

Als billigste Form der Verpackung verordnet man die Abgabe in einem Papiersack „da ad chartam" oder bei hygroskopischen Pulvern „ad chartam ceratam" oder „paraffinatam". Bei längerem Gebrauch ist die Verschreibung der Abgabe in einer Schachtel, „da ad scatulam", oder auch in einer Glasflasche mit weitem Hals vorzuziehen („da ad vitrum cum collo amplo"). Bei Augenstreupulvern wird die Substanz meist mit einem Pinsel zum Einstäuben („da cum penicillo") verordnet.

Für das Mengen nicht abgeteilter Pulver bis 100,0 werden 0,25 DM berechnet.

Für Pulver zur äußeren Anwendung als Haut- und Wundpuder bringt die Industrie Grundmassen heraus, die in ihrer Dispersität, Adsorption, Aufnahme von Flüssigkeit, Verteilung zugesetzter Arzneimittel viele einfache Zubereitungen übertreffen, z. B. die Fissan-Puder, die als Grundmasse an Diatomeen adsorbiertes Milcheiweiß enthalten.

b) Abgeteilte Pulver.

Sie werden auch ohne besondere Anweisung in Einzelsäckchen von Papier abgegeben. Das Einzelquantum eines abgeteilten Pulvers soll etwa 0,2—0,5 betragen. Ist die Einzelmenge des Arzneimittels kleiner, so wird als Constituens ein indifferentes Pulver zur Verdünnung zugegeben. Hierfür sind geeignet: *Saccharum* (offiz.), Zucker, *Saccharum lactis* (offiz.), Milchzucker, *Pulvis gummosus* (offiz.), mit Süßholzpulver und Zucker versetztes Gummi-arabicum-Pulver (Pulv. gummos. kommt besonders bei schlecht schmeckenden, in etwas Wasser einzunehmenden Substanzen in Betracht), *Bolus alba* (offiz.), weißer Ton, der aus Aluminiumsilicaten besteht, oder auch *Talcum* (offiz.), Talk, Magnesiumsilicat.

Bei der Pulverherstellung ist erst nach 5 Minuten langer Verreibung eine einigermaßen gleichmäßige Mischung erreicht, wie verschiedenartige Kontrollversuche ergaben. Der Apotheker geht bei der Verreibung so vor, daß er immer zur kleineren Arzneimenge die größere Menge des Konstituens nach und nach zugibt.

Den *Geschmack* kann man *korrigieren* durch einen Zusatz von etwas *Rhizoma iridis pulv.*, welches den wohlriechenden Stoff Iron enthält. Man kann auch den dem Pulver zugesetzten Zucker mit einem wohlschmeckenden ätherischen Öl verreiben. Solche Verreibungen heißen *Elaeosacchara* (offiz.); sie enthalten 1 Teil des ätherischen Öles auf 50 Teile Zucker. Sie werden stets „ex tempore", frisch hergestellt und sollen wegen der Flüchtigkeit der ätherischen Öle ad chartam paraffin. verordnet werden. Geeignet sind z. B. Elaeosacch. Menthae piperitae (s. S. 168) oder Elaeosacch. Foeniculi (s. S. 167). *Pulvis dentifricius* (offiz.). Zahnputzpulver, ist mit Pfefferminzöl versetztes Calciumcarbonat. Pulv. dentifric. cum sapone (offiz.) enthält außerdem Sapo medicatus.

Enthalten Einzelpulver hygroskopische Substanzen, so sind sie „ad chart. cerat." oder „paraffin." zu verschreiben. Schlecht schmeckende Substanzen können auch in *Oblaten*, „ad chartas amylaceas" verordnet werden[1]. Sie werden dann samt Umhüllung mit einem Schluck Wasser eingenommen. *Capsulae amylaceae* sind runde, aus Oblatenscheiben gepreßte kleine Schalen, die nach Einfüllen des Pulvers mit einer zweiten Schale verschlossen werden. Die Darreichung in Oblaten macht natürlich den Zusatz von Korrigentien überflüssig.

[1] Man verordnet auch „da cum oblatis" oder „adde hostias Nr. . . .".

Für das Mengen von Pulvern bis 100,0 wird einschließlich einer Teilung bis zu 6 Teilen 0,55 DM berechnet, für die weiteren 100,0 bzw. 6 Teilungen je 0,20 DM. Für das Füllen in Caps. amylac. wird pro 6 Stück 0,20 DM zugeschlagen.

Rp. Bismuti subgallici 10,0
Talci ad 100,0
M.D. (ad chart. oder scatul.)
S. Äußerlich. Als Streupulver.

Rp. Codeini phosphorici 0,02
Sacchari (oder Sacchari lactis,
oder Elaeosacch. Menth. pip.) 0,3
M.D. tales doses Nr. X
S. 3mal täglich 1 Pulver zu nehmen.

Rp. Codeini phosphorici 0,2
Sacchari 3,0
M. Divide in part. aequal. Nr. X
S. 3mal täglich 1 Pulver zu nehmen.

3. Pilulae, Pillen.

Die Pillenverschreibung kommt in Betracht, wenn pulverisierbare oder dickflüssige Arzneimittel, deren Einzelgabe unter 0,2 liegt, längere Zeit hindurch innerlich gegeben werden sollen. Das Verschreiben von Pillen gestattet eine leichte Änderung der Dosierung durch die Anzahl der auf einmal zu nehmenden Pillen. Außerdem ist diese Arzneiform billig im Vergleich zur Verordnung von Pulvern.

Zur Bereitung der Pillen auf der Pillenmaschine muß das Arzneimittel zunächst in eine knetbare Form gebracht werden. Dies geschieht durch Mischen mit geeigneten festen und flüssigen Konstituentien. Auf alle möglichen Kombinationen, welche gute Pillengrundlagen abgeben können, soll hier nicht eingegangen werden. Man kommt bis auf wenige, im speziellen Teil in Rezepten wiedergegebenen Ausnahmen mit den Pillengrundlagen aus, welche der Apotheker nach einer ausführlichen Vorschrift des DAB zu verwenden hat, wenn keine näheren Angaben über eine Zusammensetzung der Grundlage vom Arzt gemacht werden. Diese Grundlagen sind Gemische von gleichen Teilen *Radix Liquiritiae pulv.* (offiz.), pulverisierte Süßholzwurzel, und *Succus Liquiritiae depuratus* (offiz.), gereinigter Süßholzsaft (s. S. 118), oder von *Extract. Faecis* (offiz.), Hefeextrakt und Glycerin. Sie können unter der allgemeinen Bezeichnung „Massa pilularum", in der Verschreibung angeführt werden.

In seltenen Fällen, wenn besonders empfindliche Substanzen verschrieben werden, kommt Bolus alba oder Talcum, mit etwas Vaselinum album oder Lanolinum angerieben, in Betracht.

Das Aneinanderkleben der Pillen wird durch Bestreuen mit Lycopodium verhindert. Im Rezept braucht dies nicht besonders ausgesprochen zu werden, weil das DAB es schon dem Apotheker vorschreibt. *Lycopodium* (offiz.), Bärlappsporen, besteht aus den reifen Sporen des einheimischen Lycopodium clavatum und bildet ein blaßgelbes, leicht fließendes, geschmackloses, mit Wasser sich nicht benetzendes Pulver. Zur Geschmacksverbesserung können Pillen mit dem Pulver von *Cortex Cinnamomi* (offiz.), Zimtrinde (s. S. 153), oder von Radix Liquiritiae bestreut werden. Dies ist durch die Vorschrift „Consperge oder Conspergantur Cort. Cinnamomi pulv." usw. zu verlangen. Diese Maßnahme verteuert die Pillen.

Bei der fabrikatorischen Herstellung in der Industrie werden die Pillen häufig „*obduziert*", d. h. mit einem festen Überzug versehen. Im Rezept wird dies selten verschrieben, da es die Herstellung verzögert und besonders verteuert. Die Verschreibung „Obducantur saccharo" liefert Pillen mit einem Zuckergußüberzug, „Obducantur gelatina" mit einem glatten Überzug; eine Spielerei ist das Obduzieren mit Gold- oder Silberblatt („Obducantur fol. aureis, fol. argenteis"). Um magenreizende oder säureempfindliche Stoffe ungelöst durch den Magen gelangen zu lassen, kann ein Überzug von Keratin hergestellt werden, der das Mittel erst im Dünndarm freigibt („Obducantur Keratino"). Dieses Keratinieren ist unnötig, seitdem die gehärteten Gelatinekapseln (s. S.13) zur Verfügung stehen. In neuester Zeit verwendet man auch geeignete synthetische Stoffe zum Obduzieren von Pillen.

Dragees sind im Fabrikbetrieb hergestellte Pillen oder Pastillen mit einem Überzug aus Zucker oder Schokolade.

Bei der Pillenverschreibung verordnet man die gesamte Menge des Arzneimittels und gibt an, wieviele Pillen unter Verwendung einer Pillenmasse daraus bereitet werden sollen („Dividiermethode"). Jede Pille soll etwa das Gewicht von 0,1—0,2 haben. Man läßt sie meist „ad scatulam" aushändigen; dies braucht aber nicht ausdrücklich erwähnt zu werden. Die Herstellung von Pillen kostet je 30 Pillen 0,55 DM.

Rp. Atropini sulfurici 0,015
Radicis Liquirit. pulv.
Succi Liquirit. depurat. aa 3,0
M. f. pil. Nr. XXX. D. (ad scat.)
S. Abends 1 Pille zu nehmen.

oder einfacher:

Rp. Atropini sulfurici 0,015
Massae pilul. q. s. f. (= quantum satis fiant) pil. Nr. XXX
D.S. Abends 1 Pille.

(„Conspergantur Cort. Cinnamomi" usw. wäre vor dem D. einzufügen.)

Erwähnt sei, daß es auch eine Reihe offizineller Pillenzubereitungen gibt, die nach DAB-Vorschrift vorrätig gehalten oder frisch hergestellt werden müssen.

Rp. Pilulae Ferri carbonici Blaudii (DAB) Nr. LX
D.S. 3mal täglich 1 Pille nach dem Essen zu nehmen.

4. Granula, Körner.

Körner sind sehr kleine Pillen, bei denen die Grundmasse nach dem DAB aus Milchzucker, Gummi arabicum pulv., Sirupus simpl. und Glycerin besteht. Ihr Normalgewicht ist 0,05. Sie werden selten verschrieben, hauptsächlich mit Arsenik, Colchicin oder Strychnin. Der Preis ist der gleiche wie für Pillen.

Rp. Colchicini 0,06
f. Granula Nr. LX
D.S. 3mal täglich 1 Stück zu nehmen.

5. Pastilli, Pastillen. Trochisci, Zeltchen. Tabulettae, Tabletten.

Zur Herstellung der Pastillen, Zeltchen und Tabletten werden die gepulverten Mittel meist nach Zusatz eines Bindemittels zur Pulvermasse (z. B. Weizen- oder Maisstärke mit Gummi arabic. und Talcum oder auch Pektin zusammen mit Dextrin) in die Form von Scheiben, Tafeln, Kegeln usw. gepreßt. Die Verordnung kann nach der Dispensiermethode erfolgen unter Angabe der Einzeldosis und der Anzahl der herzustellenden Tabletten. Sie werden aber nur noch selten nach Rezept hergestellt, da die Herstellung zu lange dauert und nicht jede Apotheke die Apparatur zur Herstellung besitzen dürfte.

Die Industrie liefert außer den wenigen Mitteln, für welche die Pastillenform offizinell ist, fast alle häufig dargereichten pulverförmigen Mittel in der sehr zweckmäßigen Pastillen- oder Tablettenform (z. B. die Compretten MBK von Merck, Boehringer und Knoll). Die Verordnung derartiger meist in „Originalpackungen" (OP) vorrätig gehaltener Pastillen oder Tabletten ist einfach.

Rp. Tabulett. Acidi diaethylbarbituric. 0,5 Nr. X 1 OP
S. Abends 1 Tablette in Wasser zu nehmen.

Bei der Verordnung von Tabletten als *Arzneifertigwaren* („Spezialitäten") ist die Angabe von „1 OP" aus Gründen der Verbilligung erwünscht (vgl. später S. 28). Mit dieser Bezeichnung OP ist dem Arzt aber nicht die Angabe der

Einzeldosis und der Anzahl der Tabletten im Rezept erspart, da es oft Packungen mit verschiedener Größe und Anzahl der Tabletten gibt. Ferner befreit diese Beifügung von „1 OP" den Arzt nicht von der Pflicht zur Ausschreibung einer genauen Signatur.

Tabulettae hypodermicae sind kleine Tabletten, welche die zu Subcutaninjektionen gebräuchlichen pulverförmigen Medikamente enthalten. Zum Gebrauch wird eine Tablette in etwas sterilem Wasser gelöst. *Tabulettae ophthalmicae* sind kleine Tabletten mit den vornehmlich in der Augenheilkunde verwandten Alkaloiden, die direkt in den Bindehautsack eingelegt werden.

Implantationstabletten werden durch eine Troikartöffnung unter die Haut implantiert. *Lingualtabletten* sollen auf der Zunge zergehen zur Resorption des Arzneimittels durch die Mundschleimhaut.

Die Anfertigung von Tabletten oder Pastillen nach Rezeptvorschrift bis zu 6 Stück wird mit 0,55 DM berechnet.

6. Capsulae gelatinosae, Gelatinekapseln.

In Gelatinekapseln läßt man besonders schlecht schmeckende oder flüssige, innerlich zu nehmende Mittel einfüllen. Ein Zusatz von Oleum Ricini macht die Kapseln elastisch = Caps. gelatin. elasticae. Durch die Behandlung mit Formaldehyd kann man die Kapselmasse derart verändern, daß der Magensaft sie nicht mehr löst, während der Darmsaft ihre Auflösung bewirkt. Derartige *Glutoid-* oder *Geloduratkapseln* (Caps. geloduratae) verwendet man, wenn magenreizende Mittel den Magen passieren sollen, ohne die Schleimhaut zu berühren (z. B. Acid. salicylic.).

Die Caps. gelatinos. fassen bis etwa 1,0 des Mittels. In elastischen Kapseln kann bis 2,0 Flüssigkeit per os gegeben werden. Für Pulverdarreichung kommen auch die Caps. operculatae in Betracht. Diese bestehen aus zwei einseitig abgeschlossenen Gelatinehohlzylindern, die das Mittel einschließen, wenn sie übereinandergeschoben werden.

Für das Füllen von Kapseln, einschließlich der Vergütung für die Kapseln, bis zu 6 Stück wird 0,20 DM berechnet.

Rp. Chinini hydrochlorici 0,5
D. tal. dos. Nr. X ad caps. gelatin.
(oder ad caps. gelat. operc.)
S. 2mal täglich 1 Kapsel zu nehmen.

Rp. Extracti Filicis 2,0
D. tal. dos. Nr. IV ad caps. gelat. elast.
S. Im Laufe einer Stunde alle Kapseln nehmen, 1 Std. später Ricinusöl
(Extr. Fil. ist zähflüssig).

7. Suppositoria, Stuhlzäpfchen. Globuli, Vaginalkugeln.

Suppositorien sind walzen-, kegel-, ei- oder kugelförmige Zubereitungen. Ihre Grundmasse besteht aus einem Constituens, das bei gewöhnlicher Temperatur fest ist, aber in Körperhöhlen (Rectum, Vagina) schmilzt. Meist verwandt wird *Oleum Cacao* (offiz.), Butyrum Cacao, Kakaobutter, das bei 30—35° schmelzende Fett des Kakaosamens. Auch das Gemisch von 1 Teil Gelatina alba, 4 Teilen Wasser und 10 Teilen Glycerinum ergibt eine geeignete Grundmasse. Die Grundmasse wird mit dem Medikament sorgfältig verrieben in Formen gepreßt oder auch durch Erwärmen in Lösung gebracht und in zylindrische (Rectal-Suppos.) oder eiförmige (Vaginalglobuli) Hohlformen gegeben. Das Gewicht beträgt in der Regel für Suppositorien 2,0—3,0, für Globuli 4,0—6,0.

Statt des Oleum Cacao können *Suppositol*, ein aus fetten Ölen durch Härten gewonnenes Neutralfett (Schmelzpunkt 34—37° C) oder *Lasupol*, ein Gemisch der Phthalsäureester verschiedener höherer Alkohole (Schmelzpunkt 34—37° C) verwandt werden.

In den letzten Jahren sind als Ersatzstoffe für Kakaobutter auch wasserlösliche Suppositorienmassen eingeführt worden, z. B. das *Postonal* (Erg.B., Hoechst), ein hochmolekulares

Polymerisationsprodukt des Äthylenoxyds. Dieser Stoff ist eine beständige reizlose Verbindung, die bei Körpertemperatur schmilzt und sich gleichfalls in Formen gießen läßt. Das Postonal soll der Kakaobutter gegenüber den Vorzug besitzen, daß die Medikamente daraus leichter als aus der Kakaobutter resorbiert werden können.

Glumae suppositoriae, Hohlsuppositorien, sind hohle Behälter, die durch einen Deckel verschlossen werden können. Sie werden aus den angeführten Grundmassen hergestellt. Das Arzneimittel wird in den Zylinder gefüllt. Der Deckel wird aufgesetzt.

Die Bereitung von drei Zäpfchen oder Kugeln kostet 0,55 DM.

Rp. Extracti Belladonnae 0,05
Olei Cacao q. s. f. suppositor.
D. tal. dos. Nr. VI
S. 2mal täglich 1 Suppos. einzulegen.

Rp. Acidi tannici 1,0
Olei Cacao 4,0
M. f. globulus vag.
D. tal. dos. Nr. VI
S. 1mal täglich 1 Kugel einzuführen.

8. Bacilli, Arzneistäbchen. Cereoli, Wundstäbchen. Styli caustici, Ätzstifte.

Arzneistäbchen oder Wundstäbchen dienen zum Ätzen oder Einführen von Medikamenten in Fisteln, in den Cervicalkanal oder in die Harnröhre. Sie enthalten als Grundmasse Oleum Cacao oder das obengenannte Gelatine-Glycerin-Wasser-Gemisch. Der Grundmasse wird das Mittel, das auf die Fistelwand, die Wand der Harnröhre usw. einwirken soll, beigemischt. Die Preisberechnung ist die gleiche wie bei den Suppositorien.

9. Solutiones, Lösungen. Mixturae, Mischungen.

Bei Lösungen und Mischungen bezeichnet nach dem DAB die Angabe 1:10, daß 1 Teil der Substanz mit 9 Teilen des Lösungsmittels gelöst werden soll.

Beim Verschreiben von Arzneien für den inneren Gebrauch wird die gesamte Arzneimenge dem Patienten in ungeteilter Form ausgehändigt und ihm die Abteilung der Einzelgaben überlassen. Für diesen Zweck ist die Verwendung von Maßen üblich, die in jedem Haushalt zur Verfügung stehen. Der Arzt muß dann den Gehalt der Lösung an Arzneimitteln so bemessen, daß die gewünschte Einzelgabe jeweils in dieser Abmessung enthalten ist. Ferner wird er eine Arznei- und Lösungsmittelmenge verordnen, die der erforderlichen Anzahl von Einzeldosen entspricht.

Als durchschnittliche Inhaltsmengen der *üblichen Maße* können folgende Zahlen gelten (die Inhaltswerte schwanken gelegentlich in verschiedenen Gegenden):

1 Eßlöffel =	15,0
1 Kinderlöffel =	10,0
1 Tee- oder Kaffeelöffel =	5,0
1 Weinglas =	100,0
1 Tassenkopf =	150,0

Soll die Dosierung möglichst genau sein, so empfiehlt es sich, ein „Einnehmegläschen", an welchem durch Markierungen die Mengen 10, 15, 20 cm³ usw. angegeben sind, zu verschreiben.

Wenn konzentrierte Lösungen der Arzneimittel verordnet werden, muß die Abmessung in kleineren Mengen erfolgen. So ist es üblich, eine Lösung auch in Tropfen (guttae) dosieren zu lassen. Man muß dann freilich wissen, daß die Tropfengröße bei verschiedenen Flüssigkeiten je nach deren Oberflächenspannung verschieden sein kann. Zuverlässig ist die Dosierung, wenn die Lösung in ein Tropfglas gegeben und die Tropfenzahl bestimmt wird. Das Tropfglas besitzt eine Abtropffläche von der Größe, daß 1,0 Wasser 20 Tropfen liefert. Alkoholische oder ätherische Lösungen liefern pro 1,0 weit mehr Tropfen als Wasser, die Tinkturen z. B. meist etwa 50. (Im Text des speziellen Teiles sind die auf 1,0 entfallenden Tropfenzahlen bei den nichtwäßrigen Flüssigkeiten, die in Tropfenform gegeben werden, genannt.)

Zum *Korrigieren des Geschmackes* der innerlich zu nehmenden Lösungen und Mixturen werden vorwiegend verwandt: Sirupi, Aquae aromaticae und — bei scharf schmeckenden Substanzen — Mucilaginosa.

Sirupi sind dickflüssige Lösungen von Zucker in wäßrigen, weingeist- oder weinhaltigen Flüssigkeiten. Sie werden etwa in der Menge von 1 Teil Sirup auf 5—10 Teile Lösung zugegeben.

Sirupus simplex (offiz.), eine Auflösung von 60 Teilen Zucker in 40 Teilen Wasser (100,0 = 0,30 DM).

Sir. Rubi Idaei (offiz.), Himbeersirup (100,0 = 0,40 DM).
Sir. Menthae piperitae (offiz.), Pfefferminzsirup (10,0 = 0,20 DM).
Sir. Cinnamomi (offiz.), Zimtsirup (10,0 = 0,10 DM).
Sir. Cerasi (offiz.), Kirschsirup (100,0 = 0,40 DM).
Sir. Zingiberis (Erg.B.), Ingwersirup (10,0 = 0,10 DM).

An Stelle der Sirupe ist auch *Saccharin solubile* (offiz.), o-Benzoesäuresulfimidnatrium, (0,05:100,0) brauchbar.

Eine Reihe von Sirupen enthält differente Mittel, z. B. Sir. Sennae; sie sind im speziellen Teil erwähnt und kommen ebenfalls gelegentlich als Korrigentien in Betracht.

Aquae aromaticae, aromatische Wässer, sind mit oder ohne Zusatz von Weingeist bereitete Lösungen von ätherischen Ölen in Wasser.

Zum Korrigieren eignen sich (unverdünnt oder als Zusatz): *Aqua Cinnamomi* (offiz.), Zimtwasser (100,0 = 0,25 DM), *Aqua Foeniculi* (offiz.), Fenchelwasser (100,0 = 0,15 DM). *Aqua Menthae piperitae* (offiz.), Pfefferminzwasser (100,0 = 0,15 DM).

Unter den *einhüllenden Mitteln* eignen sich als Korrigentien: *Mucilago Gummi arabici* (offiz.), aus 1 Teil Gummi arab. und 2 Teilen Wasser, von dem 1:5 oder 1:10 zugesetzt wird (100,0 = 0,45 DM). *Mucilago Salep* (offiz.), aus Tubera Salep (offiz.), den Knollen verschiedener Orchidaceen, ausgezogener Schleim, wird etwa in gleichem Verhältnis zugegeben. *Mucilago Tragacantha* (Erg.B.) Traganthschleim.

In neuerer Zeit wird auch *Tylose*, ein synthetisches Cellulosederivat, 4,5%ig als Tyloseschleim verwendet an Stelle der genannten ausländischen Mucilagincsa.

Die Schleime werden auch den medizinalen Klistieren zugesetzt, da der Schleimgehalt die reizende Wirkung des Klistiers vermindert.

Die für den inneren Gebrauch verordneten flüssigen Arzneien müssen in runden Flaschen mit weißen Zetteln, die zum äußeren Gebrauch verordneten dagegen in sechseckigen Flaschen (3 nebeneinanderliegende Flächen sind glatt, die 3 anderen sind längs gerippt) mit roten Zetteln abgegeben werden.

Mittel für die parenterale Injektion, Instillation ins Auge und Inhalation sowie auch Suppositorien sind vom Apotheker wie für den „äußeren" Gebrauch zu signieren. Hinsichtlich der Zulässigkeit wiederholter Abgabe werden sie aber wie „innere" Mittel behandelt.

Lichtempfindliche Arzneien werden in dunklen Flaschen abgegeben: ad vitrum nigrum. Für die leichtere Tropfenzählung können besondere Tropfengläser verordnet werden: da ad vitrum guttatorium oder ad vitrum patentatum. Eine Glasstöpselflasche wird mit „Vitrum cum epistomeo vitreo" bezeichnet.

Die subcutan, intramuskulär, intravenös einzuspritzenden Lösungen müssen sterilisiert werden („sterilisa!"). Die Richtlinien des DAB für die Sterilisation der Lösungen sind allgemein gehalten; sie hat nach den Regeln der bakteriologischen Technik und unter Berücksichtigung der Eigenschaften des zu sterilisierenden Gegenstandes zu erfolgen. Um die Entnahme der Injektionslösung zu erleichtern, verwendet man Flaschen mit weitem Halse („da ad vitrum cum collo amplo"). Zweckmäßig ist das Abfüllen der *Injektionslösungen in Ampullen*:

Da ad ampullas. Unter der Bezeichnung Amphiolen MBK liefern die Firmen Merck, Boehringer und Knoll die wichtigen Injektionslösungen steril in Ampullen.

Man tut gut daran, die Konzentration der einzuspritzenden Lösungen im allgemeinen so zu wählen, daß die Einzeldosis in nicht weniger als 1 cm³ enthalten ist. Denn mehrfach kam es zu tödlichen Vergiftungen dadurch, daß von Lösungen, welche in höherer Konzentration verschrieben wurden, statt des notwendigen Bruchteils eines Kubikzentimeters der übliche volle Kubikzentimeter eingespritzt wurde.

Ist die Injektion größerer Mengen einer Lösung ins Gewebe beabsichtigt, z. B. zur Infiltrationsanästhesie, so ist darauf zu achten, daß die Lösung dem Gewebe isoton ist und ihre Wasserstoffionenkonzentration von der des Gewebes nicht zu stark abweicht.

Für äußeren Gebrauch: **Rp.** Hydrogenii peroxydati soluti 30,0
Aquae dest. ad 100,0
M.D.S. Äußerlich, zum Mundspülen.

Für inneren Gebrauch: **Rp.** Kalii jodati 10,0
Aquae Menth. pip. ad 100,0
M.D.S. 1 Teelöffel 3mal täglich.

Als Augentropflösung:

Rp. Atropini sulfurici 0,1
Aquae dest. ad 10,0
M.D. in Glas mit Tropfpipette
S. Augentropflösung, täglich 2mal 1 Tropfen ins Auge.

Als Klistier:

Rp. Chlorali hydrati 10,0
Mucil. Gummi arab.
Aquae dest. aa 45,0
M.D.S. 1 Eßlöffel auf etwa 100 Wasser als Klysma.

Zur Injektion:

Rp. Scopolamini hydrobromici 0,005
Aquae dest. ad 10,0
M.D. (ad vitr. cum collo amplo)
Sterilisa!
S. 1 cm³ subcutan vor der Narkose.

Rp. Scopolamini hydrobromici 0,0005
Aquae dest. ad 1,0
M.D. t. d. Nr. III ad ampullas
Sterilisa!
S. 1 cm³ subcutan.

Das Mischen von Flüssigkeiten bis 300,0 kostet 0,25 DM, das Lösen eines oder mehrerer Arzneimittel 0,55 DM. Gewöhnliches Wasser kostet bis zu 1000,0 0,05 DM; für 100,0 Aqua destillata wird 0,05, für 1000,0 0,25 DM angerechnet. Für Sterilisieren des Gefäßes bis 300,0 nebst Inhalt ist die Taxe 0,80 DM. Ebensoviel wird für das Füllen, Zuschmelzen und Sterilisieren von Ampullen bis zu 3 Stück berechnet.

10. Mixturae agitandae, Schüttelmixturen.

Schüttelmixturen bestehen aus einer festen Phase (Zinkoxyd, Bolus alba. Talcum, Magnesia usta, Schwefel u. a.) und einer flüssigen (Wasser mit Alkohol, Glycerin, Zucker, Gummi arabicum). Meist werden 4 Teile unlöslicher Substanz mit 6 Teilen Flüssigkeit gemischt. Zur Stabilisierung der Suspension wird entweder die Viscosität der Flüssigkeit durch Zucker erhöht oder ein Schutzkolloid (Gummi arabicum) zugesetzt. Schüttelmixturen werden sowohl zum inneren Gebrauch als auch vor allem zum äußeren zubereitet und werden in diesem Falle an Stelle von Salben verwandt, wenn diese die Haut reizen oder den Sekretabfluß behindern.

Rp. Zinc. oxydat.
Talci aā 40,0
Tumenol. Ammon. 4,0
Phenol. liquefact. 3,0
Liq. carbon. detergent. 20,0
Glycerin.
Spirit.
Aq. dest. aā ad 200,0
M.D.S. Schüttelpinselung.

11. Saturationes, Saturationen.

Zur Bereitung einer Saturation wird ein kohlensaures Salz gelöst und eine (organische) Säure zugefügt, welche die Kohlensäure des Salzes frei macht. Die Kohlensäure dient dann als Geschmackskorrigens. Man kommt mit der offizinellen *Potio Riverii* (LAZARUS LA RIVIÈRE 1640) aus, in der Natriumbicarbonat und Citronensäure aufeinander gewirkt haben. Oder man läßt den Patienten sich die Saturation selbst bereiten, indem er zunächst etwas Brausepulver und dann das einzunehmende Medikament in Wasser löst.

Pulvis aerophorus mixtus (offiz.), Brausepulver, besteht aus Natriumbicarbonat, Weinsäure und Zucker. 1 Teelöffel wird in Wasser gelöst; das Wasser braust durch die entwickelte Kohlensäure auf (10,0 = 0,05 DM).

Rp. Kalii bromati 10,0
Potionis Riverii ad 100,0
M.D.S. 3mal täglich 2 Teelöffel zu nehmen.

12. Electuaria, Latwergen.

Latwergen werden nur selten verschrieben. Es sind brei- oder teigförmige Gemische von Pulvern mit Sirup oder Pflanzenmus, die zum inneren Gebrauch bestimmt sind. Auf 1 Teil Pulver werden 2—4 Teile Sirup und 4—6 Teile Fruchtmus genommen. Sie vergären leicht.

Offizinell ist das Electuarium Sennae (s. S. 165).

13. Die Auszugsformen.

Zur Trennung der wirksamen Stoffe der Drogen von unwirksamen Ballaststoffen bedient man sich verschiedener Auszugsverfahren, welche die *galenischen*[1] *Zubereitungen* der Drogen liefern.

Einige dieser Zubereitungen werden nach den Vorschriften des DAB in den Apotheken angefertigt oder auch vorrätig gehalten, sie werden mit den einschlägigen offizinellen Namen verschrieben. Andere Extraktionsformen werden dagegen vom Apotheker nur auf jedesmalige Rezeptanweisung ausgeführt.

a) Fertigextrakte im Handel.

Extracta, Extrakte, sind eingedickte Auszüge aus Pflanzenstoffen oder aus eingedickten Pflanzensäften. Als Auszugsflüssigkeit wird teils Wasser, teils Weingeist, teils Äther verwandt. Das Eindicken wird z. T. bis zur Trockene (Extractum siccum) fortgesetzt, z. T. aber nur bis zur Dickflüssigkeit (Extr. spissum) bzw. Dünnflüssigkeit (Extr. tenue, Konsistenz frischen Honigs).

Mit Wasser bereitete Extrakte (z. B. Extr. Opii) können in Wasser gelöst werden, ätherische Extrakte (z. B. Extr. Filicis) dagegen nicht. Feste Extrakte können in Pulver- und Pillenform, manchmal auch gelöst gegeben werden; dickflüssige Extrakte können noch zu Pillen verarbeitet, manchmal auch in Lösung gegeben werden, während dünnflüssige Extrakte nur in flüssiger Form eingenommen werden können.

Extracta fluida, Fluidextrakte, sind flüssige Auszüge aus Pflanzenteilen, die so hergestellt sind, daß die Menge des Fluidextraktes gleich der Menge der verwendeten lufttrockenen Pflanzenteile ist. Das heißt also 1,0 Extr. Frangulae fluid. enthält die wirksamen Bestandteile aus 1,0 Cort. Frang. Die Fluidextrakte werden in flüssiger Form unverdünnt oder verdünnt eingenommen.

Tincturae, Tinkturen[2], sind dünnflüssige, gefärbte, meist alkoholische Auszüge. Sie unterscheiden sich von den Extrakten und Fluidextrakten dadurch, daß der erhaltene Auszug nicht eingeengt wird. Das Verhältnis von Droge zur

[1] Bei GALEN finden sich erste Beispiele pharmazeutischer Zubereitungen, nämlich vorrätig gehaltene Extrakte, Latwergen u. a. Solche gemischte Mittel („Galenica") wurden von den Rohdrogen („Simplicia") unterschieden.

[2] Die Bezeichnung „Tinktur" leitet sich von tingere (färben) ab. Sie stammt aus der Begriffswelt der Alchimie.

Auszugsflüssigkeit ist bei Tinkturen mit stark wirksamen Bestandteilen immer 1:10, bei Drogen mit schwacher Wirksamkeit, z. B. Gerbstoffdrogen, auch 1:5. Es werden meist 10,0—20,0 aufgeschrieben und die Dosierung wird nach Tropfen angeordnet.

Vina medicata, medizinische Weine, und *Aceta medicata*, medizinische Essige, werden durch Ausziehen oder Lösen von Arzneimitteln mit Wein bzw. Essig bereitet.

Rp. Extracti Frangulae fluidi 100,0
D.S. Abends und morgens ein Kaffeelöffel zu nehmen.

Rp. Tinct. Digitalis 20,0
D. ad vitrum guttat.
S. 3mal täglich 15 Tropfen zu nehmen.

b) Frischextrakte nach ärztlicher Vorschrift.

Maceratio, Maceration, und *Digestio*, Digestion. Die zerkleinerte Droge wird bei Zimmertemperatur (Maceration) oder bei 30—50° C (Digestion) mit Wasser oder seltener mit Weingeist ausgezogen. Die Dauer der Extraktion ist im Rezept anzugeben. Nach der Extraktion wird der Rückstand abgetrennt durch Kolieren, d. h. durch Abgießen durch ein grobmaschiges Tuch und Abpressen. Die abgepreßte Lösung ist meist trübe und heißt Kolatur.

Infusum, Aufguß. Infuse sind wäßrige Auszüge aus in der Regel zerkleinerten Pflanzenteilen, die, mit siedendem Wasser übergossen, 5 Minuten lang unter wiederholtem Umrühren im Wasserbad erhitzt und nach dem Erkalten ausgepreßt werden. Die Flüssigkeit wird dann durch Mull geseiht.

Bei Aufgüssen, für welche die Menge des anzuwendenden Arzneimittels vom Arzt nicht vorgeschrieben ist, wird 1 Teil des Arzneimittels auf 10 Teile Aufguß genommen. Ausgenommen sind stark wirkende Arzneimittel, von denen Aufgüsse nur dann vom Apotheker abgegeben werden dürfen, wenn die Menge des Arzneimittels vorgeschrieben ist.

Dem Infus können nachträglich noch andere Stoffe zugesetzt werden.

Decoctum, Abkochung. Die Abkochungen unterscheiden sich lediglich dadurch von den Aufgüssen, daß die zerkleinerte Droge mit kaltem Wasser übergossen, eine halbe Stunde lang im Wasserbad erhitzt und warm abgepreßt wird.

Abkochungen von Kondurangorinde werden erst nach dem Erkalten abgepreßt.

Zur besseren Extraktion der Droge bei der Abkochung können dem Wasser geeignete Stoffe zugesetzt werden, z. B. Salzsäure zur besseren Lösung von Alkaloiden (etwa bei der Abkochung von Chinarinde).

Ob man von einer Droge besser eine Maceration (die Digestion kommt kaum in Betracht) oder ein Infus oder ein Dekokt machen läßt, hängt von der Extrahierbarkeit der wirksamen Substanzen und ihrer Hitzeempfindlichkeit ab.

Im allgemeinen werden Extraktmengen von 150,0—200,0 aufgeschrieben, deren Dosierung dem Patienten mittels Eßlöffel, Kaffeelöffel oder Meßglas überlassen wird. Größere Mengen zu verordnen ist unzweckmäßig, weil die wäßrigen Extrakte nicht haltbar sind. Durch Zusatz von 10—20% Alkohol kann diese Zersetzung z. T. vermieden werden.

Da für diese Aufgüsse und Abkochungen bis zu 300,0 0,80 DM berechnet wird, empfiehlt es sich, wenn möglich, den Aufguß oder die Abkochung aus der verschriebenen, zerkleinerten Droge von dem Patienten selbst bereiten zu lassen. Einige im Speziellen Teil genannten Teegemische sind hierzu besonders geeignet:

Rp. Foliorum Sennae 10,0
f. infus. 100,0
D.S. 2 Teelöffel zu nehmen
(oder einfacher: Infus. Fol. Sennae 10,0:100,0).

Rp. Foliorum Uvae Ursi 10,0
f. decoct. 100,0
D.S. 2 Teelöffel 2mal täglich zu nehmen
(oder einfacher: Decoct. Fol. Uvae Ursi 10,0:100,0).

14. Emulsiones, Emulsionen.

Als Emulsion wird die feine Verteilung zweier ineinander nicht löslicher Flüssigkeiten bezeichnet. In ihr bildet eine Flüssigkeit eine zusammenhängende (geschlossene oder äußere) Phase und die andere die in kleinen Tröpfchen verteilte, unzusammenhängende (disperse, offene, innere) Phase. Für Arzneizubereitungen kommen vornehmlich Öl-Wasser-Emulsionen in Frage. Die Bildung und Stabilität einer Emulsion ist von der Wirkung eines geeigneten *Emulgators* abhängig, eines Stoffes, der durch den Besitz hydrophiler und hydrophober Gruppen die Grenzflächenspannung Öl—Wasser vermindert und dadurch das Zusammenfließen der dispersen Phase hemmt. Für die Herstellung von Arzneiemulsionen werden Stoffe verschiedenster chemischer Konstitution als Emulgatoren gebraucht: Proteine, Pflanzenschleime (Traganth), Gummiarten (Gummi arabicum), Tylose, Lecithin, hochmolekulare Alkohole (Cholesterin), Alkaliseifen, Sulfonate, Triäthanolamin u. a.

Der Emulgator bestimmt, welche Flüssigkeit die geschlossene und welche die disperse Phase bildet: Die Flüssigkeit, die den Emulgator besser löst, bildet die geschlossene Phase. Als Salben werden sowohl Wasser-in-Öl-Emulsionen (Wasser disperse Phase) als auch Öl-in-Wasser-Emulsionen verwandt (s. S. 21).

Die Emulsionen des DAB im engeren Sinne sind Öl-in-Wasser-Emulsionen, wie die Milch. Die Unterscheidung von „Samen-Emulsionen" und „Öl-Emulsionen" ist physikalisch-chemisch unbegründet, und die alten Namen Emulsio vera und Emulsio spuria sind irreführend. Das Öl mancher Samen läßt sich durch deren Anstoßen mit Wasser emulgieren, weil die Samen einen geeigneten Emulgator enthalten. Um eine Emulsion eines gereinigten Öls in Wasser herzustellen, muß ein Emulgator („Bindemittel") zugesetzt werden.

„Samen-Emulsionen" werden meist hergestellt aus:

Amygdalae dulces (offiz.), den süßen Mandeln von Prunus amygdalus. Sie werden mit Wasser 1:10 angestoßen und liefern eine milchige Emulsion. Diese Emulsion dient auch als Geschmackskorrigens. (Die nicht offizinellen Amygdalae amarae dürfen selbstverständlich nicht an Stelle der süßen Mandeln gegeben werden, da sich in den Emulsionen Blausäure entwickeln würde.)

Um eine „Öl-Emulsion" herzustellen, wird das zu emulgierende Öl, das manchmal als Lösungsmittel von Arzneien dient, mit einem Emulgator zur Emulsion verrieben. Meist wird die Emulsion bereitet aus 2 Teilen Öl, besonders Oleum amygdalarum, 1 Teil Gummi arabicum pulv. und 17 Teilen Wasser. Statt Gummi arabicum kann auch Traganth oder Tylose benutzt werden.

Gummi arabicum (offiz.), arabisches Gummi, das an der Luft erhärtete Gummi einiger Acacia-Arten, ist ein Salz der Arabinsäure, einer hochpolymeren Säure, die aus Galakturonsäure, Pentosen und Hexosen aufgebaut ist.

Tragacantha (offiz.), Traganth, ist der in weißen durchscheinenden Stücken erhärtete Schleim kleinasiatischer Astragalusarten und besteht aus hochpolymeren Verbindungen, die hauptsächlich Uronsäuren und Arabinose enthalten. 1,0 emulgiert etwa ebenso stark wie 10,0 Gummi arab. (1,0 Tragacantha = 0,10 DM). Früher wurde oft Eigelb (Vitellum ovi) als Emulgator benutzt.

Die Verschreibung von „Öl-Emulsionen" kommt selten in Betracht; sie ist teuer, da für die Arbeit 0,80 DM berechnet wird. Die früher oft emulgierten Öle und Balsame werden jetzt meist „ad caps. gelat." verschrieben.

Es gibt brauchbare offizinelle Emulsionsformen und neuerdings auch „Stada"zubereitungen, wie z. B. die Emulsio Olei Jecoris Aselli comp. oder die Emulsio Paraffini DRF.

Rp. Olei Ricini 40,0
Gummi arab. pulv. 12,0
Aquae dest. ad 200,0
M. f. emulsio. D.S. Die Hälfte auf einmal einzunehmen.

15. Unguenta, Salben.

Salben sind Arzneimittel zum äußeren Gebrauch und bestehen aus einer Grundmasse („Salbengrundlage") von butterähnlicher Konsistenz. Als Salbengrundlagen dienen Substanzen mit sehr verschiedenen chemischen und physikalischen Eigenschaften. Die meist verwandten Salbensubstanzen sind Kohlenwasserstoffe (Paraffine), Fette und Wachse, Alkohole, Emulsionen und Gelatine.

a) Paraffinkohlenwasserstoffe.

Paraffinum liquidum (offiz.), aus den Rückständen der Petroleumdestillation gewonnene farb-, geruch- und geschmacklose klare ölige Flüssigkeit (100,0 = 0,90 DM).

Paraffinum solidum (offiz.), Ceresin, feste weiße Masse, aus Ozokerit gewonnen, Schmelzpunkt 68—72° C (10,0 = 0,10 DM).

Vaselinum flavum (offiz.), aus den Rückständen der Petroleumdestillation gewonnene, gelbe durchscheinende Masse, Schmelzpunkt 35—45° C. Das Vaselin besteht hauptsächlich aus verzweigten und ringförmigen Paraffinen und ist daher fadenziehend (100,0 = 0,50 DM).

Vaselinum album (offiz.), gebleichtes Vaselin; enthält gelegentlich noch Rückstände aus dem Bleichprozeß und hat dann reizende Wirkung (100,0 = 0,95 DM).

Vaselinum album für Augensalben ist ein besonders gereinigtes Vaselin, das etwas höher schmilzt als Vaselinum flavum (10,0 = 0,20 DM).

Die Paraffine sind haltbar und nehmen kein Wasser auf.

b) Fette.

Fette sind Glycerinester der Fettsäuren und je nach der Art der Fettsäuren in ihren physikalischen und chemischen Eigenschaften verschieden.

Adeps suillus (offiz.), Schweineschmalz, Schmelzpunkt 36—42° C.

Adeps benzoatus (offiz.), Benzoeschmalz, besteht aus 50 Teilen Schweineschmalz und 1 Teil Benzoe (Harz siamesischer Styraxarten, das Benzoesäure und -ester enthält und zur Hemmung des Ranzigwerdens zugesetzt wird).

Sebum ovile (offiz.), Hammeltalg; Schmelzpunkt 45—50° C (100,0 = 0,40 DM).

Oleum Olivarum (offiz.), Olivenöl (100,0 = 2,60 DM).

Oleum Amygdalarum (offiz.), Mandelöl, das fette Öl der bitteren und süßen Mandeln (10,0 = 0,20 DM).

Oleum Arachidis (offiz.), Erdnußöl, aus den geschälten Samen von Arachis hypogea abgepreßtes Öl (100,0 = 0,45 DM).

Schweineschmalz und Hammeltalg enthalten wenige ungesättigte Fettsäuren und sind fest. Oliven-, Mandel- und Erdnußöl enthalten mehr ungesättigte Fettsäuren und sind flüssig. Schweineschmalz hat eine für Salben geeignete Konsistenz, Hammeltalg muß mit weichen oder flüssigen Substanzen gemischt werden, und die flüssigen Fette (Öle) dienen zur Verdünnung fester Substanzen. Alle Fette, auch Adeps benzoatus, sind nur beschränkte Zeit haltbar; ranzige Fette sind als Salbengrundlagen nicht zu verwenden.

c) Wachse.

Wachse sind Fettsäureester hochmolekularer Alkohole. Sie sind meist fester als die Fette und beständiger, d. h. sie werden nicht so leicht ranzig wie Fette.

Cera flava (offiz.), gelbes Wachs, aus Bienenwaben ausgeschmolzen. Schmelzpunkt 62—66,5° C; besteht zum größten Teil aus Myricin, dem Palmitinsäuremelissylester (100,0 = 0,30 DM).

Cera alba (offiz.), weißes Wachs; aus dem gelben durch Bleichen an der Sonne gewonnen (100,0 = 0,25 DM).

Cetaceum (offiz.), Walrat, der gereinigte feste Anteil des Inhalts besonderer Höhlen in den Schädelknochen und Wirbeln der Potwale, krystallin, Schmelzpunkt 45—54° C, besteht zum größten Teil aus Cetin, dem Palmitinsäurecetylester (10,0 = 0,10 DM).

Adeps Lanae anhydricus (offiz.), Wollfett, das gereinigte wasserfreie Fett der Schafwolle; gelbe salbenartige Masse, die bei ungefähr 40° C schmilzt. Wollfett besteht zum größten Teil aus Cholesterinestern, unter denen Ester verschiedener Isofettsäuren überwiegen, freiem Cholesterin und Estern einiger anderer hochmolekularer Alkohole. Wollfett vermag die 2—3fache Menge Wasser aufzunehmen unter Bildung einer Wasser-in-Öl-Emulsion (s. u.) (100,0 = 0,65 DM).

Cetiol, Oleylalkohol — Oleinsäureester, ein synthetischer, flüssiger Wachsester.

Wachse allein sind als Salbengrundlagen nicht geeignet, da sie zu fest oder (Cetiol) flüssig sind. Sie werden mit flüssigen Salbengrundsubstanzen verdünnt oder in Emulsionen verarbeitet.

Unguentum cereum (offiz.), Wachssalbe; 3 Teile gelbes Wachs und 7 Teile Erdnußöl (10,0 = 0,15 DM).

Cerata (offiz.), Cerate sind Arzneizubereitungen zum äußeren Gebrauch, deren Grundmasse aus Wachs, Fett, Öl, Ceresin oder ähnlichen Stoffen besteht. Sie sind fester als Salben, werden als Arzneizubereitungen kaum noch verwandt, wohl aber in der Kosmetik (Lippenstifte) und Technik.

d) Emulsionen.

Von den als Salbengrundlagen verwandten Emulsionen werden Wasser-in-Öl-Emulsionen häufiger gebraucht als Öl-in-Wasser-Emulsionen. Diese finden als technische Produkte in der Kosmetik ausgedehnte Verwendung als Grundlage der Mattcremes.

α) *Wasser-in-Öl-Emulsionen.*

Als „Öl"-Anteil werden in diesen Salbengrundlagen sowohl Fette als auch Kohlenwasserstoffe und Gemische verwandt. Die wichtigsten Emulgatoren sind höhere Alkohole wie Cholesterin und Cetylalkohol. Einige der hier zu erwähnenden Salben sind keine echten Emulsionen, d. h. durch einen Emulgator stabilisiert, sondern Pseudo-Emulsionen, in denen das Zusammenfließen der dispersen Phase lediglich durch die Viscosität der Salbensubstanz gehemmt wird.

Lanolinum (offiz.), wasserhaltiges Wollfett, besteht aus 13 Teilen Wollfett, 4 Teilen Wasser und 3 Teilen flüssigem Paraffin (100,0 = 1,00 DM).

Eucerin anhydricum (Beiersdorf) ist ein Gemisch von 95 Teilen Unguentum Paraffini (4 Teile Ceresin, 5 Teile flüssiges Paraffin, 1 Teil wasserfreies Wollfett) und 5 Teilen des Emulgators Eucerit, der ein Gemisch von Wollfettalkoholen ist.

Eucerin ist Eucerin anhydricum mit der gleichen Menge Wasser (10,0=0,10 DM.

Unguentum leniens (offiz.), Kühlsalbe, cold cream, besteht aus 7 Teilen weißem Wachs, 8 Teilen Walrat, 60 Teilen Mandelöl, 25 Teilen Wasser und 0,1 Teil Rosenöl. Unguentum leniens ist eine Pseudo-Emulsion, deren disperse Phase (Wasser) auf der Haut zusammenfließt und daher leicht verdampfen kann (Kühleffekt) (10,0 = 0,20 DM).

Unguentum molle (offiz.), weiche Salbe; 1 Teil gelbes Vaselin und 1 Teil Lanolin (100,0 = 0,90 DM).

Unguentum cetylicum (Erg.B.), Cetylsalbe ist aus 4 Teilen Cetylalkohol, 10 Teilen Wollfett und 86 Teilen weißem Vaselin herzustellen; es vermag die gleiche Menge Wasser aufzunehmen.

β) *Öl-in-Wasser-Emulsionen.*

Von den Öl-in-Wasser-Emulsionen werden, abgesehen von ihrer Verwendung in der Kosmetik, fast ausschließlich Zubereitungen mit Lanettewachs N gebraucht.

Lanettewachs N ist Cetylalkohol, dem Cetylsulfonat und lecithinähnliche Phosphatide als wasserlösliche Emulgatoren zugesetzt sind. Meist wird Lanettewachs mit Cetiol und flüssigem Paraffin oder Vaselin gemischt und dieses Gemisch in der gleichen bis anderthalbfachen Menge Wasser emulgiert.

e) Wasserlösliche Salben.

Wasserlösliche Salben werden aus Stärke, Pflanzenschleimen oder Gelatine hergestellt. Durch Zusatz von Glycerin wird ihre Streichfähigkeit verbessert und ein schnelles Austrocknen verhindert.

Unguentum Glycerini (offiz.), Glycerinsalbe, enthält 10 Teile Weizenstärke, 15 Teile Wasser, 100 Teile Glycerin, 5 Teile Alkohol, 2 Teile Traganth.

f) Wahl der Salbengrundlage.

Kohlenwasserstoff-, Fett-, Emulsions- und wasserlösliche Salben weisen in ihrem Verhalten auf der Haut, in ihrer Fähigkeit, die Haut zu durchdringen, Arzneimittel aufzunehmen und abzugeben, wichtige Unterschiede auf, die beim Verschreiben einer Salbenzubereitung zu berücksichtigen sind, wenn man die im gegebenen Fall gewünschten Wirkungen erreichen will. Diese Unterschiede sind z. T. aus den chemischen und physikalischen Eigenschaften der Salben leicht verständlich, z. T. sind sie durch vergleichende Untersuchungen ermittelt worden. Allgemeine Richtlinien für die Wahl der Salbengrundlage sind nur in sehr beschränktem Umfange möglich; immer wird der besondere Zweck auch eine besondere Zubereitung verlangen. Das gilt z. B. schon dann, wenn lediglich zum Schutze der Haut eine *Decksalbe* angewandt werden soll. Vaselin schützt zwar die Haut gegen Einwirkung wäßriger Lösungen (Wund- und Fistelsekrete), beeinträchtigt aber die Wasserabgabe der Haut. Gegen die Einwirkung organischer Lösungsmittel bietet es freilich gar keinen Schutz. Für diesen Zweck wären Salben vom Typ des Unguentum Glycerini zu verwenden.

Wenn ein Arzneimittel schnell in tiefere Schichten der Haut eindringen oder überhaupt durch die Haut zur Resorption und Allgemeinwirkung kommen soll, ist seine Verarbeitung in einer Kohlenwasserstoffsalbe unzweckmäßig, und Emulsionen oder Fette (für fettlösliche Arzneimittel) sind vorzuziehen. Andererseits wird man ein Arzneimittel in einer Vaselinsalbe verarbeiten lassen, wenn eine langsame Abgabe des Mittels über längere Zeit erfolgen soll (z. B. aus einem Depot von Pyrogallol oder Resorcin) — ein Ziel, das man sonst auch durch Anwendung einer Paste erreichen kann.

Emulsionen durchdringen die Haut sehr gut, lockern durch ihren Wassergehalt die Epidermis auf (das natürliche „Hautfett“ ist auch eine Emulsion), ermöglichen die Aufnahme und Abgabe wasserlöslicher Arzneimittel und können wäßrige Hautsekrete aufnehmen.

Eine häufig in der Dermatologie verlangte Wirkung, die Kühlwirkung, wird weniger durch bestimmte Arzneimittel als durch die Struktur der Salbe erreicht. Als Kühlsalben kommen nur Emulsionen in Frage, die entweder Wasser als zusammenhängende Phase oder in unstabiler Dispersion enthalten, so daß die Salben ein gutes Wärmeleitvermögen besitzen und das Wasser verdampfen kann.

Fettsalben eignen sich meist als Träger fettlöslicher Arzneimittel, da auch sie gut in die Epidermis eindringen; auch Schwefel kommt in Schweinefett am stärksten zur Wirkung. Andererseits werden fettlösliche Stoffe manchmal aus Emulsionen besser aufgenommen als aus Fett (z. B. Salicylsäure).

Verzichtet man auf den Vorteil der Wahl der für den besonderen Fall am besten geeigneten Salbengrundlage, so sollte eine Wasser-in-Öl-Emulsion als „Grundlage für alles“ gewählt werden und nicht Vaselin, das in diesem Sinne wohl als schlechteste Salbengrundlage gelten darf.

Bei empfindlichen Substanzen ist die Möglichkeit einer Zerstörung durch die Salbengrundlage zu berücksichtigen. So reagieren manche Lanoline mit Penicillin, machen es unwirksam und sind darum als Grundlage etwa für Penicillin-Augensalbe ungeeignet.

Mit Ausnahme der grauen Salbe zur Behandlung der Syphilis werden Salben im allgemeinen nicht in abgeteilten Dosen verschrieben, sondern in der Gesamtmenge, die in einer Salbenkruke (olla) abgegeben wird.

Rp. Acidi salicylici 10,0
Eucerin ad 100,0
M. f. ung. D. ad ollam
S. Äußerlich. Hautsalbe.

Rp. Thymoli 1,0
Ung. lenientis ad 30,0
M. f. ung. D. ad ollam
S. Jucklindernde Kühlsalbe.

Rp. Hydrarg. chlorati vap. parat. 1,0
Ung. cerei ad 10,0
M. f. ung. subtil.
D. ad ollam nigram
S. Augensalbe.

16. Pastae, Pasten.

Pasten zum äußeren Gebrauch sind Arzneizubereitungen von der Konsistenz einer zähen Salbe oder eines knetbaren Teiges. Zu ihrer Herstellung werden Salbengrundsubstanzen mit in diesen nicht löslichen pulverisierten festen Stoffen gemischt. Diese machen etwa die Hälfte der Pastenmasse aus und können indifferente Stoffe wie Talcum, Bolus alba, Zincum oxydatum, Stärke [*Amylum Tritici* (offiz.), Weizenstärke, oder *Amylum Oryzae* (offiz.), Reisstärke] oder auch Wirkstoffe wie Schwefel, Resorcin u. a. sein.

Pasten besitzen im allgemeinen ein größeres Haftvermögen als Salben und fixieren daher das angewandte Arzneimittel längere Zeit am Applikationsort. Ihre höhere Konsistenz bietet besseren mechanischen Schutz und ihre Porosität begünstigt die Aufnahme und den Durchtritt von Wundsekret.

Offizinell ist die *Pasta Zinci* (1 Teil rohes Zinkoxyd, 1 Teil Talk, 2 Teile gelbes Vaselin), die eine geeignete Grundlage für Medikamente abgibt. Im Rezept würde die Verschreibung lauten:

Rp. Resorcini 5,0
Vaselini 50,0
Amyli Tritici q. s. f. pasta
D. ad ollam. S. Äußerlich.

Rp. Ammon. sulfoichthyolic. 5,0
Bol. alb. 25,0
Lanolin. 20,0
M. f. pasta. D.S. Ichthyolpaste.

Leimpasten enthalten Gelatine, Glycerin und Zinkoxyd als Grundlage. Die Paste wird in der Wärme flüssig und erstarrt auf der Haut zu einer elastischen Masse. Die Zusammensetzung der *Gelatina Zinci* (offiz.) entspricht der Verschreibung:

Rp. Zinci oxydati crudi 10,0
Gelatinae albae 15,0
Glycerini 40,0
Aquae dest. 35,0
M. f. pasta. D. ad ollam
S. Äußerlich; nach Erwärmen zum Zinkleimverband zu verwenden.

17. Linimenta, flüssige Einreibungsmittel.

Linimente sind zum äußeren Gebrauch bestimmte Mischungen, welche Seife oder Seife und Fette oder Öle enthalten. Die Konsistenz ist fest oder flüssig. Man hält sich an die im Speziellen Teil genannten offizinellen und magistralen Linimente; nach dem Rezept werden sie selten verschrieben.

Rp. Spiritus saponati
Liquoris Ammonii caustici āā 25,0
Aquae ad 100,0
M. f. linim. D.S. Äußerlich.

Die Industrie liefert als Vasogene oder Vasolinimente linimentartige Zubereitungen der wichtigeren Hautmittel (Salicylsäure, Ichthyol, Menthol usw.).

18. Emplastra, Pflaster.

Pflaster sind zum äußeren Gebrauch bestimmte Arzneizubereitungen, deren Grundmasse aus Bleisalzen der Fettsäuren, aus Fett, Öl, Wachs oder Harz allein oder gemischt besteht. Teils werden sie in Tafeln oder Stangenform gebracht, teils auf Stoff gestrichen. Klebende Eigenschaften haben die Pflastermassen an sich nicht. Zum Abdecken der Haut dienen die fast indifferenten, nicht klebenden Beipflastermassen:

Emplastrum Cerussae (offiz.). Bleiweiß wird mit Erdnußöl und Bleipflaster gekocht. Diese Pflastermasse ist weiß (10,0 = 0,15 DM).

Emplastrum Lithargyri (offiz.). Lithargyrum (Bleiglätte, PbO) wird mit Adeps suillus, Erdnußöl und Wasser gekocht. Die Masse ist gelblich (10,0 = 0,10 DM).

Weitere offiz. Pflastermassen werden im Speziellen Teil erwähnt.

Haftende Eigenschaften gewinnen die Bleipflastermassen durch Zumischen von Harzen.

Emplastrum adhaesivum (offiz.) enthält neben dem Bleipflaster noch die Harze *Dammar* (offiz.) (von Dipterocarpaceen) und *Colophonium* (s. S. 61) sowie *Terebinthina* (s. S. 61) (10,0 = 0,15 DM).

Man verschreibt aber diese Pflastermasse nur selten, da die Industrie Heftpflaster liefert, die viel weniger stark hautreizend wirken und deshalb für Streckverbände u. dgl. besser geeignet sind.

Collemplastra sind bleipflasterfrei, sie haben haftende Eigenschaften durch einen Gehalt an *Gutta Percha* (offiz.), Kautschuk, dem getrockneten Milchsaft von Bäumen aus der Familie der Sapotaceen. Offizinell sind:

Collemplastrum adhaesivum, aus Kautschuk, Dammar, Kolophonium, Zinkoxyd, Veilchenwurzel und Wollfett (100 cm² = 0,20 DM) sowie

Collemplastrum Zinci, das ähnlich aufgebaut ist, aber mehr Zinkoxyd enthält (100 cm² = 0,25 DM).

Von der Industrie werden viele Zinkoxydkautschukheftpflaster in guter Qualität, d. h. ohne hautreizende Eigenschaften geliefert. Meist werden diese fertigen Heftpflaster, z. B. Leukoplast (Beiersdorf), Helfoplast (Helfenberg), verwandt; die Rezeptverschreibung kommt kaum in Betracht.

Rp. Emplastri Cerussae 20,0
D.S. Äußerlich, messerrückendick auf Leinwand streichen.

Emplastrum adhaesivum anglicum enthält Colla piscium, die von der äußeren Haut befreite Hausenblase südrussischer Störe. Es wird stets in den vom Handel gelieferten fertigen Formen bezogen.

D. Spezialitäten, Warenzeichenschutzgesetz und Rezepturarznei.

Die fabrikatorische Herstellung von Arzneimitteln in der pharmazeutischen Industrie hat die Einführung von Arzneifertigwaren (Spezialitäten) zur Folge gehabt. Das sind Arzneien, die in abgefertigter Packung in den Verkehr gebracht werden und durch besondere Bezeichnung oder Aufmachung als Erzeugnisse bestimmter Hersteller gekennzeichnet sind. Solche *Spezialitäten* können selbstverständlich nur von haltbaren Arzneizubereitungen hergestellt werden. Es gibt eine sehr große Anzahl von außerordentlich wertvollen derartigen Präparaten, die wir der Forschung der pharmazeutischen Industrie verdanken und die auf dem Arzneimittelmarkt nicht zu entbehren sind.

Daneben ist aber auch eine Inflation in der Erzeugung von überflüssigen Spezialitäten eingetreten, indem weniger verantwortungsbewußte Geschäftskreise allerhand Mischarzneien oder überflüssige Abwandlungen bewährter Arzneien unter neuen Phantasienamen zur Einführung brachten. Im Gebiet der Bundesrepublik Deutschland existiert kein gültiges Arzneimittelgesetz, das den kranken Menschen und den Arzt vor überflüssigen und für die vom Hersteller angegebenen Zwecke ungeeigneten Spezialitäten schützen könnte[1]. Maßnahmen der Ärzteschaft beschränken sich auf die Tätigkeit der Arzneimittelkommission der Deutschen Ärzteschaft, welche durch Herausgabe eines Arzneiverordnungsbuches[2] den Arzt in der schwierigen Frage nach Wert und Unwert einer Arznei zu beraten bemüht ist.

[1] Über die Arzneimittelgesetze der Ostzonenländer s. S. 1.

[2] Arzneiverordnungen. Im Auftrage der Arzneimittel-Kommission der Deutschen Ärzteschaft herausgegeben von W. Koll und H. Kaller. Stuttgart 1952.

Diese Entwicklung auf dem Arzneimittelmarkt ist auf Grund folgender Verhältnisse verständlich: Nach dem Patentschutzgesetz werden Patente für die Auswertung von Erfindungen von Arzneimitteln nur erteilt, soweit die Erfindungen ein bestimmtes Verfahren zur Herstellung eines Gegenstandes betreffen. Danach kann also die Auffindung eines neuartigen Behandlungsverfahrens, wie etwa die Lebertherapie der Anaemia perniciosa, nicht patentrechtlich geschützt werden. Das gleiche gilt für fast alle wichtigeren Erfindungen auf dem Gebiet der Arzneitherapie. Um aber dem Erfinder doch eine Möglichkeit der Ausnutzung seiner produktiven Leistung zu ermöglichen — dies ist für die Großindustrie eine Notwendigkeit, um die Tätigkeit ihrer großen Forschungslaboratorien erhalten zu können —, wurde ein *Gesetz zum Schutz der Warenbezeichnung* (12. Juni 1894) geschaffen. Danach kann sich die Herstellerfirma eines Präparates einen Namen für dieses Präparat gesetzlich schützen lassen[1], um diesen als Qualitätsbezeichnung reklamemäßig einzuführen. Arzneimittel wie Salvarsan, Pyramidon, Veronal u. a. haben unter diesen Namen Weltruf erlangt. Es steht aber jeder anderen Firma frei, das gleiche Präparat, soweit nicht das Herstellungsverfahren patentrechtlich geschützt ist, auch herzustellen und unter anderem Namen zu verbreiten. Daraus entwickelte sich die ungehemmte Produktion zahlloser Präparate ohne Sonderwert, aber mit verschiedenen Namen, welche dem Arzt den Überblick über den Arzneimittelschatz äußerst erschweren.

Das Warenzeichenschutzgesetz gibt der Herstellerfirma das Recht, einen höheren Preis zu fordern, als er für das gleiche Mittel, wenn es unter dem chemischen Namen bezogen wird, üblich ist. So ist z. B. „Pyramidon" teurer als derselbe Stoff unter der Bezeichnung Dimethylaminophenazon. Auf diese Fragen wird im Rahmen der Erörterung einer wirtschaftlichen Arzneiverordnung noch eingegangen.

Die Apothekerschaft, welche unter den geschilderten Mißständen auf dem Arzneimittelmarkt besonders gelitten hat, bemüht sich heute, Arzneizubereitungen herzustellen, die den pharmazeutischen Spezialitäten gleichwertig sind und den gleichen Preis haben. Sie fordert vom Arzt eine vermehrte Berücksichtigung der „Rezepturarznei", die neben einer individuellen Dosierung und Arzneikombination auch die Verwendung von Zubereitungen gestattet, welche nicht lagerungsfähig sind, sondern nur als Frischarznei verwendet werden können. Die Standesgemeinschaft deutscher Apotheker („*Stada*") hat für diesen Zweck besondere Herstellungsverfahren ausgearbeitet und eine Anzahl von Arzneikombinationen zusammengestellt. Diese Vorschläge sind mit den Formulae magistr. Berolin. und anderen Formeln verschiedener Länder zu den „*Deutschen Rezeptformeln*" (DRF) vereinigt worden.

Die DRF enthalten eine große Anzahl von bewährten Rezepten, deren Verwendung dem Arzt zu empfehlen ist. Sie werden aber nur einen Teil der Arzneitherapie bestreiten können. Die Sammlung ist keine Anleitung zum eigentlichen individuellen Verordnen. Sie bringt nur Richtlinien und Vorschläge.

Anhang. Auf dem Arzneimittelmarkt werden noch immer zahlreiche *Geheimmittel* vertrieben, deren Zusammensetzung nicht bekanntgegeben wird oder deren Deklaration zumindest stark verschleiert ist. Solche Geheimmittel dürfen nicht im Umherziehen feilgehalten und in der Öffentlichkeit angepriesen werden. In der Kassenpraxis ist ihre Verordnung nicht gestattet. Ein Geheimmittel zu verschreiben, ist mit wissenschaftlicher Heilkunde nicht vereinbar.

E. Preisberechnung für Arzneizubereitungen und Vorschriften für wirtschaftliche Arzneiverordnungsweise.

Der Preis einer auf ärztliche Anweisung in Apotheken hergestellten Arznei wird auf Grund der *Arzneitaxe* für das Bundesgebiet berechnet, die eine Neufassung (1. Juni 1951) der Deutschen Arzneitaxe 1936 darstellt. In der DAT sind die Preise aller in Apotheken geführten Arzneimittel unter Berücksichtigung der abzugebenden Mengen sowie der in den Apotheken vorrätig gehaltenen

[1] Der Warenzeichenschutz hat keine zeitliche Begrenzung, während der Patentschutz nach 18 Jahren erlischt, so daß dann eine Nachahmung (mit neuer Namengebung) gestattet ist.

Tabletten enthalten. Ferner sind darin die Bestimmung über die Herrichtungsgebühr, welche der Apotheker für die vorgeschriebene Zubereitung berechnen darf, sowie die Preise der Gefäße zusammengestellt.

Für die von der pharmazeutischen Industrie hergestellten Spezialitäten gilt die DAT nicht. Ihr Verkaufspreis findet sich in der durch die deutsche Apothekerschaft herausgegebenen „Spezialitätentaxe". Ferner steht dem Arzt die „*Rote Liste*" zur Verfügung, die im Auftrag der Deutschen Pharmazeutischen Industrie herausgegeben wird und alle Präparate mit Angabe ihrer Zusammensetzung, Packungsgröße und Preise aufzählt (letzte Auflage 1950).

Durch die Arzneitaxe sowie die Rote Liste ist also eine einheitliche Preisberechnung für Arzneien gewährleistet. Der Apotheker ist bei Abgabe von ärztlich verordneten Arzneizubereitungen verpflichtet, die Einzelbeträge, aus denen sich der Preis berechnet, auf den Rezeptblättern zu vermerken.

Bei der Abgabe von Arzneimitteln, auch von Spezialitäten, wird noch zusätzlich der Betrag der Umsatzsteuer berechnet. Dieser wird nicht erhoben bei Mitgliedern von Orts- und Betriebskrankenkassen, wohl aber bei deren Familienangehörigen und bei Privatkrankenkassen.

Ist auf ärztliche Anweisung der Zusatz einer handschriftlichen Gebrauchsanweisung bei Abgabe von Spezialitäten erforderlich, so darf dafür vom Apotheker eine Vergütung von 0,10 DM berechnet werden. Als weitere Sonderzuschläge sind zulässig 1,00 DM, wenn die Arzneiherstellung und Abgabe im Nachtdienst zwischen 20.00 und 8.00 Uhr (oder feiertags nach 13.00 Uhr) erfolgen muß. Für die Abgabe von Arzneimitteln, welche dem Betäubungsmittelgesetz unterliegen, wird eine Sondergebühr von 0,20 DM erhoben.

Als *Vergütung für die Herstellung der verschiedenen Arzneizubereitungen* sind folgende Gebühren in der Arzneitaxe festgelegt worden:

a) für die einfache Herrichtung (Einfüllung und Verpackung in Papierbeuteln) einer Arznei ohne besondere Verarbeitung, für das Mischen von Flüssigkeiten bis zu 300,0 sowie für das Mengen von geschnittenen Pflanzenteilen bis 100,0: 0,25 DM.,

für die gleichen Arbeiten einschließlich einer Teilung bis zu 6 Teilen: 0,55 DM;

b) für Lösung oder Anreibung nichtflüssiger Arzneimittel und für die Herstellung von Schleimzubereitungen bis 300,0 einschließlich Teilung bis zu 6 Teilen: 0,55 DM;

für Mengen von Pulvern, Bereitung von Latwergen, Pasten und Salben bis 100,0 einschließlich einer Teilung bis zu 6 Teilen: 0,55 DM,

für die Bereitung von Tabletten und Pastillen bis zu 6 Stück,

für Bereitung von Pillen oder Körnern bis zu 30 Stück,

für Bereitung von Bissen über 2,0 bis zu 3 Stück,

für Streichung von Pflastern bis 100 cm²,

für Bereitung von Suppositorien, Kugeln oder Stäbchen bis zu 3 Stück: 0,55 DM;

c) für die Bereitung einer Abkochung oder eines Aufgusses, eines Salepschleimes, einer Emulsion, Saturation u. a. einschließlich Teilung bis zu 6 Teilen: 0,80 DM,

für die Füllung und Zurichtung von Ampullen bis zu 3 Stück,

für Sterilisierung von Lösungen und Gefäßen bis zu 300,0: 0,80 DM.

Bei Überschreitung der angegebenen Menge, Stückzahl usw. wird für jede kleinere bis gleichgroße Menge zusätzlich 0,20 DM berechnet. Es ist daher zweckmäßig, die Arzneimengen in der Verordnung so zu begrenzen, daß die obengenannten Grenzen nicht überschritten werden.

Auch für die *Abgabegefäße* sind derartige Berechnungsgrenzen in der Arzneitaxe festgelegt.

Es kosten

Flaschen für Inhalt bis	70	100	200	300	500 g		
	0,10	0,15	0,20	0,30	0,40 DM		
graue Kruken für Inhalt bis	50	100	200	300	400	500 g	
	0,10	0,15	0,20	0,30	0,45	0,55 DM	
Schachteln für Inhalt bis	20	50	100	200 g			
	0,15	0,20	0,25	0,30 DM			

Pulverkästchen für 1—6 Pulver 0,10 DM, für 6—12 Pulver 0,15 DM.

Neben den Arbeitspreisgrenzen des Apothekers sind auch diese Gefäßgrenzen in der Verordnung genau zu beachten. Der Zusatz „ad“ rundet die Arzneimenge auf die Gewichtsgrenze ab. Wenn durch das Fehlen dieses Zusatzes die Gewichtsgrenze auch nur um 1 mg überschritten wird, so darf der Apotheker den Zuschlag zum Arbeitspreis bzw. den Preis des nächsthöheren Gefäßes berechnen.

Da heute weitere Volkskreise als früher auf Grund ihrer Mitgliedschaft in Krankenkassen ein Anrecht auf ärztliche Betreuung und Versorgung mit Arznei besitzen, ist es erforderlich, durch eine sparsame Arzneiverordnung die beschränkten Mittel der Krankenversicherungen nicht zu überanspruchen, damit alle Kranken dem Bedarf gemäß versorgt werden können. Auf Grund einer Vereinbarung zwischen der „Kassenärztlichen Vereinigung Deutschlands“ (KVD) und den Krankenkassen wurde ein sog. *Regelbetrag* für die Erstattung von Arzneikosten pro Kassenmitglied und pro Vierteljahr festgelegt. Dieser Regelbetrag gilt als „Betrag, den die Verordnungskosten im Durchschnitt je Behandlungsfall bei wirtschaftlicher Verordnung von Arzneien und Heilmitteln im allgemeinen nicht zu überschreiten pflegen“. Er ist für den Allgemeinarzt — regional etwas verschieden — auf 3—4 DM und für die einzelnen Fachärzte in verschiedener Höhe festgesetzt. Der Arzt muß bei seinen Verordnungen diese Grenzen innehalten. Überschreiten die Unkosten seiner Verordnungen die pro Zahl der Behandelten mal Regelbetrag der Krankenkasse zur Verfügung stehenden Mittel, so kann diese ihn zur Übernahme dieser Unkosten zwingen lassen (Regreßpflicht). Andererseits steht heute nicht mehr wie früher den Krankenkassen das Recht zu, in „negativen Listen“ zu bestimmen, welche Arzneimittel oder Verordnungsweisen von ihr in der Kassenverordnung als zu teuer nicht mehr anerkannt werden. Der Arzt kann heute jedes Mittel wählen. bei dem einen Patienten die Verordnungsgrenze des Regelbetrages auch überschreiten, da er diese bei anderen, die keine Arzneien benötigen, wieder einsparen kann. Er hat im Einzelfall also eine größere Freiheit, ist aber um so mehr zu einer sparsamen Verordnungsweise verpflichtet.

Durch einen *Erlaß des Preußischen Arbeitsministers über wirtschaftliche Arzneiverordnungsweise in der Krankenversicherung vom 24. August 1935* (*Bw.A.*) werden eine Anzahl wichtiger Bestimmungen getroffen, deren Kenntnis dem Arzt alle Möglichkeiten einer sparsamen Arzneiverordnung bietet und die ihm gewisse Grenzen der Verordnungsmöglichkeiten auferlegen. Aus diesen Vorschriften sollen nur einzelne wichtige Punkte herausgegriffen werden:

Nicht jede Beratung erfordert ein Rezept. Die Verordnung soll in der Regel nicht mehr als ein Mittel für den gleichen Zweck enthalten.

Das Verschreiben von wohlfeilen Handverkaufsmitteln (in der Deutschen Arzneitaxe und in Arzneiverordnungsbüchern als „Punktmittel“ gekennzeichnet) ohne schriftliche Gebrauchsanweisung stellt die billigste Art der Verschreibung dar. Dabei darf aber weder eine Mischung noch Teilung oder Lösung der Arzneimittel verordnet werden. In manchen Fällen kann der Patient sich seine Heilmittel selbst zubereiten. Man verschreibt z. B. kein fertiges Infus. Folior. Uvae Ursi, sondern die Blätterdroge und läßt den Patienten selbst den Teeaufguß herstellen. Eine solche Verschreibung ist selbstverständlich bei starkwirkenden Mitteln oder gar solchen mit Maximaldosis nicht zulässig.

Die verschriebene Menge soll nicht zu groß sein; andererseits ist es oft billiger, einmal eine größere Menge beziehen zu lassen, als mehrmals entsprechend kleinere. Das liegt daran, daß in der Arzneitaxe kleine Mengen meist verhältnismäßig teurer sind als größere. Bei chronischen Krankheiten verordnet man in der Regel den Bedarf für eine Woche. Leicht verderbliche Arzneien (Infuse) sollen nur für wenige Tage verschrieben werden.

Die Menge des verordneten Arzneimittels ist in genauen Zahlen anzugeben, auch bei Spezialitäten (also nicht „eine Originalpackung" oder „eine halbe Dosis" u. a.).

Man beachte, daß Einzelpulver teuer sind. Bei wiederholten Verschreibungen ist daher die Verwendung von Tabletten oder Pillen preiswerter. Da die Arbeit für die Bereitung von je 30 Pillen berechnet wird, verschreibt man nicht nur einige Pillen, sondern jeweils 30 oder ein Vielfaches davon.

Tabletten in abgabefertiger Packung sind oft eine wohlfeilere Verordnungsart, als wenn Tabletten einzeln abgegeben werden sollen. Der Arzt muß daher bei der Verordnung von Tabletten auf die richtige Wiedergabe der gewichtsmäßigen Mengen und Anzahl in den abgabefertigen „Originalpackungen" (OP) achten. Fehlt bei der Verordnung z. B. die Bezeichnung „Tabletten", so ist der Apotheker berechtigt zur Abgabe der teueren Form des Pulvers.

Richtig:	Falsch:
Rp. Dimethylaminophenazon Tab. 0,1 Nr. X 1 OP	**Rp.** Dimethylaminophenazon 1 Röhre.

Die Beifügung von „OP" ist nicht unbedingt erforderlich. Sie verpflichtet den Apotheker zur Abgabe einer geschlossenen Fertigpackung, während er sonst Tabletten eigener Herstellung lose unter Umständen für einen höheren Preis abgeben kann. Eine Signatur ist auch bei OP-Verschreibungen in jedem Falle wünschenswert.

Die Auflösung einer Substanz ist teurer als die Mischung einer in der Apotheke etwa vorrätigen offizinellen Lösung dieser Substanz mit den Verdünnungsmitteln. Man verschreibt also, sofern derartige Lösungen vorrätig zur Verfügung stehen, stets diese und nicht die Substanz. Beispiel: Phenoli 4,0, Aquae dest. ad 100,0 ist unzweckmäßig. Es sollte verschrieben werden: Phenoli liquefacti 4,0 (oder, um die gleiche Phenolmenge zu erhalten, genauer 4,5), Aquae dest. ad 100,0. Statt Calcium chloratum crystallisatum soll der Arzt den offizinellen Liquor Calcii chlorati verschreiben.

Man gebe nicht unnötig viel Flüssigkeit zur Auflösung, weil dann größere Flaschen benötigt werden.

Falsch ist das Rezept:	Richtig ist das Rezept:
Rp. Kalii jodati 10,0 Aquae dest. ad 300,0 M.D.S. 3mal täglich 1 Eßlöffel (= 15,0 mit 0,5 Kal. jodat.).	**Rp.** Kalii jodati 10,0 Aquae dest. ad 100,0 M.D.S. 3mal täglich 1 Teelöffel (= 5,0 mit 0,5 Kal. jodat.).

Beim Verschreiben von Lösungen überschreite man nicht die für verschiedene Gewichtsmengen festgesetzten Gefäßpreise.

Im Arzneibuch ist eine Reihe fertiger Arzneiformen, sog. Formulae officinales, aufgeführt (S. 3). Das Verschreiben der Form. offic. ist ebenso wie das der Deutschen Rezeptformeln (S. 25) billiger als das Verschreiben der diesen Formeln entsprechenden ausführlichen Rezepte.

Man vermeide beim Verschreiben den geschützten Namen eines Mittels, wenn es unter seiner chemischen Bezeichnung im Handel ist[1]. Das mit dem geschützten Namen Luminal bezeichnete Mittel kostet z. B. 1,10 DM für 1,0, während es als Acidum phenylaethylbarbituricum nur 0,15 DM kostet. Bei anderen Mitteln können die Unterschiede geringer sein. Die Verwendung der Bezeichnung „Ersatz" (z. B. Veronalersatz) ist in der Rezeptur nicht gestattet.

[1] Im Text des Speziellen Teiles dieses Buches sind stets an erster Stelle die nicht geschützten Bezeichnungen angeführt, sofern die Mittel unter diesen erhältlich sind.

Wiederholungen von Verschreibungen sollen nicht wahllos erfolgen. Der Arzt soll den Verbrauch nach seiner Anwendungsvorschrift nachprüfen. Beim Verschreiben flüssiger Arzneien ist das Rezept mit dem Vermerk „Gefäß zurück" zu versehen.

F. Verordnung über das Verschreiben von Betäubungsmitteln.

Eine Anzahl von Betäubungsmitteln aus der Gruppe der Opiumalkaloide, das Cocain u. a., führen bei häufig wiederholtem Gebrauch zu Sucht. Ihre mißbräuchliche oder auch nur leichtfertige Verwendung soll durch strenge gesetzliche Bestimmungen verhütet werden. Es müßte für den verantwortungsbewußten Arzt auch ohne diese strengen einschränkenden Bestimmungen selbstverständlich sein, daß er solche Heilmittel nur bei strengster Indikation verordnet und daß er die Entwöhnung von süchtigen Patienten ohne Verzug durchzuführen sucht.

Unter die „*Verordnung über das Verschreiben Betäubungsmittel enthaltender Arzneien und ihre Abgabe in den Apotheken*" vom 19. Dezember 1930 (mit Nachträgen) fallen Arzneien, die Opium, Morphin, Diacetylmorphin (Heroin), Dihydrokodeinon (Dicodid), Dihydromorphin (Dilaudid), Dihydrooxykodeinon (Eukodal), Dihydromorphin (Paramorfan), Acetyldemethylodihydrothebain (Acedicon), Morphin-Aminoxyd (Genmorphin), Narcophin, Laudanon, Pantopon oder ähnliche Zubereitungen, ferner Methylphenylpiperidincarbonsäureäthylester (Dolantin), Phenylaminopropan (Aktedron, Benzedrin, Elastonon), Phenylmethylaminopropan (Pervitin, Isophen) sowie Cocain enthalten. Kodein, Dionin, Peronin, Paracodin, Tropacocain und die neueren synthetischen Lokalanaesthetica unterstehen nicht der Verordnung. Paracodin untersteht lediglich dem Rezeptzwang, und Kodein sowie Dionin dürfen auf eine Verschreibung nicht wiederholt abgegeben werden (s. S. 2).

Alle Verschreibungen von Betäubungsmitteln sind unabhängig von der Zusammensetzung apotheken- und rezeptpflichtig; dies betrifft also auch homöopathische Zubereitungen oder harmlosere Hausmittel wie Choleratropfen. Das Rezept muß vom Apotheker zur Kontrolle durch die Opiumstelle im Innenministerium 5 Jahre aufbewahrt werden. Es muß also bei Wiederholung auch jedesmal ein neues Rezept ausgefertigt werden.

1. Allgemeine Vorschriften für das Verschreiben und die Abgabe.

Arzneien, die Betäubungsmittel enthalten, dürfen nur verschrieben werden, wenn die Anwendung des Betäubungsmittels ärztlich oder zahnärztlich begründet ist, d. h. wenn mit anderen Mitteln nicht auszukommen ist. Die Verschreibungen müssen mit besonderer Sorgfalt ausgeführt werden und folgende Angaben enthalten:

1. den Namen des Arztes, seine Berufsbezeichnung (Arzt oder Zahnarzt[1]) und seine Anschrift,
2. den Tag des Ausstellens (Vor- oder Rückdatierung ist verboten),
3. die Bestandteile der Arznei und ihre Menge,
4. eine *ausdrückliche* Gebrauchsanweisung (die Hinweise „Nach Bericht", „Nach Vorschrift" oder „Zur subcutanen Injektion", ad usum medici oder proprium usw. sind ungenügend),
5. Name und Anschrift des Kranken, für den die Arznei bestimmt ist,
6. im Falle der Eintragung in das Morphinbuch und bei allen Cocain enthaltenden Arzneien den eigenhändigen Vermerk „Eingetragene Verschreibung",
7. die eigenhändige ungekürzte Namensunterschrift des Arztes oder Zahnarztes.

[1] Die Berechtigung zum Verschreiben von Betäubungsmitteln ist für den Arzt und Zahnarzt verschieden. (s. S. 30f.)

Das Rezept für einen Morphinisten würde demnach lauten:

Darf gedruckt oder gestempelt sein.	Dr. med. X. Ort, Straße Nr. ... prakt. Arzt
Muß mit Tinte oder Tintenstift geschrieben sein.	1. 2. 1952. **Rp.** Morphini hydrochlorici 0,4! (vierhundert Milligramm) Aquae dest. ad 10,0 M.D. Sterilisa! S. 3mal täglich 1 cm³ subcutan einspritzen. Für Herrn A. B. in Z.... Straße Nr....
Muß *eigenhändig* mit Tinte oder Tintenstift geschrieben sein.	Eingetragene Verschreibung. Dr. X., Arzt.

Betäubungsmittel enthaltende Arzneien dürfen in den Apotheken nur gegen Vorlage eines ärztlichen oder zahnärztlichen Rezeptes abgegeben werden, wenn das Rezept entweder für einen Kranken oder für den Bedarf in der Praxis des verschreibenden Arztes ausgestellt ist. Der *Zahnarzt* darf zwar Cocain, aber keine anderen der Verordnung über das Verschreiben von Betäubungsmitteln unterstellten Mittel für den Praxisbedarf verschreiben. Die auf dem Rezept angegebene Menge muß auf einmal abgegeben werden. Vordatierte Verschreibungen dürfen nicht beliefert werden. Verschreibungen für einen Kranken, bei denen die Grenzmengen an Morphin oder Opium überschritten sind, dürfen nicht beliefert werden, wenn der fünfte Tag nach Ausstellen des Rezeptes vergangen ist. Betäubungsmittel enthaltende Arzneien dürfen nur dann von einer Apotheke versandt werden, wenn sie zu den dem Bestimmungsort der Verschreibung nächstgelegenen zehn Apotheken gehört. Eintragungspflichtige Verschreibungen werden in der Regel nicht ausgeführt, wenn der Vermerk „Eingetragene Verschreibung" oder der Name des Arztes oder der Name des Kranken fehlt; nur wenn ein dringender Notfall vorliegt, kann auch unter diesen Umständen ausnahmsweise die Belieferung erfolgen. Jedoch dürfen in diesem Falle Morphin oder Opium nur bis zu den täglichen Grenzmengen (0,2 bzw. 2,0) abgegeben werden. In der Ostzone dürfen — abgesehen von Notfällen — Betäubungsmittel nur auf vorgeschriebene Rezeptformulare durchnumerierter Blocks und nur von Apotheken eines gleichen Stadt- oder Landkreises geliefert werden.

Wenn die Verschreibung des Arztes über eine ein Betäubungsmittel enthaltende Arznei nicht ausgeführt werden kann, weil sie nicht den Vorschriften entspricht, so hat der Apotheker auf dem Rezept den Vermerk anzubringen: „Die Verschreibung darf nach gesetzlicher Vorschrift nicht beliefert werden" und das Rezept in einem geschlossenen Umschlag dem Arzt zuzustellen. Jedes belieferte Betäubungsmittelrezept wird in der Apotheke zurückbehalten und gelangt nicht mehr in die Hände des Arztes oder des Kranken.

Bei Führung einer ärztlichen Hausapotheke (vgl. S. 4) ist der Arzt verpflichtet, über den Verbleib von Betäubungsmitteln in einer vorgeschriebenen Weise Rechenschaft zu geben.

In dem Gesetz über den Verkehr mit Betäubungsmitteln (Opiumgesetz) sind für Übertretungen Strafen vorgesehen: bei Verstößen Gefängnis bis zu 3 Jahren und Geldstrafe oder eine dieser beiden Strafen, bei fahrlässigen Verstößen Geldstrafe oder Haft.

2. Sondervorschriften über das Verschreiben von Opiaten, Dolantin, Benzedrin und Pervitin.

Arzneien, welche Morphinester enthalten — mit Ausnahme von Diacetylmorphin (Heroin) —, dürfen nicht verschrieben werden. Keines der zur Verschreibung zugelassenen Mittel darf in Substanz verschrieben werden. Arzneien, die mehr als 15% Morphin oder Heroin enthalten, dürfen nicht verschrieben werden. Für Dicodid, Acedicon, Dilaudid, Eukodal, Paramorfan, Narcophin, Laudanon, Pantopon oder Opium concentratum ist in Tablettenform ein Gehalt bis 30% zulässig, in anderen Arzneizubereitungen ist ein Gehalt über 15% verboten.

Der Arzt bzw. Zahnarzt darf für *einen* Kranken, an *einem* Tage (und ebenso für den Gebrauch in seiner Praxis an *einem* Tage) jeweils nur *ein* Betäubungsmittel verschreiben (*entweder* Opium *oder* Morphin *oder* Laudanon usw.). Die verschriebenen Arzneien für einen Kranken an *einem* Tage (und ebenso für den Praxisgebrauch an *einem* Tage) dürfen insgesamt folgende Grenzmengen erreichen:

entweder bis 2,0 Opium *oder* die entsprechende Menge einer Opiumzubereitung (z. B. bis 1,0 Extractum Opii *oder* 20,0 Tinctura Opii simplex),

oder bis 0,2 Morphin,

oder bis 0,4 Opium concentratum *oder* Pantopon *oder* Laudanon *oder* Narcophin *oder* einer diesen ähnlichen Zubereitung,

oder bis 0,2 Dicodid *oder* Eukodal *oder* Acedicon,

oder bis 0,03 Diacetylmorphin (Heroin) oder Dilaudid,

oder bis 1,0 Dolantin,

oder bis 0,2 Benzedrin bzw. Aktedron, Elastonon,

oder bis 0,1 Pervitin bzw. Isophen.

Wenn die Grenzmenge eines dieser Mittel für einen Süchtigen oder einen anderen Kranken nicht ausreicht und ärztliche Gründe es nötig machen, eine stärkere Wirkung zu erzielen, so hat der Arzt, aber nicht der Zahnarzt, in einem besonderen Falle nur die Möglichkeit, Arzneien zu verschreiben, welche Morphin oder Opium (bzw. die entsprechende Menge einer Opiumzubereitung) enthalten. Lediglich Morphin und Opium dürfen für *einen* Kranken an *einem* Tage in einer größeren als der angegebenen Grenzmenge verschrieben werden. In solchen Fällen müssen jedoch die Verschreibungen (für mehr als 0,2 Morphin oder für mehr als 2,0 Opium bzw. die entsprechende Menge Extractum Opii oder Tinctura Opii) vom Arzt in das Morphinbuch eingetragen werden. Auf dem Rezept hat der Arzt unmittelbar oberhalb der Namensunterschrift den eigenhändigen Vermerk „Eingetragene Verschreibung" anzubringen. Das Morphinbuch muß 5 Jahre nach der letzten Eintragung aufbewahrt werden. Auf Verlangen der Aufsichtsbehörde ist es vorzulegen.

Der Arzt ist verpflichtet, bei Süchtigen im Morphinbuch außerdem eine Reihe von Angaben zu machen über die Art der Sucht, über die vom Kranken für nötig gehaltene Menge des Suchtmittels und über die tatsächlich benötigte Mindestmenge von Morphin oder Opium, die zur Zeit der Eintragung zur Vermeidung von Abstinenzerscheinungen ärztlich begründet ist, über vorgenommene Entziehungskuren bzw. über die Gründe der Verzögerung einer notwendigen Entziehungskur, wenn diese nicht umgehend eingeleitet wird.

Rezeptbeispiele für das Verschreiben finden sich auf S. 83f.

3. Sondervorschriften für das Verschreiben von Cocain.

Cocain darf nur verwendet werden, wenn andere Lokalanaesthetica für den gleichen Zweck erfahrungsgemäß nicht genügen. Arzneien, die Cocablätter, Zubereitungen von Cocablättern oder Ekgonin enthalten, dürfen nicht verschrieben werden. *Jede* Verschreibung von Cocain, unabhängig von der Konzentration und Menge, muß in einem Cocainbuch eingetragen werden, für welches die gleichen Vorschriften wie für das Morphinbuch gelten. Cocain darf nicht als Substanz verschrieben werden, sondern nur als wäßrige Lösung, Augensalbe oder für die ärztliche Praxis auch als Augentabletten.

Cocainverschreibung für den Kranken zu dessen eigenem Gebrauch. Zur Anwendung am Auge sind Lösungen oder Salben mit höchstens 2% Cocain erlaubt. Die Anwendung am Auge ist in der Gebrauchsanweisung ausdrücklich zu vermerken. Zu anderen Zwecken sind Lösungen mit nicht mehr als 1% Cocain unter Zusatz von wenigstens 0,1% Atropin zulässig. An einem Tag darf für einen Patienten nicht mehr als 0,1 Cocain verschrieben werden.

Verschreibung von Cocain für die ärztliche Praxis. Für den Bedarf in seiner Praxis darf der Arzt Cocain lediglich für die Oberflächenanästhesie an Auge, Kehlkopf, Nase, Ohr, Rachen und Kiefer verschreiben. Gestattet ist dem Arzt die Verschreibung von Lösungen bis 20%, Augensalben bis 2% oder die Anwendung von Augenkompretten mit 0,003 Cocain. hydrochlor. Vom Zahnarzt darf

Cocain nur in Form der Lösung mit einem Gehalt bis 20% Cocain verschrieben werden. Die Menge des vom Arzte oder Zahnarzte an einem Tage für den Bedarf in seiner Praxis verschriebenen Cocains darf nicht mehr als 1,0 betragen.

Für Universitätskliniken, öffentliche und gemeinnützige Krankenanstalten oder behördlich genehmigte Hausapotheken bestehen Sonderbestimmungen erleichternder Art.

Rezeptbeispiele befinden sich auf S. 103f.

G. Chemisch unverträgliche Arzneimittelmischungen (Inkompatibilitäten).

Beim Verschreiben von Arzneien, die mehrere Mittel enthalten, ist u. a. darauf zu achten, daß nicht Mittel gemischt werden, die in der Zubereitung miteinander reagieren und dadurch die Arznei unwirksam oder auch giftig machen, sie verfärben, wichtige Bestandteile ausfällen oder sonst ihre Beschaffenheit verändern (Verflüssigung, Verfestigung).

Hier seien nur einige wichtige Arzneimittel erwähnt, die zu Inkompatibilitäten mit anderen Anlaß geben können.

Alkalien (Kali- und Natronlauge, Ammoniak, Liquor Ammonii anisatus, alkalische Salze wie Natr. bicarbonic., Natr. arsenicosum) fällen Schwermetalle, Erdalkalimetalle und die meisten Alkaloide aus den Lösungen ihrer Salze.

Alkaloide s. Alkalien, Alkohol, Gerbstoffe, Salicylsäure.

Arsenige Säure bildet mit verschiedenen Alkaloiden und Eisensalzen Niederschläge.

Alkohol fällt Proteine, Gummi und Alkaloidsalze aus wäßriger Lösung.

Digitalisglykoside werden von Blei- und Eisensalzen gefällt und durch Alkalien gespalten (s. Gerbstoffe).

Formaldehyd reagiert mit Ammoniak unter Bildung von Hexamethylentetramin.

Gerbstoffe fällen Proteine, Pflanzenschleime, Digitalisglykoside, viele Alkaloide und Schwermetalle; bilden mit Eisen Tinte.

Mineralsäuren fällen viele organische Säuren (z. B. Salicylsäure) aus den Lösungen ihrer Salze, setzen aus Jodid Jodwasserstoff frei, der durch Sauerstoff zu Jod oxydiert wird.

Oxydationsmittel, wie Wasserstoffperoxyd, Magnesiumperoxyd, Jod, Chlorat, Hypochlorit, Chromsäure, Eisen(III)verbindungen, Salpetersäure und Nitrate reagieren leicht mit vielen organischen Stoffen, unter Umständen explosionsartig.

Quecksilbersalze reagieren mit vielen organischen Verbindungen und sind am besten allein zu verschreiben.

Salicylsäure fällt viele Alkaloide (nicht Morphin und Kodein), bildet mit Phenacetin flüssige Gemische.

Silber wird durch Halogenide gefällt, kolloides Silber zersetzt Wasserstoffperoxyd explosionsartig.

II. Spezielle Arzneiverordnungslehre.

A. Äußere Arzneianwendungen[1].

1. Mittel zur Vernichtung von Bakterien und Parasiten, zur antibakteriellen Wundbehandlung sowie zur Ätzung und Adstringierung der Haut, der Wundgewebe und der Schleimhäute.

Zur Geschichte der Desinfektion. Es ist das unvergängliche Verdienst des Glasgower Chirurgen LISTER, durch die Einführung der antiseptischen Wundbehandlung (1867—1869) die Bahn für die moderne Entwicklung der Chirurgie eröffnet zu haben, ein Verdienst, das dadurch nicht gemindert wird, daß die antiseptischen Methoden der Wundbehandlung später den wirksameren aseptischen Methoden weitgehend gewichen sind. Das Listerverfahren der Wundbehandlung mit carbolsäuregetränktem Verband, das in Deutschland sich besonders unter dem Einfluß des Chirurgen VOLKMANN früher durchsetzte als im Auslande, wurde später wegen der zahlreichen Vergiftungen und Todesfälle, welche die z. T. ganz kritiklose Anwendung des „Listerns" brachte, vielfach abgeändert. Man führte die Salicylsäure ein (THIERSCH, auf Empfehlung des Entdeckers KOLBE), versuchte Thymol, Chlorzink, Borsäure und seit den achtziger Jahren, beeinflußt durch KOCHs Versuche, Sublimat und das von dem Physiologen MOLESCHOTT empfohlene Jodoform. Bei allen diesen Mitteln folgte, wie bei der Carbolsäure, einer Periode einseitiger Überschätzung des Wertes eine skeptische Beurteilung, da die Zahl der Vergiftungen, zumal beim Jodoform, sehr groß blieb. Inzwischen war an die Stelle der antiseptischen Bekämpfung der Wundinfektion die aseptische Methode getreten und verdrängte mehr und mehr die alten Verfahren. Erst in der Chirurgie des Krieges 1914—1918 setzten erneut ernsthafte Bestrebungen ein, chemische Substanzen zur Prophylaxe und Therapie der Wundinfektion heranzuziehen. Auch hier war die Beurteilung der Wirkung dieser Mittel, deren starke desinfizierende Eigenschaft im Laboratorium erkannt worden war, recht optimistisch, aber wieder folgte ihr bald die viel nüchternere Bewertung.

Bekanntlich hat schon vor LISTER der Wiener, später Budapester Geburtshelfer SEMMELWEIS den vollen Wert der chemischen Händedesinfektion zur Verhütung des Puerperalfiebers erkannt. Er benutzte die Waschung mit Chlorwasser (1847). Das SEMMELWEISsche Verfahren stieß auf unverdiente Nichtbeachtung oder Gegnerschaft, und erst nach LISTERs Veröffentlichungen setzten sich die verschiedenen Verfahren der Händedesinfektion und der Hautdesinfektion durch. Chlorwasser wich der Carbolsäure, diese dem Sublimat, Jod, Alkohol und Lysol. Die Einführung der Invertseifen mit ihrer starken antibakteriellen Wirkung durch DOMAGK (1935) hat die Verwendung der genannten älteren Mittel noch weiter zurückgedrängt.

Phenol, Kresol und deren Derivate.

Chemie. **Phenolum** (offiz.) (PI), Phenol (früher Carbolsäure), wurde 1834 von RUNGE entdeckt und seine Konstitution 1841 von LAURENT ermittelt. Es bildet lange, farblose Krystalle, die sich an der Luft allmählich rosa färben. Diese lösen sich in 15 Teilen Wasser mit fast neutraler Reaktion. Die Löslichkeit ist viel besser in Laugen, Alkohol, Glycerin und Öl. Phenol ist im Teer enthalten und wird auch synthetisch dargestellt.

OH
C
HC CH
HC CH
C
H
Phenol
C_6H_6O

Phenolum liquefact. (offiz.) (PI), *Acidum carbolicum liquefactum*, ein durch Zusatz von wenig Wasser verflüssigtes Phenol, enthält 88—90% Phenol und ist eine dicke, farblose bis rötliche Flüssigkeit. Bei weiterem Wasserzusatz trübt sie sich zunächst durch Abscheiden von ungelöstem Phenol, um wieder klar zu werden, sobald auf 1 Teil Phenol 15 Teile Wasser kommen.

[1] Mittel zur örtlichen Anästhesierung von Schleimhaut und Wundgewebe s. S. 101 f.

Aqua phenolata (offiz.), Phenolwasser (früher Carbolwasser), wird aus 11 Teilen verflüssigtem Phenol, welches mit Wasser auf 500 Teile aufgefüllt wird, bereitet; Phenolwasser enthält also rund 2% Phenol.

Monochlorphenolum (Para) (Erg. B.), p-Chlorphenol, bildet Krystalle, welche in Wasser wenig, in Alkohol gut löslich sind.

Monochlorphenolum cum Camphora (Erg. B.), p-Chlorphenol 300 Teile, Campher 600 Teile, absol. Alkohol 100 Teile; bildet mit Wasser ein 3-Phasensystem. Anwendung in der Zahnheilkunde zur Desinfektion von Kavitäten.

Cresolum crudum (offiz.), *Cresolum* (PI), Rohkresol, eine gelbbraune, in 50 Teilen Wasser lösliche Flüssigkeit, enthält im wesentlichen die 3 Kresole (Methylphenole), von denen das m-Kresol in der Menge von mindestens 50% vorhanden sein muß.

CH_3 / C / HC CH / HC C·OH / C / H

m-Kresol

C_7H_8O

Beim Verschreiben des Kresols geht man von der Kresolseifenlösung aus.

Liquor Cresoli saponatus (offiz.), Kresolseifenlösung. Kresol wird dadurch in hoher Konzentration in Lösung gebracht, daß Leinöl und Kalilauge sowie Wasser und etwas Alkohol zum Rohkresol zugesetzt werden. Kresolseifenlösung bildet eine klare, rotbraune, ölartige Flüssigkeit mit 50% Rohkresol, die sich mit Wasser in jedem Verhältnis klar mischen läßt.

Lysol (Schülke) enthält 56% Kresol und ist in seiner Zusammensetzung nicht genau bekannt; sie dürfte der des Liq. Cresoli sapon. sehr ähnlich sein (100,0 = 1,35 DM).

Solveol (Heyden) ist eine Kresollösung, bei welcher durch Zusatz von kresotinsaurem Salz eine erhöhte Löslichkeit des Kresols erreicht ist.

Baktol (Dr. Bode), 15% 1-Methyl-3-oxy-6-chlorbenzol in Seifenlösung.

Sagrotan (Schülke u. Mayr) enthält Chlorkresol und Chlorxylenol in Seife gelöst. Es ist wie auch andere chlorierte Phenole ein wertvolles Desinfektionsmittel. Instrumente werden 5 Minuten lang in 5%ige oder 20 Minuten lang in 2%ige Lösung gelegt. Sporen und Tuberkelbacillen im Sputum werden nicht abgetötet (100,0 = 1,85 DM).

Aqua cresolica (offiz.) ist auf das 10fache verdünnter Liq. Cres. sapon., enthält also 5% Rohkresol.

Schicksal im Körper. Zahlreiche Phenolvergiftungen, die nach der oralen Einnahme, nach der Verabreichung von Phenolklistieren, nach der Ausspülung von Wunden oder Empyemhöhlen, gar nicht so selten auch nach der Einatmung von versprühtem Phenol oder nach Phenoleinwirkung auf die intakte Haut vorgekommen sind, zeigen, daß Phenol von den Schleimhäuten und Wundflächen *sehr leicht* resorbiert wird, und daß es das Hautepithel durchdringen kann.

Über das Schicksal des resorbierten Phenols beim Menschen sind wir nur in den Grundzügen orientiert. Sehr rasch beginnt nach der Einnahme die Abgabe in den Harn. Aber nur ein Teil wird unverändert ausgeschieden. Ein in seiner Größe noch nicht bekannter (kleiner) Anteil wird zu Hydrochinon oxydiert, das mit Schwefelsäure gepaart im Harne erscheint und teils vor, hauptsächlich aber nach der Ausscheidung zu dunkel gefärbten Körpern weiter oxydiert wird, welche die eigentümlich graugrüne bis grünschwarze Verfärbung des Phenolharnes bewirken. Der Hauptanteil des Phenols wird mit Schwefelsäure und Glucuronsäure gepaart. Da diese Paarung rasch vor sich geht und die Paarungsprodukte von geringer Giftigkeit sind, kann eine Phenolvergiftung in relativ kurzer Zeit beendet sein.

Auch Kresol (Lysol) wird von den Schleimhäuten und Wunden rasch resorbiert und durchdringt wie Phenol das intakte Hautepithel. Das Schicksal im Körper ähnelt dem des Phenols: 20—25% der aufgenommenen Menge erscheinen im Harne an Schwefelsäure und Glucuronsäure gepaart, ein Teil wird zu dunkel gefärbten Produkten oxydiert, die auch dem Kresolharn eine eigentümliche dunkelgrüne Farbe verleihen können.

Indikationen. Da es nur ausnahmsweise gelingt, Infektionserreger in einer Wunde durch ein Desinfektionsmittel ohne Schädigung des Gewebes abzutöten, und da durch Phenol zahlreiche medizinale Vergiftungen verursacht wurden, ist seine Anwendung als Antisepticum sehr stark eingeengt worden.

Außer zur Desinfektion von Grubeninhalt, infektiösem Sputum oder infektiösen Darmentleerungen wird Phenol hauptsächlich zur sterilen Aufbewahrung von Instrumenten (Injektionsspritzen) und zur Sterilhaltung von Injektionslösungen, wie Morphinlösungen, und Heilseren verwandt. Kresol (Lysol) und die chlorierten Phenole haben Phenol bei der Desinfektion der Hände und sonstiger Hautgebiete verdrängt.

Beim Eindringen in die Haut wirkt Phenol anästhetisch; schwache Phenollösungen oder Phenolsalben werden deshalb zur Juckstillung verwandt.

Nebenwirkungen, Gefahren. Wenige Mittel haben bei der medizinalen Anwendung zu so zahlreichen Schädigungen geführt wie Phenol. Die lokalen Wirkungen starker Phenollösungen äußern sich an Schleimhaut und Haut in bald einsetzender Anästhesie, der ein starkes Abblassen und Ledrigwerden folgt; das Gewebe kann in kurzer Zeit absterben. Da diese nekrotisierende Wirkung weit in die Tiefe geht, ist nicht selten durch unvorsichtige Phenolapplikation auf die Haut eine trockene Gangrän ganzer Finger usw. zustandegekommen!

Nach wiederholter Einwirkung auch verdünnter Phenollösungen, besonders bei dauerndem Gebrauch des Mittels als Händedesinfiziens, tritt leicht ein hartnäckiges Hautekzem auf.

Kresol und die chlorierten Phenole haben zwar weit geringere örtlich schädigende Wirkung und sind deshalb zur Hautdesinfektion geeigneter als Phenol, aber starke Lösungen können auf Schleimhaut- und Wundgewebe ätzend wirken.

Sehr zu beachten ist die große Gefahr einer resorptiven Allgemeinvergiftung, die, wie erwähnt, nicht nur nach dem (jetzt ganz aufgegebenen, früher zur angeblichen Darmdesinfektion üblichen) inneren Gebrauch, sondern auch von Wundflächen, von der Rectalschleimhaut, ja von der intakten Haut aus erfolgen kann. Besonders zahlreich waren die schweren Vergiftungen nach Ausspülungen des puerperalen Uterus. Die Vergiftungserscheinungen beginnen mit bald einsetzender Benommenheit, die dann in ein tiefes Koma übergeht, das selten mit krampfhaften Zuckungen einhergeht. Nach zunehmender Kreislauf- und Atemverschlechterung und starkem Temperaturabfall tritt der Tod durch Atemstillstand ein. Wird die akute Vergiftung überstanden, so drohen gefährliche Spätwirkungen infolge Schädigung der Nieren. Der Harn wird spärlich, eiweißhaltig, er kann ganz versiegen, so daß eine tödliche Urämie eintritt.

Bei der Anwendung von Kresolen ist die Gefahr der resorptiven Allgemeinvergiftung wesentlich geringer; aber auch bei diesen Mitteln ist es geboten, von Versuchen der Wunddesinfektion ganz abzusehen. Die Symptome gleichen im ganzen denen der Phenolvergiftung.

Darreichung, Dosierung.

Zur Desinfektion von Sputum, Stuhl usw. Man gibt Phenolum liquefact. oder Kresol bis zu 10% oder mehr dem zu desinfizierenden Material zu.

Rp. Phenoli liquefacti 100,0 (= 0,70 DM).
D.S. Äußerlich. Etwa 1 Teil auf 10 Teile des zu desinfizierenden Materials.

Rp. Liquoris Cresoli saponati 100,0 (= 0,25 DM).
D.S. Äußerlich. 1 Teil Kresolseifenlösung auf 5 Teile des zu desinfizierenden Materials.

Zahlreiche weitere Phenol- und Kresolpräparate des Handels sind ebenfalls geeignet.

Zur Desinfektion von Instrumenten. Die Lösung sollte etwa 5% Phenol oder Kresol enthalten.

Rp. Phenoli liquefacti 5,0
Aquae dest. ad 100,0
M.D.S. Äußerlich.

Rp. Liq. Cresoli sapon. 10,0
Aquae dest. ad 100,0
M.D.S. Äußerlich.

Zur Sterilhaltung von Injektionslösungen und Heilseren dient ein Zusatz von etwa $^1/_2$% Phenol.

Phenoli liquefact. gtt. II zu je 10,0 der betreffenden Flüssigkeiten (2 Tropfen enthalten etwa 0,05 Phenolum).

Zur Händedesinfektion wird nur Kresolseifenlösung verwandt, die auf einen Kresolgehalt von 1—1$^1/_2$% verdünnt ist.

Rp. Liquoris Cresoli saponati 100,0 (= 0,25 DM).
D.S. Äußerlich. 2 Eßlöffel = 15,0 Kresol auf 1 Liter Wasser.

Rp. Aquae cresolicae c. aq. commune paratae 500,0 (= 0,40 DM).
D.S. Äußerlich. Auf das Fünffache verdünnt zur Hautdesinfektion.

Wie Kresolseifenlösungen werden auch $^1/_2$—1%ige Lösungen von *Sagrotan* (Schülke) und *Baktol* (Dr. Bode) angewandt.

Thymolum (offiz.), 1-Methyl-3-oxy-4-isopropylbenzol, bildet farblose, eigenartig riechende Krystalle, die in Wasser nur zu etwa 1‰, aber gut in Alkohol löslich sind.

Die alkoholische Lösung dient, dem Mundspülwasser zugesetzt, als Munddesinfiziens; sie wird in der zahnärztlichen Praxis benutzt, um Kavitäten mit einer desinfizierenden Schicht von Thymol zu versehen.

Auf der Haut wirkt Thymol anästhesierend; eine $^1/_4$—1%ige Salbe oder alkoholische Lösung wird bei Pruritus eingerieben:

Rp. Thymoli 0,25—1,0
Mentholi 2,0
Glycerini 5,0
Spiritus ad 100,0
M.D.S. Äußerlich. Bei Pruritus.
(1,0 Thymolum = 0,05 DM.)

Eugenolum (Erg.B.), Eugenol, 1-Allyl-3-methoxy-4-oxy-benzol, der sauerstoffhaltige Anteil des ätherischen Öles der Gewürznelken, schwach gelbe Flüssigkeit. Seine antibakterielle, anästhesierende und die Dentinbildung anregende Wirkung wird in der Zahnheilkunde angewandt.

Quartäre Ammoniumbasen, Invertseifen.

Invertseifen sind quartäre Ammoniumbasen, deren Stickstoff mit einem oder mehreren hochmolekularen Alkylen substituiert ist. Sie sind in Wasser gut löslich, ihre Lösung schäumt und reinigt wie Seifenlösung. Ihre starke antibakterielle und antimykotische Wirkung wird in der Anwendung als Desinfektionsmittel und zur Behandlung von Mykosen der Haut ausgenützt. Seifen und Fette hemmen ihre Wirkung.

$Cl^- \; ^+N(CH_3)(CH_3)(R)(CH_2C_6H_5)$

R = hochmolkulare Alkyle

Auf die Haut wirken die gebräuchlichen Lösungen von Invertseifen weniger stark reizend als gleich stark desinfizierend wirkende Lösungen anderer Mittel. Nebenwirkungen durch Resorption von Invertseifen bei Anwendung auf Schleimhäuten sind nicht zu befürchten. Auf Blut wirken die Invertseifen bereits in bakteriostatischen Konzentrationen hämolysierend.

Zephirol (Bayer), Gemisch von Chloriden hochmolekularer Alkyldimethylbenzylammoniumbasen (100,0 = 2,35 DM).

Zur Händedesinfektion wird eine 1%ige Lösung verwendet. Instrumente können in 1%iger Lösung ausgekocht werden. Invertseifen greifen Instrumente, welche nicht rostgeschützt sind, an. Dies kann durch Zusatz von 1—3% Natrium nitrosum vermieden werden. Auch frische Wunden können mit 0,2—1,0%iger Lösung behandelt werden ohne Gefahr einer Zellschädigung. Zur Scheidenspülung werden 5,0—10,0 in 1 Liter Wasser aufgelöst.

Quartamon (Schülke u. Mayr), Desinfektionsmittel auf der Basis quartärer Ammoniumsalze (100,0 = 2,35 DM).

Desogen (Geigy), ist ein Gemisch von Methosulfaten hochmolekularer quartärer Trimethylammoniumbasen.

Bradosol (Ciba) ist Phenoxyäthyldodecyldimethylammoniumbromid.

Myxal (Dr. Thomae), Triphenylalkylphosphoniumbromid. Eine Lösung oder Salbe mit 0,1% Myxal wird bei Pilzinfektionen der Haut angewandt (100 cm^3 1,5%ige Lösung = 2,75 DM 30,0 Salbe mit 0,1% Myxal = 1,55 DM).

Salicylsäure.

Acidum salicylicum (offiz.) (Näheres S. 94) ist in Wasser nur 1:500, gut dagegen in Alkohol und Öl löslich.

Als Desinfiziens hat die Salicylsäure in der Wundbehandlung keine Bedeutung. Lediglich die antimykotische Wirkung wird bei Epidermophytien angewandt. Von der juckstillenden, der epithellockernden und schorflösenden Wirkung wird vielfach Gebrauch gemacht. Der Blutschorf von Wunden läßt sich schonend dadurch entfernen, daß man einen Salicylsäureverband (1:500 in Wasser) anlegt. Salicylsäureöl dient zum Abweichen der Borken, die Auflösung in Kollodium wird zur Entfernung von Hühneraugen verwandt, Salicylsäuresalben (einige bis 20%) werden auf hyperkeratotische Hautstellen aufgebracht. Offizinell ist die *Pasta Zinci salicylata* mit 2% Salicylsäure (LASSARsche Paste) und *Pulvis salicylicus c. Talco* mit 3% Salicylsäure (bei Fußschweiß zum Einpudern). Geringe Mengen von Salicylsäure werden durch die Haut resorbiert, so daß nach der langanhaltenden Einwirkung auf ausgedehnte Hautstellen resorptive Allgemeinwirkungen (s. S. 95) auftreten können.

Rp. Acidi salicylici 5,0
Olei Olivar. ad 100,0
M.D.S. Äußerlich.
Zum Entfernen von Borken.

Rp. Collodii salicylati DRF 20,0
D.S. Äußerlich, zum Pinseln
(besteht aus: Acid. salicylic. 4,0, Acid. lactic. 2,0, Collodium elast. ad 20,0).
(20,0 = 0,95 DM.)

Rp. Pastae antisepticae DRF 50,0
(mit 1% Ac. salic. pulv., 10% Acid. boric. pulv. und 20% Zinc. oxyd. crud. in Unguent. molle)
D.S. Äußerlich bei Ekzem.

(10,0 Acid. salicyl. = 0,10 DM; 100,0 Pasta Zinci salicyl. = 0,55 DM; 100,0 Pulv. salicyl. c. Talco = 0,30 DM.)

Äthylalkohol.

Die desinfizierende Wirkung des Alkohols ist in 70%iger Lösung in Wasser optimal. 70%iger Alkohol hat nur geringe hautschädigende Wirkung. Alkohol selbst ist nicht keimfrei. Widerstandsfähige Bakterien, Sporen und Virusarten werden durch Alkohol nicht unwirksam gemacht. Er ist darum zum Sterilisieren von Geräten, z. B. Spritzen, ungeeignet.

Spiritus dilutus (offiz.) enthält gegen 70 Vol.-% Alkohol, d. h. die für die Händedesinfektion geeignete Konzentration (100,0 = 1,35 DM).

Spiritus saponatus (offiz.) mit Seife und rund 50% Alkohol ist ebenfalls für die Hautdesinfektion geeignet (100,0 = 1,80 DM).

Formaldehyd.

Formaldehyd solutus (offiz.), *Solutio Formaldehydi* (PI), Formaldehydlösung, Formalin, enthält 35% des gasförmigen Formaldehyd, HCHO, und wechselnde Mengen Methanol in Wasser.

Die klare, stechend riechende Flüssigkeit darf höchstens schwach sauer reagieren. Eine stärker sauere Reaktion weist auf einen Übergang von Formaldehyd in Ameisensäure hin. Weiße Abscheidungen können bei langem Stehen der Lösungen dadurch auftreten, daß sich durch Polymerisation der wasserunlösliche Paraformaldehyd bildet.

Die 1%ige Formaldehydlösung dient zur Desinfektion von Geschirren, Bürsten, Fußböden usw. Da Formaldehydlösung die Haut stark gerbt, wird sie zur Hautdesinfektion nur wenig verwandt. Die Gerbung der Haut soll zu einer Atrophie der Schweißdrüsen führen. Deshalb werden bei Hyperhidrosis Pinselungen mit 5—10%igem Formalinspiritus angewandt.

Rp. Formaldehyd soluti 5,0
Spiritus ad 100,0
M.D.S. Äußerlich. Für Hautpinselungen.
(100,0 Formaldehyd solutus = 0,25 DM; 100,0 Formalin = 0,35 DM.)

Zur Raumdesinfektion, die man am besten von Berufsdesinfektoren ausführen läßt, wird meist Paraformaldehyd (Erg.B.) in Form der sog. *Formalinpastillen* verwandt. Für 1 m³ Luftraum sind 5 g Formaldehydgas notwendig, die aus 15 cm³ Formaldehydlösung oder 5 Paraformaldehydpastillen entwickelt werden. Gleichzeitig sind pro 1 m³ Raum 30 cm³ Wasser zu verdampfen.

Paraformaldehyd (Erg.B.), Trioxymethylen, wird in der Zahnheilkunde zur Desinfektion von Kavitäten und zum Abtöten der Pulpa verwendet.

Wasserstoffperoxyd und Permanganat.

Hydrogenium peroxydatum, Wasserstoffperoxyd, HOOH, ist eine farblose, mit Wasser mischbare, sirupartige Flüssigkeit.

Hydrogenium peroxydatum solutum (offiz.) ist eine 3%ige Lösung. Diese schwach saure offizinelle Wasserstoffperoxydlösung gibt, zumal in der Wärme und bei Lichtzutritt, leicht Sauerstoff ab und wird dabei unwirksam. Sehr beschleunigt wird die Zersetzung durch Alkalisieren der Lösung, z. B. infolge Auflösung von Alkali aus dem Glase.

Hydrogen. peroxyd. solut. concentratum (offiz.), *Perhydrol* (Merck), ist eine 10mal stärkere Wasserstoffperoxydlösung mit 30 Gew.-% H_2O_2. Sie ist als Vorratslösung der verdünnten offizinellen Lösung vorzuziehen.

Bei der Berührung mit Blut oder Eiter setzt durch Wirkung der Katalase sofort eine lebhafte Sauerstoffentwicklung ein, die starkes Aufschäumen bewirkt, eine mechanische Reinigung der Wunden herbeiführt und auf blutenden Wunden gerinnungsfördernd wirkt.

Bei der Anwendung des Wasserstoffperoxyds als Desinfiziens oder geruchstoffzerstörendes Mittel ist zu beachten, daß konzentrierte Lösungen das Hautepithel und Wundgewebe oberflächlich ätzen können und daß Ausspülungen von Körper- oder Wundhöhlen nur dann vorgenommen werden dürfen, wenn sicher kein Abflußhindernis zu befürchten ist (z. B. Vorsicht bei Empyem). Denn mehrfach brach der sich entwickelnde Sauerstoff — 1 cm³ Perhydrol entwickelt 100 cm³ Sauerstoff —, der nicht nach außen entweichen konnte und unter Druck stand, in Venen ein und veranlaßte eine tödliche Gasembolie. Die gleiche Gefahr verbietet die Injektion von Wasserstoffperoxydlösungen in Wundgewebe, wie sie zur Abtötung von Anaerobiern versucht worden ist. Häufige Spülungen von Wunden mit verdünnten Lösungen von Wasserstoffperoxyd stören die Wundheilung durch Schädigung der kollagenen Fasern. Verschlucken verdünnter Wasserstoffperoxydlösungen ist ungefährlich.

Zur Säuberung von Wundflächen und zur Zerstörung riechender Stoffe, bei der Behandlung der Stomatitis und Angina, zur leichten Entfernung mit Blut eingetrockneter Verbände, zur Förderung der Blutgerinnung dient eine ¼—1%ige Wasserstoffperoxydlösung.

Rp. Hydrogen. peroxyd. solut. 100,0
S. Äußerlich. Auf das 5—10fache verdünnt zur Wundspülung, 1—2 Teelöffel auf 1 Glas Wasser zur Mundspülung.
(100,0 = 0,10 DM.)

Rp. Hydrogen. peroxyd. sol. concentr. 100,0
S. Äußerlich. Auf das 50—100fache verdünnt zur Wundspülung. 10—20 Tropfen auf 1 Glas Wasser zur Mundspülung.
(100,0 = 0,60 DM.)

Kalium permanganicum (offiz.), übermangansaures Kalium, $KMnO_4$, dunkelviolette, metallisch glänzende Krystalle, die sich bei 20 °C in 16 Teilen Wasser lösen.

Lösungen mit 1% oder mehr Kaliumpermanganat erzeugen auf Wunden eine leichte, aber schmerzhafte Ätzung. Nach dem Verschlucken nicht allzu großer Mengen von Kaliumpermanganat treten außer leichten Magenbeschwerden keine schweren Allgemeinvergiftungserscheinungen auf.

Kalium permanganicum wird in der Lösung von etwa 1:5000 viel verwandt zu antibakteriellen Wirkungen und zur oxydativen Zerstörung von Geruchstoffen, bei Angina, Stomatitis, Wundinfektionen, Cystitis oder Urethritis usw. Das Mittel kann bei Morphin- und Opiumvergiftung zur Zerstörung des im Magen noch liegenden oder dorthin ausgeschiedenen Morphins per os gegeben werden. In choleraverseuchten Ländern wird es oft in prophylaktischem Sinne oral einverleibt; bei Biß der Giftschlangen kann die sofortige Umspritzung der Bißstelle lebensrettend wirken.

Im Handverkauf:

Kalium permanganic. 10,0
(Einige Krystalle bis zur rotweinfarbigen Lösung in Wasser, zur Mundspülung.)
(Kal. permangan. 10,0 = 0,10 DM.)

Rp. Kalii permanganici 0,05
Aquae dest. ad 200,0
D.S. Äußerlich, für Urethralinjektionen.

Kaliumpermanganat wird bei seiner oxydierenden Wirkung zu Braunstein, MnO_2, reduziert. Die braunen Flecken sind von der Haut und aus der Wäsche mit Essigsäure entfernbar.

Chlor und unterchlorige Säure.

Die Desinfektion mit Chlor oder mit chlorhaltigen Verbindungen, welche in der wäßrigen Lösung Chlor bzw. unterchlorige Säure freisetzen, wird hauptsächlich zur Vernichtung von Keimen in Trinkwasser und in Exkrementen benützt. Zur Desinfektion der Hände sind diese Mittel ersetzt worden durch andere, wie Sublimat, Kresole, Alkohol, Invertseifen, welche das Epithel weniger angreifen. Während des Krieges 1914—1918 wurde häufig versucht, die Heilung stark infizierter Wunden durch Einwirkung chlorhaltiger Mittel zu begünstigen. Dabei kann durch die Chlorierung der Aminogruppen des Eiweißes neben einer antiseptischen Wirkung auch eine Verflüssigung der nekrotischen Gewebsteile erzielt werden. Ein endgültiges Urteil über den Wert des Verfahrens ist noch nicht möglich; immerhin scheint diese Behandlung in gewissen Fällen von Wert zu sein, zumal die gewebsschädigenden Nebenwirkungen gering und Allgemeingiftwirkungen nicht zu befürchten sind.

Calcaria chlorata (offiz.), Chlorkalk, $Ca\langle{}^{O-Cl}_{Cl}$, ist ein weißes, in Wasser unvollständig lösliches Pulver. Das DAB verlangt mindestens 25% abspaltbares Chlor. Das Pulver wird beim Liegen an der Luft feucht und verliert allmählich das wirksame Chlor. Die Lösungen sind, besonders wenn sie Licht und Wärme ausgesetzt werden, nicht haltbar. Bei Zusatz von Säure zu Chlorkalk erfolgt die Chlorabgabe sehr rasch.

Chlorkalk dient vornehmlich zur Desinfektion von Grubeninhalt, auf dessen Oberfläche das Pulver verstreut wird (100,0 = 0,10 DM).

Zur Wundbehandlung wird Chlorkalk durch Zusatz von Natriumbicarbonat und durch Filtrieren in eine Natriumhypochloritlösung übergeführt und diese durch Zugabe von Borsäure neutralisiert (Dakinsche Lösung). Die Lösung ist längere Zeit haltbar, wenn sie dunkel aufbewahrt wird.

Antiformin (Kühn) ist eine Natriumhypochloritlösung mit etwa 5% wirksamem Chlor und 1,5% überschüssigem Natriumhydroxyd. Verwendung u. a. zur Untersuchung von Sputum u. dgl. auf Tuberkelbacillen, da diese vom Hypochlorit nicht abgetötet, das Sputum aber verflüssigt wird (120,0 = 2,55 DM).

In der Anwendung bequemer, zuverlässiger und für Gewebe und Geräte schonender ist *Chloramin* (offiz.), *Tosylchloramidum Natricum* (PI), p-Toluol-sulfonchloramid-Na, ein in 7 Teilen Wasser lösliches Pulver. Es zerfällt in Wasser bis zu einem Gleichgewicht in unterchlorige Säure und Toluolsulfonamid. Die Lösung ist längere Zeit haltbar. $^1/_2$% zur Händedesinfektion, $^1/_4$% zur Wundbehandlung und zu Scheidenspülungen (10,0 = 0,30 DM).

Clorina (Heyden), ein Chloraminpräparat (50,0 = 1,55 DM); 20 Tabletten = 0,95 DM.

Mianin (Fahlberg), ein Chloraminpräparat (50,0 = 1,20 DM); 10 Tabletten zu 0,5 = 0,40 DM.

Jod.

Jodum (offiz.), (PI). Die schwarzgrauen, metallisch glänzenden, beim Erwärmen mit violettem Dampf sich verflüchtigenden Krystalle des Jods lösen sich in Wasser so schwer (bei Zimmertemperatur etwa 1:3500), daß die reine wäßrige Lösung zur Hautdesinfektion ungeeignet ist. Verwandt wird hierzu die

Tinctura Jodi (offiz.), eine dunkelrotbraune, nach Jod riechende Flüssigkeit, in der 7 Teile Jod, 3 Teile Jodkalium und 90 Teile Weingeist enthalten sind.

Unter der mit Jod behandelten Oberfläche wird das Hautgewebe hyperämisch; die obersten Epithelschichten stoßen sich nach Tagen ab. Schwere Hautschädigungen kommen nicht vor.

Zu verwerfen ist die Spülung von Wundhöhlen (Uterushöhle!) mit größeren Mengen von Jodlösungen, da es mehrfach hiernach zu schwerster, auch tödlicher Jodvergiftung gekommen ist!

Zur Vernichtung und hauptsächlich Fixierung der Hautkeime vor chirurgischen Eingriffen findet die Jodtinktur ausgedehnte Verwendung. Zur besseren Durchtränkung der obersten Epithellagen und zum leichteren Eindringen in die Hautfalten ist es notwendig, vor der Jodpinselung die Haut durch Äther- oder Benzinwaschung zu entfetten.

Rp. Tincturae Jodi 10,0 (= 0,70 DM)
D.S. Äußerlich. Nach Ätherwaschen der Haut mit Wattestab aufstreichen.

Solutio Jodi spirituosa (PI) besteht aus 2 Teilen Jod, 2,5 Teilen Natriumjodid und 95,5 Teilen 50%igem Alkohol.

Solutio Jodi aquosa (PI) enthält in 100,0 5,0 Jod und 10,0 Kaliumjodid.

Solutio Jodi „Lugol“ DRF, LUGOLsche Jodlösung, besteht aus 5 Teilen Kaliumjodid, 20 Teilen Jodtinktur und dest. Wasser ad 200. Als wäßrige Lösung und wegen ihres geringeren Jodgehalts ist sie zur Hautdesinfektion weniger geeignet als Jodtinktur.

PREGLsche Jodlösung, enthält 0,04% freies Jod neben Natriumjodid, -hypojodit und -jodat (insgesamt etwa 0,3% Jod); angewandt zu Schleimhautspülungen.

Presojod (Diwag), PREGLsche Jodlösung (250 cm³ = 2,55 DM).

Rhodanwasserstoff.

Rhodanwasserstoff, HSCN, wurde als Mittel zur Hautdesinfektion zunächst als Ersatz für Jodtinktur wegen der Jodknappheit während des Krieges 1939—1945 in größerem Umfange gebraucht. Die geringere Reizwirkung auf die Haut und die Verwendbarkeit bei jodüberempfindlichen Menschen sowie der geringere Preis haben die Lösungen des Rhodanwasserstoffes in Gebrauch erhalten. Zur Hautdesinfektion werden sie unverdünnt verwandt, für Spülungen auf 3—5% mit Wasser verdünnt.

Sepsotinktur (Lingner), eine alkoholische Lösung komplexer Oxydverbindungen bestimmter Metalle mit Brom und Rhodan. Die Lösung ist beschränkt haltbar (Zerfall unter Blausäurebildung) (Flasche mit 50,0 = 1,35 DM).

Aquazidtinktur (Weidner), eine stabile alkoholische Lösung von Rhodanwasserstoff (Flasche mit 50,0 = 1,35 DM).

Mittel zur antibakteriellen Wundbehandlung.

Zur Behandlung infizierter Wunden und zum Schutz künstlicher Wunden gegen Infektion hat Jodoform lange Zeit eine wichtige Rolle gespielt. Seine im Gewebe unzureichende antibakterielle Wirkungsstärke und sein unangenehmer Geruch waren der Anlaß zur Entwicklung anderer, z. T. ebenfalls Jod abspaltender, organischer Jodverbindungen. Daneben wurden Chinolin- und Akridinderivate zur antibakteriellen Wundbehandlung verwandt.

Jodoformium (offiz.), Jodoform, Trijodmethan, HCJ_3, bildet fettig anzufühlende gelbe Krystalle von unangenehmem Geruch. Der unangenehme Geruch kann durch Zumischen von Sassafrasöl (Jodoformium desodoratum DRF) oder von Cumarin gemildert werden. Jodoform ist unlöslich in Wasser und Glycerin, löslich in Alkohol, Äther, Kollodium und (wenig) in fetten Ölen.

Trockenes Jodoform ist beständig. Auf Wundflächen und in Absceßhöhlen usw. wird langsam Jod abgespalten.

Jodoform wird von Wundflächen oder aus Empyemhöhlen usw. z. T. unzersetzt resorbiert. Da das resorbierte Jodoform ungemein langsam ausgeschieden wird (Jod ist im Harn wochenlang nachweisbar), kommt es nach langanhaltender Einwirkung auf größere Wundflächen oder dem Injizieren größerer Depots leicht zu kumulativen Jodoformvergiftungen, die schon bald nach der Einführung des Mittels als Wundantisepticum um 1870 oft beobachtet wurden.

Die Kranken zeigen nach einigen Tagen eine zunehmende psychische Unruhe, oft mit melancholischer Verstimmung, die in schwere Manie mit Wahnideen und Halluzinationen übergehen und zum Erschöpfungstod führen kann. Viel harmloser ist das Auftreten eines Jodoformexanthems bei einer (nicht selten vorkommenden) Idiosynkrasie und des Jodismus mit Acne und Schleimhautreizung. Bei Anwendung größerer Jodoformmengen wird man weiter auf Zeichen von Hyperthyreose zu achten haben.

Die Indikationen sind angesichts der vielen schweren Zwischenfälle gegen früher eingeengt, zumal inzwischen die Ansicht über die Leistung der Wundantiseptik grundlegende Änderungen durchmachte. In Form der Jodoformgaze, der Jodoformstreupulver, des Jodoformkollodiums dient Jodoform nur noch selten zur antiseptischen Wundbehandlung.

Vioform (Erg.B.) (Ciba), 5-Chlor-7-jod-8-oxychinolin, mit 41% Jod, gelbes beständiges, in Wasser fast unlösliches Pulver (5,0 = 2,55 DM).

Bismutum oxyjodogallicum (offiz.), Wismutoxyjodidgallat, graugrünes Pulver mit mindestens 20% Jod, an Stelle von Jodoform und Bism. subgallic. (1,0 = 0,20 DM).

Yatren (Bayer), *Chiniofonum* (PI), 7-Jod-8-oxychinolin-5-sulfonsäure, ein gelbes, mit Natriumbicarbonat versetztes Pulver mit 28% Jod, von hoher desinfizierender Wirksamkeit. Als Streupulver (10% in Talcum), in Lösung zur Schleimhautspülung usw. (10,0 = 5,25 DM).

Sterosan (Geigy), 2-Methyl-5,7-dichlor-8-oxychinolin. 5% in Salben und Pudern bei Bakterien- und Pilzinfektionen der Haut.

Vulnalin (Riedel), 5-Chlor-7-Brom-8-oxychinolin (10,0 = 1,55 DM).

Trypaflavin (Hoechst), 3,6-Diamino-10-methylacridinchlorid. Zur Wund- und Schleimhautspülung 0,1%ig in isotoner Kochsalzlösung. Tabletten mit 0,1 (15 St. = 2,15 DM) Ampullen mit 10 cm^3 0,5%iger Lösung (5 St. = 4,85 DM).

Rivanol (Erg.B.) (Hoechst), 2-Äthoxy-6,9-diaminoacridinlactat, Anwendung wie Trypaflavin (25,0 = 1,85 DM).

Einen großen Fortschritt auf diesem Gebiet brachte die Entdeckung antibakterieller Chemotherapeutica (s. S. 225 f.). Obwohl viele dieser Substanzen in Konzentrationen, die stark antibakteriell wirksam sind, weder das Wundgewebe schädigen noch bei lokaler Anwendung in Mengen resorbiert werden, die beachtenswerte Allgemeinwirkungen auslösen, ist der Erfolg einer lokalen Behandlung in vielen Fällen gering, weil durch lokale Anwendung antibakterieller Mittel nicht das gesamte infizierte Gewebe von einer wirksamen Konzentration durchdrungen wird oder diese Konzentration nicht genügend lange Zeit ohne Unterbrechungen aufrecht erhalten werden kann. Mehr Erfolg als in der Wundbehandlung hat die lokale Anwendung dieser Mittel oft bei Infektionen der Haut (z. B. Impetigo contagiosa) und der Schleimhäute.

Bei der lokalen Anwendung von Sulfonamiden und Penicillin auf Wunden, Haut und Schleimhäuten ist zu beachten, daß diese Anwendung besonders häufig Sensibilisierungen bewirkt.

Zur Behandlung des Ulcus molle werden heute statt des Jodoforms, das mit gutem Erfolg angewandt wurde, Sulfonamide (s. S. 225) oder Aureomycin (s. S. 233) gebraucht. Die lokale Behandlung tuberkulöser Prozesse mit Streptomycin (s. S. 236) oder Conteben (s. S. 239) ist wirksamer und gefahrloser als die Anwendung von Jodoform.

Marfanil-Prontalbin (Bayer), M-P-Puder. Gemisch von Marfanil und Sulfanilamid (s. S. 229) als Wundstreupuder (50,0 = 6,65 DM).

Badional (Bayer), 4-Aminobenzolsulfothiocarbamid (s. S. 230). 50%ige Lösung zur äußeren Anwendung auf Wunden und Schleimhäuten (25,0 = 5,10 DM).

Marbadal (Bayer), 4-Aminobenzolsulfothiocarbamidsalz des Aminomethylbenzolsulfonamids (s. S. 226). Reinsubstanz als Wundpuder, auch zur intraperitonealen Anwendung (10,0 = 4,45 DM). Styli und Globuli mit 1,25 Marbadal zur intrauterinen und vaginalen Anwendung (10 St. = 4,55 DM).

Supronal (Bayer), Gemisch aus gleichen Teilen Marbadal und Debenal-M (s. S. 230). 40%ige Lösung, Styli und Globuli (25,0 = 6,20 DM).

Surfortan (Homburg), Gemisch aus 1 Teil Sulfanilamid, 1 Teil Sulfapyridin und 3 Teilen Harnstoff, Streupulver (50,0 = 4,45 DM).

Irgamid (Geigy), N-Dimethylacroylderivat des Sulfanilamids. Irgamid-Natrium, Reinsubstanz als Wundpuder. Irgamidsalbe mit 10% Irgamid. Irgamid-Augensalbe mit 15% Irgamid (5,0 = 2,00 DM).

Penicillin (s. S. 230). Zur Wundbehandlung und bei Infektionen der Haut werden seine Salze in Reinsubstanz, als Lösungen oder Salben verwandt.

Penifen-Wundpuder (Hoechst), 5000 IE Penicillin G in 5,0 Milchzucker mit 0,3% Surfen (Bis-2-methyl-4-aminochinolyl-6-carbamidhydrochlorid) (= 1,60 DM).

Penifen-Mundpastillen (Hoechst) mit je 1000 IE Penicillin und 0,003 Surfen zur Behandlung von Mundinfektionen (15 St. = 1,15 DM).

Penicillin-Augensalbe (Dr. Winzer), 1000 IE Penicillin G als Na-Salz in 5,0 Salbe (= 1,40 DM).

Peniazol-Augensalbe (Dr. Winzer), Penicillin-Augensalbe mit Zusatz von 5% Sulfathiazol (5,0 = 1,50 DM).

Tyrothricin wird vom *Bacillus brevis* gebildet und besteht aus *Tyrocidin* und *Gramicidin*, die starke antibakterielle Wirkung gegen zahlreiche Erreger besitzen. Tyrothricin kann wegen seiner Toxicität nur lokal angewandt werden. Lösungen mit 0,02—0,05% Tyrothricin werden auf Haut und Schleimhäute appliziert oder in Körperhöhlen injiziert, sofern keine Verbindung mit der Blutbahn besteht.

Tyrosolvin (Byk) ist eine Lösung von 0,025 Tyrothricin, 0,025 Cetylpyridiniumchlorid und 5,5 Glucose in 100,0 Wasser. Pipettenflasche mit 10,0.

DDT und Gammexan.

DDT wurde 1874 von ZEIDLER dargestellt; seine hervorragende insecticide Wirkung wurde 1940 von P. MÜLLER entdeckt. Hexachlorcyclohexan wurde 1825 von FARADAY durch Photochlorierung von Benzol synthetisiert.

DDT, Gesarol, 1,1-Bis-(p-chlorphenyl-) 2,2,2-trichloräthan, ist eine krystalline farblose Verbindung, die in Wasser zu weniger als 0,0001%, in Fett und organischen Lösungsmitteln gut löslich ist. In Wasser hydrolysiert es langsam. Die praktisch angewandten technischen Produkte sind meist von grauer Farbe und wechselndem Reinheitsgrad.

DDT, Gesarol $C_{14}H_9Cl_5$

Indikationen. DDT wird therapeutisch zur Vernichtung von krankheitserregenden und infektionsübertragenden Insekten verwandt. Fliegen, Mücken, Läuse, Flöhe, Wanzen und Zecken werden durch kurze Berührung mit DDT schnell getötet. Krätzemilben sind für die DDT-Wirkung weniger empfindlich und sterben erst 24 Std. nach der Einwirkung. Daher ist die Behandlung der Krätze mit DDT weniger erfolgreich als mit Gammexan (s. S. 43).

Nebenwirkungen, Gefahren. Trockenes DDT ist ohne Wirkung auf die Haut; Überempfindlichkeitsreaktionen sind sehr selten. DDT-Staub gelangt kaum in die Lunge; er bleibt auf Nasen- und Rachenschleimhaut haften und kann dort allenfalls schwache lokale Wirkungen haben. Vom Darm können wirksame Mengen resorbiert werden; Fett begünstigt die Resorption sehr stark. Dosen von etwa 1,0 bewirken Übelkeit, Erbrechen, Schwäche, Ataxie und Tremor. Chronische Vergiftungen mit Leberschäden sind durch längeren Genuß der Milch von Kühen verursacht worden, deren Ställe regelmäßig mit DDT bestäubt wurden. Aus Lösungen von DDT in Öl oder organischen Lösungsmitteln können durch längere Einwirkung auch von der Haut aus wirksame Mengen resorbiert werden. Im Organismus werden die aliphatischen Chloratome des DDT z. T. abgespalten. Die Ausscheidung des DDT erfolgt außerordentlich langsam, da ein großer Teil im Fett abgelagert wird.

Darreichung, Dosierung. Zur Insektenvertilgung in Räumen wird entweder feinpulverisiertes DDT verstreut oder Wände und Fußboden werden mit einer Lösung in flüchtigen organischen Lösungsmitteln besprayed. Läuse und Flöhe auf der Haut und in der Kleidung werden durch Einblasen von DDT-Staub ins Haar und in die Kleidung behandelt. Auch die Imprägnation der Unterwäsche mit DDT hat sich bewährt.

Paral (Fewa-Werk), DDT. Dose mit 50,0 (= 1,10 DM).

Gammexan, Jacutin (Merck) ist das γ-Isomere des Hexachlorcyclohexans. Es hat einen leicht muffigen Geruch und bitteren Geschmack, ist schlecht löslich in Wasser (0,004%) und gut löslich in Öl. In Wasser hydrolysiert es langsam. Neben dem reinen γ-Isomeren sind auch technische Produkte im Gebrauch, die noch andere schwächer insecticide Isomere enthalten.

Cl H
H C Cl
C C
Cl H
H Cl
C C
Cl C H
H Cl

Gammexan
$C_6H_6Cl_6$

Indikationen. Gammexan hat gegen viele Insekten eine stärkere und schneller einsetzende Wirkung als DDT. Das gilt besonders auch für die akaricide Wirkung, die eine sehr erfolgreiche Behandlung der Krätze ermöglicht. Gammexanbeläge werden schneller unwirksam als DDT-Beläge und müssen darum öfter erneuert werden.

Nebenwirkungen, Gefahren. Gammexannebel und -lösungen haben Reizwirkungen auf Schleimhäute. Die Haut ist — auch bei Dermatitis — unempfindlich. Bei längerer Einwirkung von Salben oder öligen Lösungen mit Gammexan auf die Haut werden wirksame Mengen resorbiert. Vom Darm wird Gammexan ebenfalls resorbiert, aus öliger Lösung schneller als aus Suspensionen. Krämpfe sind die wesentlichen Vergiftungssymptome.

Darreichung, Dosierung. Zur Insektenvertilgung in geschlossenen Räumen wird Gammexan auf einer Heizplatte verdampft, der Raum 1 Std. geschlossen gehalten und dann gelüftet. Gegen Läuse und Flöhe wird Puder mit Gammexan auf die Haut und in die Kleidung gestäubt. Für die Behandlung der Scabies werden Salben, ölige Lösungen oder Emulsionen mit 0,3—1% Gammexan auf die Haut gestrichen und nach 24stündiger Einwirkung durch ein Bad entfernt. Die Anwendung soll nicht öfter als 3mal hintereinander erfolgen; oft genügt schon die einmalige Anwendung.

Jacutin (Merck), reines γ-Hexachlorcyclohexan. Räuchertabletten, 1 Tablette für 50 m³ Raum (5 St. = 0,70 DM), Puder (Streudose mit 100,0 = 1,50 DM), Emulsion mit 0,3% Gammexan (100,0 = 1,70 DM).

Quecksilberverbindungen.

Leicht lösliche Verbindungen.

Hydrargyrum bichloratum (offiz.), *Hydrargyri Bichloridum* (PI), Quecksilber(II)-chlorid, Mercurichlorid, Sublimat, $HgCl_2$ (auch Hydr. bichlorat. corrosiv. genannt), bildet weiße Krystalle von guter Wasserlöslichkeit (1 Teil löst sich bei 20° C in 15 Teilen Wasser) und vorzüglicher Alkohollöslichkeit. Die wäßrigen Lösungen reagieren sauer infolge Hydrolyse. Ein Zusatz von Kochsalz verbessert die Löslichkeit und vermindert die Hydrolyse durch Bildung eines Komplexes

$[HgCl_4]^{=}$. Die hautreizende Wirkung, allerdings auch die desinfizierende, wird dadurch geringer.

Pastilli Hydrargyri bichlorati (offiz.), Sublimatpastillen, bestehen zu gleichen Teilen aus Sublimat und Kochsalz und enthalten zur Kennzeichnung einen roten Farbstoff. Sie dürfen nur in verschlossenen Gläsern mit der Aufschrift „Gift" abgegeben werden. Jede einzelne Pastille muß in schwarzes Papier gepackt sein, und das Papier muß weiß die Aufschrift „Gift" und die Angabe der Sublimatmenge tragen.

Bei wiederholter Händedesinfektion mit Sublimat (1:1000) wird die Haut vieler Menschen chronisch entzündet. Das Sublimatekzem zwingt dann zum Übergang zu anderen weniger reizenden Quecksilberverbindungen oder zu Invertseifen, Kresolseifenlösung, Alkohol usw.

Die Ausspülung von Wunden und besonders Wundhöhlen (puerperaler Uterus!) ist zu unterlassen, da hierbei so viel Quecksilber resorbiert werden kann, daß die schwersten Quecksilbervergiftungen eintreten können. Der Beginn derselben (Näheres S. 250) zeigt sich meist an Speichelfluß und Stomatitis, es folgt schwere Darmentzündung, oft wird vorwiegend die Niere geschädigt, und in diesen Fällen kann die Niereninsuffizienz den Tod herbeiführen. Auch die früher übliche Verödung von Varicen durch Injektion von 1%igen Sublimatlösungen ist heute aufgegeben.

Erlaubt ist die Desinfektion intakter Schleimhaut mit Sublimatlösungen 1:5000, z. B. vor Augenoperationen, bei Conjunctivitis.

In der dermatologischen Praxis wird von der epithelzerstörenden Wirkung stärkerer Sublimatkonzentrationen (1%) und der parasitenvernichtenden Wirkung starker und schwacher Lösungen (1% gegen Pediculi pubis, verdünnter Lösungen gegen Seborrhoe) Gebrauch gemacht.

Über die Behandlung der luischen Allgemeininfektion s. S. 249.

Rp. Pastilli Hydrarg. bichlorati 1,0 Nr. X
D. sub signo veneni. S. Äußerlich, 1 Pastille in 1 Liter Wasser zur Händedesinfektion, zum sterilen Aufbewahren von Glasgeräten (nicht von Metallinstrumenten).
(10 Pastillen = 0,55 DM.)

Rp. Hydrargyri bichlorati 0,1
Collodii elastici ad 10,0
M.D.S. Äußerlich.
Auf Clavi aufzutragen.

Rp. Hydrargyri bichlorati 0,2
Glycerini ad 20,0
M.D.S. Äußerlich.
Zur Vernichtung von Pediculi pubis.

Hydrargyrum oxycyanatum (offiz.), *Hydrargyri Oxycyanidum* (PI), Quecksilberoxycyanid, ist ein Gemisch von 1 Teil Quecksilberoxycyanid, $Hg(CN)_2 \cdot HgO$, und 2 Teilen Quecksilbercyanid, $Hg(CN)_2$. Das weiße in 18 Teilen Wasser lösliche Pulver ist von geringer hautreizender und guter desinfizierender Wirksamkeit. Die wäßrige Lösung reagiert schwach alkalisch. Hydrarg. oxycyanat. wird in Form der mit einem blauen Farbstoff versehenen *Pastilli Hydrarg. oxycyanati* (offiz.) zur Händedesinfektion 1:1000), zur Urethralspülung (1:10000 bis 1:3000), zur Desinfektion der Augenbindehaut (1:3000) verwandt.

(Pastilli Hydrarg. oxycyanati, 10 Stück zu je 1,0 = 0,85 DM.)

Hydrargyrum oxycyanatum verum (Erg.B.), wahres Quecksilberoxycyanid, ohne Zusatz von Quecksilbercyanid, kann sich schon bei geringstem Druck unter Explosion zersetzen.

Mercurochrom (Krewel-Leuffen), Natriumsalz des 2,7-Dibrom-4-oxymercurifluoresceins, leuchtend rote Verbindung mit etwa 25% Quecksilber. Hat bakteriostatische Wirkung bei sehr geringer Reizung von Haut und Schleimhäuten. 2%ige Lösung in Alkohol zur Desinfektion der Haut; 1%ige Lösung in Wasser zur Behandlung von Schleimhautinfektionen, besonders Nierenbecken, Blase und Harnröhre (100,0 2%ige Lösung = 3,80 DM).

Quecksilber und schwer lösliche Quecksilberverbindungen.

Hydrargyrum (offiz.) (PI), Quecksilbermetall, wird in Form der Grauen Salbe angewandt.

Unguentum Hydrargyri cinereum (offiz.), Graue Salbe, enthält 30 Teile Hg-Metall feinst verrieben in 5 Teilen Adeps lanae, 1 Teil Ol. olivarum, 40 Teilen Adeps suillus und 24 Teilen Sebum ovile. Die Graue Salbe wird von manchen verwandt zur rascheren Reifung von Furunkeln; sie erzeugt eine leichte Hyperämie und Entzündung der Haut und raschere Demarkierung des nekrotischen Pfropfes. Bei längerer Einwirkung entsteht leicht eine Follikulitis. Eine resorptive Quecksilbervergiftung ist bei dieser Anwendungsart auf umschriebene Hautstellen nicht zu befürchten.

Über die Verwendung bei Lues s. S. 249.

Emplastrum Hydrargyri (offiz.) mit 2 Teilen Hg-Metall auf 10 Teile Bleipflastermasse dient vorwiegend (neben Grauer Salbe) zur lokalen Abdeckung luischer Geschwüre.

Hydrargyrum chloratum (offiz.), *Hydrargyri Subchloridum* (PI), Mercurochlorid, Quecksilber(I)-chlorid, Kalomel, Hg_2Cl_2, ist ein sublimierbares, krystallines, weißes Pulver, das sich am Lichte leicht unter Bildung von Hg-Metall und Sublimat zersetzt und in Wasser nur in sehr geringen Spuren löslich ist. *Man hüte sich vor Verwechslung mit dem gut wasserlöslichen, lokal ätzenden Hydrargyrum bichloratum, Sublimat, welche oft zu schwersten Schädigungen führte.*

Hydrargyrum chloratum vapore paratum (offiz.) ist die gleiche Verbindung, die durch rasche Abkühlung des sublimierten Kalomels in viel feinerer krystalliner Form erhalten wird. Sie entfaltet auf Geweben eine etwas stärkere Wirkung und wird daher vorzugsweise in der Dermatologie verwandt.

Hydrargyrum chloratum via humida paratum (Erg.B.), gefälltes Quecksilber(I)-chlorid, ist ebenfalls feiner verteilt als Hydrargyrum chloratum.

Hydrargyrum oxydatum (offiz.), rotes Quecksilberoxyd, Mercurioxyd, HgO, ein gelbrotes, in Wasser fast unlösliches, krystallines Pulver.

Unguentum Hydrargyri rubrum (offiz.) enthält 1 Teil Hydr. oxyd. auf 9 Teile weißes Vaselin.

Hydrargyrum oxydatum via humida paratum (offiz.), *Hydrargyri Oxydum flavum* (PI), gelbes Quecksilberoxyd, Mercurioxyd, HgO, wird durch Ausfällen aus Sublimatlösung mit Natronlauge als amorphes Pulver erhalten. Es wirkt auf Gewebe etwas energischer als rotes Quecksilberoxyd.

Unguentum Hydrargyri flavum (offiz.) mit 5% HgO in Wollfett und Vaselin.

Hydrargyrum praecipitatum album (offiz.), *Hydrargyri Aminochloridum* (PI), weißes Quecksilberpräzipitat, das in Wasser wenig lösliche $HgNH_2Cl$, ein weißes amorphes Pulver, das beim Zusatz von Ammoniak zu Sublimatlösungen ausfällt.

Unguentum Hydrargyri album (offiz.), Quecksilberpräzipitatsalbe, mit etwa 10% weißem Quecksilberpräzipitat im Gemisch von Wollfett und Vaselin.

Alle diese schwer löslichen Hg-Verbindungen können, auf große Wundflächen gebracht, in solcher Menge resorbiert werden, daß resorptive Quecksilbervergiftungen auftreten (Näheres S. 250). Bei der üblichen Anwendung auf umschriebenen Haut- und Schleimhautstellen spielt diese Resorption keine Rolle. Sie kann nur dann bedrohlich stark werden, wenn der Kunstfehler gemacht wird, gleichzeitig innerlich größere Mengen von Jodsalzen darzureichen, wodurch leicht lösliche Jodquecksilberverbindungen gebildet werden, die auch lokal ätzend wirken können.

Als Streupulver oder in Form von Salben werden die schwer löslichen Quecksilberverbindungen besonders verwandt in der ophthalmologischen Praxis bei der

Behandlung von Lidrandentzündungen, bei ekzematösen chronischen Bindehautentzündungen, zur Hornhautaufhellung bei Keratitis parenchymatosa und in der Dermatologie bei Dermatomykosen, Pyodermien, Psoriasis, Pediculosis, luischen Ulcerationen.

Rp. Hydrarg. chlorat. vap. parat. subtil. pulverat. 5,0
D. ad vitr. nigr. c. penicillo
S. Äußerlich. Mit dem Pinsel auf die erkrankte Bindehaut zu stäuben (z. B. bei Skrofulose).

Rp. Unguent. contra impetigines DRF 50,0
M.D.S. Äußerlich
(besteht aus: Hydrargyr. praecipitat. 4,0, Zinc. oxydat. 4,0, Unguent. moll. ad 50,0).
(50,0 = 1,27 DM.)

Rp. Unguent. Hydrargyri flav. 2,0
Vaselin. albi für Augensalbe ad 10,0
M.D.S. Augensalbe (= Unguent. ophthalmicum DRF).

Silberverbindungen.

Geschichtliches. Die Verwendung von Silber war in der Antike unbekannt und kam über die Araber in die mittelalterliche Medizin, wo vielfach astrologische Beziehungen die Indikationsstellung bestimmten (Nervenleiden). Die äußere Anwendung von Höllenstein als Ätzmittel datiert ab Anfang des 17. Jahrhunderts. Die desinfizierende Wirkung auf Wunden gebrachter Silberfolien kannte schon LISTER. Die Behandlung der Gonorrhoe mit Silbernitratlösungen wurde schon in den ersten Jahrzehnten des 19. Jahrhunderts geübt. CARL S. F. CREDÉ führte 1882 die Prophylaxe der Blenorrhoe der Neugeborenen mit Silbernitratlösung ein. Bei der Behandlung der Gonorrhoe spielten die Silberverbindungen vor Einführung der Chemotherapie mit Sulfonamiden die führende Rolle. Einen wichtigen Fortschritt brachte NEISSER 1898 durch die Einführung schwach dissoziierender Ag-Verbindungen in die Gonorrhoetherapie.

Chemie. **Argentum nitricum** (offiz.), *Argenti Nitras* (PI), Silbernitrat, Höllenstein, $AgNO_3$, mit 63% Ag, farblose, in der Hitze schmelzende, in der halben Menge Wasser lösliche Krystalle. Es ist ein starker Elektrolyt, dissoziiert also in Wasser sehr vollständig. Die wäßrigen Lösungen werden durch Licht reduziert, man verschreibt also immer „ad vitr. nigrum".

Argentum nitricum c. Kalio nitrico (offiz.) wird zur Herstellung des schwächer ätzenden Lapis infernalis mitigatus verwandt.

Argentamin, Äthylendiaminsilberphosphatlösung, mit 6% Ag, farblose, kaum Ag-Ionen abdissoziierende Flüssigkeit.

Silberpermanganat, $AgMnO_4$, Biseptan liquid. conc. (Dr. Winzer), 5%ige stabilisierte Lösung (50,0 = 1,65 DM).

Argentum proteinicum (offiz.) (PI), Protargol (Bayer), Albumosesilber mit etwa 8% Ag, ein braungelbes, in etwa der gleichen Menge Wasser kolloidal lösliches Pulver. In der nicht dauernd haltbaren wäßrigen Lösung ist nur wenig Ag abdissoziiert.

Albargin (offiz.) (Hoechst), eine 15% Ag enthaltende Ag-Gelatoseverbindung.

Choleval (Merck) (Erg.B.), 10% kolloidales Ag-Präparat mit gallensaurem Natrium als Schutzkolloid, kaum Ag-Ionen abdissoziierend, dunkelbraunes, gut wasserlösliches Pulver.

Targesin (Gödecke) (Erg.B.), Diacetyltanninsilbereiweiß, mit ungefähr 6% Ag, löslich in Wasser.

Ichthargan (Cordes, Hermanni & Co.), Ichthyol-Silberverbindung mit 30% Silber und 5% Schwefel.

Weitere schwach dissoziierende Ag-Präparate des Handels s. Anm. 2 S. 24.

Argentum colloidale (offiz.), Collargol (Heyden), kolloides Silber, blauschwarze, metallisch glänzende Blättchen, die sich in Wasser tiefbraun bis über 10% kolloidal lösen. In wäßriger Lösung, in welcher das Kolloid durch beigemischtes Eiweiß stabilisiert ist, sind nur Spuren von Ag-Ionen vorhanden. Beim langen Stehen und Kochen der Lösungen flockt das Silber leicht aus.

Unter verschiedenen Namen kommen zahlreiche weitere Präparate kolloidalen Silbers, immer mit einem Schutzkolloid versetzt, in den Handel.

Unguentum Argenti colloidalis (offiz.), CREDÉsche Salbe, enthält 15% kolloides Silber in einer Salbengrundlage aus gleichen Teilen Wollfett und Benzoeschmalz.

Indikationen. Das stark dissoziierende Silbernitrat ist zur Ätzung von Wundgranulationen, Kondylomen, Papillomen, zur Schleimhautätzung bei Entzündung mit Hypertrophie (Pharyngitis) usw. in Form des Lapis infernalis oder Lapis infernalis mitigatus vorzüglich geeignet, weil der Ätzschorf trocken ist und die Ausdehnung der Ätzung gut beherrscht werden kann. Bei der Berührung mit der Gewebs- und Blutflüssigkeit bildet sich neben Silber-Proteinverbindungen das unlösliche Silberchlorid, das eine unerwünschte Tiefenwirkung verhindert. Durch Überspülen der verätzten Stelle mit etwa 1%iger Kochsalzlösung wird die Ätzwirkung sofort beendet.

Silbernitrat in dünnerer Lösung dient zur Behandlung von Schleimhautinfektionen. Aus seiner beherrschenden Stellung in der Behandlung der Gonorrhoe ist es durch die Chemotherapie verdrängt worden, doch wird es noch zur Verhütung der gonorrhoischen Conjunctivitis der Neugeborenen und der Urethritis nach Geschlechtsverkehr verwandt. Bewährt ist die Anwendung von Silbernitrat bei der lokalen Behandlung der Pneumokokkenconjunctivitis. Die weniger dissoziierenden Silberpräparate wie Argentum proteinicum werden wegen ihrer geringeren Ätzwirkung dem Silbernitrat oft vorgezogen.

Nebenwirkungen, Gefahren. Akute Silbervergiftungen kommen nicht vor. Selbst wenn ein Silbernitratstift z. B. beim Touchieren der Rachenschleimhaut verschluckt wird, tritt höchstens ein durch lokale Ätzwirkung der Magenschleimhaut ausgelöstes Erbrechen auf.

Zu beachten ist, daß alle Silberverbindungen durch monatelange Zufuhr zu einer Ablagerung von schwarzem Schwefelsilber in der Haut und in inneren Organen führen können. Diese Argyrie ist nur von kosmetischer Bedeutung; da sie durch kein Mittel zu beseitigen ist, muß sie vermieden werden.

Die meisten zur Behandlung der Urethritis und Cystitis verwandten Mittel, am stärksten Silbernitrat, schwächer Choleval und Argentum proteinicum, erzeugen bei Injektionen Schmerzen. Bei empfindlichen Menschen empfiehlt sich die vorherige Anästhesierung der Schleimhaut, z. B. mit 5%iger Lösung von Novocain *nitricum* (s. 105).

Viele Silberverbindungen, besonders Silbernitrat, machen eine lokale Schwarzfärbung der behandelten Stellen. Man vermeide also besonders unnötiges Benetzen der Haut.

Darreichung, Dosierung.

Ätzung von Granulationen, schlecht heilenden Geschwürsböden usw.

Rp. Bac. Argenti nitrici
oder Bac. Argent. nitrici c. Kal. nitr.
S. Zu Händen des Arztes (Lapis infernalis bzw. Lapis infern. mitigatus).

Rp. Argenti nitrici 0,2
Balsami peruv. 2,0
Lanolini ad 20,0
M. f. ung. D. ad ollam S. (Schwarzsalbe) bei Ulcus cruris usw.

Augenblennorrhoe, Abortivbehandlung der Urethritis gon.

Zur Blenorrhoeprophylaxe beim Neugeborenen sind nach der Dienstordnung für Hebammen vom 16. Februar 1943 1—2 Tropfen einer 1%igen Silbernitratlösung in die Augen einzutropfen.

Rp. Argenti nitric. 0,2
Aquae dest. ad 20,0
M.D. ad vitr. nigr. cum pipetta.
S. Augentropfen. Beim Neugeborenen 1—2 Tropfen in jedes Auge.

Rp. Argenti proteinici 2,0
Aquae dest. ad 20,0
M.D. ad vitr. nigr.
S. Äußerlich. Einige Tropfen in Harnröhre zur Gonorrhoeprophylaxe, 5 cm³ in Urethra 5 Minuten lang zur Abortivbehandlung).

Ebenso Albargin 2,0:100,0 usw.

Paretten (Bayer) sind kleine Glasröhren, welche die zur CREDÉschen Prophylaxe der Blenorrhoe erforderliche Menge einer 1 %igen Silbernitratlösung enthalten (10 St. = 2,30 DM).

Blasenspülung bei Cystitis.

Rp. Argenti nitrici 0,01—0,06 : 100,0
D. ad vitr. nigr. S. Äußerlich (zur Blasenspülung, meist schmerzhaft).

Rp. Argenti colloidalis 1,0
Aquae dest. ad 100,0
D.S. Äußerlich (schmerzlose, aber weniger wirksame Blasenspülung)
auch Argent. proteinicum 0,5—1,0 : 100,0
Choleval 0,5—1,0 : 100,0
Targesin 1,0—3,0 : 100,0

(Argent. nitric. 1,0 = 0,20 DM; Choleval 1,0 = 0,40 DM; Argent. proteinicum 1,0 = 0,20 DM, als Protargol 1,0 = 0,35 DM; Argent. colloidale 1,0 = 0,40 DM, als Collargol 1,0 = 1,10 DM; Ichthargan 0,1 = 0,10 DM; Albargintabl. mit 0,2 20 St. = 1,65 DM.)

Kupferverbindungen.

Cuprum sulfuricum (offiz.), Kupfersulfat, Kupfervitriol, $CuSO_4 \cdot 5\,H_2O$, blaue, in Wasser zu 30% lösliche Krystalle; die blaue wäßrige Lösung reagiert sauer.

Cuprum aluminatum (offiz.), Kupferalaun, eine geschmolzene Mischung von Alaun, Kupfersulfat, Kaliumnitrat und etwas Campher, wird nur in Form des Kupferalaunstiftes, Bacillus Cupri aluminati (Lapis divinus), verwandt.

Die wichtigste Anwendung finden die Kupfersalze bei der Behandlung der trachomatösen Conjunctivitis, bei der vorwiegend der Lapis divinus als Ätzstift, die Kupfersulfatlösung (auch in Glycerin) oder die Kupfersulfatsalbe benutzt werden.

Die lokale Einwirkung der Kupferverbindungen ist gefahrlos.

Rp. Bac. Cupri aluminati
S. Ätzstift für Lidhaut
(bei Trachom-Conjunctivitis).

Rp. Cupri sulfurici 0,025
Pantocain 0,05
Aquae dest. ad 10,0
M.D.S. Äußerlich, Augentropfen
(bei Trachom).
(100,0 Cuprum sulfuric. = 0,45 DM.)

Eisenverbindungen.

Liquor Ferri sesquichlorati (offiz.), Eisenchloridlösung, eine klare, gelbbraune, sauer reagierende Flüssigkeit, die etwa 10% Eisen in Form der Ferrichloride enthält.

Eisenchloridlösung hat sehr starke örtliche Ätzwirkung; da diese stark in die Tiefe geht, wird von ihr kein Gebrauch gemacht. Über die Anwendung zur Blutstillung s. S. 62.

Zinkverbindungen.

Zincum oxydatum crudum (offiz.) und *Zincum oxydatum* (offiz.), rohes und gereinigtes Zinkoxyd, ZnO, auch Flores Zinci genannt, gelblichweiße, amorphe, in Wasser unlösliche Pulver.

Unguentum Zinci (offiz.), Zinksalbe, aus 1 Teil rohem Zinkoxyd und 9 Teilen Benzoeschmalz.

Pasta Zinci (offiz.), Zinkoxyd mit 1 Teil Talk und 2 Teilen Vaselin.

Zincum stearinicum (Erg.B.), Zinkstearat, weißes Pulver, unlöslich in Wasser. Verwendung in Pudern (zu 50%).

Zincum aceticum (Erg.B.), Zinkacetat, $Zn(CH_3COO)_2 \cdot 2\,H_2O$, und

Zincum sulfuricum (offiz.), Zinksulfat, $ZnSO_4 \cdot 7\,H_2O$, weiße, in Wasser mit schwach saurer Reaktion lösliche Krystalle.

Zincum chloratum (offiz.), Zinkchlorid, $ZnCl_2$, hygroskopische, in Wasser sehr leicht lösliche Krystalle; die wäßrige Lösung ist sauer.

Je nach der Natur und Konzentration der verwandten Zinkverbindungen lassen sich alle Grade von Ätzungen, aber auch rein adstringierende Wirkungen auslösen.

Zinkchlorid macht in Substanz oder starker Lösung tiefe Verätzung des Wundgewebes und wird gelegentlich zur Verätzung von schlecht heilenden Geschwüren gebraucht. Die früher bei Endometritis ausgeführte Ausspülung der Uterushöhle mit ätzender Zinkchloridlösung sollte unterlassen werden, da hierbei mehrfach tödliche resorptive Zinkvergiftungen (akuter schwerer Kollaps) vorkamen.

Verdünnte Lösungen (0,2—0,5%) des Zinkacetats oder -sulfats dienen als spezifisch wirksames Mittel zur Ausheilung der Diplobacillenconjunctivitis.

Zinkoxyd-Streupulver, -Salben, -Pasten werden zur reizlosen, nur leicht adstringierenden, fast indifferenten Wund- und Hautbedeckung angewandt. Bei der Verschreibung kommt man im allgemeinen mit den Formulae officinales und magistrales aus!

Rp. Zinci oxydati crudi
Talci ää 25,0
D.S. Äußerlich, Streupulver.

Rp. Ung. Zinci 100,0
D.S. Äußerlich (100,0 = 1,40 DM).

Unnas Zinkleimverband:

Rp. Gelatinae Zinci 100,0
(Zusammensetzung s. S. 23).
M.D. ad vitr. S. Äußerlich (bei Ulcus cruris), in Wasserbad verflüssigen, Wundränder bestreichen, Gaze darüberlegen.

Rp. Zinci sulfurici 0,1—0,5
Aquae dest. ad 100,0
M.D.S. Äußerlich
(gegen Diplobacillenconjunctivitis).

Rp. Zinci sulfurici 0,02
Ichthyoli 1,0
Vasel. albi für Augensalbe ad 10,0
M.D. ad ollam.
S. Äußerlich
(bei Diplobacillenconjunctivitis).

(100,0 Zincum sulfuric. = 0,25 DM, 1,0 Zinc. acet. = 0,05 DM.)

Aluminiumverbindungen.

Alumen (offiz.), Alaun, $KAl(SO_4)_2 \cdot 12\,H_2O$, farblose, bis 6% in Wasser lösliche Krystalle: die wäßrige Lösung schmeckt stark zusammenziehend und reagiert sauer. Bei Alkalizusatz fällt Aluminiumhydroxyd aus.

Alumen ustum (offiz.), durch Erhitzen des Krystallwassers beraubter Alaun, bis 3% wasserlöslich.

Aluminium sulfuricum (offiz.), Aluminiumsulfat, $Al_2(SO_4)_3 \cdot 18\,H_2O$, in Wasser sehr leicht lösliche weiße Krystalle, verhält sich wie Alaun.

Liquor Aluminii acetici (offiz.), essigsaure Tonerde, mit ungefähr 8% basischem Aluminiumacetat $(CH_3 \cdot COO)_2 \cdot Al \cdot OH$, eine farblose, Lackmuspapier rötende Flüssigkeit von zusammenziehendem Geschmack, in der beim Stehen leicht Trübungen auftreten.

Liquor Aluminii acetico-tartarici (offiz.) — mit rund 45% *Aluminium acetico-tartaricum*, — farblose, sirupartige Flüssigkeit, die Lackmus rötet und zusammenziehend schmeckt.

Lenicet (Dr. Reiß), unlösliches Aluminiumsubacetat, als Streupuder oder zu 10% in Salben (50,0 = 2,25 DM).

Bolus alba (offiz.), Kaolin, weißer Ton, weißes, hauptsächlich aus wasserhaltigen Aluminiumsilicaten bestehendes Pulver, das in Wasser unlöslich ist.

Zahlreiche weitere Aluminiumverbindungen und deren Zubereitungen zu Streupulvern, Salben, Lösungen werden vom Handel geliefert.

Indikationen. Die Löslichkeit der Aluminiumverbindungen und die Stärke der Lösungen bestimmt ihre Verwendbarkeit als oberflächliches Ätzmittel, als leicht antiseptisches, erheblich adstringierendes oder indifferentes Mittel. Zur oberflächlichen Ätzung der Granulationsgewebe, des entzündeten Zahnfleisches usw. dient (selten) der Alaunstift. Alaun- und Aluminiumsulfatlösungen werden bei

Conjunctivitis zur Behandlung der erkrankten Schleimhaut herangezogen. Aluminiumsulfat und essigsaure Tonerdelösungen sind als leicht antibakterielle und adstringierende Mittel bei der Behandlung von Stomatitis, Angina, zur Rectalspülung bei Oxyuriasis, als kühlende Umschläge bei Hautentzündungen geeignet.

Bolus alba ist ein indifferentes Streupulver. Über seine innere Anwendung s. S. 154.

Die äußere Anwendung der Aluminiumverbindungen ist mit keinen Nebenwirkungen oder Gefahren verknüpft, sofern die richtigen Verdünnungen eingehalten werden. Feuchte Verbände führen gelegentlich zur Maceration der Haut. Eintrocknen solcher Verbände kann (wie bei Imprägnation von Stoff) eine Sekretstauung in der Wunde veranlassen.

Darreichung, Dosierung.

Rp. Liquoris Aluminii acetici 100,0
D.S. Äußerlich. 1 Eßlöffel auf 1 Glas Wasser (zur Mundspülung, als feuchter Verband, als kühlender Umschlag usw.). Von dem Liq. Alumin. acetico-tart. ist nur $^1/_2$ Teelöffel auf 1 Glas Wasser zu nehmen.

Rp. Bacill. Aluminis
S. Alaunstift. Zu Händen des Arztes.

(Alumen 100,0 = 0,20 DM; Alumin. sulfuric. 100,0 = 0,30 DM; Liq. Aluminii acet. 100,0 = 0,10 DM; Liq. Alumin. acetico-tart. 100,0 = 0,65 DM; Bolus alba 100,0 = 0,15 DM.)

Wismutverbindungen.

Bismutum subgallicum (offiz.), *Dermatol* (Hoechst), basisches Wismutgallat, ein in Wasser unlösliches, citronengelbes, geruchloses Pulver.

Bismutum subsalicylicum (offiz.), *Bismuthi Subsalicylas* (PI), basisches Wismutsalicylat, ein weißes, in Wasser kaum lösliches Pulver, das in Wasser etwas freie Salicylsäure abgibt.

Bismutum subnitricum (offiz.), basisches Wismutnitrat, Magisterium Bismuti, ist ein Gemisch verschiedener Wismutnitrate. Es wird beim Kochen der wäßrigen Lösung des Bismutum nitricum, das seiner guten Wasserlöslichkeit wegen nie auf Wunden gegeben werden darf, als weißes, wasserunlösliches Pulver gewonnen.

Bismutum subcarbonicum (offiz.), *Bismuthi Subcarbonas* (PI), basisches Wismutcarbonat, weiß, in Wasser unlöslich.

Bismutum tribromphenylicum (offiz.), *Xeroform* (Heyden), gelbes, in Wasser unlösliches Pulver.

Bismutum oxyjodogallicum (offiz.), s. S. 41.

Nur von größeren Wundflächen, z. B. Brandwunden, kann so viel Wismut resorbiert werden, daß Allgemeinvergiftungen, die der Quecksilbervergiftung ähneln (Näheres S. 248 u. 250), auftreten können. Das Nitrat des Bismutum subnitricum kann auf Wundflächen zu Nitrit reduziert werden; mehrfach wurde schwere oder tödliche Nitritvergiftung mit Hämiglobinämie sowohl nach Bestreuen *großer* Wundflächen als auch nach der oralen Einverleibung beobachtet.

Die schwerlöslichen Wismutverbindungen wirken vermutlich vorwiegend durch ihre adsorbierende und leicht adstringierende Eigenschaft. Haut und Schleimhaut werden nicht gereizt. In Form von Pulvern, Salben, Pasten werden sie auf (kleinere) Brandwundflächen, auf Ulcera cruris und Decubitalgeschwüre aufgetragen und auch in der Therapie des Ekzems und der Lidrandentzündung viel verwandt.

Über die innere Anwendung bei Gastroenteritis s. S. 156. Über die Anwendung der Wismutverbindungen bei luischer Allgemeininfektion s. S. 248.

Rp. Bismuti subgallici
(oder subnitrici usw.) 10,0
Talci 20,0
M.D. ad scat. S. Äußerlich als Streupulver auf Wunden.

Rp. Bismuti subgallici
Zinci oxydati āā 2,0
Ung. lenient. ad 20,0
M. f. ung. D.S. Äußerlich auf Brandwunden, bei Ekzem.

Rp. Bismuti subgallici
Zinci oxydati āā 0,2
Olei Cacao 2,0
f. suppos. D. t. suppos. Nr. VI
S. Als Stuhlzäpfchen bei Analrhagaden.

(Bism. subgall. 10,0 = 0,90 DM, als Dermatol = 1,45 DM!; Bismut. subnitr. 10,0 = 0,80 DM; Bism. subsalicyl. 1,0 = 0,10 DM; Bism. subcarbonic. 1,0 = 0,05 DM; Bism. tribromphenylic. 1,0 = 0,05 DM; als Xeroform = 0,25 DM.)

Bleiverbindungen.

Die Lösungen der wasserlöslichen Blei-Verbindungen sind zu nennenswerten Ätzwirkungen nicht befähigt. Bei der Berührung mit Geweben und Blut bilden sich neben den Verbindungen mit den Proteinen schwerlösliche anorganische Verbindungen, besonders Bleicarbonat. Die medizinische Verwendung der Blei-Verbindungen beruht auf der adstringierenden und geringen desinfizierenden Wirkung.

Lithargyrum (offiz.), Bleiglätte, PbO, ein gelbes oder rotgelbes, schwer wasserlösliches Pulver.

Minium (offiz.), Mennige, Pb_3O_4, ein rotes, nicht wasserlösliches Pulver.

Cerussa (offiz.), Bleicarbonat, Bleiweiß, $(PbCO_3)_2 \cdot Pb(OH)_2$, ein weißes, in Wasser unlösliches Pulver.

Unguentum Cerussae (offiz.), 3 Teile Cerussa und 7 Teile Vaselinum album.

Unguentum diachylon (offiz.), Bleipflastersalbe, 2 Teile Bleipflaster und 3 Teile Vaselin.

Unguentum Plumbi tannici (offiz.), 1 Teil Gerbsäure, 2 Teile Bleiessig und 17 Teile Schweineschmalz, nicht lange haltbar.

Emplastrum Lithargyri (offiz.), Bleipflaster, 1 Teil Bleiglätte, 1 Teil Erdnußöl, 1 Teil Schweineschmalz.

Emplastrum Cerussae (offiz.), Bleiweißpflaster, 7 Teile Bleiweiß, 2 Teile Erdnußöl, 12 Teile Bleipflaster.

Unguentum Plumbi (offiz.), Bleisalbe, 1 Teil Bleiessig, 9 Teile Ung. molle.

Plumbum stearinicum (Erg.B.), stearinsaures Blei, 5% in Salben.

Liquor Plumbi subacetici (offiz.), Bleiessig, bildet sich beim Auflösen von 1 Teil Lithargyrum und 3 Teilen Plumb. acet. in 10 Teile Wasser; trübt sich an der Luft durch Bleicarbonatbildung.

Aqua Plumbi (offiz.), Bleiwasser; 1 Teil Bleiessig und 49 Teile Wasser.

Plumbum aceticum (offiz.), Bleiacetat, $Pb(CH_3 \cdot COO)_2 \cdot 3\,H_2O$, bildet farblose Krystalle, welche in wäßriger Lösung hydrolysieren. Die Löslichkeit in Wasser ist sehr gut.

Bleiwasser und Bleiacetatlösungen werden immer unvermischt verschrieben, da fremde Zusätze der verschiedensten Art Fällungen bewirken.

Die Bleiwasseranwendung zur Wundbehandlung spielt nicht mehr die bedeutende Rolle wie früher. Nur bei langanhaltender Behandlung großer Wundflächen ist das Auftreten einer chronischen Bleivergiftung zu befürchten. Mit den Bleiwasserspülungen bei Conjunctivitis sei man vorsichtig, da bei Bestehen leichter Hornhautläsionen irreparable Bleiinkrustationen der Hornhaut auftreten können.

Man kommt mit der Verschreibung der Form. offic. oder magistr. aus!

Rp. Liqu. Plumbi subacetici 100,0
S. Äußerlich, 1:50 verdünnt.
(100,0 = 0,25 DM.)

Rp. Unguenti Plumbi (oder Cerussae) 20,0
(10,0 = 0,10 DM)
S. Äußerlich, bei nässendem Ekzem, Decubitus usw.

Rp. Ung. contra decubitum DRF 50,0
D.S. Äußerlich. (5% Zinc. sulfuric., 10% Plumb. acet., 2% Tinct. Myrrhae in Unguent. molle.)

Rp. Emplastri Lithargyri extensi supra taffet.
100 cm² (= 0,10 DM)
S. Äußerlich, auf Decubitalgeschwüre.

Schwefel und Schwefelverbindungen.

Geschichtliches. Schon im Altertum wurde der Schwefel äußerlich bei Hautkrankheiten viel verwandt. Auch die Kenntnis der Heilwirkungen von Schwefelquellen (Aachen) war im frühen Mittelalter schon verbreitet.

Chemie. Sulfur depuratum (offiz.), gereinigter Schwefel, wird durch Waschen des *Sulfur sublimatum* (offiz.), Flores sulfuris, mit Ammoniak gewonnen. Sulf. depur. wird vorwiegend bei den inneren Schwefeldarreichungen (s. S. 162) verwandt.

Sulfur praecipitatum (offiz.), gefällter Schwefel, Schwefelmilch, Lac sulfuris, ein feines gelblichweißes, amorphes, in Wasser unlösliches und in Fetten bis 1% lösliches Pulver, das bei äußeren Schwefelbehandlungen vorwiegend benutzt wird und wegen der feineren Verteilung energischer wirkt als Sulf. depuratum.

Kalium sulfuratum (offiz.), Schwefelleber, wird durch Erhitzen von Schwefel und Kaliumcarbonat dargestellt und besteht zum größten Teil aus einem Gemisch von Kaliumtrisulfid und Kaliumthiosulfat: $3\,K_2CO_3 + 8\,S = 2\,K_2S_3 + K_2S_2O_3 + 3\,CO_2$. Die Schwefelleber bildet braune bis gelbgrüne in 2 Teilen Wasser lösliche Stücke. Die gelbgrüne, wäßrige Lösung riecht nach Schwefelwasserstoff und reagiert alkalisch.

Barium sulfuratum (Erg.B.), BaS, Bariumsulfid, hellbraunes, gelbes oder graues Pulver.

Calcium sulfuratum (Erg.B.), CaS, Calciumsulfid, graues Pulver, das, mit Wasser angerieben, nach Schwefelwasserstoff riecht.

Mitigal (Bayer), Dimethyl-diphenylen-disulfid, wenig riechendes Öl mit etwa 25% Schwefel (75,0 = 1,75 DM).

Indikationen. In der Dermatologie werden hauptsächlich die keratolytische und antiseborrhoische sowie die antibakterielle (antiparasitäre) Wirkung des lokal einwirkenden Schwefels ausgenutzt zur Behandlung von Seborrhoe, Acne, Pyodermien, Scabies. Polysulfide (Kalium sulfuratum) sind wirksamer als der elementare Schwefel, außerdem begünstigt die alkalische Reaktion ihrer Lösungen die keratolytische Wirkung des Schwefels. Barium sulfuratum und Calcium sulfuratum werden zur Entfernung von Haaren verwandt.

Nebenwirkungen, Gefahren. Zu lange anhaltende Einwirkung konzentrierter Schwefelalkalien macht starke Hautentzündung. Besondere Vorsicht ist bei ihrer Anwendung in der Nähe der Augen geboten. Resorptive Allgemeinwirkungen sind bei äußerer Anwendung nicht zu befürchten. Innere Anwendung von Sulfiden kann tödliche Schwefelwasserstoffvergiftung verursachen.

Darreichung, Dosierung.

Vorwiegend bei Acne, Mykosen, Pyodermien, hartnäckigem Ekzem.

Rp. Acidi salicylici 1,0
Sulfuris praecipitati 5,0
Adip. benzoat. ad 50,0
Amyli Tritici q. s. f. pasta.
M.D.S. Äußerlich.
Abends aufzustreichen.

Rp. Naphtholi 5,0
Sulfuris praecip. 25,0
Saponis kalini venalis
Vaselini flavi aa 10,0
M.D.S. Äußerlich
(LASSARS Acne-Schälpaste.)

Rp. Sulf. praecip.
Zinc. oxydati aa 1,0
Ung. lenient. ad 30,0
M.D.S. Äußerlich. Abends einreiben.

Rp. Lotionis cosmeticae DRF 200,0,
besteht aus:
Camphorae tritae
Gummi arabici pulv. aa 6,0
Sulfuris praecipitati 25,0
Aquae Calcariae ad 200,0
M.D.S. Äußerlich.
Vor dem Gebrauch zu schütteln.
(200,0 = 1,25 DM.)

Bei Scabies.

Rp. Sulfuris praecip. 40,0—60,0
Adip. benzoat. ad 200,0
M.D.S. 3—4 mal täglich einzureiben.

Rp. Sulfur. sublimat.
Picis Betulin. aa 20,0
Adip. suill.
Sapon. kalin. āā 40,0
M.D.S. Krätzesalbe
= *Unguentum contra scabiem* (offiz.).

Zur Depilation.

Rp. Barii sulfurati (nicht abkürzen!)
Zinci oxydati āā 15,0
M.D.S. Äußerlich. Enthaarungsmittel (mit Wasser zu Paste angerührt, messerrückendick auftragen, 3 Minuten liegenlassen, dann mit Öl abreiben, einsalben).

Beiersdorfs Depilatorium nach UNNA:
Calcium sulfuratum in 10%iger Salbe zur Depilation.

Schwefelbäder bei verschiedenen Hauterkrankungen.

Kalium sulfuratum 50,0 auf ein Vollbad, nicht in Metallwannen (H_2S-Entwicklung!). (Sulf. subl. und depur. 100,0 = 0,15 DM; Sulf. praecip. 100,0 = 0,50 DM; Kalium sulfuratum 100,0 = 0,25 DM; Barium sulfuratum 10,0 = 0,20 DM.)

Schwefelhaltige Destillationsprodukte.

Ammonium sulfoichthyolicum (Erg.B.) (Cordes, Hermanni & Co.), Ichthyol, dunkelbraune, ölige Flüssigkeit von charakteristischem, unangenehmem Geruch, enthält etwa 10% Schwefel, mit Wasser mischbar.

Durch trockene Destillation des fossile Fischreste enthaltenden Ölschiefers (Dirschenit) wird ein Ichthyol-Rohöl erhalten, das etwa zur Hälfte aus Methyl-, Äthyl- und Propylhomologen des Thiophens besteht. Durch Behandeln mit Schwefelsäure wird Ichthyolsulfosäure gebildet und aus dieser durch Neutralisation mit Ammoniak das Ammoniumsalz.

Tumenol-Ammonium (Erg.B.) (Hoechst), ein in Wasser lösliches Pulver von ähnlicher Herkunft und Zusammensetzung (ähnliche Präparate s. Anm. 2 S. 24).

Diese die Haut leicht reizenden Mittel werden in der Dermatologie bei Pruritus, Intertrigo und bei Ekzem, in der gynäkologischen Praxis zur Resorptionsförderung bei Parametritis, in der Ophthalmologie bei Conjunctivitis viel verwandt. Nebenwirkungen treten nicht auf. Ichthyol wird bei Hautkrankheiten auch innerlich gegeben.

Rp. Tinctur. ARNING DRF 30,0
D.S. Äußerlich.
(Enthält Tumenol-Ammonium 4,0,
Anthrarobin 1,0, Äther 10,0
Tinct. Benzoes 15,0.)
(30,0 = 2,18 DM.)

Rp. Ammonii sulfoichthyolici 2,0
Glycerini ad 20,0
M.D.S. Äußerlich, auf Tampon in Vagina bei Parametritis.
(Ammon. sulfoichthyolicum
10,0 = 0,65 DM.)

Ichthogel (Cordes, Hermanni & Co.) ist eine Öl-in-Wasser-Emulsion des Ichthyol von gallertiger Beschaffenheit, mit 30% Trockensubstanz (Tube mit 30,0 = 1,60 DM).

Säuren.

Acidum nitricum (offiz.), eine farblose Flüssigkeit mit 25% HNO_3 und

Acidum nitricum fumans (offiz.), rauchende Salpetersäure, eine braunrote Flüssigkeit mit mindestens 86% HNO_3 und Stickstoffoxyd, die erstickende Dämpfe abgibt, werden zur Verätzung von Warzen benutzt. Gelegentlich bildet sich an der verätzten Stelle ein Keloid (10,0 = 0,20 DM).

Acidum aceticum (offiz.), Essigsäure, mit mindestens 96% $CH_3 \cdot COOH$, eine stechend sauer riechende Flüssigkeit; zur Warzenverätzung (10,0 = 0,20 DM).

Acidum aceticum dilutum (offiz.), mit 30% Essigsäure (100,0 = 0,35 DM).

Acetum (offiz.), Essig, mit 6% Essigsäure, auf das Doppelte verdünnt zu Hautwaschungen bei juckender Urticaria (100,0 = 0,10 DM).

Acetum pyrolignosum rectificatum (offiz.), gereinigter Holzessig, mit 5% Essigsäure und Teersubstanzen. Mit Wasser verdünnt zu Scheidenspülungen bei Fluor (100,0 = 0,15 DM).

Acidum trichloraceticum (offiz.), $CCl_3 \cdot COOH$, farblose, in Wasser sehr gut lösliche Krystalle. Unverdünnt oder in Lösungen bis 1,0:10,0 zur Verätzung von Warzen, Kondylomen; 0,1:20,0 bei Pharyngitis chronica (10,0 = 0,50 DM).

Acidum lacticum (offiz.), Milchsäure, eine farblose, dicke Flüssigkeit, die etwa 75% Milchsäure $CH_3 \cdot CH(OH) \cdot COOH$ und etwa 20% Milchsäureanhydride enthält. Die Milchsäure wird vorwiegend zu Pinselungen bei Larynxtuberkulose verwandt. Man beginnt mit etwa 20%iger Lösung und fährt mit stärkeren Konzentrationen fort. Der Schmerzhaftigkeit wegen muß oft eine Lokalanästhesie durchgeführt werden. Zur Behandlung des entzündeten Zahnfleischrandes wird die 5—10%ige Lösung verwandt (10,0 = 0,20 DM).

Acidum chromicum (offiz.), Chromtrioxyd, CrO_3, braunrote, zerfließende, leicht wasserlösliche Krystalle. Zur Verätzung von Warzen: 20—30%ige Lösung. Bei Angina PLAUT-VINCENTII werden 3—5%ige Lösungen zur Ätzung gebraucht. Zur Behandlung von Schweißfüßen ebenfalls 3—5%ige Lösung. Man vermeide zu intensive und zu lang anhaltende Chromsäureeinwirkungen, zumal bei Hautrhagaden, da es sonst zu resorptiver Nierenschädigung kommen kann (10,0 = 0,25 DM).

Acidum arsenicosum (offiz.), Arsenik, As_2O_3, sehr schwache Säure (pK_1 = 9,4), weißes Pulver oder glasige Krystallstücke (Näheres S. 192), hat eine allmählich auftretende gewebsabtötende Wirkung, von der früher zur Zerstörung von Hautgeschwülsten oder von Lupusknoten Gebrauch gemacht wurde.

Jetzt findet Arsenik nur noch in der Zahnheilkunde zur Zerstörung des Pulpagewebes und zur Abtötung des Pulpanerven Verwendung. Da die Abtötung des Nerven erst nach vielen Stunden erreicht ist und zuvor infolge der Hyperämie des Pulpagewebes lebhafte Schmerzen einsetzen, wird der arsenikhaltigen Paste ein Lokalanästheticum zugesetzt. Verschlucken von „Arseneinlagen" führt nicht zu resorptiver Vergiftung, weil die dafür verwendeten Mengen der Arsenpaste zu gering sind. Dagegen können örtliche Gewebsschädigungen auftreten, wenn ein Übertritt von Arsen aus dem Pulpakanal erfolgt oder die Einlage nicht gut gegen das Zahnfleisch abgeschlossen wird.

Rp. Acidi arsenicosi
Novocain hydrochlorici aa 0,2
Kreosoti q. s. f. pasta
M.D.S. Äußerlich. Zur Verödung des Pulpagewebes.

Acidum boricum (offiz.), Borsäure, H_3BO_3, bildet farblose, fettig anzufühlende Krystalle, die bei 15 °C bis 4% wasserlöslich sind, sehr schwache Säure (pK_1=9,15). Die wäßrige Lösung ist ohne lokal reizende Wirkung.

Borsäure wird wegen ihrer schwachen antibakteriellen und antimykotischen Wirkung seit LISTERs Empfehlung als Streupulver, als Borwasserverband (1—3:100), zur Blasenspülung bei Cystitis, bei Fluor albus sowie bei Soor und Epidermophytie verwandt.

Nur bei der Ausspülung großer seröser Höhlen (Empyem) und bei mangelhafter Entleerung der eingeführten Lösung kann so viel Borsäure resorbiert werden, daß eine schwere, manchmal sogar tödlich verlaufende Borsäurevergiftung (schwerer Kollaps, Nierenschädigung, Dermatitis) eintritt.

Unguent. Acidi borici (offiz.) besteht aus 1 Teil Acid. boric. auf 9 Teile Vasel. alb.

Borax (offiz.), Natriumtetraborat, $Na_2B_4O_7 \cdot 10\,H_2O$, weiße, zu 4% mit alkalischer Reaktion lösliche Krystalle. Zur lokalen Behandlung des Soors, zur Ausspülung der Mundhöhle bei Verschleimung (Lösung des Schleimes).

Rp. Acidi borici 3,0
Aquae dest. ad 100,0
M.D.S. Äußerlich.
Borwasser zur Wundwaschung.
(Acid. boric. 100,0 = 0,40 DM.)

Rp. Boracis 5,0
Aquae dest.
Glycerini aa 15,0
M.D.S. Zur Soorpinselung.
(Borax 100,0 = 0,20 DM.)

Rp. Ung. Acidi borici 20,0
S. Äußerlich. Bei Conjunctivitis usw. (100,0 = 0,65 DM).

Gerbstoffe.

Acidum tannicum (offiz.), Tannin (s. S. 155).

Die adstringierende Wirkung der Gerbsäure wird bei Schleimhautkatarrhen, Stomatitis, Angina, Fluor albus, Laryngitis, Entzündung der Rectalschleimhaut usw. in Form von Streupulvern oder wäßrigen, auch alkoholischen Lösungen angewandt. Tanninlösungen wirken örtlich blutstillend. Wegen ihrer hautgerbenden Wirkung werden sie bei Hyperhidrosis angewandt.

Rp. Acidi tannici 5,0—10,0
Aquae dest. ad 100,0
M.D.S. Äußerlich zu Pinselungen bei Pharyngitis usw.
(10,0 Acid. tannic. = 0,20 DM.)

Rp. Acidi tannici 0,5
Olei Cacao q. s. f. suppos.
D. t. d. Nr. VI.
S. Zur Behandlung von Hämorrhoiden.

Tinctura Ratanhiae (offiz.) (s. S. 155) wird zur Gerbung entzündeter Mundschleimhaut verwendet: Pinselung mit unverdünnter Tinktur oder Zusatz von 1/2 Teelöffel auf 1 Glas Wasser (10,0 = 0,20 DM).

Tinctura Catechu (offiz.) (s. S. 155) in gleicher Weise verwendet (10,0 = 0,20 DM).

Tinctura Tormentillae (offiz.) (s.S.155), Anwendung wie Ratanhia- und Katechutinktur (10,0 = 0,45 DM).

Teer, Perubalsam, Naphthol.

Pix liquida (offiz.), Holzteer, eine dickflüssige, braunschwarze Masse, die durch trockene Destillation von Kiefernholz gewonnen wird und neben Phenolen, Terpenen und Harzen hauptsächlich niedere Fettsäuren enthält.

Holzteer macht bei energischer Einwirkung auf der Haut eine Entzündung, die Epidermis hebt sich in Blasen ab. Dabei tritt anfänglich Jucken, später Gefühllosigkeit auf. Die Phenole des Holzteers werden z. T. von der Haut resorbiert; deshalb kann es zu Dunkelfärbung des Harns und besonders zu Nierenentzündungen kommen, wenn zu umfangreiche Hautpartien behandelt werden.

Die Anwendung des Teers bei Prurigo, Scabies, Ekzem, Psoriasis, Acne usw. wird weitgehend durch weniger stark schmutzende Teerpräparate ersetzt.

Rp. Picis liquidae
Saponis kalini venalis āā 25,0
Spiritus ad 100,0
M.D.S. Äußerlich.
(Hebras flüssige Psoriasisteerseife.)

Rp. Picis liquidae 5,0
Vaselini flavi ad 20,0
M. f. ung.
D.S. Äußerlich (bei Acne).
(100,0 Pix. liq. = 0,15 DM.)

Ähnlich zusammengesetzt ist *Sapo Picis liquid.* DRF.

Pix betulina (offiz.), *Oleum Rusci*, Birkenteer, wie Holzteer zu verwenden, ist ein Bestandteil des Unguentum Wilkinsonii (gegen Scabies, S. 53) (100,0 = 0,25 DM).

Pix Juniperi (offiz.), *Oleum cadinum*, Teer von Juniperusarten (100,0 = 0,55 DM) und *Pix Lithanthracis* (offiz.), Steinkohlenteer, beide dunkel und dickflüssig (100,0 = 0,20 DM).

Anthrasol (Knoll), hellgelbe, aus gereinigtem Steinkohlen- und Wacholderteer gewonnene, mit Öl mischbare Flüssigkeit. Wie Teer zu verwenden. Nicht schmutzend.

Liquor Carbonis detergens (offiz.), Steinkohlenteerlösung, wird aus 3 Teilen Seifenrinde, 15 Teilen verdünntem Weingeist und 7 Teilen Steinkohlenteer bereitet und wie Teer verwandt, z. B. als Zusatz zu Salben, mit gleichen Teilen Spiritus dilutus zu Pinselungen oder in Form der Schüttelmixtur:

Rp. Liqu. Carb. deterg. 20,0
Zinci oxydati
Amyli Tritici āā 25,0
Aquae dest.
Glycerini āā 15,0
M.D.S. Äußerlich. Nach Umschütteln auf die Haut zu pinseln, bei Ekzem.
(Liq. Carb. deterg. 10,0 = 0,70 DM.)

Balsamum peruvianum (offiz.), Perubalsam, wird aus dem mittelamerikanischen Baum Myroxylon balsamum gewonnen. Die dunkelbraune, angenehm riechende Flüssigkeit enthält neben unwirksamem Harz 56% Cinnamein, ein Gemisch des Benzoesäurebenzylesters und Zimtsäurebenzylesters. Der Perubalsam, welcher schon seit dem 17. Jahrhundert in hohem Ansehen als Wundbalsam steht, wird heute nur noch selten als antiseptisches und granulationsförderndes Mittel in der Wundbehandlung, häufiger bei juckenden Ekzemen und als Krätzemittel verwandt.

Bei Krätze läßt man — je nach der Ausdehnung der Erkrankung — bis 15,0 einreiben; es empfiehlt sich, den Balsam mit gleichen Mengen Spiritus oder Öl zu vermischen. 12 Std. nach der Einreibung wird gebadet. Störend ist die Verfärbung der Wäsche.

Auf Wunden wird zur Anregung von Granulationen 5–20% Bals. peruv. enthaltende Salbe gegeben, welcher Silbernitrat zugesetzt werden kann.

Rp. Argenti nitrici 0,1
Balsami peruviani 0,5
Vaselini flavi ad 10,0
M. f. ung. D. ad ollam
S. Äußerlich, Wundsalbe.

Rp. Linimenti contra Scabiem 200,0
D.S. Äußerlich. (Dieses offiz. Liniment enthält 50% Perubalsam in Ol. Ric. und Spir.)
(Bals. peruv. 10,0 = 0,55 DM.)

Perugen (Reisholz) ist ein künstliches Gemisch von Harzen, Gummiharzen, Balsamen und Estern (Benzylbenzoat), das an Stelle von Perubalsam verwendet wird, namentlich in den Zubereitungen nach den Deutschen Rezeptformeln.

Benzylum benzoicum (Erg.B.), *Benzylis Benzoas* (PI), *Benzylbenzoat* ($C_6H_5 \cdot COO-CH_2 \cdot C_6H_5$) wird als Ersatz für Perubalsam in Öl gelöst oder mit Seifenspiritus emulgiert gegen Krätze verwendet. Die Verbindung kann auch percutan giftig wirken.

Peruol ist eine derartige 25%ige Lösung in Ricinusöl (10,0 = 0,35 DM), auch 1%ig in Spiritus gegen Kopfläuse. *Benzylbenzoat* (Hoechst) ist eine 25%ige Emulsion (200,0 = 3,30 DM).

Naphtholum (offiz.), β-Naphthol, ein weißes, nur 1 : 1000 in kaltem Wasser, gut in Alkohol und fetten Ölen lösliches Pulver, wurde 1881 von Kaposi in die Hauttherapie eingeführt. Die Indikationen sind seit jener Zeit gleich geblieben. Naphthol wird bei trockenen Ekzemen, bei Psoriasis und Eczema marginatum sowie bei Krätze verwandt. Bei Prurigo entfaltet es gute juckstillende Wirkung.

β-Naphthol
$C_{10}H_8O$

Als Phenol wird das Mittel z. T. durch die Haut resorbiert und in den Harn, der bei längerer Darreichung dunkel werden kann, ausgeschieden. Dabei treten leicht lebensgefährliche Nierenreizungen (Albuminurie, Hämaturie) auf, so daß man mit der Ausdehnung der Behandlung auf große Hautflächen vorsichtig sein muß.

Bei der Dosierung ist zu berücksichtigen, daß die Resorption von β-Naphthol und anderen Phenolen (Resorcin, Pyrogallol) aus Fetten und Emulsionen schneller verläuft als aus Vaselin.

Rp. Naphtholi 3,0—5,0
Vasel. flav. ad 100,0
M.D.S. Äußerlich, bei Mykosen, Psoriasis.

Rp. Naphtholi 1,0—2,0
Spiritus ad 100,0
M.D.S. Äußerlich, bei Prurigo, Ekzem.
(Naphtholum 10,0 = 0,20 DM.)

Rp. Spiritus crinalis IV DRF 100,0
(enthält β-Naphthol 0,5, Spir. dil. ad 100,0)
S. Äußerlich bei Kopfschuppen.
(100,0 = 2,10 DM.)

Rp. Naphtholi 10,0
Sulf. praec. 40,0
Sap. kal. ven.
Vasel. flav. aa 25,0
M.D.S. Äußerlich.
Als Schälsalbe bei Acne
(= Pasta Naphtholi Lassar (Erg.B.).)

Resorcin, Pyrogallol, Chrysarobin.

Resorcinum (offiz.), m-Dioxybenzol, farblose, in Wasser, Alkohol und Glycerin gut lösliche Krystalle, wird hauptsächlich bei Acne gebraucht. Geringe Mengen werden auch von der Haut aus resorbiert, doch sind Allgemeinvergiftungen nur bei zu ausgedehnter Behandlung zu befürchten.

Resorcin
$C_6H_6O_2$

Rp. Resorcini 1,0
Sulf. praecip. 5,0
Vaselini flavi ad 50,0
M.D. ad vitr. nigr.
S. Äußerlich (Acne).

Rp. Resorcini 6,0
Lanolini ad 20,0
M.D.S. Äußerlich, zur Lupusbehandlung.

Rp. Spiritus crinalis V DRF 100,0
(enthält 2% Resorcin und 1% Ol. Ricini in Spir.)
D.S. Äußerlich, Kopfwasser bei Schuppen.
(Resorcin 1,0 = 0,05 DM.)

Pyrogallolum (offiz.), Acidum pyrogallicum, 1,2,3-Trioxybenzol, bildet weiße, in Wasser und Alkohol gut lösliche Nadeln. Die wäßrige, anfangs farblose Lösung nimmt besonders bei alkalischer Reaktion Sauerstoff auf und färbt sich dabei dunkelbraun.

Bei der therapeutischen Anwendung ist zu beachten, daß Pyrogallol durch Haut und Wundgewebe leicht resorbiert wird und dadurch Allgemeinvergiftungen verursachen kann. Zum Teil bieten die Vergiftungserscheinungen das Bild der Phenolvergiftung, wie auch der Harn die typische, nach Zufuhr von Phenol auftretende, dunkelgrüne Farbe annehmen kann; z. T. aber sind die Erscheinungen die Folge einer Hämolyse und Umwandlung des roten Blutfarbstoffes in Hämiglobin (Methämoglobin). Zur Vermeidung schwerer Vergiftung sollen am Tage nicht mehr als einige Gramm eingerieben werden.

Pyrogallol wird bei parasitären Hauterkrankungen, bei kleinen Psoriasisstellen und bei Lupus vulgaris als desinfizierendes und zerstörendes Mittel verwandt (5—10%ige Lösung in Spiritus oder 5—10%ige Salbe).

Rp. Pyrogalloli 5,0—10,0
Vaselini flavi ad 100,0
M. f. ung. D.S. Äußerlich, bei hartnäckigem Ekzem, Psoriasis usw.

Bei der Lupusbehandlung: Beginn mit täglichem Verband mit 10—20%iger Pyrogallolsalbe, nach mehreren Tagen Übergang auf 2%ige, später auf noch schwächere Salbe (1,0 Pyrogallol = 0,10 DM).

Lenigallol (Knoll) ist Pyrogalloltriacetat, das auf der Haut allmählich verseift wird, so daß Pyrogallol frei wird. Es wirkt wie letzteres, nur schwächer. 5—10% in Salbe bei infiltrierten Ekzemen und kleinen Psoriasisherden (1,0 = 0,30 DM).

Chrysarobinum (offiz.) wird aus den Goapulver genannten Ausscheidungen des brasilianischen Baumes Andira araroba durch Umkrystallisieren aus Benzol als gelbes, krystallines, in Wasser und Alkohol schlecht lösliches Pulver gewonnen. Es besteht zu etwa 70% aus dem eigentlichen Chrysarobin, dem 3-Methyl-1,8-dioxyanthranol, das zumal bei Alkalieinwirkung begierig Sauerstoff aufnimmt und dabei in die rote Chrysophansäure übergeht.

Lokal macht Chrysarobin neben einer lang anhaltenden Rotfärbung der Haut eine lebhafte Entzündung; es darf deshalb nicht an die Augenbindehaut gelangen. Es wird von der Haut aus gut resorbiert; der Harn wird besonders bei alkalischer Reaktion rot (Chrysophansäure). Auch dieses Mittel bewirkt leicht Nierenreizung, wenn es resorbiert wird.

Chrysarobin ist das wichtigste Mittel zur Entfernung der psoriatischen Schuppen und Efflorescenzen. Außerdem wird es gegen parasitäre Hauterkrankungen wie Eczema marginatum verwandt, teils in Form mehrprozentiger Salben, teils auch als 10%ige Aufschwemmung in Kollodium.

Rp. Chrysarobini 0,25—10,0
Pastae Zinci ad 100,0
M. f. ung. D.S. Äußerlich
(täglich bei Psoriasis, milde Kur).

Rp. Acidi salicylici 10,0
Chrysarobini
Picis betulinae aa 20,0
Saponis kalini venalis
Vaselini flavi aa 25,0
M. f. ung. D.S. Äußerlich.
DREUWsche Salbe zur energischen Psoriasisbehandlung.
(Chrys. 1,0 = 0,05 DM.)

Cignolin (Bayer), 1,8-Dioxyanthranol. Anwendung wie Chrysarobin (Röhrchen mit 1,0 = 0,85 DM).

Anthrarobinum (Erg.B.), Anthrarobin, 1,2-Dioxyanthranol, wird durch Reduktion von Alizarin erhalten, ist unlöslich in Wasser; seine Wirkung gleicht derjenigen des Chrysarobins, doch ist es schwächer wirksam. Es wird in der Tinctura ARNING DRF verwandt (s. S. 53) (1,0 = 0,20 DM).

Naftalan (Donner), gereinigte kaukasische Naphtha (reich an gesättigten alicyclischen Kohlenwasserstoffen, Naphthenen) mit 2—4% Seife, salbenartig, unlöslich in Wasser, mischbar mit Fetten und Glycerin. Anwendung in Salben mit 20—40% Naftalan bei Furunkeln, Erfrierungen, Decubitus, Ulcus cruris.

Rp. Unguenti Naftalani DRF 50,0
M.D.S. Äußerlich
(enthält 20 Teile Naftalan, 20 Teile Adeps Lanae anhydric., 7 Teile Zinkoxyd und 3 Teile Borsäure) (50,0 = 1,65 DM).

Sabadillsamen, Veratrin.

Semen Sabadillae des mexikanischen Schoenocaulon officinale ist im 18. Jahrhundert aus der mexikanischen Volksmedizin als Läusemittel übernommen worden. Veratrin, ein Gemisch von Alkaloiden, kann statt des Samens angewandt werden. Die wichtigsten wirksamen Stoffe sind die beiden Alkaloide Veratridin und Cevadin.

Acetum Sabadillae (offiz.), eine braunrote Flüssigkeit; 1 Teil Samen wird mit 10 Teilen eines Gemisches von Wasser, Alkohol und Essigsäure ausgezogen.

Veratrinum (offiz.), ein weißes, in Wasser kaum lösliches Pulver.

Sabadillsamen und Veratrin werden nur noch selten zur Vertilgung von Läusen oder als lokales schmerzstillendes Mittel bei Neuralgien verwandt. Die Haut wird gerötet und nach anfänglichen Schmerzen empfindungslos. Auf Schleimhäuten erzeugen die Mittel heftige Reizung (Niesen, Tränenfluß). Bei verletzter Haut sind sie nicht anzuwenden, da resorptive Giftwirkungen auftreten können.

Rp. Aceti Sabadillae 50,0
D.S. Äußerlich. (Kopfhaut einreiben, anschließender Flanellverband für 24 Std.)
(100,0 = 0,95 DM.)

Rp. Veratrini 0,3
Chloroformii 3,0
Unguenti mollis 30,0
D.S. Äußerlich
(= Ung. Veratrini DRF).

Pepsin.

Narbenkeloide und sonstige Hyperkeratosen werden manchmal erweicht bzw. entfernt durch örtliche Einwirkung von Pepsin.

Pepsinum (offiz.) (Näheres s. S. 152) wird mit verdünnter Säure als feuchter Verband oder in Salbenform angewendet (10,0 = 0,15 DM).

Rp. Pepsini 1,0—3,0
Acidi borici 3,0
Aquae dest. ad 100,0
M.D.S. Äußerlich, auf Narbengewebe.

Mittel zur Förderung der Granulation, Epithelisierung und Wundreinigung.

Granugenol (Knoll) ist eine flüssige Mineralölfraktion, die ungesättigte Kohlenwasserstoffe enthält. Diesen wird eine granulationsfördernde Wirkung zugeschrieben. Granugenol wird als unverdünntes Öl oder als Paste angewandt.

Granugen (Knoll), Paste aus gleichen Teilen Zinkoxyd und Granugenol mit einem Zusatz von Ceresin zur Versteifung.

Oleum Jecoris Aselli (offiz.), Lebertran (s. S. 203), enthält u. a. ungesättigte Fettsäuren, die wie ungesättigte Kohlenwasserstoffe granulationsfördernd wirken sollen. Lebertran wird unverdünnt oder zu 10—50% in Salben angewandt.

Unguentolan (Heyl) und *Desitinsalbe* (Klinke) sind Salben mit 30 bzw. 17% Lebertran.

Pellidol (offiz.) (Hoechst), 2-Diacetylamino-4-azotoluol, ein blaßrotes Pulver, unlöslich in Wasser, löslich in Fetten. Zur Beschleunigung der Epithelisierung werden Salben mit 1—2% Pellidol verwendet. Die Pellidolwirkung ist auf 3—4 Tage zu beschränken.

Rp. Unguent. Pellidol DRF 30,0
M.D.S. Äußerlich
(enthält 2% Pellidol in Vaselin. flav., 30,0 = 1,00 DM).

Saccharum (offiz.), Zucker, und *Saccharum amylaceum* (offiz.), Traubenzucker, werden in Substanz, konzentrierten Lösungen (10—20%) oder in Salben zur Steigerung der Wundsekretion und Reinigung von Geschwüren durch osmotische Wirkung verwendet. Als Salbengrundlagen kommen nur Öl-in-Wasser-Emulsionen oder Schleime in Frage.

Urea pura (Erg.B.), Harnstoff (s. S. 181), löst in Konzentrationen über 10% Proteine, die in Wundsekreten nicht löslich sind. Anwendung in Substanz, in Schleimen oder Öl-in-Wasser-Emulsionen zur Reinigung von Geschwüren.

DAKINsche *Lösung* zur Reinigung von Wunden s. S. 39.

2. Mittel zur Erzeugung von Hautreizung und -entzündung und ihrer Behandlung.

Zahlreiche hautreizende und -entzündende Mittel sind aus der Volksmedizin übernommen. Die mild wirkenden machen auch bei langer Einwirkungsdauer nur eine Erweiterung der Hautgefäße, die stärker wirkenden verursachen, meist nach einer einleitenden Hyperämie, das Austreten von seröser Flüssigkeit zwischen die obersten Epithelschichten der Haut; sie wirken blasenziehend. Wird das Mittel im Beginn der Blasenbildung entfernt, so verheilt die Haut ohne Narbenbildung, aber eine dunklere Pigmentation kann jahrelang sichtbar bleiben. Längere Einwirkung, wie sie jedoch in der heutigen Therapie nicht mehr in Frage kommt, erzeugt eine Eiteransammlung in den Blasen und Zerstörung der tieferen Hautschichten. Die Heilung erfolgt unter Narbenbildung.

Durch die Hautreizung wird auf nervösem Wege in tiefergelegenen Geweben und Organen eine Hyperämie bewirkt. Diese ist das bei Anwendung der Hautreizungen meist erstrebte Ziel.

Indikationen. Bei schmerzhaften Zerrungen, Entzündungen, bei Neuralgien, Pleuritis usw. werden die Schmerzen durch hautreizende Kataplasmen oft gemildert. Werden schmerzhafte Hautreizmittel verwandt, z. B. Senföl, so wird die Atmung reflektorisch erregt.

Im ganzen ist die Anwendung der Hautreizmittel sehr eingeschränkt worden. Man kommt bei der Verschreibung mit den zahlreichen Formulae officinales aus!

Schleimhaltige Mittel.

Placenta Seminis Lini (offiz.), Leinkuchen, ist der Preßrückstand des Leinsamenpulvers, der bei der Gewinnung des Leinöles zurückbleibt. Das graubraune, viel Schleim enthaltende Pulver wird, mit heißem Wasser angerührt, zu hyperämisierenden Hautumschlägen benutzt (100,0 = 0,15 DM).

Species emollientes (offiz.), erweichende Kräuter, enthalten im wesentlichen schleimhaltige Drogen (Fol. Althaeae, Fol. Malvae, Herba Meliloti, Flor. Chamomillae, Semen Lini zu gleichen Teilen). Es wird in der gleichen Weise angewandt wie Plac. Sem. Lini (10,0 = 0,10 DM).

Mittel mit ätherischen Ölen.

Species aromaticae (offiz.), gewürzhafte Kräuter aus Drogen mit ätherischen Ölen: Fol. Menthae pip., Herba Thymi, Herba Serpylli, Flor. Lavandulae, Flor. Caryophylli, Fruct. Cubebae. Mit warmem Wasser angerührt zu Umschlägen (10,0 = 0,15 DM).

Flores Chamomillae, Kamillen (vgl. S. 179). Ihre Aufgüsse werden wegen ihrer entzündungshemmenden Wirkung als Hausmittel zur Behandlung von Haut- und Schleimhautentzündungen in Form von Bädern, Umschlägen, Spülungen usw. verwendet (10,0 = 0,15 DM)

Kamillosan-Präparate (Homburg) enthalten standardisiertes Kamillenextrakt mit entzündungshemmendem Azulen und werden in gleicher Weise verwendet (50 g Puder = 1,00 DM 20 g Salbe = 0,90 DM; 30,0 Liquidum = 1,80 DM).

Oleum Chamomillae (Erg.B.), ätherisches Öl aus den Blütenköpfen der Kamille.

Kamillol (Homburg), Kamillenöl mit anderen ätherischen Ölen in einer mit Wasser mischbaren Zubereitung. Unverdünnt oder in wäßriger Lösung zur Behandlung von Schleimhautentzündungen (10,0 = 1,45 DM).

Azulon-Salbe (Homburg) enthält 0,01% synthetisches 1-Isopropyl-5-methylazulen, das ebenso wie das Chamazulen der Kamille entzündungshemmend wirkt. Tube mit 20,0 (= 1,05 DM).

Unguentum Rosmarini compositum (offiz.) (10,0 = 0,20 DM), *Spiritus Melissae compositus* (offiz.) (10,0 = 0,10 DM), ätherische Öle enthaltende Einreibemittel.

Spiritus Formicarum (offiz.), mit 1,25% Ameisensäure, macht wie die letztgenannten Mittel eine gelinde Hautreizung (10,0 = 0,10 DM).

Campherhaltige Einreibemittel.

Camphora (offiz.), aus dem Campherbaum, Cinnamomum camphora, ist flüchtig, in Wasser schlecht löslich, gut löslich in Fett und organischen Lösungsmitteln. Er macht auf der Haut eine leichte Entzündung.

Spiritus camphoratus (offiz.), mit 10% Campher (10,0 = 0,25 DM).

Linimentum ammoniato-camphoratum (offiz.), eine dickflüssige, weiße Masse mit Campher, Liq. Ammonii caustici, Erdnußöl, Ricinusöl und Seife (10,0 = 0,10 DM).

Linimentum saponato-camphoratum (offiz.), Opodeldok, ähnlich zusammengesetzt, enthält noch Thymian- und Rosmarinöl, eine feste, fast farblose, in der Hand schmelzende Masse, verwandt für Einreibungen (10,0 = 0,15 DM).

Spiritus saponato-camphoratus (offiz.), ähnlich wie der Opodeldok, doch flüssig (100,0 = 0,90 DM).

Unguentum Cerussae camphoratum (offiz.), Ung. Cerussae mit Campher, zur Behandlung von Frostbeulen (10,0 = 0,15 DM).

Linimentum capsici compositum (Erg.B.), Pain-Expeller, dunkelrotbraune Flüssigkeit, die außer den Bestandteilen des Opodeldok noch Spanischpfeffertinktur enthält (10,0 = 0,25 DM).

Hautreizende Salicylsäurederivate.

Verschiedene Ester der Salicylsäure haben wie die Salicylsäure selbst (Näheres S. 94) eine hautreizende Wirkung mittleren Grades (keine Blasenbildung). Ein Teil der Ester wird durch die Haut resorbiert, so daß es bei sehr energischer Hautbehandlung zu Salicylsäurerausch (S. 96) kommen kann. Anwendung vorzugsweise bei rheumatischen Gelenk- und Muskelschmerzen.

Von den ungezählten eingeführten Verbindungen seien genannt:

Methylium salicylicum (offiz.), Methylsalicylat, $C_6H_4(OH) \cdot COO \cdot CH_3$, eine farblose Flüssigkeit, rein oder mit Olivenöl verdünnt zur Einreibung (10,0 = 0,20 DM).

Aether salicylicus (Erg.B.), Äthylsalicylat, Anwendung wie Methylsalicylat.

Rp. Chloroformii 5,0
Methylii salicylic. 25,0
Mucilaginis Tylose 50,0
Aq. dest. ad 100,0
M.D.S. Einreibung. Vor Gebrauch schütteln
(= Analget. ext. I DRF) (100,0 = 1,18 DM).

Analgit, Spirosal, Salit, Rheumasan usw. enthalten Salicylsäure oder eins ihrer einfachen Derivate.

Jodpräparate.

Tinctura Jodi (offiz.) (Näheres S. 40), wird oft zur Linderung der Schmerzen oder zur schnelleren Resorption von Exsudaten über entzündete Stellen gepinselt, z. B. bei Pleuritis.

Jothion (Bayer), 1,3-Dijod-2-oxypropan mit 80% J, ein schwer in Wasser lösliches Öl. 10—20% in Salbe oder Öl, äußerlich (1,0 = 0,75 DM, 10% Öl 25 cm³ = 3,10 DM).

Vasolimentum jodatum (Erg.B.) mit 6 und 10% Jod (10,0 = 0,10 DM).

Jodvasogen (Patentex), 6 bzw. 10% Jod enthaltende ölige Flüssigkeit (20,0 = 1,30 bzw. 1,40 DM).

Hautreizende Harze und Balsame.

Terebinthina (offiz.), Terpentin, ist der Balsam (Harzsaft) verschiedener Pinusarten mit 70—85% Harz und 30—15% ätherischem Öl, eine dicke Flüssigkeit (100,0 = 0,50 DM).

Colophonium (offiz.), das nach dem Abdestillieren des Terpentinöles übrigbleibende Harz (100,0 = 0,20 DM).

Oleum Terebinthinae (offiz.), das ätherische Öl des Terpentins (über die innere Anwendung s. S. 119) (100,0 = 0,25 DM).

Die hautreizende Wirkung des Terpentinöles wird in Form der Fichtennadelbäder bei allen möglichen Allgemeinerkrankungen ausgenutzt; sie spielt eine Rolle bei der Behandlung der Frostbeulen, zur Beschleunigung der Reifung von Furunkeln usw. Bei der Anwendung auf sehr ausgedehnten Hautstellen kann es zu einer resorptiven Nierenentzündung kommen.

Rp. Camphorae tritae 0,5
Olei Terebinthinae ad 15,0
M.D.S. Äußerlich zur Einreibung bei Frostbeulen.

Unguentum basilicum (offiz.), Königssalbe, enthält neben der Salbengrundlage aus Erdnußöl, Wachs und Hammeltalg 10% Terpentin und 15% Kolophonium. Zum Reifen von Furunkeln usw. (10,0 = 0,20 DM).

Senföl.

Semen Sinapis (offiz.), die schwarzen Samen von Brassica nigra, die neben fettem Öl das Glucosid Sinigrin enthalten, das bei Wasserzutritt durch ein Ferment des Samens in das reizende Allylsenföl sowie Kaliumbisulfat und Glucose zerlegt wird. Semen Sinapis muß mindestens 0,7% Allylsenföl liefern (100,0=0,40).

Oleum Sinapis (offiz.), synthetisches Senföl, enthält mindestens 97% Allylsenföl, $CH_2 = CH \cdot CH_2 \cdot NCS$, eine farblose Flüssigkeit von stechendem Geruch (1,0 = 0,20 DM).

Charta sinapisata (offiz.), mit gepulverten, entfetteten Samen überzogenes Papier (1 Blatt = 0,10 DM).

Senfumschläge, Sinapismen, bewirken auf der Haut Brennen und eine starke Rötung, bei langer Einwirkung tritt eine Entzündung mit Blasen und Ulcerationen auf. Die hautreizende Wirkung wird vorwiegend zur Behandlung der Bronchopneumonie der Kinder herangezogen. Man rührt hierzu Semen Sinapis mit lauwarmem Wasser zu dickem Teig, der, in Leinwand gepackt, für 5—15 Minuten auf die Brusthaut gelegt wird. Oder man taucht die Charta sinapisata in Wasser und legt sie auf die Haut bis zur Rötung derselben.

Dionin.

Aethylmorphinum hydrochloricum (offiz.), *Dionin* (Merck) (Näheres S. 116). Das in 12 Teilen Wasser lösliche Krystallpulver erzeugt nach dem Eingeben in den Bindehautsack des Auges eine heftige ödematöse Schleimhautschwellung. Bei Hornhauterkrankungen, chronischen Iritiden u. dgl. wird das Mittel gelegentlich als lokales Lymphagogum benutzt. Die Wirkung des Dionins nimmt bei wiederholter Anwendung bald ab. Man verreibt die Krystalle unter Zusatz von etwa gleichen Teilen Acid. boricum zu einem feinen Pulver und bringt dieses mit einem Pinsel auf die Augenbindehaut oder verwendet 2—5%ige Lösungen oder Salben.

3. Mittel zur Erzeugung des Kältegefühles der Haut.

Unguentum leniens (offiz.), Cold Cream, Kühlsalbe (Zusammensetzung s. S. 21), wirkt durch gute Wärmeleitung und Verdunstung des zu 28% darin enthaltenen Wassers sowie durch die Entspannung der Haut kühlend.

Mentholum (offiz.), Pfefferminzcampher, ist im Pfefferminzöl enthalten und bildet in Wasser unlösliche, in Alkohol lösliche farblose Krystalle.

Auf der Haut und Schleimhaut erregt Menthol Kältegefühl und wirkt schwach antibakteriell. Man verwendet das Mittel zur Milderung der entzündlichen Erscheinungen bei Schnupfen, zur Milderung des Juckreizes oder des Hautschmerzgefühles bei Prurigo oder Neuralgie (Migränestifte) und als erfrischend schmeckendes Desinfiziens in Mundspülwässern.

Balsamum Mentholi compositum (offiz.) enthält in 20,0 3,0 Menthol und 3,0 Methylsalicylat.

Rp. Mentholi 0,5
Olei Menth. pip. gtt. II
Spiritus ad 50,0
M.D. ad vitr. patent. S. Äußerlich.
10 Tropfen in Mundspülwasser.

Rp. Mentholi 0,5
Vaselini flavi ad 20,0
M. f. ung. D.S. Äußerlich bei Pruritus.
(Mentholum 1,0 = 0,20 DM.)

4. Mittel zur lokalen Blutstillung.

Bei parenchymatösen Blutungen werden zur örtlichen Beeinflussung der Blutung vorwiegend benutzt:

Hydrogenium peroxydatum solutum (offiz.), 3%ige Wasserstoffsuperoxydlösung (Näheres S. 38). Bei der Berührung mit Blut wird sofort Sauerstoff in feinsten Blasen entwickelt. An den dadurch erzeugten Oberflächen kommt das Blut meist rasch zur Gerinnung. Die Lösung ist so zu verdünnen, daß sie etwa $^1/_4$—1% H_2O_2 enthält (100,0 = 0,10 DM).

Liquor Ferri sesquichlorati (offiz.), Eisenchloridlösung (Näheres S. 48), wirkt durch seine eiweißfällenden Eigenschaften gerinnungsfördernd. Die dunkelbraune Lösung muß notwendig sehr stark verdünnt werden, bis die Farbe hellgelb-braun ist, da sonst schwere Verätzungen eintreten (10,0 = 0,10 DM).

Gossypium haemostaticum (Erg.B.) ist mit Eisenchloridlösung getränkte und danach getrocknete Watte.

Coagulen (Ciba) enthält gerinnungsfördernde Substanzen der Blutplättchen. Verwendung in 1%iger Lösung, die durch kurzes Aufkochen sterilisiert wird, auf der Wunde (5 Tabletten = 3,10 DM).

Clauden (Luitpoldwerke) enthält gerinnungsfördernde Substanzen der Lungen; ein braunes, wasserlösliches Pulver, das als solches oder in 1—2%iger Lösung auf die Wunden gegeben wird. Streupulver in Röhrchen zu 0,5 (3 St. = 3,20 DM).

Sangostop (Turon) enthält Pektine (vgl. S. 155), zur Tamponade (Flasche 15 cm³ = 0,85 DM).

Über die Mittel zur Erhöhung der Gerinnbarkeit des gesamten Blutes siehe S. 92 (Calciumsalze) und S. 142 (Gelatine).

Suprarenin hydrochloricum (offiz.), Suprarenin (Näheres S. 130). Man benetzt etwas Gaze oder Watte mit einigen Tropfen der käuflichen Lösung 1:1000, das Gewebe wird darauf für $^1/_2$—1 Std. anämisch, und die Blutung steht. Als Nachwirkung tritt oft eine sekundäre Hyperämie auf, so daß alsdann die Blutung erneut und verstärkt einsetzen kann (10,0 der Sol. Supraren. hydrochl. 1:1000 = 1,30 DM).

Adrianol-Emulsion (Boehringer) und *Privin* (Ciba), die ebenfalls zur Blutstillung durch Gefäßkontraktion verwandt werden, s. S. 114.

B. Innere und parenterale Arzneianwendungen.

1. Mittel zur Lähmung von Funktionen des Zentralnervensystems (Narkotica, Hypnotica, Antineuralgica, Antipyretica).

Aether pro narcosi.

Geschichtliches. Die Entdeckung der Inhalationsnarkose, welche eine wichtige Voraussetzung für die Entwicklung der modernen Chirurgie wurde, ist ein Ergebnis des 19. Jahrhunderts. Der Ausbau der Chemie der gasförmigen Stoffe veranlaßte Versuche zu ihrer medizinischen Verwendung bei Lungenkrankheiten in pneumatischen Kammern. Hierbei sowie bei Unglücksfällen in Laboratorien wurden zufällig die ersten „Narkosen" beobachtet (mit Stickstoffoxydul 1799 durch Davy und mit Äther 1818 durch Faraday).

Die ersten Rauschnarkosen mit Äther für chirurgische Operationen hat Long 1842 durchgeführt, mehr als 300 Jahre nachdem Valerius Cordus den Äther 1540 entdeckt hatte. Die erste Vollnarkose für chirurgische Zwecke wurde in der Öffentlichkeit am 16. Oktober 1846 von Morton vorgenommen an einem Patienten, der von Warren operiert wurde. Schon im folgenden Jahre wurde auch das Chloroform zu Narkosezwecken verwandt, und die Wertschätzung dieser beiden Inhalationsnarkotica schwankte, bis in den letzten Jahrzehnten die Äthernarkose die Chloroformnarkose völlig verdrängte.

Chemie. Aether (offiz.), *Aether anaesthesicus* (PI), Diäthyläther, Aether sulfuricus, $C_2H_5 \cdot O \cdot C_2H_5$, wird bei der Darstellung durch Erhitzen von Alkohol und Schwefelsäure nicht sofort in dem für die Anwendung als Narkoticum notwendigen Reinheitsgrad gewonnen. Durch fraktionierte Destillation werden störende Verunreinigungen entfernt. Aber der vollkommen reine Äther ist, sofern nicht besondere Vorsichtsmaßnahmen innegehalten werden, nicht gut haltbar. Unter dem Einfluß des Luftsauerstoffs bilden sich, zumal in der Wärme und bei Lichtzutritt, Zersetzungsprodukte mit schädlicher Wirkung. Neben Peroxyden (Dioxäthylperoxyd) und Aldehyden (Acetaldehyd) entstehen Säuren (Essigsäure). Für Narkosezwecke darf nur ein Äther verwandt werden, der frei von diesen Zersetzungsprodukten ist. Das DAB schreibt vor, daß als **Aether pro narcosi** (offiz.) nur Äther abgegeben werden darf, bei dem durch einige einfache chemische Prüfungsverfahren die genügende Reinheit festgestellt worden ist.

Aether pro narcosi darf, mit Jodkaliumlösung geschüttelt, innerhalb 3 Std. keine Gelbfärbung durch frei gemachtes Jod und mit Vanadinschwefelsäure keine Rotfärbung (Peroxyde) geben; er darf mit NESSLERschem Reagens keine Färbung oder Trübung (Aldehyde, Vinylalkohol) geben, und schließlich muß er frei von Aceton sein.

Der Narkoseäther wird in braunen, fast ganz gefüllten und gut verschlossenen Flaschen abgegeben, die nicht mehr als 150 cm³ fassen. Er ist kühl und vor Licht geschützt aufzubewahren. Einen noch besseren Schutz gegen Zersetzung bietet der Zusatz von etwas Eisenpulver.

Aether pro narcosi ist eine farblose Flüssigkeit vom Siedepunkt 34,5° und dem spezifischen Gewicht 0,713. Löslichkeit in Blut von 37° C $\alpha = 15{,}2$. Er ist leicht entflammbar, und seine Dämpfe sind, gemischt mit Luft, leicht explosibel. Man achte also bei jeder Äthernarkose darauf, daß offene Flammen oder glühendes Metall nicht in die Nähe der Maske gebracht werden.

Schicksal im Körper. Läßt man einen Menschen dauernd ein konstantes Ätherdampfluftgemisch, z. B. von 6 cm³ Ätherdampf in 100 cm³ Luft, einatmen, so dauert es mehrere Stunden lang, bis sich die jener Ätherdampfkonzentration entsprechende Äthermenge im Blute und in den Geweben angesammelt hat, so daß die endgültige Narkosetiefe erst nach Stunden erreicht wird. Es ist aus diesem Grunde praktisch unmöglich, die theoretisch vorhandene Möglichkeit, „gefahrlos" zu narkotisieren, auszunützen. Vielmehr zwingt die langsame Sättigung des Blutes dazu, zunächst die Narkose mit solchen Ätherdampfkonzentrationen einzuleiten, die lange Zeit hindurch eingeatmet, zu einer tödlichen Ätheranhäufung im Blute führen müßten.

Der in das Blut und in die Gewebe aufgenommene Äther wird im Körper nicht verändert; er tritt nach Beendigung der Narkose in die Ausatmungsluft über. Auch die Ausscheidung geht sehr langsam vonstatten, so daß das Blut erst viele Stunden nach Narkoseende wieder vollkommen ätherfrei ist. Man fand z. B. am Ende der Narkose im Blute des Menschen 0,08 g-%, 8 Std. später waren es noch 0,005 g-%, d. h. innerhalb dieser Zeit war der Gehalt auf $^1/_{16}$ abgesunken. Minimale Äthermengen sind selbst 24 Std. nach Narkoseende im Blute noch aufzufinden.

Indikationen. Äther ist das z. Z. weitaus am meisten verwandte Anästheticum für länger anhaltende tiefe Narkosen. Nur wenige Erkrankungen schließen die Äthernarkose aus (s. unten).

Dagegen ist die Verwendung des Äthers für kurzdauernde „Rauschnarkosen" durch Einführung des Äthylchlorids und anderer ähnlich wirkender Mittel sowie durch die Kurznarkose mit Evipan überholt worden.

Nebenwirkungen, Gefahren. Im Beginn der Narkose macht sich die sekretionsfördernde Wirkung des Äthers oft störend bemerkbar. Zumal wenn die Narkose sofort mit hohen Ätherdampfkonzentrationen eingeleitet wird, treten starker Tränen- und Speichelfluß und lebhafte Bronchialsekretion auf; die lokale Wirkung auf die Schleimhäute ist besonders bei Kranken mit chronischer Bronchitis, Emphysem und Lungenphthisis gefürchtet. Um die Sekretionswirkung möglichst einzuschränken, wird stets nur der den Vorschriften des DAB wirklich entsprechende Aether pro narcosi benutzt, da gerade die Zersetzungsprodukte eine lebhafte Schleimhautreizung auslösen; außerdem empfiehlt es sich, daß man im Beginn der Narkose *allmählich* auf die für das Erreichen der tiefen Narkose notwendigen starken Ätherdampfkonzentrationen ansteigt, und daß man den Patienten, die nicht schon Scopolamin. hydrobromicum vor dem Narkosebeginn erhielten, 0,0005 Atropinum sulfuricum subcutan (etwa $^1/_2$ Std. vor Narkosebeginn) einspritzt. Aber auch wenn diese Vorsichtsmaßnahmen befolgt werden, behält der Äther eine gewisse bronchialschleimhautreizende Nebenwirkung, die bei den Narkotisierten, besonders wenn sie an einer Bronchitis (z. B. infolge von Herzinsuffizienz) leiden, leicht zur Entwicklung einer postnarkotischen Bronchopneumonie Anlaß geben kann. Ihre Entwicklung ist besonders dann zu befürchten, wenn an den der Narkose folgenden Tagen die Expektoration des vermehrten Sekretes unterbleibt, weil die Art der in der Narkose gesetzten Wunde (Bauchschnitt!) das Aushusten zu unterdrücken zwingt oder zu große Morphingaben den Hustenreflex völlig unterdrücken. Als Gegenmittel dient tiefes Durchatmenlassen an den ersten, der Narkose folgenden Tagen.

An Alkohol Gewöhnte pflegen im Beginn der Äthernarkose in eine sehr starke psychische und motorische Erregung zu kommen, die so stark sein kann, daß sie durch Vertiefung der Äthernarkose kaum überwunden werden kann und zum Weiternarkotisieren mit Chloroform zwingt. Man vermeidet die heftigen Erregungsformen dadurch, daß man 2—3 Std. vor der Inhalationsnarkose Morphinum hydrochloricum und Scopolaminum hydrobromicum (S. 81 und 87) einspritzt oder die Narkose, wenn eine Äthererregung zu befürchten ist, nicht mit Äther, sondern mit Äthylchlorid (S. 68) oder mit Evipan (S. 78) einleitet.

Die Atmung zeigt im Erregungsstadium oft (belanglose) Störungen. Zum Teil stellen sich, infolge der Reizung sensibler Nervenendigungen in Nase und Trachea, kurzdauernde, reflektorische Atemstillstände ein, z. T. ist die Atmung beschleunigt und vertieft. Mit dem Erreichen des narkotischen Stadiums wird die Atmung ruhig und nimmt infolge der Entspannung des weichen Gaumensegels einen regelmäßig-schnarchenden Charakter an. Man achte darauf, daß die erschlaffende und zurücksinkende Zunge nicht die Atmungswege verlegt. Tritt dieser zur Erstickung führende Zwischenfall ein, so muß mit der stets zur Hand liegenden Zungenzange die Zunge vorgezogen und der zurückgefallene Kiefer nach vorn geschoben werden; ist der Mund krampfhaft geschlossen, so wird er mit der Kiefersperre gewaltsam geöffnet. An dem Aufhören der schnarchenden Atmungsgeräusche und an den flacher werdenden Thoraxbewegungen ist die beginnende Atmungslähmung leicht zu erkennen. Die Gefahr einer völligen Atmungslähmung durch die Äthernarkose ist bei kräftigen Gesunden nicht groß, während bei Patienten, die im kollabierten Zustand zur Narkose kommen, größte Aufmerksamkeit geboten ist.

Die Herzleistung und die Gefäßspannung werden durch die Äthernarkose so wenig geschädigt, daß die Äthernarkose auch bei Herz- und Gefäßkranken angewandt werden darf, wenn der Eingriff nicht mit lokalanästhetischen Methoden durchzuführen ist. Herzkranke mit Kreislaufinsuffizienz oder Patienten, bei denen eine Insuffizienz als Folge der Narkose befürchtet wird, sind möglichst mit Digitalis vorzubehandeln.

Während im allgemeinen bei der Äthernarkose des Menschen keine Acidose eintritt, ist das bei Diabetikern öfter der Fall. Bei diesen ist deshalb vorbeugend reichlich Natrium bicarbonicum zuzuführen oder eine Insulinbehandlung vorzunehmen, ehe der operative Eingriff in Allgemeinnarkose ausgeführt wird. Schädigungen der parenchymatösen Organe sind nach Äthernarkose selten. Ikterus und Albuminurie treten nur ausnahmsweise auf.

Erbrechen tritt selten im Exzitationsstadium, häufig als Nachwirkung der Äthernarkose auf. Damit nicht die erbrochenen Massen von den noch benommenen Patienten aspiriert werden, darf kein Äthernarkotisierter vor völligem Erwachen ohne Aufsicht gelassen werden. Bei nicht dringlichen Operationen sorgt man dafür, daß der Patient nüchtern zur Narkose kommt.

Kinder im Alter von $^1/_2$ bis 10 Jahren erhöhen ihre Körpertemperatur während oder nach der Narkose, manchmal in gefährlichem Maße, so daß Kühlung auf einer Wassermatratze geboten ist.

Darreichung, Dosierung. Da der Partialdruck des Äthers in der Einatmungsluft die ins Blut und damit in die Gewebe übertretende Äthermenge bestimmt, würde eine ideale Narkosemethode diejenige sein, bei welcher einem Patienten eine Einatmungsluft mit bekanntem Ätherdampfdruck zugeführt wird. Eine derartige Methode hat auch praktische Anwendung gefunden; der hierbei benutzte Narkoseapparat erlaubt es, bestimmte Ätherdampfdrucke an Hand einer Skala einzustellen.

Der bei uns viel benutzte Roth-Drägersche Narkoseapparat gestattet zwar nicht, die Ätherdrucke des aus dem Apparat zur Maske strömenden Äther-Sauerstoff-Gemisches zu messen, aber man kann mit ihm die Menge der in 1 Liter Luft verdampften Ätherflüssigkeit einstellen. Wenn auch das Narkotisieren mit einem derartigen Apparat zweifellos, zumal für den Anfänger, leichter als mit dem sonst üblichen Äthertropfverfahren durchzuführen ist, so ist es aus den oben erwähnten Gründen keineswegs frei von den Gefahren der Überdosierung.

Um in 10—15 Minuten die für die tiefe Narkose nötige Äthermenge im Blute zu erzielen (= etwa 0,13 g in 100 cm^3 Blut), beginnt man mit etwa 0,2 g Äther auf 1 Liter Luft (= 0,28 cm^3 Ätherflüssigkeit auf 1 Liter Luft = etwa $7^1/_2$—8 cm^3 Ätherdampf in 100 cm^3 Luft). Die tiefe Narkose wird dann dadurch aufrechterhalten, daß man auf etwa 0,1 g Äther = 0,14 cm^3 Ätherflüssigkeit auf 1 Liter Luft = etwa 3,7 Vol.-% Ätherdampf zurückgeht.

In der allgemeinen Praxis ist man auf das Verfahren der Einatmung des auf der Gesichtsmaske verdampfenden Äthers angewiesen. Die alte Methode, Äther in eine große, außen mit luftundurchlässigem Material überspannte Maske zu gießen und den Patienten die verhältnismäßig hohe Ätherdampfkonzentration des Maskeninhaltes einatmen zu lassen, ist zugunsten des schonenderen Verfahrens der Narkose mit der offenen Maske fast ganz verlassen. Hierzu wird meist eine kleine aus porösem Stoff bestehende Maske verwandt, auf die der Äther anfangs schußweise in dünnem Strahl oder in sehr rascher Tropfenfolge aufgebracht wird, bis die Narkose sich dem tiefen Stadium nähert, worauf auf eine individuell anzupassende geringere Tropfengeschwindigkeit zurückgegangen wird. In der Hand des Geübten sind die Gefahren dieses Narkoseverfahrens kaum größer als bei Verwendung genaue Dosierung gestattender Narkoseapparate.

Zur Beaufsichtigung der Narkosetiefe wird in erster Linie die Atmung dauernd beachtet. Sie muß regelmäßig und von genügender Tiefe sein. Bei völliger Muskelentspannung hat sie, wie erwähnt wurde, oft schnarchenden Charakter. Der Grad der Muskelentspannung kann durch passive Bewegungen des Armes kontrolliert werden.

Auf die die Narkosetiefe anzeigenden Reflexe — Lichtreflex der Iris, Lidzuckung bei Berühren der Hornhaut mit der Fingerkuppe — legt der erfahrene Narkotiseur weit weniger Wert als auf die Beobachtung der Atmung und der Muskelspannung. Für den Anfänger empfiehlt es sich, den Lidreflex dauernd zu verfolgen und beim Schwinden desselben die Äthernarkose mit erhöhter Vorsicht fortzusetzen. Das Schwinden des Lichtreflexes zeigt eine bedenkliche Vertiefung der Narkose an, zwingt aber an sich noch nicht zum Nachlassen der dargereichten Äthermengen. Die Pupille ist im Excitationsstadium zunächst erweitert, später wird sie enger; eine plötzliche Erweiterung in tiefer Narkose ist der Ausdruck der Lähmung des Oculomotoriuszentrums und das Signal drohender Atemlähmung; sie gibt den Anlaß zum sofortigen Vermindern der Narkosetiefe. Bei langdauernden Narkosen und größeren chirurgischen Eingriffen ist eine fortlaufende Kontrolle des Blutdruckes erforderlich.

Die Methode des *Ätherrausches* — in die mit undurchlässigem Stoff überzogene Maske werden etwa 20 cm³ Äther gegossen, man läßt den Patienten die konzentrierten Ätherdämpfe einatmen, bis das Excitationsstadium mit Analgesie erreicht ist — wurde seit dem Bekanntwerden der Äthylchloridnarkose fast ganz verlassen. Sie ist nur für kurzdauernde und oberflächliche Narkosen geeignet.

Das Verfahren der intravenösen Zufuhr des Äthers (0,5% in physiologischer Kochsalzlösung) hat keine weitere Verbreitung gefunden, da es prinzipielle Vorzüge vor der Inhalationsnarkose nicht hat.

Um die für manche Patienten unangenehme Einatmung von Äther unter der Maske bei vollem Bewußtsein auszuschalten und eine genügende Narkosetiefe schneller zu erreichen, wird die Narkose häufig mit einem ins Blut injizierbaren Narkoticum mit kurzer Wirkungsdauer, wie Evipan oder Eunarcon (s. S. 78 f.), eingeleitet.

Rp. Aetheris pro narcosi 100,0
D.S. Zur Narkose (= 1,90 DM).

Chloroformium pro narcosi.

Geschichtliches. Sehr bald nach den ersten Äthernarkosen wurden die betäubenden Eigenschaften des von LIEBIG 1831 dargestellten Chloroforms von FLOURENS entdeckt und 1847 von SIMPSON in Edinburgh zur Narkose Gebärender ausgenutzt. Jahrzehntelang war dann Chloroform das bei uns meist benutzte Inhalationsnarkoticum, bis sich langsam die Erkenntnis durchsetzte, daß die Chloroformnarkose zweifellos mit größeren Gefahren verbunden ist als die Äthernarkose.

Chemie. Chloroformium (offiz.), *Chloroformium anaesthesicum* (PI), Trichlormethan, $HCCl_3$, das durch Einwirkung von Chlorkalk auf Äthylalkohol gewonnen und durch fraktionierte Destillation gereinigt wird, ist eine klare Flüssigkeit vom Siedepunkt 60—62° C und mit dem spezifischen Gewicht 1,5. Es ist in etwa 30 Teilen Wasser löslich, gut löslich in Alkohol und Öl. Die Löslichkeit des Chloroformdampfes in Blut von 37° C ist $\alpha = 10{,}3$. Chloroform brennt nicht!

Chloroform ist gegen Sauerstoff nicht beständig. Es wird unter Sauerstoffaufnahme in Salzsäure und Phosgen gespalten: $HCCl_3 + O = HCl + COCl_2$. Durch einen Zusatz von 0,6—1% Alkohol wird die Geschwindigkeit dieser Reaktion stark gehemmt. **Chloroformium pro narcosi** (offiz.) muß diesen Alkoholzusatz haben. Weiter muß es auf Abwesenheit von Salzsäure, Chlor, Phosgen und organischen Verunreinigungen geprüft sein. Ein etwaiger Phosgengehalt läßt sich dadurch nachweisen, daß mit Chloroform getränktes Fließpapier nach dem Verdunsten des Chloroforms stechend riecht.

Für Narkosezwecke ist nur Chloroformium pro narcosi des DAB oder eines der zuverlässigen, reinen Spezialpräparate zu verwenden.

Narkose-Chloroform ist in braunen, höchstens 60 cm³ enthaltenden, voll gefüllten und gut verschlossenen Flaschen, die kühl und dunkel aufzubewahren sind, abzugeben.

Ungemein rasch erfolgt die Zersetzung der Chloroformdämpfe zu Salzsäure und Phosgen, wenn die Dämpfe mit frei brennenden Flammen (Gaslicht, Gasofen) in Berührung kommen. In den ersten Jahrzehnten nach Einführung der Chloroformnarkose sind sehr zahlreiche schwere und tödliche Phosgenvergiftungen an Patienten, Ärzten, Schwestern vorgekommen, und erst die Einführung des elektrischen Glühlichtes hat diese Gefahr beseitigt.

Schicksal im Körper. Auch beim Chloroform ist der bei der Einatmung in dem Alveolargasgemisch bestehende Chloroformdampfdruck bestimmend für die Chloroformkonzentration, die sich im Blute und damit auch in den Geweben einstellt. Aber das Gleichgewicht zwischen Chloroformdampfdruck im Alveolargasgemisch und dem Chloroformgehalt des Blutes stellt sich nur langsam her, allerdings schneller als bei dem besser wasserlöslichen Äther. So fand man beim Menschen nach ½stündiger Einatmung eines bestimmten Chloroformluftgemisches etwa drei Viertel der schließlich im Blute sich einstellenden Chloroformkonzentration. Nach dem Abbrechen einer Chloroformnarkose wird das

Chloroform zum ganz überwiegenden Teil unverändert durch die Lungen wieder ausgeschieden. Der Austritt des Chloroforms aus dem Blut erfolgt sehr langsam.

Indikationen. Von den Chirurgen wird für langanhaltende Narkosen dem Äther der Vorzug vor dem Chloroform gegeben. Reine Chloroformnarkosen werden fast nur noch dann ausgeführt, wenn der Äther wegen Erkrankungen der Bronchien und Lungen nicht anzuwenden ist.

Nebenwirkungen, Gefahren. Eine schleimhautreizende Wirkung kommt dem reinen Chloroformium pro narcosi in viel geringerem Grade als dem Äther zu. Daher treten im Beginn der Narkose sehr viel seltener und in viel geringerem Maße Tränen- und Speichelfluß oder Bronchialsekretion auf. Zersetztes Chloroform mit einem höheren Gehalt an Salzsäure und Phosgen kann dagegen starke Schleimhautreizungen und bronchopneumonische Affektionen auslösen.

Ein Vorzug des Chloroforms vor dem Äther ist darin zu sehen, daß es im Beginn der Narkose eine viel geringere Excitationswirkung hat. So gelingt es mit Chloroform viel leichter, chronische Alkoholiker in eine tiefe Narkose zu bringen. Aber man wird wegen der Gefahr der im weiteren Verlauf der Chloroformnarkose auftretenden Kreislaufschädigung und der sich im Anschluß an die Narkose entwickelnden Stoffwechselschädigungen auch beim Alkoholiker das Chloroform, sobald die tiefe Narkose erreicht ist, möglichst durch Äther ersetzen.

Das Verhalten der Atmung weicht von dem bei der Äthernarkose beschriebenen Verhalten insofern ab, als sich beim Einatmen der ersten chloroformhaltigen Luftmengen oft ein weit stärkerer atmungshemmender Reflex zeigt. Durch Reizung sensibler Nerven in den Schleimhäuten der Luftwege wird die Atmung oft für längere Zeit stillgelegt; dieser Atemstillstand geht fast immer spontan vorüber; immerhin wird man, um ihn möglichst zu vermeiden, mit nicht zu hohen Chloroformdampfkonzentrationen zu narkotisieren beginnen. Da man bei der Chloroformnarkose leichter die das Atemzentrum lähmende Konzentration im Blute erreicht als beim Narkotisieren mit Äther, hat man auf den Gang der Atmung besonders sorgfältig zu achten. Wie bei der Äthernarkose kann es auch in der Chloroformnarkose infolge Zurücksinkens der Zunge zu einer mechanischen Verlegung der Luftwege kommen, gegen welche man die auf S. 64 erwähnten Maßnahmen ergreift.

Die wichtigsten gefährlichen Nebenwirkungen betreffen Herz und Kreislauf. Bei jeder tiefen Chloroformnarkose sinkt der Blutdruck durch Schwächung der Herzkraft und Verminderung des arteriellen Widerstandes ab, der Puls wird kleiner und dabei meist frequenter. Bei Menschen mit atheromatösem Gefäßsystem und bei Herzkranken, speziell bei Coronarsklerotikern, ist die Kreislaufschädigung so oft von lebensgefährdender Stärke, daß bei ihnen Chloroform nicht anzuwenden ist.

Besonders gefürchtet ist der Herzkollaps im Beginn einer Chloroformnarkose. Zumal bei erregten Menschen mit labiler Herztätigkeit kann es im Beginn der Narkose, ehe noch das Stadium der tiefen Narkose erreicht ist, zu plötzlichem Verschwinden des Pulses kommen, die Herztöne werden schwach und hören bald danach auf. Kammerflimmern infolge Sensibilisierung des Herzens durch Chloroform für Suprarenin ist die Ursache dieses Zwischenfalles, der deshalb so gefürchtet wird, weil es meist nicht gelingt, durch Wiederbelebungsmaßnahmen (künstliche Atmung, Herzmassage, Kreislaufmittel) die Patienten zu retten.

Anders als nach Äthernarkosen sind Stoffwechselstörungen nach längeren Chloroformnarkosen häufig und von ernstem Charakter. Die vermehrte Bildung von Säuren erzeugt eine starke Acidosis; beim Diabetiker hat sie in vielen Fällen das tödliche Koma ausgelöst, so daß man bei Zuckerkranken niemals mit Chloroform narkotisieren soll. Schädigungen des Nierenepithels bewirken häufig länger anhaltende Albuminurie; die Leberzellenschädigung äußert sich im Auftreten von Ikterus. Besonders aber können Herz und Kreislauf in der Nachperiode betroffen sein, so daß die Patienten in den der Narkose folgenden Tagen unter zunehmender Verschlechterung der Herztätigkeit zugrunde gehen oder für lange Zeit die Zeichen der Insuffizienz zeigen können.

Darreichung, Dosierung. Die Technik der Chloroformnarkose gleicht im Prinzip der Technik der Äthernarkose. Da aber zum Erzielen einer tiefen Narkose bei Chloroform ein weit geringerer Partialdruck in der Einatmungsluft notwendig ist und da zur Unterhaltung der tiefen Narkose eine geringere Konzentration im Blute und eine geringere Gesamtmenge im Körper erforderlich sind als bei Äther, sind die absoluten Chloroformmengen, die zur Narkose nötig sind, weit geringer. Gegen $1^1/_2$—2 Vol.-% läßt man einatmen, bis das Bewußtsein geschwunden ist und die Reflexe abzunehmen beginnen. Dann geht man langsam auf die Chloroformkonzentrationen zurück, die zur Unterhaltung der tiefen Narkose notwendig sind.

Neben dem ROTH-DRÄGERschen Apparat wird vorwiegend die kleine offene Maske verwandt. Zur Einleitung der Narkose gibt man etwa jede Sekunde einen Chloroformtropfen, später genügt alle 2—4 sec ein Tropfen, um die tiefe Narkose zu unterhalten. Selbstverständlich ist aber die Tropfenzahl individuell einzustellen, denn die Menge des aus der Maske in die Lungenluft gelangenden Chloroformdampfes ist von der Temperatur, der Atemtiefe und anderen Faktoren abhängig, und die Narkotisierbarkeit der einzelnen Individuen ist recht verschieden.

Für die Beaufsichtigung der Chloroformnarkose gilt im allgemeinen das bei Äther Erwähnte, nur muß man wegen der wesentlich größeren Gefährlichkeit der Chloroformnarkose die Atemtätigkeit, den Zustand der Reflexe und besonders die Tätigkeit des Herzens und die Beschaffenheit des Kreislaufes mit erhöhter Aufmerksamkeit dauernd verfolgen.

Rp. Chloroformii pro narcosi 60,0
D.S. zur Narkose.
(100,0 Chlorof. pro narc. = 1,00 DM)

Aether chloratus.

Geschichtliches. Die narkotische Wirkung des Äthylchlorids wurde schon vor der des Äthers und Chloroforms, nämlich im Jahre 1831, durch französische Ärzte entdeckt, und in den vierziger Jahren des letzten Jahrhunderts wurden auch schon an Menschen vielfach Äthylchloridnarkosen ausgeführt. Sie fanden aber keine günstige Beurteilung. Nachdem das Äthylchlorid 1890 von REDDARD zur örtlichen Anästhesierung der Haut empfohlen worden war, beobachteten Zahnärzte, daß das auf die Mundschleimhaut zur örtlichen Betäubung gespritzte Äthylchlorid bei der zufälligen Einatmung Vollnarkose erzeugte. Aus der zahnärztlichen Praxis, in der das Mittel rasch allgemeine Verwendung fand (HERRENKNECHT, 1904) wurde es bald von den Chirurgen übernommen; es ist heute neben Äther eines der bei uns am meisten verwandten Inhalationsnarkotica.

Chemie. **Aether chloratus** (offiz.), *Aethylis Chloridum* (PI), Äthylchlorid, Chloräthyl, C_2H_5Cl, wird durch Erhitzen von Alkohol mit konzentrierter Salzsäurelösung unter Druck oder durch Einleiten von Salzsäuregas in ein Alkohol-Chlorzink-Gemisch als wasserklare, brennbare, eigenartig riechende Flüssigkeit vom spezifischen Gewicht 0,921 und dem Siedepunkt 12—12,5° C gewonnen. Die Löslichkeit in Blut von 37° C beträgt $\alpha = 2,5$.

Das DAB schreibt Prüfungen auf Salzsäure und organische Phosphorverbindungen vor, die bei älteren Darstellungsverfahren als Verunreinigungen auftreten konnten und starke Giftwirkungen entfalteten. Die Phosphorverbindungen erkennt man am knoblauchartigen Geruch, der bemerkbar wird nach dem Verdunsten des Äthylchlorids in einer Abdampfschale.

Des niederen Siedepunkts wegen wird das Äthylchlorid in zugeschmolzenen Glasflaschen oder in Gefäßen geliefert, bei denen eine Capillare am äußeren freien Ende durch eine federnde Kappe verschlossen gehalten wird. Hebt man die Kappe von der nach unten geneigten Capillarmündung ab, so entweicht die durch den Dampfdruck des bei Zimmertemperatur schon siedenden Äthylchlorids verdrängte Flüssigkeit in feinem Strahl. Mehrere Firmen bringen Äthylchlorid in einwandfreier Beschaffenheit und zweckmäßiger Packung in den Handel. Genannt seien die Präparate der Firmen Henning, Merck, Riedel, Thilo.

Beim Verdampfen bindet Äthylchlorid Wärme. Die auf der Abkühlung des Gewebes beruhende Verwendung als lokales Anaestheticum ist S. 109 geschildert.

Schicksal im Körper. Wie bei den anderen Inhalationsanaestheticis ist die im Blute und in den Geweben sich einstellende Konzentration abhängig von dem Druck des Äthylchloridgases in der Alveolarluft. Aber das Gleichgewicht zwischen dem Druck des Äthylchloriddampfes in der Einatmungsluft und dem Gehalt im Blute und in den Geweben stellt sich viel rascher ein als bei Äther oder Chloroform, so daß es gelingt, mit diesem Mittel schon innerhalb viel kürzerer Zeit eine Narkose herbeizuführen. Ein weiterer Vorzug besteht darin, daß auch das Abdampfen des Äthylchlorids ungemein rasch erfolgt. Die Patienten erwachen daher innerhalb weniger Minuten nach Abbrechen der Äthylchloridzufuhr.

Indikationen. Für Allgemeinnarkosen von geringer Tiefe und Dauer verwendet man bei uns häufig das Äthylchlorid. In der Zahnheilkunde und kleinen Chirurgie hat es den früher gebräuchlichen Ätherrausch mit Recht verdrängt, da die Äthylchloridnarkose für die Patienten viel angenehmer ist.

Nebenwirkungen, Gefahren. Die Gefahren der kurzdauernden Äthylchloridnarkose sind sehr gering. Reizungen der Schleimhäute, schwere Excitationswirkungen im Beginn der Narkose und das Gefühl des Narkosekaters nach derselben fehlen; Übelkeit und Erbrechen treten nur ausnahmsweise ein.

Auszuschließen von der Äthylchloridnarkose sind Herzkranke. Bei diesen ist Äther weniger gefährlich.

Bei Überdosierung setzt die Atmung aus, der Patient wird cyanotisch. Dieser Zwischenfall ist aber wenig gefährlich, wenn sofort die Narkose abgebrochen und künstliche Atmung ausgeführt wird. Spätestens nach wenigen Minuten ist das Äthylchlorid so weit aus dem Körper entfernt, daß die Atmung wieder einsetzt und der Patient erwacht.

Tiefe Narkosen von längerer Dauer können mit Äthylchlorid nicht durchgeführt werden, da es bei der üblichen Anwendung technisch unmöglich ist, längere Zeit hindurch einen konstanten Partialdruck von Äthylchlorid in der Einatmungsluft und damit eine konstante Narkosetiefe zu unterhalten.

Darreichung, Dosierung. Über Nase und Mund des Patienten wird eine kleine, mit porösem Stoff überzogene Maske gedeckt, oder es werden einige Lagen von Gaze darübergelegt. Man spritzt zur Einleitung der Narkose im Strahl einige Kubikzentimeter (2—3 cm^3) Äthylchlorid auf; die Eisbildung verhindert die sofortige Verdampfung und mindert die Gefahr der Überdosierung. Der Patient wird aufgefordert, zu zählen: sobald nach $^3/_4$—$1\,^1/_2$ Minuten das Bewußtsein erloschen ist und das Zahlenhersagen aufgehört hat, können kleine Eingriffe, bei denen es nur auf Analgesie, nicht auf völlige Muskelentspannung ankommt, ausgeführt werden.

Wenige Minuten nach dem Ende der Äthylchlorideinatmung erwacht der Patient vollkommen. Da, wie erwähnt, Nachwirkungen fast ganz fehlen, eignet sich die Äthylchloridnarkose besonders auch in der ambulanten Praxis (15,0 Aether chlorat. = 0,80 DM).

Vinethen (Merck), *Aether vinylicus* (PI), Divinyläther, $\begin{matrix} CH_2 = CH \diagdown \\ \\ CH_2 = CH \diagup \end{matrix} O$, wurde 1934 in Amerika für Rauschnarkosen und kurze Vollnarkosen eingeführt. Betäubung und Erwachen erfolgen schneller als bei Chloräthyl. Die Verbindung ist explosibel wie Äther und hält sich nur in stabilisierter Form. Bei längeren Vollnarkosen werden Leber und Niere geschädigt.

Nitrogenium oxydulatum, Distickstoffoxyd, Stickoxydul.

Geschichtliches. 23 Jahre nach Entdeckung des Stickoxydulgases wurde seine berauschende und schmerzbetäubende Wirkung durch den englischen Chemiker DAVY, der dem Gas den Namen Lachgas gab, aufgefunden (1799). Aber sein Vorschlag, das Gas bei Operationen anzuwenden, fand keine Beachtung; erst 1844 machte WELLS in Amerika die ersten zahnärztlichen Operationen im Stickoxydulrausch, der seit 1860 eine große Verbreitung fand, bis die Ausarbeitung der lokalanästhetischen Methoden und die Einbürgerung des Äthylchlorids die Stickoxydulnarkose zurückdrängten. In den angelsächsischen Ländern wird sie neben der Verwendung anderer „Gasnarkotica" heute wieder mehr gepflegt.

Chemie. **Distickstoffoxyd, Stickoxydul,** *Oxydum Nitrosum* (PI), N_2O, wird als farbloses, nicht unangenehm riechendes und süßlich schmeckendes Gas durch trockenes Erhitzen von Ammoniumnitrat gewonnen und komprimiert in Stahlzylindern vom Handel geliefert. Die Löslichkeit in Blut von 37 °C beträgt $\alpha = 0{,}41$.

Schicksal im Körper. Da wegen der verhältnismäßig geringen Wasser- und Lipoidlöslichkeit des Stickoxyduls die Narkose mit einem hohen Stickoxyduldruck eingeleitet werden kann, läßt sich die zur Narkose notwendige Konzentration im Blute schon im Laufe von 1—3 Minuten erreichen. Wegen der großen Druckdifferenz zwischen Blut und Alveolarluft nach Abbrechen der Stickoxydulzufuhr erfolgt die Ausscheidung des Stickoxyduls außerordentlich rasch. Das Erwachen tritt auch aus tiefer Narkose in etwa 2 Minuten ein. Stickoxydul verläßt den Körper unverändert.

Indikationen. Stickoxydul ist für den Patienten das subjektiv angenehmste und das objektiv schonendste Inhalationsanaestheticum, wenn es gilt, für chirurgische Eingriffe das Bewußtsein und die Schmerzempfindung auszulöschen, ohne daß völlige Muskelentspannung für die Operation notwendig ist. Durch die Einführung des Tubocurarins zur Muskelerschlaffung in oberflächlicher Narkose (s. S. 168) sind die Anwendungsmöglichkeiten der Stickoxydulnarkose vermehrt worden.

Nebenwirkungen, Gefahren, Die Stickoxydulnarkose ist ohne jede Gefahr, sofern dafür gesorgt wird, daß dem Körper neben diesem Gas die notwendigen Sauerstoffmengen zugeführt werden. Nach dem Erwachen aus der Narkose ist Übelkeit und Erbrechen selten. Stickoxydul-Luft-Gemische sind nicht explosibel.

Darreichung, Dosierung. Mischt man dem Stickoxydul so viel Sauerstoff zu, daß bei der Einatmung keine Erstickung möglich ist (z. B. 87% N_2O und 13% O_2), so schwinden innerhalb 1–2 Minuten Bewußtsein und Schmerzempfindung, aber die Muskelerschlaffung bleibt aus, ja nicht selten treten eigenartige Muskelstarrezustände auf. Diese Narkose kann stundenlang fortgesetzt werden, ohne daß irgendwelche bedrohlichen Nebenwirkungen an Atmung und Herz zu sehen wären.

Für eine tiefe Narkose ist ein Partialdruck des Stickoxyduls von mehr als 1 Atm. erforderlich. Das von PAUL BERT angegebene Verfahren, ein Gemisch von 80% N_2O und 20% O_2 unter so hohem Druck einatmen zu lassen, daß die für eine tiefe Narkose notwendige Stickoxydulmenge ins Blut und in die Gewebe übertritt, erwies sich zwar auch am Menschen brauchbar, konnte sich aber wegen der technischen Schwierigkeiten nicht einbürgern.

Zur Analgesie mit — meist nicht vollständigem — Bewußtseinsverlust, für kleine Eingriffe, läßt man Stickoxydul mit 15—20% Sauerstoff unter Atmosphärendruck einatmen. Für große Operationen im Bauch- oder Brustraum kann die narkotische Wirkung des Stickoxydul-Sauerstoff-Gemisches durch Zumischung von Äther in geringem Partialdruck oder durch Zufuhr eines Barbitursäurederivates erhöht werden.

Die Narkose mit Erstickung durch Einatmung von reinem Stickoxydul ohne Zumischung von Sauerstoff bis zu röchelnder Atmung wird zwar heute noch geübt, ist aber wegen der Gefahren auch einer nur kurzdauernden Anoxie nicht zu empfehlen.

Stickoxydul pro narcosi (Hoechst), Druckflaschen mit 1 kg, 1,5 kg und 7,5 kg Inhalt.

Acetylen, HC ≡ CH, wird seit 1922 im Anschluß an die Tierversuche WIELANDS zur Narkose des Menschen verwandt. Da das gewöhnliche Handelsacetylen giftige Phosphorverbindungen enthält, muß es für Narkosezwecke besonders gereinigt werden, wobei der Geruch viel schwächer wird.

Narcylen (Boehringer-Ingelheim) ist in Aceton gelöstes Narkoseacetylen. Acetylen-Luft-Gemische sind explosibel.

Der Verlauf der Acetylennarkose gleicht dem der Stickoxydulnarkose, doch ist Acetylen dem Stickoxydul an Wirkungsstärke überlegen. Man beginnt damit, ein Gemisch von 60% Acetylen und 40% O_2 (die Mischung wird in einem geeigneten Narkoseapparat reguliert) einatmen zu lassen. Der anfangs störende Geruch schwindet rasch. Nach kurzdauernder Steigerung auf 70% geht man auf 60% zurück, bis das Bewußtsein nach geringer Excitation geschwunden ist, was meist innerhalb 5 Minuten eintritt. Jetzt senkt man etwa alle 5 Minuten die Konzentration um 5%, solange die Narkosetiefe genügend bleibt. Bei lang anhaltender Narkose ist die Muskelentspannung oft bei 50—40% oder gar bei 30—20% noch vollkommen. Nach Abbrechen der Einatmung erwacht der Patient in der Regel in 1—5 Minuten. Störende Nebenwirkungen auf Atmung und Kreislauf fehlen. Gelegentlich macht es erhebliche Schwierigkeiten, eine im Beginn der Narkose eintretende krampfartige Muskelspannung zu beseitigen.

Äthylen, $H_2C{=}CH_2$, ist ein brennbares Gas, das mit Luft explosible Gemische gibt. Durch LUCKHARDT (Chicago) 1918 eingeführt, wird Äthylen besonders in Nordamerika in breitem Umfang für chirurgische Allgemeinnarkosen benutzt. Bei der Einatmung von 77—80% Äthylen und 23—20% Sauerstoff tritt innerhalb weniger Minuten tiefe Narkose mit völliger Muskelentspannung ein. Das Erwachen erfolgt wenige Minuten nach Beendigung der Einatmung. Neben- und Nachwirkungen fehlen oder sind nur sehr gering.

Cyclopropan, $\begin{matrix} CH_2{-}CH_2 \\ \diagdown\ \diagup \\ CH_2 \end{matrix}$, ist ebenfalls ein brennbares Gas, das mit Luft explosible Gemische bildet. Gasgemische mit 20 bis 30% Cyclopropan bewirken bereits tiefe Narkose. Unmittelbare Nebenwirkungen werden kaum beobachtet. Unter der Cyclopropanwirkung löst jedoch Suprarenin schwere Herzrhythmusstörungen aus, die zum Tod durch Kammerflimmern führen können. Erregungen, die zur Ausschüttung von Suprarenin führen, sind ebenso gefährlich wie die Injektion von Suprarenin.

Narkosen mit Acetylen, Äthylen oder Cyclopropan sind mit Explosionsgefahr verbunden, die zu einer Reihe von Todesfällen geführt hat. Um diese Gefahr möglichst gering zu halten oder ganz auszuschalten, sind besondere technische Vorsichtsmaßnahmen erforderlich. Dazu gehören einwandfreie Dosierungsapparaturen und Vorkehrungen zur Verhinderung der Akkumulation von statischer Elektrizität.

Anhang. Curare bei Narkosen.

Durch die Standardisierung von Curarepräparaten, die Reindarstellung des *d*-Tubocurarins sowie die Verbesserung der Technik der künstlichen Beatmung ist die zusätzliche Anwendung der Curarewirkung in der Narkose möglich geworden. Vollständige Muskelerschlaffung, die für viele Eingriffe erforderlich ist, kann nur durch sehr tiefe Narkose und am besten mit dem sonst nicht optimalen Narkoticum Äther erreicht werden. Durch die Anwendung der Curarewirkung kann Muskelerschlaffung jeden Grades unabhängig von der Narkose erreicht und diese in ihrer Tiefe auf die Ebene der Ausschaltung des Bewußtseins beschränkt werden. Unter diesen Bedingungen können Narkosen mit allen gebräuchlichen Narkoticis wesentlich länger ausgedehnt werden, und das Distickstoffoxyd mit seinen hervorragenden Qualitäten, dessen Wirkungsstärke unter Atmosphärendruck zu tiefer Narkose nicht ausreicht, kann ausgiebig verwendet werden.

Einzelheiten der Anwendung von *d*-Tubocurarin s. S. 168f.

Chloralum hydratum.

Geschichtliches. In der Erwartung, daß Chloralhydrat im Körper durch langsame Abspaltung von Chloroform narkotisch wirken könne, untersuchte der Pharmakologe LIEBREICH das schon 1832 von LIEBIG synthetisierte Mittel und entdeckte seine narkotische Wirkung, obwohl die theoretischen Voraussetzungen nicht stimmten. 1869 wurde Chloralhydrat als Hypnoticum in die Therapie eingeführt — ein wichtiger Fortschritt war damit erzielt, denn zuvor war man zur Beruhigung Erregter auf die Opiate angewiesen. Während des ersten Jahrzehntes der Therapie mit Chloralhydrat unterschätzte man dessen Giftigkeit. Die infolge davon auftretenden zahlreichen Todesfälle gaben später den Anlaß, die Indikationen sehr erheblich einzuschränken und weniger gefährliche Schlafmittel herzustellen.

Chemie. **Chloralum hydratum** (offiz.), *Chlorali Hydras* (PI), $Cl_3C \cdot C \cdot H(OH)_2$, ist Trichloracetaldehydhydrat; es bildet farblose Krystalle von brennendem Geschmack, die in 0,3 Teilen Wasser löslich sind.

Schicksal im Körper. Chloralhydrat wird durch die Schleimhaut des Dünn- und Dickdarms schnell resorbiert und im Organismus schnell zu Trichloräthanol reduziert, das stärker narkotisch wirkt als Chloralhydrat und die narkotische Wirkung nach Chloralhydratgabe im wesentlichen verursacht. Ein kleiner Teil des Chloralhydrats wird in Leber und Niere zu Trichloressigsäure oxydiert. Das Trichloräthanol wird schnell mit Glucuronsäure gepaart. Der größte Teil des Glucuronids wird in 3—6 Std. im Harn ausgeschieden. Nach Einnahme der therapeutischen Normalmenge beginnt die Wirkung schon nach 15 Minuten, erreicht ihr Maximum nach etwa einer Stunde und ist nach 6—12 Std. beendet. Die von LIEBREICH angenommene Abspaltung von Chloroform findet nicht statt.

Nach lang anhaltender Chloralhydratbehandlung zeigt sich häufig eine gewisse Gewöhnung an das Mittel.

Indikationen. Chloralhydrat entfaltet auch bei schwereren Erregungen eine sicher beruhigende und schlafbringende Wirkung.

Das Hauptanwendungsgebiet des Chloralhydrates liegt in der Behandlung verschiedener motorischer Erregungszustände. Die Krämpfe des an Wundstarrkrampf Leidenden, die eklamptischen Krämpfe, der Status epilepticus, die choreatischen Bewegungen können durch Chloralhydrat gemildert oder aufgehoben werden. Auf allen seinen Indikationsgebieten ist das Chloralhydrat heute durch andere Mittel, vor allem Barbitursäurederivate (s. S. 75f.), weitgehend verdrängt worden.

Nebenwirkungen, Gefahren. Die Reizwirkungen auf die Magenschleimhaut sind manchmal so störend, daß man zur Anwendung als Klysma seine Zuflucht nehmen muß. Injektion ins Gewebe verursacht Schmerzen, Entzündung und manchmal Nekrose.

Bei überempfindlichen Menschen wird neben starker Gesichtsrötung das Auftreten ausgedehnter Hauterscheinungen wie Exantheme, Ödeme, Urticaria oder Petechien beobachtet.

Die Hauptgefahr bei der Chloralhydrattherapie liegt in dem leichten Übergreifen der narkotischen Wirkung auf das Atem- und Gefäßzentrum und auf das Herz. Der geringe Abstand der tiefnarkotisch wirksamen Mengen von den lebensbedrohlichen hat zu der Zeit, als man noch häufig durch große Mengen starke narkotische Wirkungen zu erzwingen versuchte, in sehr vielen Fällen den Tod verursacht. Nach den unten genannten therapeutischen Mengen ist eine Atmungsschädigung nicht zu befürchten, die Kreislaufschädigung ist aber bei Herzkranken und Hochfiebernden oft schon so stark, daß man am besten das Chloralhydrat bei diesen ganz vermeidet.

Sehr lange Zeit hindurch darf das Mittel nicht gegeben werden. Es stellen sich schließlich Blutarmut, körperlicher Verfall und Psychosen ein; das sich entwickelnde Krankheitsbild hat Ähnlichkeit mit dem chronischen Alkoholismus.

Der Harn reduziert nach Chloralhydratzufuhr infolge der Ausscheidung von Glucuronsäure.

Darreichung, Dosierung. Man gibt Chloralhydrat per os oder als Klysma in gut verdünnter Lösung, am besten mit einem die Reizwirkungen mildernden Mucilaginosum als Zusatz.

Die Normalmenge als Schlafmittel ist 1,0—2,0. Bei schweren Erregungen oder Tetanus darf die Normalmenge nur dann überschritten werden, wenn bei fortlaufender Beaufsichtigung der Kreislauf und die Atmung in gutem Zustand befunden werden. Kräftige Menschen vertragen häufig Mengen, die über den Maximaldosen liegen, ohne Schädigung (EMD 3,0!, TMD 6,0!).

Kinder, die besonders bei Chorea mit Chloralhydrat behandelt werden, vertragen das Mittel verhältnismäßig gut. Dem sechsmonatigen Säugling wird bei Krämpfen 0,2—0,5 gegeben, die gleiche Menge erhalten Spiel- und Schulkind zur Beruhigung.

Rp. Chlorali hydrati 5,0
Mucilag. Salep 20,0
Aquae dest. ad 75,0
M.D.S. Abends 1 Eßlöffel
(= 1,0).

Rp. Chlorali hydrati 2,0
Mucilag. Salep 20,0
Aquae dest. ad 200,0
M.D.S. Die Hälfte abends als Klysma
(= 1,0).

Trichloräthylen, $CHCl{=}CCl_2$, ist eine farblose flüchtige Flüssigkeit vom Siedepunkt 87,2° C. Es wurde zunächst nur als Analgeticum bei Trigeminusneuralgie verwendet (Einatmung des Dampfes von 10—20 Tropfen aus dem Taschentuch) und wird jetzt auch zur schmerzlosen Leitung der Geburt versucht. Für Vollnarkosen ist es ganz ungeeignet. Ein großer Teil des aufgenommenen Trichloräthylens wird im Organismus wahrscheinlich über Chloralhydrat in Trichloräthanol verwandelt und dies als Glucuronid ausgeschieden.

Chlorylen (Schering), *Trichloran* (Merck), reines Trichloräthylen. Flaschen mit 10, 50 und 100 cm³ (= 1,70, 4,50 und 7,40 DM).

Avertin (Bayer), *Tribromoaethanolum* (PI), $CBr_3 \cdot CH_2OH$, Tribromäthanol, ist eine weiße Substanz vom Schmelzpunkt 79—80°, die bei 40° C in 30 Teilen Wasser löslich ist. Bei höherer Temperatur zersetzt sich die Avertinlösung; es treten Bromwasserstoff und Dibromacetaldehyd auf, welche schwere Schleimhautentzündungen verursachen. Die Lösungen müssen nach der den Packungen beigegebenen Vorschrift angefertigt werden! Verwandt wird die auf Körperwärme gebrachte 3%ige Lösung.

Es ist zweckmäßig, die Lösung unmittelbar vor dem Einlauf auf Zersetzung zu prüfen. 1—2 Tropfen einer wäßrigen Kongorotlösung 1 : 1000 zu 5 cm³ 3%iger Avertinlösung zugesetzt, darf keine Blaufärbung hervorrufen. Die Blaufärbung tritt schon ein, wenn 0,2% des gelösten Avertins zerstört ist.

Nachdem Eichholtz im Tierversuch festgestellt hatte, daß Avertin, rectal beigebracht, bei Tieren eine mehrstündige tiefe Narkose macht, wurde das Mittel 1927 in die Therapie eingeführt. Es bewährte sich nur als Basisnarkoticum in der chirurgischen Praxis.

Avertin wird rasch an Glucuronsäure gebunden und dadurch unwirksam gemacht; das Glucuronid wird fast quantitativ in den Harn ausgeschieden.

Für die *Basis*narkose gibt man 0,06—0,1 *pro Kilo* als Einlauf rectal. Die Wirkung beginnt nach wenigen Minuten, sie hält etwa $1^1/_2$—2 Std. lang an. Oft folgt ihr ein längerer Nachschlaf. Die Narkose ist nicht tief genug, um größere Eingriffe vornehmen zu können. Man vertieft sie mit geringen Mengen von Äther, Äthylchlorid usw. Dagegen darf man niemals versuchen, durch Vermehrung der genannten Mengen eine Vertiefung der Narkose zu erzwingen. Denn Avertin hat nur eine mäßige Narkosebreite, und die Narkose ist nicht steuerbar.

Angewandt wird Avertin weiter in der geburtshilflichen Praxis (0,06—0,07 *pro Kilo*), zur Unterdrückung der Krämpfe bei Wundstarrkrampf (0,06—0,1 *pro Kilo* mehrmals am Tage nach Bedarf) und zur Beruhigung erregter Geisteskranker (gleiche Mengen).

Avertin „flüssig" (Bayer) enthält in 1 cm³ Lösung 1,0 Avertin und 0,5 Amylenhydrat. Bei der Verwendung dieses Präparates zur Narkose werden Mengen von Amylenhydrat gegeben, die allein schon Schlaf hervorrufen (1 Ampulle mit 8 cm³ = 5,25 DM).

Paraldehyd.

Geschichtliches. Die hypnotische Wirkung des Paraldehyds wurde 1883 in pharmakologischen Versuchen von Cervello entdeckt. Das Mittel hat sich in der Folgezeit besonders in der psychiatrischen Praxis sehr bewährt.

Chemie. **Paraldehyd** (offiz.) entsteht durch Polymerisation aus 3 Molekeln Acetaldehyd, als farblose, unangenehm riechende und den meisten Menschen widerlich schmeckende Flüssigkeit, die in Wasser bis 1:8 löslich ist.

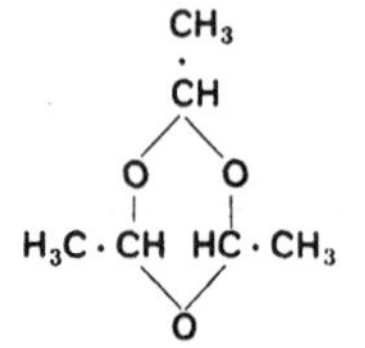

CH_3 · CH, O O, $H_3C \cdot CH$ $HC \cdot CH_3$, O

Paraldehyd $C_6H_{12}O_3$

Schicksal im Körper. Am raschen Wirkungseintritt erkennt man die schnelle Resorption des Mittels, dessen Schicksal wenig untersucht ist. Nach den üblichen therapeutischen Mengen ist die Hauptmenge innerhalb von etwa 8 Std. ausgeschieden oder verbrannt; nach dieser Zeit ist die Wirkung abgeklungen. Geringe Mengen werden aber — erkennbar an dem unangenehmen Paraldehydgeruch — auch noch am folgenden Tage in die Ausatmungsluft abgegeben. Dieser kleine Rest ist jedoch nicht bedeutend genug, um zu Kumulationserscheinungen bei länger anhaltendem Gebrauch zu führen.

Indikationen. Die Geruchsbelästigung nach Paraldehyd ist für die Umgebung der Patienten so erheblich, daß das Mittel fast nur in Anstalten verwandt wird. Es wirkt bei gewöhnlicher Schlaflosigkeit, in genügenden Mengen auch bei Schwererregten mit guter Sicherheit. Gegen motorische Erregungen ist es dagegen weit weniger wirksam als Chloralhydrat.

Nebenwirkungen, Gefahren. Die Magenschleimhaut wird oft gereizt, so daß Magenbeschwerden (Aufstoßen) eintreten. Selten reagieren die Patienten mit Übelkeit. Stärkere Erregungen kommen nicht vor. Ein großer Vorzug des Paraldehyds ist seine geringe Giftigkeit. Tödliche Vergiftungen sind — von Selbstmorden abgesehen — nur dann vorgekommen, wenn infolge irrtümlicher Darreichung des reinen Paraldehyds an Stelle der sonst gebräuchlichen 10%igen Lösung sehr stark überdosiert worden war.

Gelegentlich trat im Anschluß an sehr lange Paraldehydbehandlung eine ungefährliche Paraldehydsucht auf. Die Gewöhnung an Paraldehyd ist gering.

Darreichung, Dosierung. Paraldehyd wird nur in wäßriger Lösung per os oder rectal gegeben. Bei gewöhnlicher Schlaflosigkeit genügen 3,0—5,0, am besten in gesüßtem Tee oder mit einem Mucilaginosum als Klysma. Die Verschreibung in Form der teuren Emulsion ist überflüssig. Bei Schwererregten geht man mit der Dosierung im Notfalle weit über die EMD von 5,0! und die TMD von 10,0! hinaus; bis zu 30,0 und mehr sind bei solchen Patienten angezeigt.

Rp. Paraldehyd 10,0
Aquae dest. ad 150,0
M.D.S. 3 Eßlöffel in gesüßtem Tee (= 3,0).
(10,0 Paraldehyd = 0,10 DM.)

Rp. Paraldehyd 5,0—10,0
Mucilaginis Gummi arab. 50,0
Aquae dest. ad 200,0
M.D.S. Die Hälfte abends als Klysma.

Bromural (offiz.) (Knoll), *β*-Bromisovalerianylharnstoff, ist in Wasser schwer löslich, hat bitteren Geschmack und bewirkt nur leichte Beruhigung. Gefährliche Nebenwirkungen fehlen. Manchmal kommt es nach längerem Bromuralgebrauch zum Ausbruch einer Bromacne. 1—3 Tabletten zu 0,3 als Schlaf- und Beruhigungsmittel (14 Tabletten = 0,65 DM; 1,0 Bromisovalerianylharnstoff = 0,10 DM).

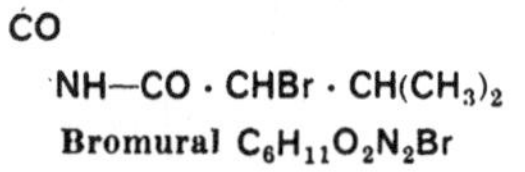

$CO<^{NH_2}_{NH-CO \cdot CHBr \cdot CH(CH_3)_2}$

Bromural $C_6H_{11}O_2N_2Br$

Zur Unterdrückung von Krämpfen erhalten Säuglinge 0,15 (—0,3), ältere Kinder zur Beruhigung 0,15.

Adalin (offiz.) (Bayer), Bromdiäthylacetylharnstoff, ist in Wasser wenig löslich; der Geschmack ist etwas bitter. Es reiht sich den leichten Schlafmitteln an, ist aber dem Bromural überlegen. Die Ausscheidung erfolgt sehr langsam in den Harn, so daß eine leichte narkotische Nachwirkung an dem folgenden Tag bleibt. Auch dieses Mittel bewirkt gelegentlich Acne und Hautjucken. 0,5—1,0 bei leichter Schlaflosigkeit und bei MENIEREschem Schwindel. Bei schweren Psychosen versagt Adalin. In der Epilepsietherapie ist es von Acidum phenylaethylbarbituricum und Prominal überholt (10 Tabletten mit 0,5 = 1,70 DM).

NH_2—CO—NH—CO · $CBr(C_2H_5)_2$

Adalin $C_7H_{13}O_2N_2Br$

Beim Gebrauch von Bromural oder Adalin über längere Zeit läßt sich Gewöhnung feststellen. In einigen Fällen führte der gewohnheitsmäßige Mißbrauch dieser Mittel zu suchtähnlichen Erscheinungen.

Acidum diaethylbarbituricum (Veronal) und andere Barbitursäurederivate.

Geschichtliches. Als Ergebnis gemeinsamer Arbeiten des Chemikers E. FISCHER und des Klinikers v. MERING fand das von ihnen Veronal genannte Acidum diaethylbarbituricum 1903 Eingang in die Therapie. Den bis dahin bekannten Schlafmitteln erwies es sich als so überlegen, daß es sie weitgehend verdrängte.

Chemie. **Acidum diaethylbarbituricum** (offiz.), *Barbitalum* (PI), *Veronal* (Bayer, Merck) bildet in kaltem Wasser nur 1:170 lösliche, bitter schmeckende weiße Krystalle, die mit Alkalien leicht wasserlösliche Salze bilden. Unter diesen ist *Natrium diaethylbarbituricum* (offiz.), *Barbitalum Natricum* (PI), *Veronal-Natrium* (Bayer, Merck), *Medinal* (Schering) im Verhältnis 1:4 wasserlöslich. Da die Diäthylbarbitursäure eine sehr schwache Säure (pK' = 8) ist, reagiert die Lösung des Natriumsalzes stark alkalisch.

$(C_2H_5)_2C<$(CO · HN)(CO · HN)$>CO$

Diäthylbarbitursäure $C_8H_{12}O_3N_2$

Schicksal im Körper. Ein Nachteil des Acidum diaethylbarbituricum ist seine, wohl durch die schlechte Wasserlöslichkeit bedingte, langsame Resorption und besonders sein langes Verweilen im Körper. Selbst nach kleinen therapeutischen Gaben zieht sich die Ausscheidung in den Harn, in dem 70—90% unverändert wiederzufinden sind, tagelang hin. Nach einer einmaligen Gabe von 1,0 ist noch nach einer Woche Barbitursäure im Urin nachzuweisen. Die Patienten leiden häufig an dem der Einnahme folgenden Tage an narkotischen Nachwirkungen, und länger anhaltende Darreichung kann kumulative Giftwirkungen auslösen.

Die Resorptionszeit läßt sich dadurch abkürzen, daß man Natrium diaethylbarbituricum subcutan einspritzt. Nach der Darreichung dieser Verbindung per os wird durch die Magensaftsalzsäure die schwache Diäthylbarbitursäure freigemacht, so daß keine wesentliche Beschleunigung der Wirkung erwartet werden darf.

Bei längerer Behandlung mit der Diäthylbarbitursäure (die aber wegen der Gefahr der Kumulation kaum in Frage kommt) ist die Gewöhnung meist gering.

Indikationen. Bei gewöhnlicher Schlaflosigkeit, zumal der Schlaflosigkeit der alten Leute, ist die Wirkung zuverlässig, während bei schwerer psychischer Erregung Paraldehyd, Chloralhydrat und einige neuere Barbitursäurederivate überlegen sind. Bei motorischen Erregungen steht es an Wirksamkeit hinter Luminal und Chloralhydrat zurück. Bewährt hat sich die Anwendung bei Hyperemesis sowie bei Reisekrankheit.

Nebenwirkungen, Gefahren. Der Abstand der Menge, die bei *einmaliger* Darreichung lebensbedrohende Wirkungen verursacht, von den üblichen therapeutischen Dosen ist so groß, daß auch bei körperlich geschwächten Patienten keine unangenehmen akuten Zwischenfälle zu befürchten sind.

Recht störend machen sich oft Nachwirkungen am folgenden Tag bemerkbar; die Patienten werden oft belästigt durch Schwindel, Übelkeit, Kopfschmerzen, Benommenheit. Selten treten Exantheme, Urticaria oder Hautödeme auf.

Mit individuell sehr verschiedener Geschwindigkeit erzeugen dagegen die therapeutisch üblichen Gaben dann, wenn die Behandlung über lange Zeit hin fortgesetzt wird oder der Patient selbst Schlafmittelmißbrauch treibt, eine chronische Vergiftung. Die ersten Symptome pflegen Gleichgewichtsstörungen und dauernder Rauschzustand mit Gedächtnislücken, inkohärenter Sprache und Desorientierung zu sein; Abnahme der Körperkräfte und der geistigen Fähigkeiten können folgen. In seltenen Fällen wurden nach längerem Gebrauch Schädigungen des Knochenmarks und schwere Porphyrinurie beobachtet. Acidum diaethylbarbituricum und Natrium diaethylbarbituricum sollen deshalb nicht länger als 1—2 Wochen hindurch gegeben werden. Bei Nierenkranken sind Barbitursäurederivate, deren Wirkungsdauer durch die Ausscheidung im Harn bestimmt wird, nur mit größter Vorsicht anzuwenden.

Darreichung, Dosierung. 0,5 ist die bei einfacher Schlaflosigkeit übliche Menge.

Wenn diese Dosierung versagt, geht man, statt die Menge wesentlich über die EMD von 0,75! oder die TMD von 1,5! zu steigern, zu einem der stärker wirksamen Barbitursäurederivate (Acidum phenylaethylbarbituricum usw.) über.

Rp. Tabul. Acidi diaethylbarbit. 0,5
Nr. XX. S. 1 Tablette 2 Std. vor Schlafengehen in Tee zu nehmen.
(10 St. = 0,55 DM.)

Rp. Natrii diaethylbarbiturici 2,5
Mucil. Gummi arabic. 30,0
Aquae dest. ad 75,0
M.D.S. 1 Eßlöffel (= 0,5) in Wasser verdünnt als Klysma.

Rp. Tabul. Natrii diaethylbarbit. 0,5
Nr. XX. S. 1 Tablette in reichlich heißem Wasser zu nehmen.

Rp. Natrii diaethylbarbiturici 2,0
Aquae dest. ad 10,0
M.D. ad vitr. c. collo amplo, Sterilisa!
S. 2 cm³ (= 0,4) subcutan zu spritzen.
(Die Indikation für Subcutaninjektion ist aber nur selten gegeben.)

Kinder erhalten im Säuglingsalter 0,025, im Spielalter bis 0,1, im Schulalter 0,25—0,4.
(1,0 Acid. diaethylbarb. = 0,15 DM; 1,0 Natr. diaethylbarb. = 0,10 DM; 1,0 Veronal 0,45 DM; 1,0 Medinal = 0,70 DM.)

Acidum phenylaethylbarbituricum (offiz.), *Phenobarbitalum* (PI), *Luminal* (Bayer, Merck), ein weißes, bitter schmeckendes, sehr schlecht (1:1100) in Wasser lösliches Pulver, bildet mit Natriumhydroxyd das in 1,5 Teilen Wasser lösliche *Natrium phenylaethylbarbituricum* (offiz.), *Phenobarbitalum Natricum* (PI), *Luminalnatrium* (Bayer, Merck).

C_6H_5 CO·HN
C CO
C_2H_5 CO·HN
Phenyläthylbarbitursäure
$C_{12}H_{12}O_3N_2$

Die Ausscheidung der Phenyläthylbarbitursäure geht etwa ebenso langsam wie die der Diäthylbarbitursäure vor sich, jedoch wird die Phenyläthylbarbitursäure im Organismus schneller abgebaut als die Diäthylbarbitursäure. Daher sind wirksame Konzentrationen nur kürzere Zeit im Organismus und nur 20—50% gelangen als unveränderte Barbitursäure mit dem Harn zur Ausscheidung. Immerhin ist oft noch mit Benommenheit und Übelkeit am nächsten Tage als Folge der langen Wirkungsdauer zu rechnen. Häufiger als nach der Diäthylbarbitursäure treten Hautexantheme oder Purpura auf. Die Gewöhnung an Phenyläthylbarbitursäure ist gering.

Bald nach der Einführung als Schlafmittel (1912) entdeckte HAUPTMANN die vorzüglichen krampfunterdrückenden Wirkungen der Phenyläthylbarbitursäure bei der Epilepsie, welche die des Acid. diaethylbarb. weit übertreffen. Auch bei Eklampsie, Chorea und Hyperemesis sind gute Erfolge zu erzielen. Gerühmt wird seine schmerzstillende Wirkung bei Migräne.

Bei gewöhnlicher Schlaflosigkeit und Migräne wird 0,1—0,2 gegeben. Die Wirkung tritt nach 1—2 Std. ein und hält 6—8 Std. lang an. Bei schwerer Erregung kann die Dosis *vorsichtig* bis 0,5 gesteigert werden; durch kleinere

Vordosen wird man sich zuvor vergewissern, daß der Patient nicht überempfindlich ist und mit starken Hauterscheinungen reagiert. Mengen über 0,5 können lebensbedrohliche Atemlähmung herbeiführen.

Phenyläthylbarbitursäure in kleinen Dosen (0,015 mehrmals täglich) über längere Zeit verabreicht hat sich bei Übererregbarkeit (Hyperthyreosen, Hochdruck) bewährt.

Bei Epilepsie steigert man die Dosis langsam von täglich 2mal 0,05 auf die wirksame Menge, z. B. auf 2mal 0,2 und vermindert sie dann wieder bis auf eine untere wirksame Menge, z. B. auf 1mal oder 2mal 0,1 (EMD 0,4!, TMD 0,8!). Über die Kombination von Phenyläthylbarbitursäure mit Bromsalzen s. S. 91.

Phenyläthylbarbitursaures Natrium wird in 20%iger Lösung verwandt. Die Einspritzung von 1,0 cm³ mit 0,2 phenyläthylbarbitursaurem Natrium ist wenig schmerzhaft, macht aber manchmal Abscesse (EMD 0,4!, TMD 0,8!).

Bei Säuglingen gibt man 0,025, bei Spielkindern bis 0,05, bei Schulkindern bis 0,1.

(1,0 Acid. phenylaethylbarb. = 0,15 DM; 1,0 Natr. phenylaethylbarb. = 0,15 DM; 1,0 Luminal = 1,10 DM; 1,0 Luminal-Na = 1,10 DM.)

Luminaletten (Bayer, Merck) sind Tabletten mit 0,015 Phenyläthylbarbitursäure (Luminal); sie ermöglichen in bequemer Weise die Darreichung der Phenyläthylbarbitursäure in kleinen Dosen (30 Tabletten = 1,05 DM).

Prominal (Bayer, Merck) ist die am Stickstoff methylierte Phenyläthylbarbitursäure. Es hat eine geringere hypnotische Wirkung als die Phenyläthylbarbitursäure, ist dieser aber in der antiepileptischen Wirkung überlegen. Prominal wird schneller abgebaut als Phenyläthylbarbitursäure; 0,2 entspricht etwa 0,1 Acid. phenylaethylbarbituricum (10 Tabletten mit 0,2 = 1,15 DM).

Prominaletten (Bayer, Merck) enthalten 0,03 Prominal; zur Anwendung kleiner Dosen (30 St. = 1,20 DM).

Noctal (Erg.B.) (Riedel), Isopropyl-brompropenylbarbitursäure, ist farblos, schwer wasserlöslich und schmeckt bitter. Es wird in Tabletten zu 0,15 als ziemlich zuverlässiges Schlafmittel gegeben. 0,1 entspricht der Wirkung von 0,5 Diäthylbarbitursäure. Nachwirkungen am folgenden Tage sind selten, da das Noctal wie andere halogenierte Barbitursäurederivate ziemlich schnell abgebaut wird. Weil im Organismus unbeständige halogenierte Verbindungen die Leber schädigen können, sollten halogenierte Barbitursäurederivate bei Leberkranken nicht angewandt werden (10 Tabletten mit 0,15 = 1,05 DM).

Phanodorm (Erg.B.) (Bayer, Merck), Δ_1-Cyclohexenyl-äthylbarbitursäure, ist farblos, geruchlos, schmeckt bitter und löst sich schwer in Wasser. Eine Dosis von 0,2 hat eine rasch einsetzende, milde schlafmachende Wirkung. Da Phanodorm im Laufe einiger Stunden im Organismus abgebaut wird, ist mit dieser Dosis meist ein Schlaf von 6—8 Std. zu erreichen. Nach dem Erwachen werden nur selten noch irgendwelche Wirkungen wie Kopfschmerzen, Müdigkeit oder schlechtes Allgemeinbefinden beobachtet. Das Phanodorm ist daher sehr geeignet, Menschen, die am Tage voll leistungsfähig sein sollen, einen ausreichenden Nachtschlaf zu geben. Bei länger dauernder Zufuhr stellt sich eine ausgesprochene Gewöhnung an dieses Mittel ein. Gewohnheitsmäßiger Mißbrauch, wobei täglich bis zu 2,0—4,0 über Monate und Jahre eingenommen wurden, hat in einer Reihe von Fällen schwere Phanodormsucht mit Geistesstörungen verursacht (EMD 0,4!, TMD 1,2!). Spielkinder erhalten bis 0,1, Schulkinder bis 0,2 (10 Tabletten mit 0,2 = 1,25 DM).

Medomin (Geigy), Δ_1-Cycloheptenyläthylbarbitursäure, ist pharmakologisch dem Phanodorm ähnlich (Tabletten mit 0,2).

Dormovit (Diwag), Furfurylisopropylbarbitursäure, ebenfalls von kurzer Wirkungsdauer und guter Verträglichkeit. Tabletten mit 0,2 (10 St. = 1,30 DM).

Pernocton (Riedel) ist das Natriumsalz der sek. Butyl-β-bromallylbarbitursäure; entspricht in Wirkungsstärke und -dauer dem Phanodorm. Die 10%ige Lösung wird zur Beruhigung erregter Geisteskranker und zum Dauerschlaf bei Rauschgiftentziehungen injiziert. Bei Verwendung zum Dämmerschlaf in der Geburtshilfe und als Basisnarkose dürfen wegen der für Narkosezwecke noch zu langen Wirkungsdauer nur die ersten Stadien der Narkose erwirkt werden. Die intravenöse Injektion von 2—5 cm^3 der 10%igen Lösung muß wegen der Gefahr einer Herzschädigung durch zu hohe Pernoctonkonzentrationen im Herzen langsam erfolgen. Zur Beruhigung erregter Geisteskranker, oder wenn ein Schlafmittel per os nicht verabreicht werden kann, werden 2—5 cm^3 subcutan oder intramuskulär injiziert.

Tabletten mit 0,2 (10 St. = 1,15 DM), Ampullen mit 2 cm^3 der 10%igen Lösung (5 St. = 4,30 DM).

Rectidon (Riedel), Natriumsalz der sek. Amyl-β-bromallylbarbitursäure. Vornehmlich rectale Anwendung zur Hemmung motorischer Erregungen, Operationsvorbereitung, Dauerschlaf und bei Hyperemesis. 0,4—0,8 als Lösung oder Zäpfchen.

Ampullen mit 10 cm^3 der 10%igen Lösung (3 St. = 5,05 DM), Zäpfchen mit 0,4 (3 St. = 1,70 DM).

Evipan (Bayer), N-Methyl-cyclohexenyl-methylbarbitursäure, weißes krystallines Pulver von schwach bitterem Geschmack, schlecht löslich in Wasser, bildet ein in Wasser leicht lösliches Natriumsalz, *Evipan-Natrium* (Bayer), dessen wäßrige Lösung infolge Hydrolyse der schwachen Säure stark alkalisch reagiert. Das Evipan ist in der alkalischen wäßrigen Lösung nicht beständig.

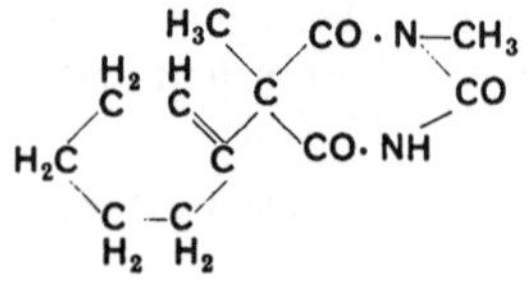

Evipan $C_{12}H_{16}O_3N_2$

Schicksal im Körper. Evipan wird nach innerer Anwendung trotz der schlechten Wasserlöslichkeit schneller resorbiert als Diäthyl- und Phenyläthylbarbitursäure. 10—20 Minuten nach Einnahme einer schlafmachenden Dosis ist eine wirksame Konzentration im Organismus bereits erreicht. Nach intravenöser Injektion des Natriumsalzes tritt die narkotische Wirkung ohne Verzug ein. Evipan wird im Organismus sehr schnell zu narkotisch unwirksamen Verbindungen abgebaut. Eine intravenös injizierte Dosis, die eine Narkosetiefe bis zur Erschlaffung der Muskulatur bewirkt, wird in 15—30 Minuten so weit abgebaut, daß der Patient wieder erwacht. Der Abbau wird vornehmlich in der Leber durchgeführt. Seine Geschwindigkeit ist von der Leistungsfähigkeit der Leber abhängig und kann bei Erkrankungen der Leber stark verlangsamt sein, so daß eine Dosis Evipan, die bei normaler Leberfunktion eine Narkose von nur 15 Minuten Dauer bewirkt, eine Stunde und länger wirksam sein kann. Infolge des schnellen Abbaus des Evipans und der langsamen Ausscheidung von Barbitursäurederivaten werden nach der Evipangabe nur Spuren von Barbitursäure im Harn gefunden.

Indikationen. Die schnelle Resorption und kurze Wirkungsdauer machen das Evipan zu einem geeigneten Mittel zur Behandlung von Störungen des Einschlafens. Auch bei vorzeitigem Erwachen kann es noch angewandt werden, ohne daß Wirkungen am folgenden Tage befürchtet werden müssen.

Evipan-Natrium wurde von Weese zur Durchführung kurzdauernder Narkosen eingeführt und wird seither als Narkoticum für viele chirurgische Eingriffe von kurzer Dauer wie schmerzhaften Verbandwechsel, Spaltung von Abscessen, Stellung von Frakturen, Probeexcisionen usw. angewandt. Für die Einleitung einer Äthernarkose bietet Evipan-Natrium den Vorteil des schnellen Beginns der Narkose, des selteneren Auftretens starker Excitationen und größerer Annehmlichkeit für den Patienten.

Nebenwirkungen, Gefahren. Abgesehen von Überempfindlichkeitsreaktionen in einzelnen Fällen werden Nebenwirkungen bei der Verwendung von Evipan als Einschlafmittel nicht beobachtet.

Die Gefahren der Narkose mit Evipan-Natrium liegen in der Überdosierung eines Narkoticums, dessen Konzentration nicht durch Ausatmung wie die eines Inhalationsnarkoticums, sondern nur durch den nicht kontrollierbaren Abbau im Körper vermindert werden kann. Daher darf nicht versucht werden, durch wiederholte Injektion von Evipan-Natrium eine tiefe Narkose von längerer Dauer zu unterhalten.

Bei Patienten mit Lebererkrankungen und solchen in schlechtem Allgemeinzustand sowie im Schock ist mit verlangsamtem Abbau des Evipans zu rechnen und dieses darum als Narkoticum nicht zu verwenden. Da durch Überdosierung des Evipans besonders die Atmung gefährdet wird, sollen Patienten mit Lungenerkrankungen, Asthma, raumbeengenden Prozessen an den Atemwegen von der Evipananwendung ebenfalls ausgeschlossen werden.

Darreichung, Dosierung. Als Schlafmittel werden Dosen von 0,25—0,5 Evipan in Tabletten per os gegeben. Spielkinder erhalten 0,1, Schulkinder bis 0,25.

Zur Narkose wird eine 10%ige Lösung von Evipan-Natrium intravenös injiziert. Die Lösung wird aus dem in Ampullen eingeschmolzenen trockenen Evipan-Natrium und sterilem destilliertem Wasser frisch bereitet und ist wegen der Unbeständigkeit des Evipans in dieser Lösung innerhalb von 2 Std. nach der Herstellung zu verwenden. Die Dosierung wird dem individuellen Bedarf dadurch angepaßt, daß die Lösung mit einer Geschwindigkeit von 1 cm^3 je 10 Sekunden intravenös injiziert und die Wirkung beobachtet wird. Im allgemeinen tritt nach der Injektion von 2—4 cm^3 Bewußtseinsverlust ein. Tritt dann eine hinreichende Erschlaffung noch nicht ein, so werden weitere 1—2 cm^3 ebenso langsam injiziert. Eine Gesamtmenge von 10 cm^3 wird selten benötigt und soll auch bei unempfindlichen Patienten nicht überschritten werden.

Tabletten mit 0,25 Evipan (10 St. = 1,70 DM), Trockenampulle mit 0,5 Evipan-Natrium und Ampulle mit 5 cm^3 Aq. dest. (je 3 St. = 3,25 DM).

Eunarcon (Riedel), Natriumsalz der N-Methyl-isopropyl-β-bromallylbarbitursäure. Anwendungen wie Evipan-Natrium.

Ampullen mit 5 und 10 cm^3 der durch Zusatz von Antipyrin stabilisierten 10%igen Lösung (3 St. = 3,30 bzw. 4,95 DM).

Diphenylhydantoin.

Von den Derivaten des der Barbitursäure ähnlichen Hydantoins ist eine Zeitlang das Phenyläthylhydantoin therapeutisch verwandt worden, vor allem zur Behandlung der Chorea der Kinder. 1938 entdeckten MERRIT und PUTNAM, daß Diphenylhydantoin epileptische Anfälle bereits in Dosen unterdrückt, die kaum narkotische (schlafmachende) Wirkung besitzen, und daß es in manchen Fällen wirksamer ist als Phenyläthylbarbitursäure, Prominal oder Bromid.

Diphenylhydantoin, *Phenytoinum* (PI) bildet weiße, in Wasser praktisch unlösliche Krystalle. Durch Diphenylhydantoin können die großen epileptischen Anfälle besser beeinflußt werden als das petit mal. In manchen Fällen ist die Kombination mit Phenyläthylbarbitursäure oder Prominal wirksamer als eines der Mittel allein.

$(C_6H_5)_2C$ —CO—NH / —NH—CO (Ring)

Diphenylhydantoin
$C_{15}H_{12}O_2N_2$

Nebenwirkungen verschiedenen Grades sind nicht selten. Hauptsächlich ist zu rechnen mit Exanthemen, Dermatitiden, Fieber, Schwindel, Erbrechen, Stomatitis und bei stärkeren Wirkungen auch mit Sehstörungen und Verwirrtheit.

Die Dosierung beginnt im allgemeinen mit 3mal täglich 0,1 und muß unter dauernder Beobachtung des Patienten so variiert werden, daß eine möglichst weitgehende Unterdrückung der Anfälle ohne stärkere Nebenwirkungen erreicht wird. EMD 0,4!, TMD 1,0!

Zentropil (Nordmark), Diphenylhydantoin. Tabletten mit 0,1 (50 St. = 2,00 DM).

Zentronal (Nordmark) enthält in einer Tablette 0,1 Diphenylhydantoin und 0,015 Phenyläthylbarbitursäure (50 St. = 2,70 DM).

Comital (Bayer) enthält in einer Tablette 0,05 Diphenylhydantoin und 0,1 Prominal (10 St. = 1,05 DM).

Opium pulveratum. Morphinum hydrochloricum.

Geschichtliches. Zweifellos war die schlafbringende Wirkung des Mohnsaftes schon den Alten bekannt. Schon einige Jahrhunderte vor Christi Geburt wird die Darstellung des Opiums erwähnt. Im Mittelalter wurde Opium vorwiegend in der Form sehr kompliziert zusammengesetzter Arzneiformen, so der vielen Theriakpräparate, angewandt, während das Opium selbst erst im 15. und 16. Jahrhundert in den europäischen Apotheken auftaucht. Um die Klärung der Indikationen für die therapeutische Verwendung des Opiums erwarb sich der Engländer SYDENHAM, der Erfinder der Tinctura Opii crocata (1669), große Verdienste. Eine starke Zunahme der medizinalen Verwendung des im Jahre 1805 aus dem Opium von dem deutschen Apotheker SERTÜRNER dargestellten Morphins brachte die Einführung der Subcutanspritze. Die Struktur des Morphins wurde 1925 von ROBINSON und SCHÖPF aufgeklärt, das Ringsystem 1946 von GREWE synthetisiert.

Der Weltbedarf an Rohopium für medizinische Zwecke (zur Herstellung von Opiumpräparaten und von Morphin) betrug um 1930 ungefähr 330000 kg jährlich.

Die Gesamtproduktion der Welt an Opium läßt sich trotz aller darauf verwandten Mühe nicht in genauen Zahlen erfassen. Sie übertrifft den medizinischen Bedarf um ein Vielfaches.

Die Diskrepanz zwischen der legitimen und illegitimen Opiumproduktion wird noch verstärkt durch die Einführung der neueren Analgetica (z. B. Dolantin und Polamidon), welche eine Neueinschätzung des Weltbedarfs an Opium für medizinische Zwecke notwendig macht.

Chemie. Die Kapseln von Papaver somniferum werden vor der Reife mit einem Messer geritzt, der ausfließende weiße Saft erstarrt zu einer zähklebrigen braunen Masse, die zu Kuchen geformt das Opium des Handels bildet. Etwa ein Fünftel des Opiumgewichtes entfällt auf Alkaloide. Unter diesen steht der Menge nach Morphin an erster Stelle. Der Gehalt schwankt jedoch sehr stark; eine geringe Ausbeute liefern die Kapseln, die einer zweiten oder wiederholten Ritzung unterworfen werden.

Opium pulveratum (offiz.), *Pulvis Opii standardisatus* (PI), Opiumpulver, ist auf etwa 10% Morphingehalt eingestellt. Diese Einstellung erfolgt in der Weise, daß man morphinreichere Proben mit Milchzucker und Stärke auf den gewünschten Morphingehalt bringt.

Neben dem Morphin ist besonders reichlich *Narcotin* im Opium enthalten, doch schwankt auch hier der Gehalt sehr stark (von 1,5—12,5%, i. D. 5%). Weiterhin seien genannt das 1832 gefundene *Codein* (i. D. 0,3%), das 1848 isolierte *Papaverin* (i. D. 0,4%) und das *Thebain.* Die zahlreichen Restalkaloide sind nur in sehr geringen Mengen vorhanden; sie sind ohne medizinale Bedeutung.

Die Alkaloide sind an Säuren, besonders an Schwefelsäure und Mekonsäure, gebunden. Da die Säuren im Überschuß vorhanden sind, reagiert Opium sauer. Daneben sind als Ballaststoffe Harz, Eiweiß, Kautschuk, Fett, Schleim vorhanden.

Die chemische Erforschung der Opiumalkaloide, durch SERTÜRNERs berühmte Entdeckung der ersten Pflanzenbase Morphin eingeleitet, hat die Konstitution der meisten Alkaloide fast völlig oder ganz aufgeklärt. Die wichtigeren Opiumalkaloide sind alle Benzylisochinolinderivate. Beim Morphin ist durch Bindung des Benzolringes der Benzylgruppe an das Isochinolin noch eine weitere Ringstruktur gebildet (s. Formel).

Codein entsteht beim Ersatz der phenolischen OH-Gruppe des Morphins durch eine Methoxylgruppe, beim *Thebain* sind die phenolische und die alkoholische OH-Gruppe durch Methoxyl-Gruppen ersetzt. Die Konstitution des *Papaverins* und *Narcotins* ist ebenfalls bekannt (Näheres s. S. 148).

Die Nebenalkaloide werden, soweit sie überhaupt therapeutische Verwendung finden, mit anderer Indikation als Opium und Morphin dargereicht; ihre nähere Besprechung findet sich deshalb an anderen Stellen (Codein und andere Morphinderivate S. 115 f., Apomorphin S. 149, Papaverin S. 138 und 148).

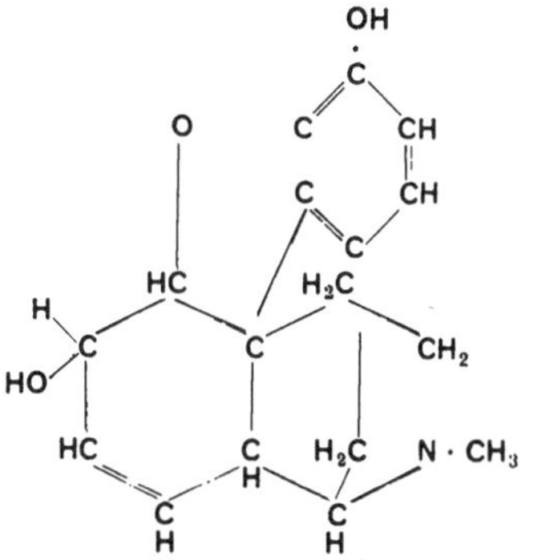

Morphin $C_{17}H_{19}O_3N$

Extractum Opii (offiz.), ein rotbraunes, in Wasser trübe lösliches Pulver, wird aus dem Opium pulverat. dargestellt. Sein Morphingehalt ist auf 20% (doppelt soviel wie im Opium pulveratum) eingestellt.

Tinctura Opii simplex (offiz.), *Tinctura Opii* (PI), eine rötlichbraune, bitter schmeckende Flüssigkeit, wird aus Opium pulverat. mit Wasser und Spiritus im Verhältnis 1:10 bereitet; ihr Morphingehalt beträgt 1%.

In der *Tinctura Opii benzoica* (offiz.) (PI) ist nur 0,05% Morphin enthalten, sie besteht aus Ol. Anisi 5, Campher 10, Acid. benzoic. 20, Tinct. Opii 50 und Spir. dilut. 915 Teilen und wird nur als Hustenmittel gegeben. EMD 40,0!, TMD 100,0!

Opium concentratum (offiz.) wird aus Opium nach einer Vorschrift des DAB gewonnen. Das hellbraune bis schwach rötlichbraune Pulver enthält die salzsauren Gesamtalkaloide des Opiums und ist mit Morphinhydrochlorid auf einen Gehalt von 48—50% Morphin eingestellt. 1 Teil Opiumkonzentrat löst sich in 15 Teilen Wasser; die rotbraune Lösung ist schwach sauer, schäumt stark beim Schütteln und schmeckt bitter.

Pantopon (Roche) ist ein Opiumauszug mit 50% Morphinhydrochlorid neben den Hydrochloriden der Nebenalkaloide und ist weitgehend von Ballaststoffen befreit.

Laudanon (Boehringer-Ingelheim) ist ein Gemisch von Morphinsalz mit Codein-, Papaverin-, Thebain- und Narceinsalz und enthält 50% Morphin.

Diese Präparate mit ungefähr 50% Morphin kommen hauptsächlich dann in Betracht, wenn man ein Opiat subcutan injizieren will.

Morphinum hydrochloricum (offiz.), *Morphini Hydrochloridum* (PI), stark bitter schmeckende Krystalle, ist in 25 Teilen Wasser löslich. Die wäßrigen Lösungen sind nur dann dauernd haltbar, wenn man einen kleinen Zusatz einer starken Säure (Acidi hydrochlorici gtt. I auf 10—20 cm³) zufügt. Bei neutraler oder schwach alkalischer Reaktion wird die Lösung allmählich gelbbraun und unwirksam, bei alkalischer Reaktion, d. h. bei langem Stehen in Apothekenglasflaschen, fällt zudem die freie unlösliche Morphinbase aus. Mit dem letzten Teelöffel wird dann die Hauptmenge eingenommen, im Mageninhalt gelöst und damit eine Vergiftung ermöglicht!

Narcophin (offiz.) ist Morphin-Narcotinmekonat, geeignet auch zur subcutanen Einspritzung. Es enthält etwa 33% Morphin und 43% Narcotin.

Schicksal im Körper. Morphin wird leicht resorbiert, so daß die schmerzstillende Wirkung auch nach oraler Darreichung in kurzer Zeit eintritt. Das Maximum der Wirkung ist in etwa $^1/_2$ Std. erreicht; 3—5 Std. nach der Darreichung klingt die Wirkung ab, aber es dauert, selbst nach subcutaner Einspritzung der üblichen therapeutischen Menge, über 12 Std., bis alle Wirkungen (z. B. die Miosis) wieder verschwunden sind.

Von dem resorbierten Morphin werden 20% unverändert, 60—70% entgiftet im Harn ausgeschieden; nur 10—20% werden wirklich abgebaut. Bei Gewöhnung kann die Zerstörung auf 50% der Zufuhr ansteigen, die Ausscheidung des unveränderten Anteils bleibt gleich.

Die nach wiederholten Morphin- und Opiumgaben zu beobachtende Gewöhnung ist wohl weniger durch eine raschere Oxydation als durch Unempfindlichwerden des Zentralnervensystems (celluläre Immunität) verursacht.

Indikationen. Für die Schmerzstillung und einschläfernde Wirkung kommen neben dem Opium und seinen Präparationen unter den Opiumalkaloiden eigentlich nur das Morphin, allein oder in Kombination mit Narcotin und anderen Nebenalkaloiden, in Frage. Bei den Nebenalkaloiden ist die einschläfernde und schmerzstillende Wirkung so gering, daß sie nur unsicher in Erscheinung tritt.

Bei Opium und Morphin wird die Indikationsstellung durch die große Gefahr, Morphinismus zu erzeugen, sehr stark eingeengt. Nur solche Schmerzzustände dürfen mit Opium und Morphin bekämpft werden, die erfahrungsgemäß durch die synthetischen Antineuralgica, wie Aspirin, Pyramidon, besonders in Kombination mit Schlafmitteln, nicht genügend zu dämpfen sind, oder bei denen die Natur des die Schmerzen auslösenden Leidens die Berücksichtigung jener Gefahr erübrigt. Besondere Vorsicht ist geboten bei lang anhaltenden, prognostisch nicht absolut ungünstigen, schmerzhaften Leiden, wie Trigeminus- oder Ischiadicusneuralgien, Tabes usw., und bei chronischen Depressionen, da hier die Gefahr, daß der Patient zum Morphinisten wird, besonders groß ist.

Die Schlafwirkung des Morphins erlaubt an sich nicht seine Verwendung als Schlafmittel; nur wenn anders (durch ungefährliche Analgetica und Barbitursäurederivate) nicht zu beseitigende Schmerzen den Schlaf unmöglich machen, ist dieses Mittel heranzuziehen. Bei der Anwendung des Morphins vor chirurgischen Operationen und zur Linderung der Schmerzen nach diesen ist daran zu denken, daß die hustenunterdrückende Wirkung des Morphins das Auftreten von Bronchopneumonien begünstigen kann.

Morphin wird heute noch häufig für die Vorbereitung zur Narkose verwendet. Der Wert dieser Anwendung ist zweifelhaft. Narkoseeinleitung durch kurzdauernde Barbitursäurederivate, wie z. B. Evipan (s. S. 78), macht die Morphindarreichung für diesen Zweck in den meisten Fällen überflüssig.

Bei unklaren Bauchschmerzen darf Morphin nicht angewandt werden.

Über die Anwendung des Morphins zur Beruhigung der Atmung und des Reizhustens s. S. 114, über die Darreichung des Codeins bei Husten s. S. 115, des Papaverins bei Gefäßspasmen s. S. 138, bei Asthma bronchiale und sonstigen Spasmen der glatten Muskeln s. S. 148.

Nebenwirkungen, Gefahren. Viele Patienten, besonders Frauen, welche nicht an Alkohol gewöhnt sind, reagieren auf Morphin oder Opium auch nach subcutaner Einspritzung mit Erbrechen. Atropin. sulfuric. kann, allerdings nur in einem Teil der Fälle, diese störende Nebenwirkung verhindern.

Alle Gefahren akuter Morphinschädigung gehen von der Atmungslähmung aus. Sie tritt besonders leicht bei Säuglingen und kleinen Kindern auf, so daß man gut daran tut, bei diesen die Opiate und Morphin möglichst ganz zu vermeiden. Während bei Menschen mit unbehinderter Atmung die Lähmung sich nur in einer Abflachung der Atmung und mäßigen Verringerung des Atemvolumens zu äußern pflegt, wenn die üblichen therapeutischen Mengen gegeben werden, können bei Menschen mit behinderter Atmung (Dyspnoe infolge Fremdkörpers in den Luftwegen, abnormem Thoraxbau usw.) schon die üblichen therapeutischen Gaben durch zentrale Wirkung auf das Atemzentrum die Lungenventilation so stark verschlechtern, daß das Leben bedroht wird. In solchen Fällen ist also Morphin mit größter Vorsicht zu gebrauchen!

Der Morphinismus kommt zweifellos außerordentlich häufig im Gefolge therapeutischer Morphin-, Pantopon- oder (seltener) Opiumdarreichungen vor. Möglichst streng sei man mit der Indikationsstellung bei Patienten, denen Morphin beruflich zugänglich ist und deren psychisches Verhalten die Annahme rechtfertigt, daß bei ihnen eine Morphinsucht leicht eintreten könnte.

Die Gefahr der Sucht hat den Anlaß gegeben, genaue Vorschriften über Verschreiben und Abgabe der Opiate zu erlassen (s. a. S. 29 f.). Es ist gesetzlich vorgeschrieben, daß diese Stoffe nur verschrieben werden dürfen, wenn ihre Anwendung *ärztlich begründet* ist.

Über Einzelheiten der Bestimmungen für das Verschreiben von Opiaten ist auf S. 30 nachzulesen.

Codein, Dionin, Peronin unterliegen nicht den strengen Bestimmungen der Betäubungsmittel-Verschreibungs-Verordnung.

Dosierung, Darreichung. Beim Nichtgewöhnten macht Morphin. hydrochlor. 0,01—0,015 eine mehrere Stunden lang anhaltende Schmerzbetäubung. Wegen der Gefahr der Sucht wird man möglichst ohne die Subcutaneinspritzung auszukommen versuchen.

Dr. med. A. B. Ort. Straße Nr. ...
prakt. Arzt Fernsprecher Nr. ...

Datum

Rp. Morphini hydrochlorici 0,01
Sacchari Lactis 0,3
M. f. pulv. D. tal. dos. Nr. VI
S. 3mal täglich 1 Pulver
für Herrn X. Y. in Z., Straße Nr. ...
Dr. A. B., Arzt.

Dr. med. A.B. Ort. Straße Nr. ...
prakt. Arzt Fernsprecher Nr. ...

Datum

Rp. Morphini hydrochlorici 0,1
Aquae Menth. pip. ad 100,0
M.D.S. 3mal täglich 2 Teelöffel
(mit je 0,01 Morph. hydrochl.)
für Herrn X. Y. in Z., Straße Nr. ...
Dr. A. B., Arzt.

Für die Injektion verschreibe man keine Lösungen, die mehr als 0,01 in 1 cm³ enthalten; infolge irrtümlicher Einspritzung von 1 cm³ einer konzentrierten (4%igen) Morphinlösung ist es wiederholt zu Vergiftungen gekommen. Wegen der Häufigkeit des Erbrechens nach Morphininjektionen wird der Lösung meist Atropin zugesetzt (Einzeldosis 0,2 mg—0,5 mg).

Dr. med. A. B. Ort. Straße Nr. ...
prakt. Arzt Fernsprecher Nr. ...

Datum

Rp. Morphini hydrochlorici 0,1
Atropini sulfuric. 0,002
Aquae dest. ad 10,0
M.D. ad vitr. c. collo amplo. Sterilisa!
S. 1 cm³ (mit 0,01 Morph. hydrochl.) 3mal täglich subcutan
für Herrn X. Y. in Z., Straße Nr. ...
Dr. A. B., Arzt.

Soll die Injektionslösung als Stammlösung dauernd haltbar sein, so ist in das Rezept einzuschieben: Acidi hydrochlorici diluti gtt. I.

Bei längerer Morphin- (und Opium-) Behandlung pflegt bald die anfangs erzielte Wirkung auszubleiben, man muß die Dosis steigern, um den therapeutisch gewünschten Effekt zu erreichen. Die Geschwindigkeit, mit der diese Gewöhnung einsetzt, ist individuell verschieden, es muß also die Steigerung der Dosen dem jeweiligen Bedürfnis angepaßt werden. Die Gewöhnung ist nicht selten so ausgesprochen, daß man die Maximaldosen überschreiten muß; als EMD ist 0,03!, als TMD ist 0,1! festgesetzt (1,0 Morph. hydrochl. = 3,50 DM).

Opium concentratum (offiz.) hat ebenso wie Pantopon und andere Zubereitungen mit ungefähr 50% Morphin die gleichen Maximaldosen wie Morphin (0,1 Opium concentratum = 0,35 DM).

Pantopon (Roche) enthält 0,01 Morph. hydrochl. pro 0,02. (0,1 Pantopon = 0,75 DM. 6 Tabletten zu 0,01 = 0,70 DM, 3 Ampullen zu 1 cm³ 2%ig = 1,30 DM).

Von *Narcophin* (EMD 0,03!, TMD 0,1!) und *Laudanon* werden Dosen gegeben, welche 0,01—0,015 Morphin enthalten; die atmungsabschwächende Wirkung scheint etwas geringer zu sein als nach gleichen Mengen reiner Morphinlösung. Gewöhnung und Sucht treten dagegen ebenso leicht ein!

Narcophin (Boehringer), 0,1 = 0,40 DM, 3 Ampullen zu 1 cm³ 3%ig = 1,20 DM.

Laudanon (Boehringer-Ingelheim), 10 Tabletten zu 0,01 = 1,10 DM, 3 Ampullen zu 0,02 = 1,25 DM.

Opium pulveratum enthält in der Einzelgabe von 0,1 = 0,01 Morphin (die EMD und TMD ist dagegen kleiner, als dem Morphingehalt nach zu erwarten wäre, nämlich 0,15! bzw. 0,5!) (1,0 = 0,40 DM).

Dr. med. A. B. Ort. Straße Nr. . . .
prakt. Arzt Fernsprecher Nr. . . .
Datum

Rp. Opii pulverati 0,05—0,1
Sacchari 0,2
M.D. tal. dos. Nr. VI
S. 2—3mal täglich 1 Pulver
für Herrn X. Y. in Z., Straße Nr. . . .
Dr. A. B., Arzt.

Extractum Opii mit 20% Morphin (EMD 0,075!, TMD 0,25!) wird hauptsächlich bei rectaler Anwendung benutzt (1,0 = 0,55 DM).

Dr. med. A. B. Ort. Straße Nr. . . .
prakt. Arzt Fernsprecher Nr. . . .
Datum

Rp. Extracti Opii 0,05
Olei Cacao 2,0
M. f. suppos.
D. tal. suppos. Nr. VI
S. 2mal täglich 1 Suppositorium einzulegen
für Herrn X. Y. in Z., Straße Nr. . . .
Dr. A. B., Arzt.

Tinctura Opii simplex (EMD 1,5!, TMD 5,0!), 20 Tropfen enthalten 0,005 Morphin. hydrochl., werden vorwiegend bei Diarrhoe verwandt. In genügender Dosierung hat Tinct. Opii simpl. natürlich auch die volle schmerzstillende Morphinwirkung (10,0 = 0,50 DM).

Dr. med. A. B. Ort. Straße Nr. . . .
prakt. Arzt Fernsprecher Nr. . . .
Datum

Rp. Tinct. Opii simpl. 10,0
D. ad vitr. patentat. (Normaltropfglas)
S. 20 Tropfen 3mal täglich zu nehmen
für Herrn X. Y. in Z., Straße Nr. . . .
Dr. A. B., Arzt.

Säuglinge sollen kein Morphin oder Opium erhalten. Im Spielalter soll nicht über 1 bis 3 Tropfen der Tinct. Opii simpl. oder 0,001—0,002 Morph. hydrochl., im Schulalter nicht über das Doppelte dieser Menge gegeben werden.

Unter den S. 116 abgehandelten Morphinderivaten haben *Eukodal* (offiz.), *Diacetylmorphinum hydrochloricum* (Heroin, offiz.), *Dicodid*, *Acedicon* und *Dilaudid* eine ausgesprochene narkotische und schmerzstillende Wirkung. Alle diese Stoffe haben eine starke atmungslähmende Wirkung. *Da sie sämtlich zur Sucht führen können, müssen sie mit größter Vorsicht gegeben werden!* Besonders groß ist die Gefahr einer Bindung des Patienten an das Mittel bei der Anwendung von Diacetylmorphin (Heroin). In 24 Staaten ist die Herstellung und die Abgabe von Heroin gesetzlich verboten. — Die Einzelgaben der anderen Mittel sind:

Eukodal . . .	0,01	Acedicon	0,0025
Dicodid . . .	0,005	Dilaudid	0,0025

Dromoran (Roche) ist 3-Oxy-N-methyl-morphinantartrat. Es hat die gleiche Grundstruktur (Morphinan) wie das Morphin und wird synthetisch dargestellt. Das Dromoran wird aus dem Darm sehr vollständig resorbiert und hat eine stärkere und länger anhaltende analgetische Wirkung als Morphin. Es kann wie dieses zur Linderung starker Schmerzen gebraucht werden.

Die Nebenwirkungen des Dromorans sind denen des Morphins ähnlich. Insbesondere ist auch mit der Möglichkeit der Bindung des Patienten an das Mittel und der Entwicklung einer Sucht zu rechnen.

Das Dromoran ist z. Z. noch nicht der Verordnung über das Verschreiben von Betäubungsmitteln unterstellt, doch sollte der Arzt seine Anwendung im Sinne dieser Verordnung beschränken.

Zur Schmerzlinderung werden 0,001—0,003 per os, rectal, subcutan oder intramuskulär verabreicht.

Tabletten mit 0,0015 (10 St. = 1,30 DM), Suppositorien mit 0,002 (5 St. = 3,00 DM), Ampullen mit 0,002 in 1 cm^3 (5 St. = 3,00 DM).

Dolantin. Cliradon.

Dolantin (Hoechst), *Pethidini Hydrochloridum* (PI), ist das Hydrochlorid des 1-Methyl-4-phenylpiperidin-4-carbonsäureäthylesters; es ist in Wasser leicht löslich. Seine starke analgetische Wirkung wurde von O. SCHAUMANN entdeckt.

Schicksal im Körper. Dolantin wird im Darm resorbiert, ist jedoch nach innerer Gabe nicht so stark wirksam wie nach parenteraler Injektion. Es wird im Organismus gespalten, nur ein kleiner Teil wird unverändert im Harn ausgeschieden. Die Wirkung ist von kürzerer Dauer als die des Morphins. Durch wiederholte Gabe tritt Gewöhnung ein.

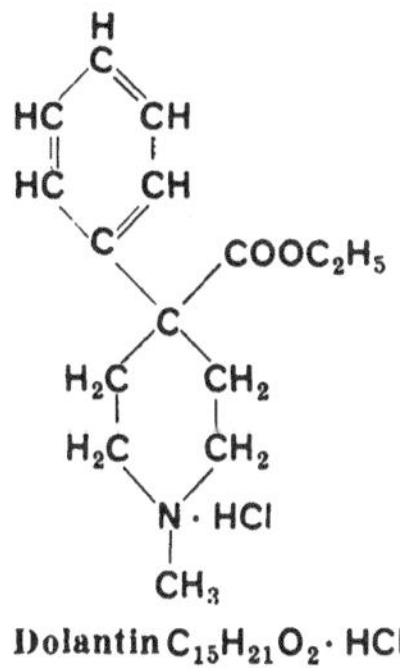

Dolantin $C_{15}H_{21}O_2 \cdot HCl$

Indikationen. Die schmerzlindernde Wirkung des Dolantins wird wie die des Morphins nur dann therapeutisch genützt, wenn mit ungefährlicheren Analgeticis nicht auszukommen ist. Die maximale Wirkungsstärke erreicht nicht die des Morphins. Besonders geeignet erscheint die Anwendung des Dolantins bei den durch Spasmen glattmuskeliger Organe verursachten Koliken, da das Dolantin durch atropin- und papaverinartige Wirkungen auch Spasmen löst.

Nebenwirkungen, Gefahren. Die häufigsten Nebenwirkungen der Dolantinanwendung sind Kopfschmerzen und Schweißausbrüche; Schwindel und Erbrechen sind seltener. Nach großen Dosen können — ähnlich der Atropinvergiftung — starke zentrale Erregungen, Pupillenerweiterung, Tachykardie, Verwirrtheit und Lähmung der Atmung eintreten. Die wiederholte Anwendung von Dolantin kann eine Sucht verursachen.

Dolantin untersteht der Verordnung über das Verschreiben von Betäubungsmitteln (s. S. 29 f.).

Darreichung, Dosierung. Zur Linderung starker Schmerzen wird dem Erwachsenen im allgemeinen eine Dosis von 0,1 verabreicht, die zu schneller zuverlässiger Wirkung parenteral (intramuskulär) injiziert werden muß. Bei Bedarf kann die Dosis nach 3—5 Std. wiederholt werden. Kinder erhalten Dosen von 0,01—0,05.

Dolantin (Hoechst), Tabletten mit 0,025 (10 St. = 1,15 DM), Ampullen mit 0,1 in 2 cm^3 (5 St. = 2,55 DM), Suppositorien mit 0,1 (5 St. = 2,05 DM), Lösung mit 0,05 in 1 cm^3 (= 20 Tropfen) (10,0 = 2,15 DM).

Cliradon (Ciba), 1-Methyl-4-(3'-oxyphenyl)-piperidin-4-äthylketonhydrochlorid, ist chemisch dem Dolantin verwandt. Seine analgetische Wirkung ist ungefähr so stark wie die des Morphins. Eine bemerkenswerte spasmolytische Wirkung wie das Dolantin besitzt es nicht. Cliradon ist im Darm beständig und wird schnell resorbiert, so daß es nach innerer Anwendung fast ebenso stark wirkt wie nach parenteraler Injektion. Die Wirkung hält nach therapeutischen Dosen 2—5 Std. an.

Cliradon ist wie Morphin bei starken Schmerzen anwendbar.

Als Nebenwirkungen werden starke Schläfrigkeit, Schwindel, Übelkeit, Brechreiz und Schweißausbruch beobachtet. Die Atmung wird durch Cliradon gelähmt, doch scheint diese Wirkung nicht so stark zu sein wie die des Morphins. Bei längerem Gebrauch kann Gewöhnung eintreten und schließlich eine Sucht. Eine endgültige Bewertung des Cliradons ist nach den bisherigen Erfahrungen noch nicht möglich. Es ist z. Z. noch nicht der Verordnung über das Verschreiben von Betäubungsmitteln unterstellt, doch sollte es der Arzt mit gleicher Vorsicht anwenden wie andere Betäubungsmittel.

Zur Analgesie bei starken Schmerzen wird Cliradon in Dosen von 0,005—0,015 gegeben. Soll die Wirkung schnell eintreten, ist subcutane oder intramuskuläre Injektion erforderlich.

Tabletten mit 0,005 (10 St. = 1,30 DM), Suppositorien mit 0,01 (5 St. = 3,00 DM), Ampullen mit 0,0075 (5 St. = 3,00 DM).

Polamidon.

Polamidon (Hoechst) ist 2-Dimethylamino-4,4-diphenylheptanon(5)-chlorhydrat, bildet in Wasser lösliche farblose Krystalle. Es ist in Magen und Darm beständig und wird vollständig resorbiert. Der größte Teil des Polamidons wird im Organismus chemisch verändert, ein kleiner Rest im Harn ausgeschieden.

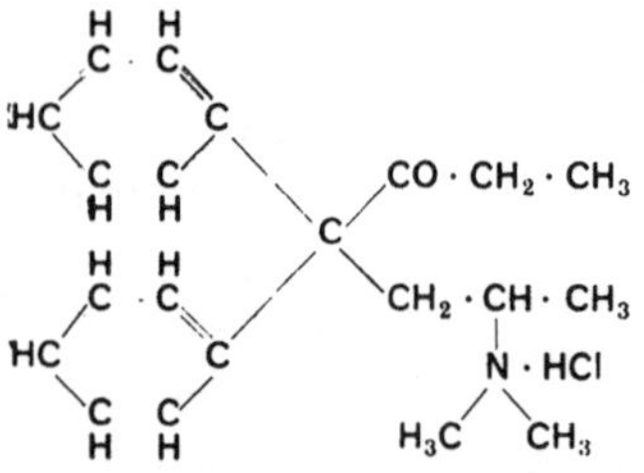

Polamidon $C_{21}H_{27}ON \cdot HCl$

Indikationen. Die analgetische Wirkung des Polamidons ist etwas stärker als die des Morphins und kann in den gleichen Fällen, für die Morphin benötigt wird, angewandt werden. Die atmungslähmende Wirkung vermag auch starken Hustenreiz zu unterdrücken. Die hypnotische Wirkung ist schwächer als die des Morphins.

Nebenwirkungen leichterer Art wie Schwindel und Erbrechen treten bei der Anwendung von Polamidon häufig auf. Sie können durch horizontale Lagerung und durch Atropin verhindert oder gemindert werden. Die allgemein zentrallähmende Wirkung des Polamidons scheint in therapeutischen Dosen geringer zu sein als die des Morphins. Große therapeutische Dosen vermindern die Erregbarkeit des Atemzentrums bereits merklich. Die euphorisierende Wirkung des Polamidons kann Anlaß zu Mißbrauch und Bindung an seinen Gebrauch werden. Die Gefahr der chronischen Vergiftung (Sucht) besteht nach den bisherigen Erfahrungen ebenso wie beim Morphin.

In Deutschland ist die Abgabe von Polamidon noch nicht den Bestimmungen über das Verschreiben von Betäubungsmitteln unterstellt. Die Arzneimittelabteilung der World Health Organization hat Vorsichtsmaßnahmen gleich den für Morphin und Dolantin getroffenen auch für das Polamidon empfohlen.

Darreichung, Dosierung. Als mittlere therapeutische Dosis gilt 0,005. Sie wird per os oder zur schnelleren Wirkung parenteral gegeben und kann in Abständen von 2—4 Std. wiederholt werden. Nötigenfalls können Dosen bis 0,02 angewandt werden. Kleinkinder erhalten bis 0,002, Schulkinder bis 0,005.

Polamidon (Hoechst). Tabletten mit 0,005 (10 St. = 1,25 DM), Ampullen mit 0,005 in 1 cm^3 (10 St. = 4,50 DM), Suppositorien mit 0,01 (5 St. = 2,60 DM).

Polamidon C (Hoechst) enthält neben Polamidon Diphenylpiperidinoäthylacetamid, das durch seine atropinartige Wirkung die parasympathischen Erregungen des Polamidons mindert und dadurch die Verträglichkeit verbessert.

Tabletten mit 5 mg Polamidon + 0,25 mg Diphenylpiperidinoäthylacetamid (10 St. = 1,25 DM), Ampullen mit gleicher Dosis in 1 cm^3 (10 St. = 4,50 DM).

Scopolaminum hydrobromicum.

Geschichtliches. Die berauschend-narkotische Wirkung einer Anzahl scopolaminhaltiger Drogen ist nachweislich schon im Altertum und frühen Mittelalter bekannt gewesen, aber nur ausnahmsweise therapeutisch ausgenutzt worden. Das Scopolamin ist in den Drogen (z. B. in der Belladonnawurzel, in dem Hyoscyamussamen, in der Mandragorawurzel, in der Scopolia atropoides) neben Atropin enthalten. Die volle narkotische Wirkung konnte also erst nach der Isolierung und Abtrennung vom erregenden Atropin erreicht werden. Dies gelang 1880. Aber die ersten Präparate scheinen unrein gewesen zu sein, sie verursachten häufig Vergiftungen. Seit vollkommen reines Scopolaminsalz im Handel ist, hat die Zahl medizinaler Vergiftungen sehr abgenommen.

Chemie. Die Konstitution des Scopolamins entspricht der nebenstehenden Formel. Es steht dem Atropin chemisch sehr nahe, denn die gleiche Säure (Tropasäure) ist in beiden Alkaloiden mit einem alkoholischen Alkaloidkern (dem Tropin bzw. dem Scopin) verbunden. **Scopolaminum hydrobromicum** (offiz.), *Hyoscini Hydrobromidum* (PI), und *Scopolaminum hydrochloricum* (Erg.B.), in etwa 2 Teilen Wasser lösliche Krystalle, sind in wäßriger Lösung haltbar.

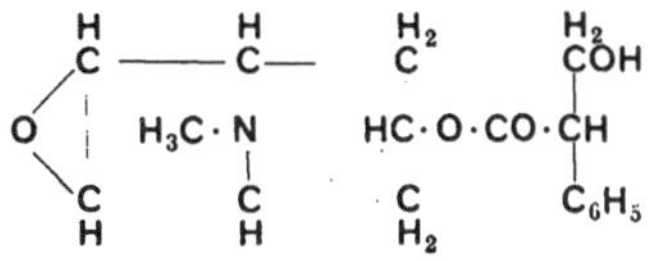

Scopolamin $C_{17}H_{21}O_4N$

Schicksal im Körper. Vom Magendarmkanal aus entfaltet Scopolamin wesentlich schwächere und weniger sichere Wirkungen als nach der subcutanen Einspritzung. Vermutlich wird die leicht verseifbare Substanz schon im Dünndarm oder beim Durchtritt durch die Leber zum Teil abgebaut. Über das weitere Schicksal im Körper ist wenig bekannt. Die Wirkung der üblichen therapeutischen Einzelmenge pflegt in 8—12 Std. abzuklingen. Kumulative Giftwirkungen werden auch bei langer Behandlungsdauer nicht beobachtet, vielmehr stumpft die Wirkung infolge von Gewöhnung stark ab.

Indikationen. Zur Abschwächung der Erregungserscheinungen, die im Beginn der Inhalationsnarkose auftreten, und zur Unterstützung der narkotischen Wirkung dient die etwa 2—3 Std. vor Beginn der Inhalationsnarkose ausgeführte Einspritzung von Scopolamin. hydrobrom., manchmal in Verbindung mit Morphin. hydrochlor. oder Opium concentratum.

Scopolamin und Morphin in großen Dosen sind zum „Dämmerschlaf" für kleine Operationen und schmerzfreie Geburt angewandt worden. Die Gefahren der Störung der Atmung und des Kreislaufs schließen diese Anwendung jedoch aus. Durch Begrenzung der Dosen und Zugabe von Ephedrin scheint die gute analgetische und beruhigende Wirkung dieser Kombination mit Vorsicht nutzbar zu sein.

Zur Beruhigung schwer erregter Geisteskranker leistet das Scopolamin ausgezeichnete Dienste und hat das früher hierzu oft gegebene Morphin mit Recht verdrängt. Zum Teil ausgezeichnete therapeutische Erfolge bringt die Scopolaminsalzdarreichung bei den verschiedenen Formen extrapyramidaler Muskelstarren, z. B. bei PARKINSONscher Krankheit, bei Folgezuständen der Encephalitis lethargica, indem es die Spannungen und das Zittern für die Dauer seiner Anwesenheit im Körper vermindert oder beseitigt. Eine ähnliche Wirkung hat die Darreichung von Atropinsulfat; letzteres ist bei den hypokinetischen Formen dem Scopolaminsalz vorzuziehen.

Über die Anwendung des Scopolamin. hydrobrom. in der Augenheilkunde s. S. 144.

Nebenwirkungen, Gefahren. Die wichtigeren Nebenwirkungen decken sich mit den Wirkungen, die das chemisch nah verwandte Atropin zeigt. Störend empfunden wird die recht lange anhaltende Trockenheit des Mundes und Schlundes, welche das Schlucken erschwert. Die Pupille wird über einen Tag lang erweitert, bei größeren Mengen ist die Akkomodation gelähmt. Die Haut ist meist gerötet und trocken. Eine Pulsbeschleunigung wird erst nach verhältnismäßig großen Dosen beobachtet.

Sehr häufig wird der Scopolaminschlaf — zumal in seinem Beginn — durch halluzinatorische Erregungen, die in seltenen Fällen sogar recht heftig werden, durchbrochen.

Die eigentliche Gefahr droht von seiten des Atemzentrums. Es tritt oft CHEYNE-STOKESscher Atemtypus auf. Die Menge, welche die Atmung auf ein gefährliches Maß vermindert, ist offenbar von Individuum zu Individuum sehr verschieden. In der psychiatrischen Praxis werden oft Mengen, die weit über den Maximaldosen liegen, angewandt — immerhin ist es dringend geboten, bei häufiger wiederholten Scopolamininjektionen scharf auf die Atmung zu achten.

Als Nachwirkung der Scopolamindarreichung bleibt bis zum folgenden Tag das Gefühl der Abgeschlagenheit und Nausea. Eine Scopolaminsucht gibt es nicht.

Darreichung, Dosierung. Scopolamin. hydrobromic. wird, um die Wirkung möglichst zuverlässig zu gestalten, meist subcutan gegeben. Zur Einleitung der Narkose wird 2—3 Std. vor Beginn der Operation 0,3 mg—0,5 mg eingespritzt; diese Menge kann bei ungenügender Schlafwirkung 1 Std. später nochmals gegeben werden. In der gleichen Größenordnung halten sich die beim Geburtsdämmerschlaf verwandten Einzelmengen. Säuglingen und Kleinkindern soll Scopolamin nicht gegeben werden.

Rp. Scopolamini hydrobromici 0,0025
Aquae dest. ad 10,0
M.D. ad vitr. c. collo amplo. Sterilisa!
S. 1 cm³ 2 Std. vor der Narkose subcutan.

Bei schwerer psychischer Erregung wird meist sofort die Menge von 0,5 mg subcutan eingespritzt, die im Laufe eines Tages benötigte Menge überschreitet oft die EMD von 0,001! und erreicht die TMD von 0,003!

Bei extrapyramidalen Muskelspannungen und bei Paralysis agitans wird Scopolamin per os gegeben. Man gibt von der $1^0/_{00}$igen Lösung zunächst 3mal täglich 3 Tropfen (= 0,5 mg am Tage) und steigt, wenn es nötig ist und das Mittel vertragen wird, alle 3—4 Tage um einige Tropfen bis 3mal 10 oder gar 3mal 15 Tropfen (= 1,5 mg bis etwa 2 mg täglich). Die individuell festzustellende Tagesdosis wird monatelang bzw. dauernd weitergegeben.

(0,01 Scopol. hydrobr. = 0,10 DM.)

Scophedal (Merck) ist eine Lösung von 0,5 mg Scopolamin. hydrobromic., 10 mg Eukodal und 25 mg Ephetonin in 1 cm³. Durch den Zusatz von Ephetonin soll die lähmende Wirkung der Kombination von Scopolamin und Eukodal auf Atmung und Kreislauf ausgeglichen werden. Die intravenöse Injektion des Scophedals bewirkt sofort Schmerzlinderung und Beruhigung und wird gegen die Erregungen in Schockzuständen, zum Transport Unfallverletzter, zur Narkosevorbereitung und zur Schmerzlinderung unter der Geburt oder bei kleineren Eingriffen angewandt. Gefahren der Scophedalanwendung bestehen im allgemeinen in der Lähmung von Atmung und Kreislauf bei zu hoher Dosierung. Ein narkoseähnlicher Zustand darf nicht erzwungen werden, die Ansprechbarkeit des Patienten soll erhalten bleiben. Scophedal wird in einer Dosis von 0,5—1 cm³ langsam intravenös injiziert und die Injektion abgebrochen, sobald der Patient müde wird. Ampullen mit 1 cm³ Lösung (3 St. = 1,70 DM).

Anhang. Mittel zur Behandlung extrapyramidaler Muskelstarre.

Atropinum sulfuricum (Näheres s. S. 146) wird oft statt Scopolaminum hydrobromicum bei extrapyramidalen Muskelstarren angewandt. Bei der hypokinetischen Form der Paralysis agitans vermag es eine symptomatische Besserung zu bringen, wenn es in ausreichender Dosierung und womöglich dauernd dargereicht wird. Besonders bei der epidemischen Encephalitis lethargica — und zwar sowohl bei den akuten wie bei den postencephalitischen Erscheinungen — sind Erfolge (auch Verminderung des Zitterns und Speichelflusses) zu erreichen, wenn große Dosen monatelang bzw. dauernd gegeben werden.

Da die Herabsetzung der Empfindlichkeit gegen Atropin bei diesen Kranken sehr verschieden ist, muß die optimale Tagesdosis individuell festgestellt werden. Bei Paralysis agitans liegt diese Dosis nicht höher als 0,003—0,005. Bei Encephalitis lethargica läßt sich im allgemeinen eine Tagesmenge von 0,003—0,01 Atropin. sulfuric. erreichen; in einem Teil der Fälle können Tagesmengen von 0,015—0,02 und mehr dargereicht werden.

Die im Beginn der Behandlung auftretende Trockenheit des Halses, die Störungen der Akkomodation und vorübergehende leichtere Beschwerden von seiten des Verdauungskanals zwingen nicht notwendig zum Absetzen der Behandlung. Die Augenstörungen können durch eine Hypermetropiebrille korrigiert werden. Erst Zustände von Depression, Schlaflosigkeit, Schwindel, Wallungen, Herzklopfen, schwere Durchfälle oder starke Verstopfung, Appetitlosigkeit und fortschreitende Gewichtsabnahme machen es notwendig, mit dem Anstieg der Tagesmenge innezuhalten oder die Zufuhr allmählich einzuschränken. Ein plötzliches Absetzen der Atropinzufuhr, auch wenn keine Nebenwirkungen vorliegen, ist zu vermeiden, da die Kranken sich dabei schlecht fühlen; es können Schwindel und Erbrechen auftreten. und das Wiederauftauchen der encephalitischen Symptome wirkt deprimierend. Über die Frage der Gewöhnung fehlen genaue Kenntnisse.

Man beginnt die Behandlung mit 4 mal täglich 1 Tropfen der 0,5%igen Lösung von Atropin. sulfuric. (= 0,001 pro Tag). Die Tagesdosis wird im Anfang jeden Tag oder jeden zweiten Tag um einen Tropfen erhöht; im späteren Verlaufe der Behandlung, besonders bei nicht mehr deutlich zunehmender Besserung, ist es ratsam, nicht zu rasch weiter anzusteigen, sondern die Perioden unveränderter Dosierung auf 1—3 Wochen auszudehnen. Ist die optimale Wirkung einmal erreicht, so läßt sie sich oft mit einer etwas geringeren Tagesdosis erhalten. Die empirisch festgestellte, individuelle Tagesdosis für die Dauerbehandlung gibt man zweckmäßig auf 3 Einzeldosen verteilt in der leichter zu handhabenden Form der Pillen oder bei hohen Dosen, um jeden Dosierungsfehler zu vermeiden, am besten in Form der Tabletten. Ist die orale Darreichung nicht möglich, so können die gleichen Dosen rectal in Form von Suppositorien zugeführt werden, oder man injiziert — in Ausnahmefällen — zwei Drittel der enteralen Dosis subcutan. Bei der Überschreitung der Maximaldosen (Atropin. sulfuric. EMD 0,001!; TMD 0,003!) sind die entsprechenden Vorschriften (s. S. 5) beim Verschreiben zu beachten.

Benzedrin und **Pervitin** (Näheres s. S. 112) vermögen allein schon die Starre und Muskelschwäche sowie das subjektive Befinden der Patienten beim postencephalitischen Parkinsonismus zu bessern. Besonders günstig ist ihre Wirkung in Verbindung mit der des Atropins. Sehr regelmäßig bessert ihre Anwendung die Augenstörungen der Patienten. Meist müssen auch Benzedrin und Pervitin bei Parkinsonismus in größeren Dosen verabreicht werden als sonst, nämlich 0,01—0,1 Benzedrin oder mehr am Tage bzw. 0,005—0,05 Pervitin.

Parpanit (Geigy) ist 1-Phenylcyclopentan-1-carbonsäurediäthylaminoäthylester-hydrochlorid. Es hat für die Behandlung von Störungen der extrapyramidalen Motorik schnell Bedeutung erlangt, weil es die Muskelstarre zu lösen vermag, ohne bereits starke Wirkungen auf den Parasympathicus auszuüben wie das Atropin. Als Nebenwirkungen treten gelegentlich Schwindelanfälle, Herzklopfen, Blutandrang zum Kopf und Unsicherheit beim Gehen auf. Die geeignete Dosierung muß durch Steigerung der Dosen gesucht werden. Im allgemeinen wird mit 3 mal täglich 0,01 begonnen und bis auf 0,05—0,1 3 mal täglich gesteigert.

Tabletten mit 0,006 (100 St. = 4,80 DM) und 0,05 (50 St. = 6,50 DM).

Parpanit $C_{18}H_{27}O_2N \cdot HCl$

Artane (Grünenthal), 3-(1-Piperidyl)-1-Phenyl-1-cyclohexyl-1-propanolhydrochlorid, vermag die extrapyramidalen Bewegungsstörungen in ähnlicher Weise zu beeinflussen wie Atropin und Parpanit. Es hat sich bei einem Teil der Patienten wirksamer erwiesen als andere Mittel. Nebenwirkungen sollen selten oder nur schwach sein. Als solche wurden beobachtet: Trockenheit im Munde, Benommenheit, Schwindel, Sehstörungen und Nervosität. Die geeignete Dosierung muß in jedem Falle ermittelt werden. Als Anfangsdosis wird im allgemeinen 2—3 mal täglich 0,002 versucht; meist muß die Dosis gesteigert werden, oft auf 0,012—0,015 täglich. Tabletten mit 0,002 und 0,005.

Bromide.

Geschichtliches. Bald nach der Entdeckung des Broms und der Darstellung seines Kaliumsalzes (1826) setzten die ersten therapeutischen Versuche mit den Bromsalzen ein; man verwandte sie zunächst an Stelle der ihnen chemisch nahestehenden Jodsalze. Das Verdienst, die antiepileptische Wirkung des Bromkaliums entdeckt und bekanntgegeben zu haben, kommt dem Engländer LOCOK (1864) zu. Nachdem man längere Zeit hindurch der irrtümlichen Ansicht zugeneigt hatte, daß die krampfunterdrückende Wirkung des Salzes vom Kalium abhängig sei, erkannte man später, daß zweifellos das Bromion der Träger der Wirkung ist. Die Bromsalze waren lange Zeit das wichtigste Mittel zur Aufhebung der epileptischen Krampfanfälle; heute werden Luminal, Prominal und Diphenylhydantoin dem Bromid oft vorgezogen.

Chemie. **Kalium bromatum** (offiz.), *Kalii Bromidum* (PI), KBr, Kaliumbromid, Bromkalium, bildet farblose Krystalle oder ein weißes krystallines Pulver; es ist geruchlos, hat einen unangenehmen salzigen Geschmack und ist in 1,6 Teilen Wasser löslich. Es enthält etwas über 66% Brom.

Natrium bromatum (offiz.), *Natrii Bromidum* (PI), NaBr, Natriumbromid, Bromnatrium (mit etwa 76% Brom), ist ein weißes krystallines Pulver von unangenehmem Geschmack, das sich in etwa 1 Teil Wasser löst.

Ammonium bromatum (offiz.), NH_4Br, Ammoniumbromid, Bromammonium, ein weißes, krystallines Pulver von ähnlicher Beschaffenheit wie die beiden anderen Salze und mit rund 80% Brom, ist entbehrlich.

Schicksal im Körper. Bromid wird im Organismus so verteilt wie Chlorid und ersetzt in den Körpersäften einen der aufgenommenen Menge entsprechenden Teil des Chlorids. Das gilt auch für den Durchgang durch die Niere; so ist das Verhältnis der Konzentrationen von Chlorid und Bromid im Harn das gleiche wie im Blutplasma. Infolge dieses chloridähnlichen Verhaltens des Bromids im Organismus ist eine wirksame Bromidkonzentration in den Körpersäften um so schneller mit den üblichen Bromiddosen zu erreichen, je mehr die gleichzeitige Aufnahme von Chlorid eingeschränkt wird. Andererseits kann die Bromidausscheidung durch große Chloridgaben beschleunigt werden. Bei einer Behandlung mit Bromid muß also nicht nur dessen Dosierung, sondern auch die Aufnahme von Chlorid (Kochsalz) kontrolliert werden.

Indikationen. Die hervorragenden Dienste, welche die Bromide bei der Behandlung der epileptischen Krämpfe leisten, sind vielfach erprobt und unbestritten.

Weniger sicher sind die Erfolge bei anderen Krampfformen, wie Chorea, Eklampsie, Tetanie. Sie fehlen bei Tetanus traumaticus.

In kleineren Mengen werden die Bromide als leichte Sedativa, also zur Beruhigung bei allgemeiner Nervosität oder Neurasthenie gegeben. Als Schlafmittel stehen sie an Sicherheit der Wirkung weit hinter den echten Hypnoticis zurück.

Unsicher ist die Wirkung der Bromide beim Keuchhusten, bei sexueller Erregung, bei Schwangerschaftserbrechen.

Nebenwirkungen, Gefahren. Akute Schädigungen nach einmaliger Einverleibung kommen selbst nach sehr hohen Gaben von Natrium bromatum kaum vor. Wenn längere Zeit hindurch sehr große Bromidmengen gegeben werden sollen, dürfte Natrium bromatum dem Kalium bromatum vorzuziehen sein, denn letzterem ist eine gewisse herz- und gefäßschädigende Wirkung (Kaliumwirkung) eigen. Nicht erlaubt ist es, eine kräftige Bromidwirkung durch hohe Gaben von Ammonium bromatum herbeizuführen, da das Ammoniumion eine starke Giftwirkung hat.

Bei jeder Form der Bromidtherapie kann durch Darreichung über längere Zeit chronische Bromidvergiftung auftreten. Die Geschwindigkeit, mit welcher der Bromismus einsetzt, wird neben der individuellen Disposition hauptsächlich durch die Menge des Nahrungskochsalzes bestimmt. Die ersten Zeichen des Bromismus pflegen zu sein: Nesselausschläge der Haut, besonders Acnepusteln, und Schleimhautentzündungen (Conjunctivitis, Bronchitis, Darmkatarrhe). Werden diese Vergiftungserscheinungen nicht beachtet und die Bromidmengen nicht vermindert, so stellen sich allmählich motorische Störungen (torkelnder Gang, Tremor) und psychische Störungen (läppisches Benehmen, Stupor, Melancholie, Selbstmordtrieb) ein.

Bei schwerem Bromismus darf man die Bromiddarreichung nicht mit einem Schlage beenden oder gar durch reichliche Kochsalzzufuhr den Körper rasch bromfrei machen, da hierbei Verschlimmerungen der Erscheinungen ausgelöst werden können.

Darreichung, Dosierung. Zur Beruhigung bei nervöser Erregung wird meist 1,0—2,0 des Natrium oder Kalium bromatum gereicht; gleiche Mengen dienen auch der Milderung der Keuchhustenanfälle oder zur Beruhigung nervöser Kinder. Da der Geschmack der Salze widerlich bitter ist, empfiehlt es sich, sie in viel Flüssigkeit gelöst oder in kohlensäurehaltigem Wasser einnehmen zu lassen.

Bei Epileptikern beginnt man mit etwa 3,0 Natrium oder Kalium bromatum pro die. Man gibt diese Menge 1—2 Wochen lang und vermehrt sie, wenn die krampfunterdrückende Wirkung noch nicht genügt, alle 7—10 Tage um je 1,0 täglich. Bei schweren Formen sind tägliche Gaben von 10,0 bis selbst 15,0 notwendig. Sobald die Krampfunterdrückung gelungen ist, geht man mit den täglichen Gaben in wöchentlichen Etappen zurück auf Dosen, die für die Unterdrückung der Anfälle gerade ausreichen (EMD 2,0!, TMD 6,0!).

Daß die Kochsalzaufnahme bei jedem Epileptiker, welcher mit Bromid behandelt wird, geregelt werden muß, ergibt sich aus dem oben Dargelegten. Bei schweren Formen von Epilepsie führt die Bromiddarreichung nur dann zum Ziele, wenn die Kochsalzaufnahme sehr stark eingeschränkt wird.

Die bekannte Bromidmischung des Psychiaters Erlenmeyer (Kalii bromati et Natrii bromati ana 4,0, Ammonii bromati 2,0, Aquae carbon. ad 750,0; 1 Weinglas enthält etwa 1,0 Bromid) dürfte keinen Vorzug vor der einfachen Verschreibung von Kalium oder Natrium bromatum haben.

Rp. Natrii bromati 20,0
Aquae ad 300,0
M.D.S. 1 Eßlöffel (1,0)
3mal täglich.

Rp. Mixturae nervinae DRF 200,0
D.S. 3mal täglich 1 Eßlöffel
(Kal. bromat. 8,0, Natr. bromat., Ammon. bromat. aa 4,0, Aq. dest. ad 200,0).

Bei der kombinierten Bromid-Luminal- (oder Prominal-) Behandlung der Epilepsie empfiehlt es sich, nach einer Bromidperiode eine Luminalperiode einzuschieben. Die Luminal- bzw. Prominaldosen werden allmählich gesteigert entsprechend der langsamen Ausscheidung des Bromids.

(100,0 Kal. bromat. = 0,80 DM; 100,0 Natr. bromat. = 0,85 DM.)

Sedobrol (Roche) ist ein Präparat, das pro Würfel 1,1 NaBr, daneben eine kleine Menge (0,1) NaCl und Extraktivstoffe nach Art der Maggiwürze enthält. Das Präparat hat den Vorteil der schmackhafteren Form und erleichtert die Durchführung einer kochsalzarmen Diät. Die Sedobrolkur ist natürlich wesentlich teurer! (10 Würfel zu 2,0 = 1,90 DM.)

Radix Valerianae, Baldrian.

Geschichtliches. Die Baldrianwurzel scheint schon im Altertum medizinale Verwendung gefunden zu haben. Im Volksaberglauben des Mittelalters spielt sie eine erhebliche Rolle als Schutzmittel gegen Hexen- und Teufelsspuk. Später fand sie als Antispasmodicum, auch als Wurmmittel und am Ende des 16. Jahrhunderts bei Epilepsie Verwendung. Bis in die neueste Zeit erhielt sich ihre Empfehlung bei Hysterie.

Die Droge und ihre Chemie. Radix Valerianae (offiz.), Baldrian, besteht aus dem Wurzelstock samt den anhängenden langen Wurzeln des einheimischen Krautes *Valeriana officinalis.* Die frische Wurzel ist noch geruchlos; erst durch fermentative Vorgänge während des Trocknens spaltet sich die den Geruch verursachende Isovaleriansäure ab. Die Droge enthält etwa 1% ätherisches Öl. in welchem die Isovaleriansäure zum großen Teil an den Alkohol Borneol verestert vorkommt. Daneben sind zahlreiche sonstige Ester des Borneols mit Fettsäuren vorhanden.

Tinctura Valerianae (offiz.), Baldriantinktur, die man an Stelle der Wurzel verschreibt, wird aus der Droge mit verdünntem Weingeist 1:5 bereitet. Ähnlich zusammengesetzt ist *Tinct. Valer. aetherea* (offiz.).

Species nervinae (offiz.) enthalten etwa $^1/_3$ Rad. Valer., $^1/_3$ Fol. Trifolii fibrini und $^1/_3$ Fol. Menthae piperitae.

Indikationen. Ehe die gegen Epilepsie, Chorea, Tetanie inzwischen eingeführten und bewährten Präparate bekannt geworden waren, wurde die Baldriantinktur bei fast allen Krampferscheinungen gegeben. Jetzt ist die Baldriandarreichung bei diesen Indikationen als überholt fast ganz aufgegeben. Nicht verdrängt ist der Baldrian dagegen bei der Behandlung der verschiedenen Formen von Nervosität, zumal wenn sie mit Zeichen von Herz- oder Gefäßneurosen einhergehen.

Nebenwirkungen sind bei den therapeutischen Gaben nicht vorhanden.

Darreichung, Dosierung.

Rp. Tincturae Valerianae 20,0
D. ad vitr. patentat.
S. mehrmals täglich 30 Tropfen.
(10,0 Tct. Valer. = 0,20 DM.)

Die Spezialpräparate sind meist sehr teuer (s. Anm. 2 S. 24).

Calciumsalze.

Geschichtliches. Die rationelle therapeutische Anwendung der Calciumsalze zur Aufhebung bestimmter Krampfformen beruht auf Beobachtungen im Tierversuch. Etwa ein Jahrzehnt, nachdem man die Calciumsalze zur Beschleunigung der Blutgerinnung und als gefäßabdichtende Mittel herangezogen hatte, entdeckten MacCallum und Voegtlin (1908), daß die Calciumsalze die tetanischen Krämpfe, welche der Herausnahme der Nebenschilddrüsen folgen, bei Tieren aufheben können, und kurz darauf konnte Hans Curschmann auf die vorzüglichen Wirkungen bei Spasmophilie und Tetanie des Menschen hinweisen. Seither sind die Calciumsalze wichtige Mittel zur Behandlung der verschiedenen Formen von Tetanie.

Liquor Calcii chlorati (offiz.) enthält etwa 50% Calcium chloratum (Erg.B.) (= 25% wasserfreies Calciumchlorid) und ist eine klare Flüssigkeit von bitterem Geschmack.

Calcium chloratum (Erg.B.), $CaCl_2 \cdot 6\,H_2O$, Calciumchlorid, farblose, an der Luft sehr leicht zerfließliche Krystalle, die sich in Wasser und Weingeist leicht lösen.

Calcium chloratum siccatum (Erg.B.) enthält nur zwei Krystallwasser, daher 27% Calcium. Es ist sehr hygroskopisch.

Calcium chloratum fusum ist völlig wasserfreies Calciumchlorid $CaCl_2$. Da der Gehalt an Calcium 36% beträgt, sind von dieser Verbindung (welche wie die zuletzt erwähnte entbehrlich ist) die halben Mengen des Calcium chloratum zu geben.

Diese Salze dürfen nicht mit *Calcaria chlorata*, einem mit Säuren aus dem *Calciumhypochlorit* Chlor entwickelnden Präparat, das nur äußere Anwendung findet (s. S. 39), verwechselt werden. Man kürze also nicht auf Calc. chlor. ab!

Calcium lacticum (offiz.), *Calcii Lactas* (PI), Calciumlactat $(CH_3 \cdot CHOH \cdot COO)_2Ca \cdot 5\,H_2O$, ist ein in 20 Teilen Wasser lösliches Pulver mit 13% Calcium. Es hat einen weniger bitteren Geschmack als Liquor Calcii chlorati.

Calcium carbonicum praecipitatum (offiz.), Calciumcarbonat, $CaCO_3$, ist ein in Wasser unlösliches, daher geschmackloses weißes Pulver.

Calcium gluconicum (Erg.B.), *Calcii Gluconas* (PI), Calciumgluconat, $Ca(C_6H_{11}O_7)_2 \cdot H_2O$, mit 9,3% Calcium ist ein weißes Pulver, das sich in kaltem Wasser 1:30, in kochendem Wasser 1:5 löst. Die Lösung hat einen leicht kratzenden Geschmack.

Schicksal im Körper. Wie andere zweiwertige Ionen werden die Calciumionen vom Magendarmkanal nur langsam resorbiert. Die Hauptmenge wird in die tieferen Abschnitte des Magendarmkanals ausgeschieden, ein Teil geht in den Harn über. Über die zeitlichen Verhältnisse der Ausscheidung per os gegebener Calciumsalze sind genaue Daten nicht bekannt. Nach der intravenösen Einspritzung von 1,0 Calciumchlorid ist beim Menschen nur für 2—4 Std. Dauer eine Vermehrung des Calciumgehaltes im Blute nachweisbar. Die krampfaufhebende Wirkung bei Spasmophilie erstreckt sich ebenfalls über mehrere Stunden.

Indikationen. Nur die Krampfformen, die durch eine Verminderung der Calciumkonzentration im Plasma verursacht sind — also hauptsächlich die Spasmophilie und Tetanie im Kindesalter, die Tetanie nach Entfernung oder Schwund der Epithelkörperchen und die Schwangerschaftstetanie —, können durch Calciumgaben gemildert oder beseitigt werden.

Sonstige Indikationen für Calciumanwendung sind: mangelhafte Gerinnungsfähigkeit des Blutes (s. S. 142), Urticaria und Ödeme, Schleimhautentzündungen, Heuschnupfen, Asthma bronchiale und Überdosierung von Magnesiumsalzen (s. S. 171).

(Über die Behandlung der Tetanie mit Nebenschilddrüsenpräparaten s. S. 211, mit Ergosterinderivaten s. S. 212.)

Nebenwirkungen, Gefahren. Neben dem unangenehmen bitteren Geschmack der meisten wasserlöslichen Calciumsalze stört häufig bei länger anhaltender Einnahme ihre magenreizende Wirkung. Ernste Nebenwirkungen stellen sich aber auch nach sehr hohen therapeutischen Gaben nicht ein.

Nach der intravenösen Einspritzung von Calciumsalzen empfinden die Patienten für einige Minuten ein brennendes Hitzegefühl, gelegentlich kommt es zu starkem Erblassen des Gesichtes und zu Schweißausbruch, aber diese Erscheinungen klingen in kurzer Zeit ab. Gefährlich ist eine intravenöse Calciuminjektion bei gleichzeitiger Digitalisanwendung, da eine Calciuminjektion unter diesen Bedingungen Herzstillstand bewirken kann. Calciumchlorid und -lactat dürfen nicht subcutan oder intramuskulär injiziert werden, da sich stets schmerzhafte Infiltrate, oft Abscesse und Nekrosen bilden. Bei Kindern kann auch die intramuskuläre Injektion von Calciumgluconat zur Absceßbildung führen.

Darreichung, Dosierung. Von den einfachen wasserlöslichen Calciumsalzen, wie Calcium chloratum, Calcium lacticum oder Calcium gluconicum, sind bei ausgesprochener Tetanie anfangs meist große Mengen notwendig, um die Krampferscheinungen zu beseitigen. Bei Kindern wird z. B. täglich 3,0—4,0, bei Erwachsenen täglich 5,0—10,0, selbst 15,0 des Calcium chloratum gegeben. Da die Gaben von Calcium dessen Konzentration im Blutplasma nur vorübergehend erhöhen können, müssen sie fortdauernd gegeben werden. Meist kann einige Zeit nach Beginn der Zufuhr die Calciumsalzmenge etwas reduziert werden.

Wegen des bitteren Geschmacks setzt man reichlich Zuckersirup zu.

Rp. Liquoris Calcii chlorati 60,0
(enthält Calc. chlorati fusi 15,0)
Sirupi simplicis 50,0
Aquae dest. ad 300,0
M.D.S. 2 Eßlöffel 2mal täglich
(zusammen 3,0 wasserfreies
Calciumchlorid).

Rp. Calcii lactici (oder carbon.) 10,0
Sirupi simpl. 20,0
Aquae dest. ad 100,0
M.D.S. Umschütteln, 3mal täglich
2 Teelöffel (zusammen 3,0 Ca-Salz).

Bei der Verabreichung von Calcium gluconicum ist der Zusatz eines Geschmackskorrigens überflüssig.

Rp. Calcii gluconici 50,0
D.S. 3mal täglich 1 Teelöffel in warmem Tee zu nehmen.

(Da im Calc. carbon. dem Körper nur fixes Alkali, keine fixe Säure zugeführt wird, dürfte Calc. carbon. zur lang anhaltenden Tetaniebehandlung weniger geeignet sein als Calcium chloratum. Vgl. die Säurebehandlung der Tetanie, S. 185.)

Zur Injektion benutzt man Calcium gluconicum in 10%iger oder 20%iger Lösung. Es werden 5—10 cm³ eingespritzt. Die folgenden Handelspräparate enthalten Calcium gluconicum und sind zur intravenösen und intramuskulären Injektion geeignet:

Calcium (Nordmark). Ampullen (10%ig) zu 5 cm³, 5 Ampullen = 3,40 DM.

Calcium-Sandoz. Ampullen (10%ig) zu 10 cm³, 10 Ampullen = 5,50 DM; (20%ig) zu 10 cm³, 5 Ampullen = 4,25 DM.

Calcinol (Riedel). Ampullen (10%ig) zu 10 cm³, 3 Ampullen = 2,10 DM.

Im lebensbedrohenden Tetaniefall spritzt man intravenös etwa 1,0—2,0 Calc. chlorat. oder eine entsprechende Menge Calc. gluconic. *sehr langsam* ein (zur Injektion von 10 cm³ einer 20%igen Calciumlösung sind mindestens 4 Minuten nötig):

Rp. Liquoris Calcii chlorati 20,0
Aquae dest. ad 100,0
M.D. Sterilisa! S. 10,0—20,0 cm³ intravenös.

(100,0 Liq. Calc. chlorati = 0,20 DM; 10,0 Calc. lactic. = 0,10 DM; 100,0 Calc. carbon. praecip. = 0,40 DM.)

Außer dem Gluconat werden noch andere Calciumsalze zur parenteralen Injektion als Spezialitäten in den Handel gebracht: das Lävulinat (Calcium-Rath), Arabonat (Calcium-Bayer), Thiosulfat (Tecesal-Schering), Glutaminat (Calcium-Homburg) und Sulfamat (Calcium-Boehringer). Die Lösungen enthalten 5—10% des betreffenden Calciumsalzes. Sie werden in Ampullen von 5 oder 10 cm³ mit etwa 0,1 Calcium in den Handel gebracht (s. a. Anmerkung 2 S. 24).

Acidum salicylicum, Natrium salicylicum und Derivate.

Geschichtliches. Schon vor der Entdeckung der Salicylsäure (Gewinnung 1838 durch R. PIRIA; Synthese 1859 durch KOLBE) wurde eine Salicylverbindung, die in der Rinde verschiedener Weidenarten vorkommt, als Fiebermittel verwandt. Cortex Salicis enthält neben Gerbstoff Salicin, ein Glykosid, das in Zucker und Salicylalkohol zerlegt werden kann. Die Verwendung der Rinde oder des reinen Salicins und Salicylalkohols ist seit der Entdeckung der antipyretischen Wirkung der Salicylsäure außer Gebrauch gekommen. Einen wichtigen Fortschritt brachte die Einführung des Essigsäureesters der Salicylsäure (Aspirin, DRESER 1899).

Chemie. **Acidum salicylicum** (offiz.), o-Oxybenzoesäure, bildet weiße, in kaltem Wasser nur 1:500, in Alkohol, Äther und Öl gut lösliche Nadeln von unangenehm kratzendem Geschmack.

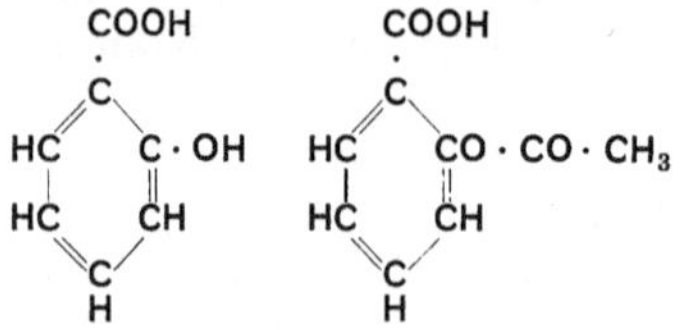

COOH	COOH
C	C
HC C · OH	HC CO · CO · CH_3
HC CH	HC CH
C	C
H	H
Salicylsäure	Acetylsalicylsäure
$C_7H_6O_3$	$C_9H_8O_4$

Natrium salicylicum (offiz.), *Natrii Salicylas* (PI), weiße Krystallschuppen, löst sich in 1 Teil Wasser; die Lösung schmeckt unangenehm süßsauer.

Acidum acetylosalicylicum (offiz.), *Acidum acetylsalicylicum* (PI), *Aspirin* (Bayer), *Acetylin* (Heyden), entsteht bei der Veresterung der Salicylsäure mit der Essigsäure als weiße, in Wasser 1:300 lösliche, schwach säuerlich schmeckende Krystalle. Das DAB schreibt die Prüfung auf Abwesenheit freier Salicylsäure vor.

Andere in die Therapie eingeführte Derivate der Salicylsäure sind:

Diplosal (Boehringer), Salicylsäure-Salicylester, in Wasser unlöslich.

Phenylum salicylicum (offiz.), *Salol*, der Phenolester der Salicylsäure (Näheres s. S. 243).

Phenyldimethylpyrazolonum salicylicum, Salipyrin, s. S. 97.

Über sonstige, vorwiegend oder ausschließlich in der Dermatologie verwandte Salicylsäurederivate s. S. 37 u. 60.

Schicksal im Körper. Salicylsäure wird aus dem Darm schnell resorbiert. Acetylsalicylsäure, Diplosal und Phenylsalicylat werden z. T. im Darm verseift; von der Acetylsalicylsäure wird jedoch der größte Teil unverändert resorbiert. Auch die Aufnahme durch die Haut aus Salben verläuft mit einer Geschwindigkeit, die wirksame Konzentrationen im Organismus ermöglicht. Ein sehr kleiner Teil der Salicylsäure wird im Organismus zu Gentisinsäure (2,5-Dioxybenzoesäure) oxydiert. Die größte Menge der aufgenommenen Salicylsäure wird meist durch Bindung an andere Stoffe verändert und so ausgeschieden. Neben der Paarung mit Schwefelsäure und Glucuronsäure wird ein erheblicher Teil der Salicylsäure mit Glykokoll zu Salicylursäure verbunden. Besonders bei Kindern ist dieser Anteil groß und kann bis 60% der Gesamtmenge ausmachen. Der chemischen Veränderung entgeht meist nur ein geringer Teil. Doch ist die Aufteilung der Salicylsäure in die einzelnen Ausscheidungsformen sehr großen Schwankungen unterworfen und der Anteil der freien Salicylsäure kann bis 85% betragen.

Die Ausscheidung der freien und gebundenen Salicylsäure mit dem Harn entfernt zwar den größten Teil einer einmaligen Dosis in den ersten 24 Std., doch sind oft noch nach 2 und 3 Tagen kleine Mengen Salicylsäure im Harn zu finden. Überdies ist die Ausscheidung der Salicylsäure stark von der Wasserstoffionenkonzentration des Harns abhängig. Durch Einnahme von Natriumbicarbonat wird die Wasserstoffionenkonzentration des Harns vermindert, dadurch die Rückresorption von Salicylsäure in den Tubuli der Niere gehemmt und somit Salicylsäure schneller im Harn ausgeschieden. Die bessere Verträglichkeit der Salicylsäure bei gleichzeitiger Bicarbonatgabe beruht wesentlich auf der schnelleren Ausscheidung der Salicylsäure.

Indikationen. Zur Senkung der gesteigerten Körpertemperatur bei Infektionskrankheiten wird die Salicylsäure seit der Einführung ihres Acetylesters (Aspirin) und der synthetischen Pyrazolonderivate (Antipyrin, Pyramidon) viel seltener verwandt, da die Nebenwirkungen stärker und jene Mittel besser wirksam sind. Dagegen hat sich die Salicylsäure ihren Ruf, bei akutem Gelenkrheumatismus in geradezu spezifischer Weise das Fieber senken, die Schmerzen und Gelenkschwellungen mildern zu können, im allgemeinen bewahrt, während eine sichere Abnahme der an den akuten Gelenkrheumatismus sich anschließenden Herzklappenveränderungen nicht nachweisbar ist. Die Salicylsäure und ihre Derivate werden bei Iritiden rheumatischen Ursprungs und bei Muskelrheumatismus mit gelegentlichem Erfolg gegeben. Viel unsicherer ist der Einfluß auf chronische rheumatische Affektionen, Pleuritis exsudativa, Polyneuritis und Erythema nodosum, er fehlt bei Gelenkerkrankungen gonorrhoischen Ursprungs und bei Arthritis deformans.

Die analgetische Wirkung, die wie fast allen Fiebermitteln auch der Salicylsäure eigen ist, tritt bei der Acetylsalicylsäure und anderen neueren Fiebermitteln, besonders den Pyrazolonderivaten, in so viel stärkerem Maße hervor, daß die Salicylsäure bei Neuralgie und Migräne wenig verwandt wird.

Auf die gichtischen Erkrankungen hat die Salicylsäure eine oft bewährte lindernde Wirkung. Sie fördert häufig die Ausscheidung der Harnsäure.

Über die äußere Anwendung der Salicylsäure als Antimycoticum und epithellösendes oder hautreizendes Mittel s. S. 37 und 60.

Nebenwirkungen, Gefahren. Salicylsäure und in etwas geringerem Maße auch Acetylsalicylsäure, Diplosal und Salol reizen die Magenschleimhaut und verursachen dadurch sehr häufig Beschwerden. Bei einmaliger Darreichung großer therapeutischer Mengen sind die Nebenwirkungen meist geringer Art. Sehr viel stärker treten sie in Erscheinung, wenn große oder mittlere Gaben längere Zeit hindurch gegeben werden; die Nebenwirkungen zwingen besonders bei der Behandlung des akuten Gelenkrheumatismus oft zum vorzeitigen Unterbrechen der Darreichungen.

Die akuten Vergiftungserscheinungen großer Dosen äußern sich im wesentlichen im Gefühl der Hitze im Gesicht, der Kopfschwere und Benommenheit und in stärkerem Schweißausbruch. Bei schwerer Vergiftung, wie sie aber nur selten nach kleineren Dosen als etwa 8,0 pro Tag aufgetreten ist, deliriert der Patient und fällt dann in tiefen Kollaps.

Bei der kumulativ zustandekommenden Intoxikation sind Schwerhörigkeit und Ohrensausen erste Zeichen beginnender Vergiftung. In selteneren Fällen ist auch das Sehvermögen gestört (tagelang anhaltende Sehschwäche oder sogar Erblindung).

Zu achten ist auf den Harn, dessen Menge nach kleinen Salicylsäuregaben vermehrt, nach großen regelmäßig eingeschränkt ist, weil im Verlauf einer Salicylsäuretherapie sehr oft Nierenentzündungen auftreten. Der Harn enthält dann Eiweiß, gelöst oder in Cylindern, gelegentlich auch Blut; die Nierenreizung pflegt nach dem Aussetzen der Darreichung bald zu verschwinden.

An der Haut treten häufig ebenfalls rasch abheilende Entzündungserscheinungen auf, wie Erytheme, Urticaria, und an den Schleimhäuten wird eine Neigung zu Blutungen beobachtet, weshalb Salicylate mit Vorsicht bei Typhus und besonders mit Vorsicht bei Graviden zu geben sind; bei letzteren tritt nicht selten Abort ein.

Darreichung, Dosierung. Bei akutem Gelenkrheumatismus werden meist große Mengen (d. h. etwa 5,0—10,0 im Laufe eines Tages) einige Tage lang dargereicht, bis die ersten kumulativen Giftwirkungen auftreten. Bei Neuralgien, gichtischen Erkrankungen, bei denen aber die Salicylsäuretherapie weitgehend durch andere Mittel verdrängt worden ist, werden Mengen von 2,0—3,0 am Tage gegeben.

Wegen der geringeren magenreizenden Wirkung sind Natrium salicylicum, Acid. acetylosalicylicum und Salicylsäureamid (s. u.) dem Acidum salicylicum vorzuziehen.

Rp. Natrii salicylici 20,0
Aquae dest. ad 100,0
M.D.S. 3mal täglich 2 Teelöffel nach der Mahlzeit zu nehmen (= 6,0 tägl.) bei akutem Gelenkrheumatismus.
(10,0 Natr. salicylic. = 0,20 DM.)

Rp. Tabul. Acidi acetylosalicylici 1,0
D. t. d. Nr. XX
S. 3mal täglich 2 Tabletten nach der Mahlzeit
(10 Tabl. = 0,30 DM, Aspirin ist etwa 3mal teurer!)
(EMD 1,0!, TMD 6,0!)

Rp. Tabul. Natrii salicylici 1,0 Nr. XX
D.S. 3mal täglich 2 Tabletten in Wasser zu nehmen (= 6,0 täglich).
(EMD 2,0!, TMD 12,0!)

Bei besonders magenempfindlichen Patienten kann Natrium salicylicum als Klysma oder Suppositorium gegeben werden.

Rp. Natrii salicylici 2,0
Olei Cacao q. s. f. suppos.
D. tal. dos. Nr. VI
S. 3mal täglich ein Suppos. einzuführen.

Auch die intravenöse Einspritzung von einigen Gramm Natriumsalicylat wird empfohlen.

Bei Kindern, die an akutem Gelenkrheumatismus erkrankt sind, wird im zweiten Jahr etwa 0,5, im vierten Jahr 1,0—2,0, im zehnten Jahr 2,0—4,0 am Tage gegeben.

Die zahlreichen, z. T. oben aufgeführten Salicylsäurepräparate und Aspirinkopien dürften, abgesehen davon, daß sie z. T. eine geringere magenreizende Wirkung haben, keinen Vorzug vor Natrium salicylicum und Acidum acetylosalicylicum haben. Genannt seien:

Diplosal (Boehringer), in der oben genannten Dosierung (10 Tabletten zu 0,5 = 1,10 DM).

Phenylum salicylicum, Salol, wird bei Gelenkrheumatismus selten gegeben, es dient fast nur zur Behandlung von Cystitis, s. S. 243 (10,0 = 0,30 DM).

Salicylsäureamid, Salicylamid (Pharmazell) hat geringere Reizwirkung auf den Magen. Seine Wirkungen im Organismus entsprechen denen der Salicylsäure (Tabletten mit 0,5 25 St. = 1,45 DM).

Phenyldimethylpyrazolonum (Antipyrin) und Derivate.

Geschichtliches. Bei dem Bestreben, dem Chinin chemisch und pharmakologisch nahestehende Molekeln zu synthetisieren, gelangte KNORR 1883 zufällig zu einem (später Antipyrin genannten) Pyrazolonderivat, das, obwohl dem Chinin chemisch nicht nahestehend, ausgezeichnete entfiebernde und nicht minder wertvolle schmerzlindernde Wirkungen entfaltete. Das Antipyrin konnte das Chinin, die Salicylsäure und einige andere damals im Übermaß angewandte Antipyretica bei der Fieberbekämpfung weitgehend verdrängen. Seit 1896 ist ihm in dem chemisch nahe verwandten Pyramidon, das STOLZ herstellte, ein erfolgreicher Konkurrent erwachsen.

Chemie. **Phenyldimethylpyrazolonum** (offiz.), *Phenazonum* (PI), *Antipyrin* (Hoechst), bildet farblose Krystalle von schwach bitterem Geschmack, die sich in 1 Teil Wasser lösen.

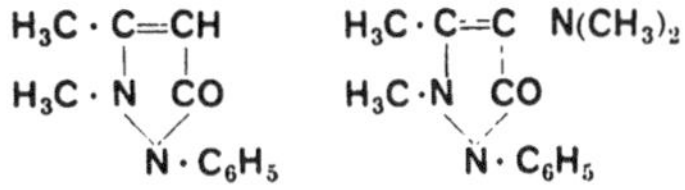

Die wichtigeren sonstigen Pyrazolonderivate sind: **Dimethylamino-phenyl-dimethylpyrazolonum** (offiz.), *Amidopyrinum* (PI), *Pyramidon* (Hoechst), auch *Dimethylaminophenazon* genannt, farblose Krystalle, die in 20 Teilen Wasser löslich sind.

$H_3C \cdot C = CH$	$H_3C \cdot C = C \quad N(CH_3)_2$
$H_3C \cdot N \quad CO$	$H_3C \cdot N \quad CO$
$N \cdot C_6H_5$	$N \cdot C_6H_5$
Antipyrin	Pyramidon
$C_{11}H_{12}ON_2$	$C_{13}H_{17}ON_3$

Phenyldimethylpyrazolonum salicylicum (offiz.), *Salipyrin* (Riedel), in Wasser nur wenig lösliches, süßlich schmeckendes weißes Pulver.

Melubrin (Erg.B.) (Hoechst), antipyrinaminomethansulfosaures Natrium, und *Novalgin* (Erg.B.) (Hoechst), antipyrinmethylaminomethansulfosaures Natrium. Beide sind leicht löslich in Wasser, und die Lösungen können parenteral injiziert werden.

Die Zahl weiterer therapeutisch ausprobierter, z. T. auch jetzt noch verwandter Antipyrinderivate ist außerordentlich groß. Besondere Bedeutung kommt ihnen samt und o nders nicht zu.

Schicksal im Körper. Antipyrin wird rasch resorbiert. Schon 10—20 Minuten nach der Einnahme tritt es im Harne auf. Die Ausscheidung einer einmaligen großen therapeutischen Gabe ist nach 24—36, spätestens nach 48 Std. beendet, wie sich leicht an einer typischen Harnreaktion (Rotfärbung bei Eisenchloridzusatz) nachweisen läßt. Nur ein kleiner Teil (5—10%) der eingegebenen Substanz erscheint im Harn unverändert. 30—40% des Antipyrins werden langsam zu 4-Oxyantipyrin oxydiert; dieses wird als Glucuronid ausgeschieden. Mehr als die Hälfte des Antipyrins wird zu noch unbekannten Verbindungen abgebaut. Der Harn wird nach Antipyrin oft dunkel- bis rötlichgelb. Nach der Pyramidongabe ist die rote Verfärbung des Harnes noch stärker. Sie wird z. T. durch die aus dem Pyramidon gebildete Rubazonsäure bedingt. Ein großer Teil des Pyramidons wird zu unbekannten Verbindungen abgebaut. Bekannt ist noch, daß Pyramidon entmethyliert wird und das gebildete 4-Aminoantipyrin teils frei, teils acetyliert ausgeschieden wird.

Die durch mittlere Antipyrin- oder Pyramidongaben beim Fiebernden zu erzielende Temperatursenkung erreicht innerhalb 1—2 Std. ihr Maximum, die Temperatur hält sich etwa 2—3 Std. unten, um 6—8 Std. nach der Einnahme den alten Wert wieder zu erreichen.

Indikationen. Alle vier genannten Präparate werden statt der Salicylsäure, wenn diese nicht vertragen wird, bei akutem Gelenkrheumatismus und anderen rheumatischen Erkrankungen, z. B. Iritis rheumatica, gegeben; besonders Melubrin entfaltet bei diesen Erkrankungen eine prompte entfiebernde und schmerzstillende Wirkung.

Vorzügliche antineuralgische Wirkungen entfalten alle genannten Pyrazolonderivate bei Ischias, Migräne, Kopfschmerz, Intercostalneuralgien und Grippe. Die schmerzlindernde Wirkung bei Zahnschmerzen, Pleuritis usw. ist so erheblich, daß der Gebrauch von Opium und Morphin. hydrochloricum sich weit mehr einschränken, d. h. die Zahl der durch Verordnung dieser Mittel dem Morphinismus Verfallenden sich sehr vermindern läßt, wenn von der analgesierenden Wirkung der Pyrazolone noch regelmäßiger Gebrauch gemacht wird.

In manchen Fällen von MENIÈREscher Krankheit mildert Antipyrin die Beschwerden.

Bei Keuchhusten soll es die Anfälle abschwächen.

Nebenwirkungen, Gefahren. Die meisten der Pyrazolonderivate, besonders das Phenyldimethylpyrazolonum und das Melubrin, etwas weniger das Pyramidon, haben geringe schleimhautreizende Lokalwirkungen; nicht selten stellen sich Magendrücken oder auch Erbrechen ein. Erst bei starker Überdosierung sind schwere Vergiftungserscheinungen, beginnend mit Schwindel und Benommenheit, übergehend in Kollaps mit schlechter Herztätigkeit und gelegentlich mit Krämpfen, zu befürchten.

Aber nicht selten beobachtet man eine starke Überempfindlichkeit, die sich besonders in Entzündungsvorgängen an Haut und Schleimhäuten äußert. Die Patienten bekommen starke Exantheme, Urticaria oder Purpura, die Nasenschleimhaut wird akut entzündet (Niesen), an der Mundschleimhaut und an der Schleimhaut der Geschlechtsorgane treten pemphigusähnliche Blasen auf, die Bronchialschleimhaut schwillt an. Nach Antipyrin wurde diese Idiosynkrasie öfter als nach Pyramidon beobachtet. Um schwere derartige Erscheinungen zu vermeiden, empfiehlt es sich, Patienten, die zum ersten Male Antipyrin erhalten, eine nur kleine Probedosis zu geben.

Nach der Zufuhr von Pyramidon sind Fälle von Agranulocytose beobachtet worden. Vermutlich handelt es sich hierbei um eine verhältnismäßig seltene Überempfindlichkeit einzelner Patienten gegenüber Pyramidon. Um die Gefahr einer schädigenden Wirkung durch die akute Leukopenie zu vermeiden, ist eine Kontrolle der Leukocytenzahl besonders bei wiederholter und bei länger dauernder Pyramidonbehandlung zu empfehlen.

Sehr selten ist eine paradoxe Fieberreaktion nach Antipyrin: statt der üblichen Senkung der Temperatur steigt diese stark an.

Darreichung, Dosierung. Die bei Neuralgien, z. B. Migräne, Ischias, und im Beginn akuter fieberhafter Erkältungen üblichen Mengen sind:

Phenyldimethylpyrazolonum 1,0,

Dimethylamino-phenyldimethylpyrazolonum (Pyramidon) 0,1—0,3,

Phenyldimethylpyrazolonum salicylicum 1,0.

Zur Herabsetzung der Temperatur Fiebernder, z. B. bei Tuberkulose, wird Pyramidon sehr häufig gebraucht. Die Senkung der Körpertemperatur gelingt am sichersten bei rasch wiederholten kleinen Dosen, z. B. von 0,1—0,15 Pyramidon alle Stunden bis zum Absinken der stündlich gemessenen Temperatur auf die Normalwerte. Erst wenn die Temperatur wieder zu steigen beginnt, wird wieder 0,05—0,1, evtl. 0,15 gegeben. So gelingt es in vielen Fällen — mit insgesamt 1,0—1,5 Pyramidon —, während 24 Std. eine niedrige Temperatur (um 37 °) einzuhalten. Doch verhalten sich die Patienten individuell sehr verschieden.

Bei Kindern wird im 6. Monat etwa 0,03—0,06 Pyramidon gegeben, beim Kleinkind 1—3mal 0,1, beim Schulkind 1—3mal 0,2 (von Antipyrin doppelt soviel).

Bei Polyarthritis und bei Entzündungen der serösen Häute werden größere Dosen von Pyramidon — bis zu 2,0 täglich — gegeben. Melubrin wird vorzugsweise bei Gelenkrheumatismus, und zwar in der Dosierung von 1,0 etwa 3—4mal täglich verwandt; ähnlich Novalgin 3mal täglich 0,25—1,0. Besonders wirksam und die Magenreizungen vermeidend ist die intravenöse Injektion oder die rectale Zufuhr in Suppositorien.

Rp. Tabul. Phenyldimethylpyrazoloni 1,0
Nr. XX (10 Tabletten = 0,70 DM).
(Antipyrin ist kaum teurer.)
(EMD = 1,0!, TMD = 4,0!)

Rp. Tabul. Phenyldimethylpyrazoloni salicylici 1,0
Nr. XX (10 St. = 0,65 DM).
(Salipyrin kostet etwas mehr.)

Rp. Tabul. Dimethylamino-phenyldimethylpyrazoloni 0,1
Nr. XX (10 St. = 0,25 DM) oder 0,3
Nr. XX (10 St. = 0,40 DM).
(Als Pyramidon ist die Verbindung wesentlich teurer, 1,0 = 0,45 DM statt 0,10 DM.)
(EMD 0,5!, TMD 1,5!)

Rp. Pulv. analgetic. fort. DRF Nr. VI
D.S. Bei Schmerzen bis 3mal täglich 1 Pulver.
(Jedes Pulver enthält Codein. phosphoric. 0,02, Aminophenazon. 0,3, Acid. diäthylbarbituric. 0,2.)

Melubrin (Hoechst), Tabletten mit 0,5 (20 St. = 2,00 DM), Ampullen mit 1,0 in 2 cm^3 (10 St. = 4,00 DM).

Novalgin (Hoechst), Tabletten mit 0,5 (20 St. = 2,05 DM), Ampullen mit 1,0 in 2 cm^3 (10 St. = 4,90 DM). EMD 0,6!, TMD 1,8!

Migränin (Erg.B.) (Hoechst) ist ein beliebtes Antineuralgicum, eine Mischung von 0,85 Antipyrin, 0,09 Coffeinum, 0,06 Acid. citric.; 1,0 gegen Migräne. Billiger: Tabl. Phenyldimethylpyrazoloni c. Coffeino citrico 1,0 (10 St. = 0,80 DM).

Veramon (Schering) ist eine Additionsverbindung von 0,1 Acid. diaethylbarb. und 0,3 Dimethylamino-phenyldimethylpyrazolonum (Veronal + Pyramidon). Es hat eine gute antineuralgische und hypnotische Wirkung, die aber billiger durch getrennte Darreichung der beiden Bestandteile erzielt werden kann. Tabletten zu 0,4 (20 St. = 1,65 DM).

Andere Kombinationen von Aminophenazon mit Barbitursäurederivaten sind z. B. *Allional* (Roche), *Cibalgin* (Ciba), *Doralgin* (Riedel) (s. Anm. 2 S. 24).

Acetanilidum. Phenacetinum.

Geschichtliches. Das als Antipyreticum klinisch brauchbare Anilinderivat Antifebrin kam 1886, 2 Jahre nach der Einführung des Antipyrins, durch Cahn und Hepp in die Therapie. Antifebrin wurde später von dem erheblich weniger giftigen Phenacetin verdrängt, das als Ergebnis von Stoffwechseluntersuchungen, die das Schicksal des Anilins und Antifebrins im Körper verfolgten, von Hinsberg 1887 dargestellt und eingeführt wurde.

Chemie. Acetanilidum (offiz.), *Antifebrin*, Acetanilid, weiße Krystallblättchen von schwach brennendem Geschmack, in Wasser nur 1:230 löslich.

H
C
HC CH
HC CH
C
NH·CO·CH_3

Acetanilid
C_8H_9ON

Phenacetinum (offiz.) (Pl) ist p-Acetphenetidin, ein Derivat des p-Aminophenols. An zwei Stellen des p-Aminophenols sind Substitutionen ausgeführt. Die OH-Gruppe ist äthylsubstituiert, wodurch das Phenetidin genannte Molekül entsteht, und die NH_2-Gruppe ist wie beim Antifebrin mit einem Essigsäurerest verbunden.

Phenacetin bildet farblose Krystallblättchen, die geschmacklos und in Wasser kaum (1:1400) löslich sind.

Auch in der Anilin- und Phenetidinreihe hat die pharmazeutische Industrie eine Unsumme von Substanzen dargestellt und auf ihre pharmakologische Brauchbarkeit hin prüfen lassen. Zahlreiche dieser Mittel sind verschwunden, nur wenige konnten sich in gewissem Umfange halten, aber kaum einer dieser Körper hat sichere Vorzüge vor dem Phenacetin.

Genannt sei:

Lactylphenetidinum (offiz.), in dem die Essigsäure des Phenacetins durch Milchsäure ersetzt ist, ein schwach bitter schmeckendes, in Wasser kaum lösliches Pulver.

Schicksal im Körper. Der größte Teil des Acetanilids wird im Organismus zu p-Acetaminophenol oxydiert, das stark analgetisch wirkt und als Glucuronid bzw. Sulfat im Harn ausgeschieden wird. Ein kleiner Teil des Acetanilids sowohl wie des p-Acetaminophenols wird hydrolysiert, so daß Anilin und p-Aminophenol in geringer Konzentration auftreten. Diese können nach Oxydation ihrer Aminogruppe zum Hydroxylamin und Nitrosobenzol Hämiglobinbildung bewirken.

OC_2H_5 / C / HC CH / HC CH / C / $NH \cdot CO \cdot CH_3$

Phenacetin

$C_{10}H_{13}O_2N$

Phenacetin wird im Organismus durch Abtrennung der Äthylgruppe ebenfalls in p-Acetaminophenol übergeführt. Die Abspaltung der Essigsäure vom Phenacetin erfolgt langsamer als vom Acetanilid. Daher ist die Konzentration an p-Phenetidin wesentlich geringer als die an Anilin nach Acetanilidgabe und die Bildung von Hämiglobin viel seltener und geringer. Abbau des Phenacetins und Ausscheidung der Abbauprodukte gehen rasch vonstatten: die Wirkung einer therapeutischen Gabe auf die erhöhte Temperatur des Fiebernden beginnt $^1/_2$ Std. nach der Einnahme und ist schon nach 6—8 Std. wieder abgeklungen.

Indikationen. Bei der Behandlung des akuten Gelenkrheumatismus sind Acetanilid und Phenacetin fast ganz durch die Salicylate verdrängt worden; zur Temperatursenkung der Fiebernden wird Pyramidon bevorzugt, aber als Antineuralgicum hat Phenacetinum seine alte Bedeutung behalten, während Acetanilidum wegen seiner gelegentlich gefährlichen Nebenwirkungen mehr und mehr verlassen wird.

Nebenwirkungen, Gefahren. Nach Acetanilid (Antifebrin) sind so häufig schwere Vergiftungen vorgekommen, daß es, zumal bei länger anhaltender Behandlung, nur mit großer Vorsicht gegeben, am besten ganz durch das viel ungiftigere Phenacetin ersetzt werden sollte.

Die Acetanilidvergiftung ähnelt der Anilinvergiftung. Nach Schwindel und Mattigkeit stellt sich ein tiefer Kollaps ein, in dem oft eine auffallende Cyanose sich bemerkbar macht. Sie ist die Folge der Umwandlung des roten Blutfarbstoffes in das braune zur Sauerstoffbindung nicht mehr fähige Hämiglobin. Im allgemeinen zwar wurden derartige Vergiftungen nur nach sehr großen Dosen gesehen, aber gelegentlich sind Menschen gegen Acetanilid überempfindlich. Durch Denaturierungsprozesse werden in den roten Zellen HEINZ-Körper gebildet, und durch beschleunigten Abbau dieser Zellen wird eine Anämie bewirkt.

Phenacetin wird in den üblichen Gaben ohne störende Nebenwirkungen vertragen. Nach sehr hohen Mengen oder sehr lang anhaltender Phenacetindarreichung sind nur selten ähnliche Erscheinungen, wie sie oben angeführt wurden, speziell auch Hämiglobinämie beobachtet worden.

Hauterscheinungen (Exantheme, Urticaria) sind nach Acetanilid und Phenacetin viel seltener als nach Antipyrin.

Darreichung, Dosierung.

Rp. Tabul. Phenacetini 0,25
oder 0,5 Nr. XX
D.S. 2—4mal täglich 1 Tablette.
(10 Tabletten zu 0,5 = 0,25 DM.)
(EMD 0,5!, TMD 1,5!)

Rp. Tabul. Acetanilidi 0,5
D. t. dos. Nr. XX
S. 2—3mal täglich 1 Tablette.
(10,0 = 0,15 DM.)
(EMD 0,5!, TMD 1,5!)

Kleinkinder erhalten 0,01—0,2, Schulkinder 0,3 Phenacetin.

Bei Neuralgien wird Phenacetin gern mit Codein. phosph. und Acid. acetylosalicylicum gegeben (TREUPELS Mischung).

Rp. Phenacetini	0,25
*Acid. acetylosalicyl.	0,25
Codeini phosph.	0,03
M. f. pulv. D. tal. dos. Nr. X	
S. 2mal täglich 1 Pulver.	
*oder Dimethylaminophenyl-dimethylpyrazol.	0,25

Rp. Pulv. analgetic. DRF
D. dos. Nr. XII
S. Bei Schmerzen 1 Pulver.
(Jedes Pulver enthält Phenacetin 0,3, Aminophenazon 0,15, Coffein 0,05.)

Ähnliche Kombinationen liegen vor in:

Antineuralgicum-Compretten MBK (10 St. = 0,85 DM, 20 St. = 1,50 DM).
Antineuralgica Gelonida (Goedecke) zu 0,5 (10 St. = 1,15 DM, 20 St. = 1,90 DM).
Antineuralgica Capsulae „Stada" (10 St. = 1,15 DM, 20 St. = 1,90 DM).
Siehe auch Anm. 2 S. 24.

Dihydroergotamin.

Dihydroergotamin (Chemie s. S. 174) vermag ebenso wie *Ergotamin* (s. S. 173) Migräneanfälle bei einer großen Zahl von Patienten zu durchbrechen. Bei gleicher therapeutischer Wirkung sind Nebenwirkungen viel seltener bzw. schwächer als nach Ergotaminanwendung. Posttraumatische Kopfschmerzen und die Beschwerden beim MENIÈREschen Syndrom sind ebenfalls in vielen Fällen durch Dihydroergotamin zu bessern.

Als Nebenwirkungen sind Appetitlosigkeit, Nausea und Erbrechen bei wirksamer Behandlung manchmal nicht zu umgehen. Auswirkungen der Änderung des Blutdrucks, die oft eine Senkung, seltener eine Steigerung ist, sind meist belanglos.

Darreichung, Dosierung. Leichte Beschwerden sind meist durch innere Anwendung von 2 mg Dihydroergotamin 2—3mal in Abständen von 2 Std. zu bessern. In schweren Fällen werden 0,5 mg subcutan oder intramuskulär injiziert und diese Gabe wenn nötig nach $^1/_2$ Std. wiederholt.

Dihydroergotamin (Sandoz), Ampullen mit 1 mg Dihydroergotamintartrat in 1 cm³.

2. Mittel zur örtlichen Anästhesierung.

Cocainum hydrochloricum.

Geschichtliches. Die Verwendung der Cocapflanze zu Genußzwecken fanden die Spanier schon bei ihrem Eindringen in Peru dort weitverbreitet vor. Wiederholt kam die Droge nach Europa herüber, ohne aber allgemeinere medizinale Verwendung zu finden. Als in WÖHLERS Laboratorium von NIEMANN das Cocain 1859 rein dargestellt worden war, wurde die örtlich betäubende Wirkung des auf die Zungenschleimhaut gebrachten Mittels schon von WÖHLER erkannt und beschrieben. Aber weder diese Angabe noch physiologische Versuche, in denen die Anästhesierung der Haut durch Cocain gezeigt wurde, fanden weitere Beachtung. Es ist das große Verdienst des Wiener Augenarztes KOLLER, das Cocain in die Augenheilkunde eingeführt und damit die Entwicklung der lokalanästhetischen Methode angebahnt zu haben (1884). In die chirurgische Praxis fand die Cocainlokalanästhesie besonders durch die Arbeit SCHLEICHS Eingang, der als erster umfangreiche Gewebspartien durch Einspritzen *verdünnter* Cocainlösungen schmerzunempfindlich machte. Seit der Synthese des Novocains und der Erkenntnis, daß die Anwendung dieses Mittels in den meisten Fällen mit weit geringeren Gefahren verbunden ist als die Cocainanwendung, wird die letztere mit Recht weitgehend eingeschränkt. Die Synthese des Cocains wurde 1900 von WILLSTÄTTER durchgeführt.

Chemie. Cocain ist in *Folia Cocae* von Erythroxylon coca — einem dem südamerikanischen Andengebiet entstammenden, jetzt auch im südasiatischen Tropengebiet kultivierten Strauche — enthalten.

Die Konstitution der Base ist besonders durch die Arbeiten WILLSTÄTTERS vollkommen aufgeklärt. Der basische Kern, Ecgonin, enthält eine alkoholische Hydroxylgruppe, die mit der Benzoesäure verestert ist, und eine COOH-Gruppe, die mit Methylalkohol verestert ist.

Cocainum hydrochloricum (offiz.), *Cocaini Hydrochloridum* (PI), bildet farblose, in Wasser sehr leicht lösliche Krystalle. Die wäßrigen Lösungen sind, wenn die Lösung nicht schwach saure Reaktion hat, sehr schlecht haltbar. Zumal wenn beim Stehen in der Flasche Alkali aus dem Glas in Lösung gegangen ist und die Reaktion schwach alkalisch geworden ist, wird beim Aufkochen ein erheblicher Teil der Substanz zersetzt und unwirksam. Es empfiehlt sich deshalb die fraktionierte Sterilisation der Lösungen oder der Zusatz von ein wenig verdünnter Salzsäure vor dem Kochen.

```
H2   H    H
C————C————C·CO·OCH3
|    |    |
|   N·CH3 CHO·CO·C6H5
|    |    |
C————C————C
H2   H    H2
```

Cocain $C_{17}H_{21}O_4N$

Schicksal im Körper. Obwohl Cocainhydrochlorid die Blutgefäße lokal verengt und dadurch den Blutzufluß vermindert, wird es rasch von den Schleimhäuten und aus dem Unterhautgewebe resorbiert. Daher dauert eine Schleimhautanästhesie nicht länger als $^1/_2$—1 Std. Ein Zusatz des viel stärker anämisierend wirksamen, daher sehr stark resorptionsverzögernden Suprarenin hydrochloric. kann die Dauer einer lokalen Cocainanästhesie beträchtlich steigern.

Höhere Konzentrationen, etwa von 10% ab, reizen das Hornhautgewebe. Schleimhaut und Unterhautgewebe werden dagegen nicht gereizt.

Über das Schicksal des resorbierten Cocains beim Menschen sind wir schlecht unterrichtet. Vermutlich wird die Substanz leicht verseift und ungiftig gemacht: selbst schwere Cocainvergiftungen pflegen, wenn sie nicht tödlich sind, im Verlaufe eines halben Tages abzuklingen.

Indikationen. Da Cocainhydrochlorid in den ersten Jahrzehnten der Anwendung lokalanästhetischer Verfahren zu vielen sehr schweren und tödlichen Vergiftungen geführt hat, ist sein Gebrauch auf die wenigen Spezialfälle beschränkt, in denen die ungiftigeren Mittel nicht ebenso vollkommen anästhetisch wirksam sind. Unentbehrlich ist das Cocain dem Augenarzte zur Anästhesie bei Eingriffen am Auge. Selbst in der Laryngologie kann es bis auf einzelne besondere Fälle durch die neueren Lokalanästhetica mit großer Haftfestigkeit ersetzt werden. *Die Verwendung von Cocainhydrochlorid zur Infiltrationsanästhesie, Nervenstamm- oder Lumbalanästhesie ist ärztlich nicht begründet und daher unzulässig; hier treten die synthetischen Mittel ein, die den gesetzlichen Bestimmungen über die Betäubungsmittel nicht unterliegen.*

Nebenwirkungen, Gefahren. Die Allgemeinwirkungen des in den Kreislauf gelangten Cocains äußern sich zunächst in einer rasch einsetzenden psychischen Erregung, dem Cocainrausch, in dem vermehrter Rede- und Bewegungsdrang sowie Ideenflucht zu beobachten sind. Nach größeren Mengen werden die Patienten von hochgradiger Unruhe befallen, Tobsuchtsanfälle mit Halluzinationen und Delirien sowie schwere Krämpfe können auftreten; die anfangs erregte Atmung wird gelähmt.

Besonders tückisch sind die Kreislaufwirkungen, die offenbar nach individuell sehr wechselnden Mengen eintreten können. Wiederholt wurde nach örtlicher Anwendung von nicht mehr als der EMD von 0,05! schwere Vergiftung beobachtet. Die Gefahr der resorptiven Vergiftung ist um so höher, je stärker konzentrierte Lösungen verwendet werden. Besondere Vorsicht ist bei der Anwendung auf entzündeten Schleimhäuten geboten, da deren Gefäße für die kontraktionserregende Wirkung des Cocains und Suprarenins weniger empfindlich sind. Der lebensbedrohende Gefäßkollaps wird eingeleitet von einer starken Hautblässe und von Frequent- oder Unregelmäßigwerden des Pulses. Schwere Allgemeinvergiftungen treten besonders leicht bei der Tonsillen- und der Urethralanästhesie auf.

Die bekannte, in ihrer Gefährlichkeit kaum zu überschätzende chronische Cocainsucht ist nicht selten Folge der medizinalen Anwendung des Mittels. Erfahrungsgemäß verleitet zu chronischem Cocainmißbrauch besonders leicht die Darreichung des Mittels (als Schnupfpulver oder einzupinselnde Lösung) bei chronischer Entzündung der Nasenschleimhaut.

Da Cocain. hydrochl. die Pupille erweitert, ist es bei Glaukom und Glaukomverdacht nicht anzuwenden. In den zur Lokalanästhesie benötigten Konzentrationen schädigt Cocain die Cornea des Auges. Das Epithel wird getrübt, und gelegentlich folgen der Cocainanwendung Ulcerationen.

Durch die gesetzlichen Bestimmungen über den Verkehr mit Betäubungsmitteln (s. S. 29) werden die Bedingungen festgelegt, unter denen Cocain für den Gebrauch des Arztes in seiner Praxis und für einen Kranken zu dessen eigenem Gebrauche verschrieben werden darf.

Jede Cocainverschreibung muß in das Cocainbuch eingetragen werden. Verschreibungen für den Praxisgebrauch sind von den Verschreibungen für den Kranken zu dessen eigenem Gebrauch getrennt einzutragen. *Jedes* Rezept über eine cocainhaltige Arznei muß den Vermerk „Eingetragene Verschreibung" tragen. Unter keiner Bedingung dürfen die vorgeschriebenen Konzentrationen und Grenzmengen überschritten werden.

Darreichung, Dosierung (EMD 0,05!, TMD 0,15!). (1,0 Cocain. hydrochloric. = 3,40 DM).

Sondervorschriften für das Verschreiben von Cocain s. S. 31.

a) Für den Gebrauch in der Praxis des verschreibenden Arztes.

Anästhesie der Hornhaut und der tieferen Augenteile. Die Konzentration der Cocainlösung wird 2,0—4,0:100,0 gewählt.

Praktisch sind die Cocain-Compretten MBK, kleine Tabletten mit 0,003 Cocain. hydrochl. Nach dem Einlegen einer Comprette auf die Hornhaut erfolgt rasche Anästhesie nach kurzem Brennen.

Dr. med. X. Y. Ort. Straße Nr. . . .
prakt. Arzt Fernsprecher Nr. . . .
Datum

Rp. Cocaini hydrochlorici 0,2 (—0,4)
Aquae dest. ad 10,0
M.D. ad vitr. patent. nigr.
S. Für den Praxisbedarf zur Anwendung am Auge. 1 Tropfen (= 0,001—0,002 Coc. hydrochlor.) ins Auge, zuvor 1 Tropfen der Sol. Suprarenin hydrochlor. 1:1000 (S. 130).

Eingetragene Verschreibung.

Dr. X. Y., Arzt.

Dr. med. X. Y. Ort. Straße Nr. . . .
prakt. Arzt Fernsprecher Nr. . . .
Datum

Rp. Augencompretten
Cocaini hydrochlorici 0,003
D. tal. dos. Nr. XX
S. Für den Praxisbedarf.
1 Comprette in den Bindehautsack einzulegen.

Eingetragene Verschreibung.

Dr. X. Y., Arzt.

Anästhesie der Schleimhäute. Je nach der Art des Eingriffes und dem zu anästhesierenden Gebiet wird die Konzentration der Lösung gewählt.

Larynx: bis höchstens 20%, nicht über 5 Tropfen!
Mundhöhle: bis 5%, nicht über 20 Tropfen!
Nase: 2—5 bis höchstens 10%, nicht über 10 Tropfen der 10%igen Lösung!

Dr. med. X. Y. Ort. Straße Nr. . . .
prakt. Arzt Fernsprecher Nr. . . .
Datum

Rp. Cocaini hydrochlorici 0,5—1,0
(evtl. Acidi hydrochlorici diluti gtt. I zur Konservierung)
Aquae dest. ad 10,0
M.D.S. Für den Praxisbedarf zur Bepinselung der Schleimhaut des Kehlkopfes (vor Gebrauch Zusatz von 1 Tropfen Sol. Suprarenin hydrochlor. 1:1000).

Eingetragene Verschreibung.
Dr. X. Y., Arzt.

(Man denke daran, daß die EMD von 0,05! schon in 0,25 cm³ oder in 5 Tropfen der 20%igen Lösung enthalten ist!)

b) Für den Kranken, zu dessen eigenem Gebrauch.

Es darf für *einen* Kranken an einem Tage nicht mehr als 0,1 Cocain verschrieben werden. Die Cocainverschreibung ist nur in folgenden Formen zulässig:

Zur Verwendung am Auge (z. B. bei Ulcus corneae) darf eine reine Cocainlösung oder eine Salbe mit einer Konzentration von höchstens 2% Cocain. hydrochlor. verschrieben werden. Der Verwendungszweck muß in der Signatur ausdrücklich angegeben werden.

Dr. N. N. Ort. Straße Nr. . . .
Augenarzt Fernsprecher Nr. . . .
Datum

Rp. Cocaini hydrochlorici 0,1
Aquae dest. ad 5,0
M.D.S. Zur Anwendung am Auge. Mehrmals täglich 1 Tropfen in den Bindehautsack.

Für Herrn X. Y. in Z., Straße Nr. . . .
Eingetragene Verschreibung.
Dr. N. N., Augenarzt.

Dr. N. N. Ort. Straße Nr. . . .
Augenarzt Fernsprecher Nr. . . .
Datum

Rp. Cocaini hydrochlorici 0,1
Vasel. alb. ad 10,0
M. f. ung.
D.S. Zur Anwendung am Auge, mehrmals täglich ein erbsengroßes Stück auf den Lidrand aufstreichen.

Für Herrn C. D. in A., Straße Nr. . . .
Eingetragene Verschreibung.
Dr. N. N., Arzt.

Zu anderen Zwecken als zur Verwendung am Auge (z. B. für bestimmte Fälle von Asthma) kann dem Kranken nur eine 1%ige Cocainlösung verschrieben werden, die gleichzeitig mindestens 0,1% Atropin. sulfuric. enthalten muß.

Tropacocainum hydrochloricum (offiz.), aus der javanischen Cocastaude, ist chemisch dem Atropin verwandt. Es ist der Benzoesäureester des Pseudotropins, eines Stereoisomeren des Tropins.

Tropacocainum hydrochloricum bildet ein weißes, sehr gut wasserlösliches Krystallpulver; die Haltbarkeit der wäßrigen Lösungen ist zeitlich begrenzt, aber besser als bei Cocain, so daß kurzes Aufkochen vertragen wird.

Tropacocainum hydrochloricum wird gelegentlich an Stelle des Cocain. hydrochloric. verwandt. Zur Hornhaut- und Irisanästhesie werden 1—2 Tropfen einer 3—5%igen Lösung eingegeben, zur Betäubung der Rachen- und Nasenschleimhaut wird die 10—20%ige Lösung verwandt.

Manche Chirurgen und Gynäkologen ziehen bei der Lumbalanästhesie das Tropacocainsalz dem Novocain vor, da die bei der Lumbalanästhesie oft so heftigen Nachwirkungen (Kopfschmerzen) seltener auftreten; die in den Lumbalsack zu injizierende Menge liegt bei 0,06.

Tropacocainsalz wirkt nicht anämisierend und schwächt die gefäßverengernde Wirkung des Suprarenins stark ab, so daß der Suprareninzusatz wenig wirksam ist.

(0,1 Tropacocain. hydrochl. = 0,45 DM.)

Novocain hydrochloricum.

Geschichtliches. Nach der Aufklärung der Cocainkonstitution erkannte man, daß die örtlich betäubende Wirkung immer in Erscheinung tritt, wenn die Benzoesäure mit einem basischen Aminoalkohol verestert wird. Nach der Darstellung des Orthoforms 1897 durch EINHORN und des Anaesthesins 1902 durch RITSERT synthetisierte EINHORN 1905 einen besonders wirksamen und wenig giftigen p-Aminobenzoesäureester, das Novocain.

Chemie. Im Novocain ist die p-Aminobenzoesäure verestert mit einem Äthylalkohol, der endständig eine Diäthylaminogruppe trägt.

Novocain hydrochloricum (offiz.), *Procaini Hydrochloridum* (PI), p-Aminobenzoyl-diäthylaminoäthanol-hydrochlorid, *Novocain* (Hoechst) besteht aus farblosen Nadeln, die in 1 Teil Wasser löslich sind. Die wäßrige Lösung ist hitzebeständig; selbst nach 24stündigem Erhitzen auf 100° fand man einen nur ganz unbedeutenden Wirksamkeitsverlust. Die Lösungen können also wiederholt durch Aufkochen sterilisiert werden. *Novocain nitric.* (offiz.), das zu Lösungen von Argentum nitricum zugegeben werden kann, da es mit diesem keinen Niederschlag gibt, hat die gleichen Eigenschaften wie Novocain hydrochloricum.

NH_2

C

HC CH

HC CH

C

$CO \cdot O \cdot CH_2 \cdot CH_2 \cdot N(C_2H_5)_2 \cdot HCl$

$C_{13}H_{20}O_2N_2 \cdot HCl$

Schicksal im Körper. Novocain wird von Schleimhäuten und aus dem Unterhautgewebe rasch in den Kreislauf aufgenommen, so daß die Dauer einer Anästhesie nicht lang ist; aber ein Zusatz von Suprarenin hydrochloricum hält das Mittel am Ort der Applikation fest und verlängert die Dauer der Schmerzunempfindlichkeit (je nach der Novocain- und Supprareninmenge) auf $^1/_2$—2 Std. Nach der Resorption vom Applikationsort wird Novocain im Plasma und in verschiedenen Organen schnell verseift. Auch nach intravenöser Injektion werden höchstens 2% unverändert im Urin gefunden. Die bei der Spaltung anfallende p-Aminobenzoesäure und das Diäthylaminoäthanol werden ebenfalls weiter verändert und nur zu je etwa einem Drittel im Harn ausgeschieden.

Indikationen. Novocain hat die führende Rolle bei allen lokalanästhetischen Methoden, außer der Anästhesie der Hornhaut und Schleimhäute. Allgemeine Anwendung findet das Novocain bei der ursprünglichen Form der Infiltrationsanästhesie von SCHLEICH (1892), bei der heute häufiger verwandten Umspritzungsanästhesie der Haut nach HACKENBRUCH, bei der Nervenstammanästhesie nach OBERST u. a., bei der Lumbalanästhesie nach BIER (1899), der Sakral-, Parasakral-, Paravertebral- und Periduralanästhesie.

Zur Schleimhautanästhesie wird Novocain nur herangezogen, wenn es nicht auf gute Tiefenwirkung ankommt; ebenso ist Novocain in der Augenheilkunde zwar zur reinen Hornhautanästhesie geeignet, aber bei lokaler Applikation von ungenügender Wirkung auf Iris und Ciliarkörper.

Nebenwirkungen, Gefahren. Novocain ist frei von reizenden Wirkungen. Die Hornhaut wird z. B. selbst dann nicht geschädigt, wenn konzentrierte Lösung oder reine Substanz aufgebracht wird.

Bei den in der allgemeinen Praxis in Frage kommenden Novocainanästhesierungen, also z. B. bei Zahnextraktionen und anderen kleinen chirurgischen Eingriffen, sind nur so geringe Novocainmengen nötig, daß Nebenwirkungen selten aufzutreten pflegen, wenn der Supprareninzusatz nicht vergessen wird. Der Zusatz einer zu großen Menge von Suprarenin kann andererseits auch verhängnisvoll werden, da Suprarenin nach der Resorption die Allgemeingiftigkeit der Lokalanästhetica stark erhöht. Die Verwendung von Corbasil, 1-(3′,4′-Dioxyphenyl)-1-oxy-2-aminopropan, zur Gefäßkontraktion bei Anästhesien im Gebiet der Kiefer und des Halses kann Schilddrüsenschwellung bewirken.

Bei manchen Anästhesierungsverfahren werden sehr große Novocainmengen verbraucht, z. B. bei der Paravertebralanästhesie. Aber auch hierbei gehören schwere Vergiftungen zu den Seltenheiten; sie äußern sich in einem Rauschzustand und in Verschlechterung der Zirkulation. Es wurden jedoch gelegentlich sogar tödliche Vergiftungen aus unklarer Ursache beobachtet, besonders wenn solche örtliche Betäubungen im Rachen und oberen Halsgebiet ausgeführt wurden.

Häufig treten ernste Nebenwirkungen bei der Lumbalanästhesie auf. Wie bei allen anderen Formen der Novocainanästhesierung wird die Häufigkeit der Nebenwirkungen durch Suprareninzusatz vermindert. Gefürchtet sind die schweren Atmungs- und Kreislaufkollapse, die ausgelöst werden durch Hochsteigen des Novocains bis zu den Zentren des verlängerten Markes (begünstigt durch Beckenhochlagerung) und die oft sehr hartnäckigen und lang anhaltenden Erscheinungen von Übelkeit und Kopfschmerzen, welche im Anschluß an die Lumbalanästhesie eintreten können. Diese Nebenwirkungen sind nicht sicher zu vermeiden und haben dazu geführt, daß die Lumbalanästhesie z. Z. wieder seltener ausgeführt wird.

Schwere Zwischenfälle in Gestalt tiefen Kreislaufkollapses wurden wiederholt nach der Splanchnicusanästhesie nach KAPPIS beobachtet; in jedem Falle muß die Leitungsunterbrechung dieser Nerven natürlich ein starkes Absinken des Blutdruckes bewirken.

Darreichung, Dosierung (es sind hier nur die wichtigen lokalanästhetischen Verfahren berücksichtigt). Die Konzentration des Novocains, die anzuwenden ist, hängt von der Art der Anästhesie, die durchgeführt werden soll, ab. Meist wird eine größere Flüssigkeitsmenge ins Gewebe injiziert. Um Schädigungen des Gewebes zu vermeiden, muß die Lösung isoton sein. Da das Novocain die Zellmembranen durchdringt, also osmotisch nicht wirksam ist, wird die Isotonie durch Zusatz von Natriumchlorid hergestellt. Infolge Hydrolyse sind Lösungen des Novocain hydrochloric. sauer. Sowohl zur Vermeidung von Gewebsschädigungen wie zur Verstärkung der lokalanästhetischen Wirkung wird der Lösung oft auch noch Natr. bicarbonic. in einer Menge von 0,3 g auf 1,0 g Novocain hydrochloric. zugegeben. Der Novocainlösung zur Lokalanästhesie muß Suprarenin zugesetzt werden, und zwar Lösungen zur Infiltrationsanästhesie 3—5 Tropfen der 0,1%igen Suprareninlösung auf 100 cm³ der Novocainlösung und Lösungen zur Leitungsanästhesie, von denen kleinere Mengen injiziert werden, 1 Tropfen der 0,1%igen Suprareninlösung auf 10 cm³ Novocainlösung. In höherer Konzentration als 1:200000 (= 1 Tropfen der Suprareninlösung 1:1000 auf 10 cm³ Novocainlösung) soll Suprarenin den ins Gewebe zu injizierenden Novocainlösungen nicht zugesetzt werden. Für die Umspritzung von Fingern, die nur kleine Mengen von Novocainlösung erfordert, wird der Zusatz von Suprarenin besser unterlassen, da er gelegentlich hochgradige Ischämie der Finger und Gangrän verursacht hat.

Besser geeignet als Suprarenin erscheint das *Arterenol* (s. S. 132) als Zusatz zur Lösung eines Lokalanästheticums. Bei gleicher Wirkung auf die Capillaren wirkt es nicht blutdrucksenkend wie Suprarenin, und seine allgemeine Toxicität ist erheblich geringer als die des Suprarenins.

HACKENBRUCH*sche Umspritzung.* Mit der ½%igen Novocainlösung mit Suprareninzusatz wird eine intracutane Hautquaddel nach SCHLEICH gesetzt; die Nadel der Spritze wird dann unter dauerndem Ausspritzen von Novocainlösung seitlich unter der Haut um das zu anästhesierende Gebiet vorgeschoben. Durch mehrmalige Ausführung dieser Operation rings um jenes Gebiet herum wird dieses unempfindlich gemacht. Für kleine Bezirke genügen oft 10 cm³ der Lösung, bei großen Hernien, Kröpfen usw. werden aber bis zu 100 cm³ verbraucht. Mehr als 0,4 Novocain hydrochloric. (= 80 cm³ der ½%igen Lösung) sollten nur mit großer Vorsicht injiziert werden.

Rp. Novocain hydrochl. 0,5
Natrii chlorati 0,8
Aquae dest. ad 100,0
M.D. Sterilisa!
S. Nach Zusatz von 3 Tropfen Suprareninlösung 1:1000 zur Injektion.

Das Suprarenin und das Arterenol dürfen nicht vor der Sterilisation der Novocainlösungen zugesetzt werden, da sie in der Hitze leicht zersetzt werden, erkennbar an der

Rosafärbung der Lösung. In den vorrätigen Tabletten (z. B. von Hoechst: Tabl. A: Novoc. 0,125, Supraren. hydrochl. 0,000125, in 25,0 cm³ steriler 0,9%iger Kochsalzlösung lösen) ist oft ein erheblicher Teil des Suprarenins zerstört.

Nervenstammanästhesie nach OBERST. Dieses besonders bei Zahnextraktionen, Operationen an Finger, Hand und Fuß in Betracht kommende Verfahren verlangt eine 1- oder 2%ige Lösung, welcher mit wenigen Ausnahmen (s. o.) Suprarenin zuzusetzen ist. Die gleichen Lösungen werden auch zur Leitungsunterbrechung in Ganglien (z. B. „Stellatum-Anästhesie“) verwandt sowie zur Epiduralanästhesie.

Lumbalanästhesie nach BIER. Um bei dem Einstechen der Nadel eine Verletzung des Rückenmarkes zu vermeiden, wird in den Interspinalraum zwischen 2. und 3. oder zwischen 3. und 4. Lendenwirbel eingegangen. Sobald etwas Liquor abgetropft ist als Zeichen dafür, daß die Nadel in den Subduralraum gelangt ist, wird 0,03—0,06 Novocain mit etwa 2 Tropfen Supcontinuing Suprareninlösung, in einigen Kubikzentimetern 0,8%iger Natriumchloridlösung gelöst, eingespritzt.

Rp. Novocain hydrochl. 0,3
Natrii chlorati 0,08
Aquae dest. ad 10,0
M.D. Sterilisa!
S. 1 bis 2 cm³ (= 0,03—0,06 Novocain) nach Zusatz von 2 Tropfen Suprareninlösung 1:1000 in den Duralsack.
(1,0 Novocain hydrochl. = 0,85 DM.)

Pantocain. Alypin. Larocain.

Unter den zahlreichen synthetisierten Verbindungen mit lokalanästhetischer Wirkung sind einige aufgefunden worden, die an Wirkungsstärke und -dauer das Cocain sogar übertreffen, in den zur Lokalanästhesie erforderlichen Konzentrationen und Mengen aber geringere resorptive Wirkungen haben. Eine beschränkte Zahl dieser Mittel hat sich in der praktischen Anwendung zur Schleimhautanästhesie so bewährt, daß der Gebrauch von Cocain weitgehend eingeschränkt werden kann und auf mehreren Gebieten überhaupt nicht mehr erforderlich ist. Für die verschiedenen Formen der Infiltrationsanästhesie haben diese Lokalanaesthetica zwar den manchmal willkommenen Vorteil der längeren Wirkungsdauer, doch ist bei keinem die Gefahr schädlicher Wirkungen nach der Resorption geringer als beim Novocain. Ihre Verwendung für Zwecke, denen Novocain auch dienen kann, sollte insbesondere bei komplizierten Anästhesierungsverfahren wie Epiduralanästhesie u. a. nur nach gründlicher Erwägung der Notwendigkeit mit Vorsicht und ausschließlich durch den Erfahrenen erfolgen. Wie dem Novocain fehlt allen diesen Mitteln die euphorisierende Wirkung und damit die Gefahr des Mißbrauchs und der Sucht. Sie sind nicht der Verordnung über das Verschreiben von Betäubungsmitteln unterstellt.

Pantocain hydrochloricum (Erg.B.), *Tetracaini Hydrochloridum* (PI), Pantocain (Hoechst), p-Butylaminobenzoyl-dimethylaminoäthanol-hydrochlorid, ein weißes leichtes Krystallpulver, löst sich in 8 Teilen Wasser mit neutraler Reaktion. Die Lösung ist durch Kochen sterilisierbar und verursacht nach der Injektion keine lokale Reizwirkung. Pantocain ist vor allen anderen Lokalanaestheticis zu wählen, wenn eine Infiltrations- oder Leitungsanästhesie von längerer Dauer erforderlich ist, als mit Novocain erreicht werden kann. Mit 0,1%iger Lösung zur Infiltrationsanästhesie und 0,15—0,2%iger Lösung zur Leitungsunterbrechung können Anästhesien von 6 Std. Dauer erreicht werden. Wenn Nebenwirkungen infolge zu schneller Resorption eintreten, werden sie meist etwa 10 Minuten nach Eintritt der Anästhesie beobachtet. Atmungsstörungen können ohne vorherige Warnung durch Erregung, Übelkeit, Benommenheit oder andere Vergiftungssymptome plötzlich eintreten. Zur Oberflächenanästhesie in der Laryngologie findet die 1—2%ige, am Auge die 0,25—1%ige und zur Anästhesie der Urethra die 0,1—0,2%ige Lösung Verwendung. Zur Lumbalanästhesie werden 2—4 cm³ einer 0,5%igen

$CO \cdot OCH_2 \cdot CH_2 \cdot N(CH_3)_2 \cdot HCl$ — C — HC, CH — HC, CH — C — N(H)—$CH_2 \cdot CH_2 \cdot CH_2 \cdot CH_3$

Pantocain $C_{15}H_{24}O_2N_2 \cdot CHl$

Lösung (= 0,01—0,02 Pantocain hydrochloric., nicht mehr!) injiziert. EMD 0,02! Den Lösungen soll Suprarenin in gleicher Konzentration wie den Novocainlösungen zugesetzt werden.

Bei gleichzeitiger Anwendung von Silberverbindungen ist *Pantocain nitricum* (Erg.B.) statt des Hydrochlorids zu nehmen (0,10 = 0,25 DM).

Die Erhöhung der Viscosität der Pantocainlösung durch Zusatz eines geeigneten Kolloids ermöglicht eine bessere Fixierung am Orte der Injektion in den Periduralraum. *Pantocain „PPP“* (Hoechst) ist solch eine viscöse Plombe einer 0,5%igen Pantocainlösung mit 6% Kollidon (s. S. 140) und 1 Tropfen 0,1%iger Suprareninlösung auf 5 cm³.

Alypin hydrochloricum (offiz.), **Alypin nitricum** (offiz.) sind das salzsaure bzw. salpetersaure Salz des Benzoyl-äthyl-tetramethyldiamino-isopropanols. Sie sind in Wasser leicht löslich und nicht kochbeständig. Zur Herstellung steriler Lösungen wird zunächst das Wasser sterilisiert, dem siedenden Wasser das Alypin zugesetzt und noch eine Minute weiter gekocht. Alypin ist in der Wirkungsstärke dem Cocain ungefähr gleich und von etwas geringerer Allgemeingiftigkeit. Am Auge wird es in der Konzentration von 2—4%, auf Nasen- und Rachenschleimhaut 5—10%, Blasenschleimhaut 1—3%, zur Infiltration 0,5—1,0% und zur Leitungsanästhesie 1—2% angewandt.

(0,1 Alypin hydrochloric. oder nitric. = 0,20 DM.)

Larocain hydrochloricum (Erg.B.), Larocain (Roche), p-Aminobenzoyl-2,2-dimethyl-3-diäthylaminopropanol · HCl, feine weiße Krystalle, die sich in 2 Teilen Wasser lösen. Am Auge ist Larocain etwa doppelt so stark wirksam wie Cocain und schädigt das Epithel weniger. Ins Gewebe injiziert ist es so giftig wie Cocain. Zur Anästhesie des Auges werden Lösungen von 2—5%, auf der Nasen- und Rachenschleimhaut von 5—10% verwandt (0,1 = 0,20 DM).

Nupercain (Ciba), 2-Butoxychinolin-4-carbonsäurediäthylaminoäthylamidhydrochlorid, farblose, in Wasser leicht lösliche Krystalle. Nupercain ist unter allen gebräuchlichen das Lokalanaestheticum mit der größten Wirkungsstärke und -dauer, aber auch mit der größten Allgemeingiftigkeit. Bei Anwendung auf Schleimhäuten sind die zur Anästhesie erforderlichen Konzentrationen und Mengen jedoch hinsichtlich Allgemeinwirkungen weniger gefährlich als Cocain. Der Gebrauch von Nupercain zur Infiltrations- und Leitungsanästhesie verursacht häufiger Zwischenfälle als der des Novocains. Nupercain kann in den zur Anästhesie erforderlichen Konzentrationen das Gewebe schädigen. Angewandte Konzentrationen: Hornhaut des Auges 0,1%, Nase und Rachen 0,5—2%, Blase, Harnröhre 0,05—0,2%, Infiltration 0,05 bis 0,1%; die Gesamtmenge des injizierten Nupercains soll 0,001—0,002 je Kilogramm Körpergewicht nicht übersteigen (0,1 = 0,25 DM).

Psicain-Neu (Merck) ist Benzoyl-*d*-pseudotropincarbonsäurepropylesterhydrochlorid, ein weißes oder schwach gelbliches Krystallpulver, das sich in 3 Teilen Wasser löst. Es ist etwa 5mal stärker lokalanästhetisch wirksam als Cocain. Während die Verwendung zur Infiltrationsanästhesie (0,1—0,4%ige Lösung) gegenüber der des Novocains keinen Vorteil bietet, ist es für die tiefere Anästhesie von Schleimhäuten geeignet. Für die Nasen- und Rachenschleimhaut werden 2—4%ige, am Auge 1%ige und für die Blasen- und Harnröhrenschleimhaut 0,1—0,2%ige Lösungen gebraucht. Trotz der nahen Verwandtschaft zum Cocain besitzt das Psicain-Neu nicht dessen berauschende Wirkung und in den zur Lokalanästhesie erforderlichen Dosen weniger dessen gefährliche Wirkung auf die vegetativen Zentren. Es untersteht nicht der Verordnung über das Verschreiben von Betäubungsmitteln. Tabletten mit 0,1 zur Herstellung von Lösungen (10 St. = 4,35 DM).

Anaesthesin (offiz.) (Hoechst), *Aethylis Aminobenzoas* (PI), p-Aminobenzoesäureäthylester. Die Base bildet feine, in kaltem Wasser kaum lösliche Krystalle, die, in Form von Streupulver oder Salbe auf schmerzhafte Geschwüre oder Wunden gebracht, eine sehr lang anhaltende lokale Unempfindlichkeit machen. Vorsicht ist bei der Anwendung des Anaesthesins auf sehr ausgedehnten Wundflächen (Brandwunden) geboten, da von diesen so viel Anaesthesin resorbiert werden kann, daß durch Hämiglobinbildung Vergiftungen auftreten. Gelegentlich löst Anaesthesin eine Dermatitis aus.

Innerlich wird 0,5 bei schmerzhaftem Ulcus ventriculi mehrmals am Tage gegeben.

Äußerlich gibt man das Mittel entweder 1:10 mit Talcum oder anderen indifferenten Pulvern gemischt oder mit Vaselin zu einer Salbe verrieben auf schmerzhafte Ulcera cruris, Brandwunden u. dgl.

Zur Schmerzstillung bei Analrhagaden, Hämorrhoiden empfiehlt sich die Einlegung eines Suppositoriums mit 0,2 Anaesthesin.

Rp. Anaesthesin 1,0
Talci ad 10,0
M.D.S. Auf Beingeschwür 1 mal täglich streuen.

Rp. Anaesthesin 0,2
Olei Cacao q. s. f. supposit.
D. tal. dos. Nr. VI.
S. Suppos. nach Bedarf einlegen.
(1,0 Anaesth. = 0,30 DM.)

Kälteanästhesie.

Zur Kälteanästhesie sind Flüssigkeiten mit niedrigem Siedepunkt geeignet, die die Haut durch ihre Verdampfungswärme abkühlen.

Zur Zeit wird fast allgemein *Aether chloratus* (Näheres S. 68) verwandt, da bei seiner Anwendung infolge seines niederen Siedepunktes von rund 12° die Kälteanästhesie der Haut besonders rasch eintritt. Man spritzt das Äthylchlorid in feinem Strahl auf das zu anästhesierende Hautgebiet und sorgt durch Fächeln für rasches Verdunsten. Sobald die Haut sich mit weißem Schnee zu bedecken beginnt, kann die Incision usw. vorgenommen werden. Völliges Durchfrieren der Haut ist nicht nötig, die sensiblen Nervenstämmchen verlieren schon bei etwa + 4° die Leitfähigkeit. Bei der Verwendung des Thermokauters ist Vorsicht am Platze, da Gemische des Chloräthyls mit Luft explosibel sind.

3. Mittel zur Erregung von Funktionen des Zentralnervensystems.

Cardiazol und Coramin.

Cardiazol (Knoll), *Pentetrazolum* (PI), ist Pentamethylentetrazol. Die weiße krystalline Substanz löst sich mit neutraler Reaktion sehr leicht in Wasser. Die Lösung ist unbegrenzt haltbar und kann ohne Gefahr der Zersetzung durch Kochen sterilisiert werden.

$CH_2-CH_2-CH_2-N-N$
$CH_2-CH_2-C \quad N-N$
Cardiazol $C_6H_{10}N_4$

Schicksal im Körper. Cardiazol wird vom Magendarmkanal ziemlich rasch resorbiert. Vom Unterhautgewebe vollzieht sich die Resorption innerhalb von 10 Minuten. Die Wirkung ist flüchtig, sie klingt z. B. nach subcutaner Injektion innerhalb $^1/_2$—1 Std. ab, da das Cardiazol rasch unwirksam gemacht wird. Über den Verbleib des Cardiazols im Organismus ist nichts Genaueres bekannt. Nur ein geringer Anteil scheint unverändert in den Harn ausgeschieden zu werden.

Indikationen. Besonders bei der Lähmung des Atmungs- und Vasomotorenzentrums, wie sie z. B. in der Narkose, bei Schlafmittelvergiftung oder bei Kohlenoxydvergiftung auftritt, aber auch beim Gefäßkollaps im Verlaufe von Infektionskrankheiten findet Cardiazol mit Erfolg Verwendung. In hohen Dosierungen besitzt Cardiazol zuverlässige „Weckwirkungen" bei zentralen Lähmungen. Krampferregende Dosen für den „Cardiazol-Schock" werden zur Behandlung der Schizophrenie und depressiver Zustände angewandt. Die Anwendung des Cardiazols zur Behandlung von Herzkrankheiten, die durch den Namen unglücklicherweise suggeriert wird, ist pharmakologisch nicht gerechtfertigt.

Nebenwirkungen sind nicht zu befürchten, wenn die Dosierung nicht zu hoch gewählt wird oder wenn wiederholte Injektionen nicht zu rasch aufeinanderfolgen.

Werden diese beiden Punkte nicht beachtet, so können schwere tonisch-klonische Krämpfe auftreten. Diese Gefahr besteht besonders dann, wenn es aus therapeutischen Gründen zulässig scheint, höhere Dosen zu geben: Während z. B. bei Lähmung der medullären Zentren bei Narkosezwischenfällen oder bei Schlafmittelvergiftungen das Mehrfache der üblichen therapeutischen Dosis meist nur günstige Erfolge hatte, wurden bei Kohlenoxydvergiftung nach hohen Dosen wiederholt schwere Krämpfe beobachtet. Bei dem Versuch, höhere Dosen zu verwenden, ist also Vorsicht in der Beurteilung des Zustandes des Kranken notwendig. Um starke Erregungen des Atmungs- und Vasomotorenzentrums zu erreichen, müssen oft Dosen angewandt werden, die bereits leichte Krämpfe auslösen. Infolge der kurzen Wirkungsdauer des Cardiazols bedeuten diese meist keine erhebliche Gefahr. Übermäßige Dosen Cardiazol haben lähmende Wirkung auf das Zentralnervensystem. Darum dürfen nicht unbegrenzte Mengen Cardiazol angewandt werden, wenn Dosen von 1,0 eine zentrale Lähmung nicht sofort durchbrechen.

Darreichung, Dosierung. Zur oralen Darreichung verwendet man die Tropfen- oder Tablettenform. Zur subcutanen Injektion dient die 10%ige Lösung. Die übliche therapeutische Dosis zur subcutanen oder intramuskulären Injektion ist 0,1. Diese Dosis kann in Abständen von $^1/_2$—1 Std. mehrfach gegeben werden. Als Weckmittel bei toxischen Lähmungen müssen Dosen bis 10 cm^3 der 10%igen Lösung (= 1,0) intravenös injiziert werden. Für den Erfolg der Cardiazolanwendung bei Vergiftungen mit Narkoticis von langer Wirkungsdauer ist es besonders bei intravenöser Injektion des Cardiazols wichtig, diese in kurzen Zeitabständen (10 bis 20 Minuten) zu wiederholen. Zum Cardiazolschock werden Dosen von 0,3—0,7 intravenös injiziert. Frakturen während der Krämpfe können durch gleichzeitige Anwendung von Curare (s. S. 168) verhindert werden. Die Injektion unter die Haut ist gewöhnlich schmerzlos, gelegentlich verursacht sie einen brennenden Schmerz. Die intravenöse Injektion ist meist überflüssig, da die Resorption aus dem Unterhautgewebe ziemlich rasch erfolgt.

Säuglinge erhalten 0,025—0,05 Cardiazol, Kleinkinder 0,05—0,1, Schulkinder 0,1.
Cardiazol liquidum (10%ig) nur zum Einnehmen (10,0 = 1,70 DM).
Cardiazol-Ampullen (10%ig) zu 1 cm^3 (6 Ampullen = 2,30 DM).

Coramin (Ciba), *Nicethamidum* (PI), ist Nicotinsäure-diäthylamid in 25%iger wäßriger Lösung. Die Substanz selbst ist eine gelbliche, ölige Flüssigkeit, welche sich mit Wasser in jedem Verhältnis leicht mischen läßt. Nach der subcutanen Injektion erfolgt die Resorption im Verlaufe von 20—30 Minuten. Die Wirkung tritt also etwas langsamer ein als die einer entsprechenden Dosis Cardiazol, hält aber länger an. Wirkungen und Nebenwirkungen des Coramins sind denen des Cardiazols ähnlich, doch ist seine Anwendung bei schweren Vergiftungen mit Barbitursäurederivaten nicht so erfolgreich wie die des Pikrotoxins oder Cardiazols. Zur Anregung von Atmung und Kreislauf werden 1—2 cm^3 Coramin subcutan oder intramuskulär injiziert. Die Injektion kann in Abständen von ungefähr 2 Std. wiederholt werden. EMD 0,5!, TMD 1,0!.

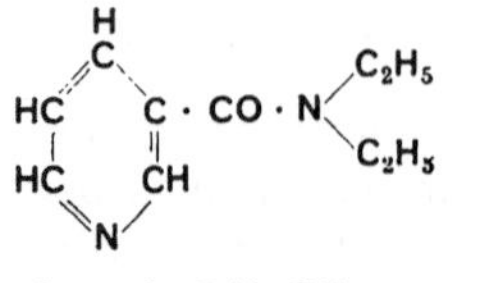

Coramin $C_9H_{14}ON_2$

5 Ampullen (je 1,7 cm^3) = 2,80 DM.

Cormed (Reiß) ist identisch mit Coramin. 3 Ampullen zu 1,7 cm^3 = 1,65 DM, 2 Ampullen zu 5,5 cm^3 = 2,30 DM. Tropfflasche zu 10 cm^3 = 1,75 DM.

Neospiran (Chem. Fabr. Grünau) ist o-Phthalsäure-bis-diäthylamid. 3 Ampullen zu 2,0 cm^3 (0,1) = 1,70 DM.

Cycliton (Roche), 3-Äthyl-4-cyclohexyl-1,2,4-triazol, *Azoman* (Boehringer), 3,5-Dimethylisoxazol-4-carbonsäurediäthylamid und andere Präparate werden aus gleicher Indikation verwendet.

Hexeton (Bayer), ein synthetisches Campherisomeres (Methylisopropylcyclohexenon), ist durch Zusatz von Natriumsalicylat wasserlöslich gemacht. Man gibt als Einzeldosis intramuskulär 1—2 cm³ der 10%igen Lösung mit 0,1—0,2 Hexeton; intravenös dagegen 1 cm³ der 1%igen Lösung mit 0,01 Hexeton. Die intramuskuläre Injektion (etwas schmerzhaft) und besonders die intravenöse Injektion haben eine rasch einsetzende, mehrstündige Kreislauf- und Atemanregung zur Folge, welche derjenigen des Camphers überlegen ist.

Ampullen zu 1,0 der 1%igen Lösung (5 St. = 1,60 DM).

Ampullen zu 2,0 der 10%igen Lösung (5 St. = 2,70 DM).

Pikrotoxin.

Picrotoxinum (Erg.B.) (PI) bildet farblose, nadelförmige, in 350 Teilen Wasser lösliche Krystalle mit stark bitterem Geschmack. Es besteht aus einer leicht spaltbaren Verbindung $C_{30}H_{34}O_{13}$ von äquimolaren Mengen Pikrotoxinin ($C_{15}H_{16}O_6$) und Pikrotin ($C_{15}H_{18}O_7$). Die Konstitution dieser Verbindungen ist noch nicht genau bekannt. Bisher konnte lediglich die Ringstruktur des Pikrotoxinins aufgeklärt werden. Pikrotoxin wird aus den Fructus Cocculi (Anamirta cocculus) gewonnen.

Indikationen. Pikrotoxin wirkt noch stärker zentral erregend als Cardiazol. Seine Wirkung ist von längerer Dauer. Insbesondere ist es von allen derzeit verfügbaren Mitteln der wirksamste Antagonist der Lähmung des Zentralnervensystems bei Vergiftungen mit Barbitursäurederivaten. Bei Lähmungen des Zentralnervensystems aus anderer Ursache scheint das Pikrotoxin dem Cardiazol nicht überlegen zu sein, und dem Cardiazol ist dann der Vorzug zu geben.

Nebenwirkungen, Gefahren. Die Überdosierung von Pikrotoxin bewirkt Krämpfe. Die Gefahr, daß sie nach sehr großen bei Barbitursäurevergiftungen erforderlichen Dosen auftreten, ist dadurch etwas vergrößert, daß die Wirkung des Pikrotoxins auch nach intravenöser Injektion nicht sofort in voller Stärke eintritt, sondern erst nach 10—30 Minuten. Bei Nichtbeachtung dieser Eigentümlichkeit kann die vorzeitige Wiederholung einer Dosis eine Überdosierung ergeben. Nur wenig größere Dosen als die krampferregenden können schon lähmend wirken.

Darreichung, Dosierung. Bei Vergiftungen mit Barbitursäurederivaten werden Dosen von 0,005 Pikrotoxin intravenös injiziert. Oft ist diese Dosis nicht ausreichend, und in Abständen von 15—20 Minuten müssen weitere Dosen von 0,003 bis 0,005 injiziert werden bis eine ausreichende Wirkung eintritt. Die Injektionen in kurzer Folge sollen nur solange fortgesetzt werden bis Atmung und Blutdruck wieder annähernd normale Größen erreichen und Reflexe wiederkehren. Krämpfe sind zu vermeiden, und darum soll bei Vergiftungen mit sehr großen Dosen von Barbitursäurederivaten eine vollständige Erweckung durch Pikrotoxin nicht erzwungen werden.

Rp. Picrotoxin. 0,05! (Fünfzig Milligramm)
Aq. dest. ad 10,0
M.D. Sterilisa!
S. 1,0 cm³ langsam in die Vene einspritzen, bei Bedarf weitere Einspritzungen von 0,5—1,0 cm³ in Abständen von 20 Minuten.
(1,0 Picrotoxinum = 0,30 DM.)
EMD 0,005!, TMD 0,01!

Strychninum nitricum.

Chemie. Die Strychnossamen des indischen Baumes Strychnos nux vomica enthalten etwa 2,5—5% Alkaloide, neben Strychnin eine etwas größere Menge des schwächer wirksamen Brucins. *Semen Strychni* (offiz.), *Strychni Semen* (PI), soll mindestens 2,5% Alkaloide enthalten. Die Konstitution des Strychnins, $C_{21}H_{22}O_2N_2$, ist aufgeklärt. Medizinal verwandt wird **Strychninum nitricum** (offiz.), *Strychnini Nitras* (PI), das weiße, in 60 Teilen Wasser lösliche Krystalle bildet; die wäßrige, bittere Lösung bleibt auch nach mehrfachem Sterilisieren haltbar.

Schicksal im Körper. Entgegen älteren Angaben wurde gefunden, daß der Hauptanteil des Strychnins abgebaut und der Rest ziemlich rasch in den Urin ausgeschieden wird. Nach therapeutischen intramuskulären Einspritzungen ist die Ausscheidung innerhalb von 12 Std. fast beendet.

Indikationen. Strychnin wird zur Erregung der Kreislauf- und Atmungszentren am besten dann angewandt, wenn schwächere Wirkungen genügen. Wegen seiner längeren Wirkungsdauer ist die Anwendung großer Dosen zu maximalen Wirkungen nicht zu empfehlen. Bei motorischen Lähmungen nach Hemiplegien usw. gelingt es gelegentlich durch Strychnindarreichungen, die Beweglichkeit für die Dauer der Behandlung zu verbessern. Umstritten ist der Wert der Strychnintherapie bei Blasen- oder Erektionsschwäche; auch der Wert der früher allgemein geübten Anwendung bei Gesichtsfeldeinschränkungen oder Gehörabnahme wird skeptisch beurteilt.

Nebenwirkungen, Gefahren. Während nach den üblichen therapeutischen Dosen ernste Nebenwirkungen bei der Strychninanwendung nicht zu erwarten sind, können durch Überdosierung Krampfanfälle von längerer Dauer ausgelöst werden. Infolge der im Vergleich mit Cardiazol und Coramin längeren Beständigkeit des Strychnins im Organismus kann es durch regelmäßige Gaben über längere Zeit zu einer Anreicherung im Organismus kommen. Dann können schon die therapeutischen Normalmengen Lichtscheu, akustische Überempfindlichkeit, Nackensteifheit oder Kieferstarre herbeiführen. Als Vorboten der allgemeinen Krampfwirkungen müssen Nackensteifheit und Kieferstarre das Signal zu sofortigem Abbrechen der Strychninzufuhr bilden.

Darreichung, Dosierung. Bei kurz anhaltender Strychnintherapie (Atmungs- und Gefäßlähmung) wird in der Regel 2 mg Strychnin. nitric. subcutan oder intravenös 2—3 mal am Tage gegeben. Die bei Lähmungen, Blasenschwäche usw. in Betracht kommende chronische Darreichung wird meist mit 1 mg mehrmals am Tage durchgeführt (EMD 0,005!, TMD 0,01!).

Rp. Strychnini nitrici 0,02
Aquae dest. ad 10,0
M.D. ad vitr. c. collo amplo. Sterilisa!
S. 2—3 mal täglich 1 cm³ subcutan injizieren.
(0,1 Strychn. nitr. = 0,05 DM.)

Kinder erhalten gegen Kollaps: im Säuglingsalter 1 mal am Tage 0,2 mg 0,5 mg; im Spielalter 1 mal bis 1 mg, im Schulalter 1 mal bis 1,5 mg.

Tinctura Strychni (offiz.) (s. S. 153) wird bei Lähmungszuständen in etwa der Menge von 5 bis 10 Tropfen (EMD 1,0!. TMD 2,0!) gegeben.

Coffeinum.

Coffeinum (offiz.) und Coffeinum-Natrium benzoicum (offiz.) sowie **Coffeinum-Natrium salicylicum** (offiz.) (Näheres S. 134) werden bei Versagen von Atmung und Kreislauf im Verlaufe von Infektionskrankheiten oder von Vergiftungen mit gutem Erfolge gegeben. Man verwendet die Einzeldosis von 0,1 Coffeinum oder 0,2 Coffeinum-Natrium salicylicum bzw. Coffeinum-Natrium benzoicum mehrmals am Tage in der S. 135 f. angegebenen Darreichungsart.

Säuglinge erhalten von den Doppelsalzen 0,05, Spielkinder bis 0,1, Schulkinder bis 0,2 mehrmals am Tage.

(1,0 Coffein. = 0,25 DM, Coff.-Natr. salic. und benz. = 0,15 DM.)

Benzedrin und Pervitin.

Benzedrin, *Amphetaminum* (PI), ist 1-Phenyl-2-aminopropan; das schwefelsaure Salz, *Amphetamini Sulfas* (PI), bildet farblose, in 9 Teilen Wasser lösliche Krystalle.

Pervitin (Temmler) ist 1-Phenyl-2-methylaminopropanhydrochlorid, ebenfalls in Wasser gut löslich.

```
     H
     C
   //  \
HC      C—CH2—CH—CH3
 |      ||     |
HC      CH     NH2
   \\  /
     C
     H
```

Benzedrin $C_9H_{13}N$

Schicksal im Körper. Benzedrin und Pervitin sind im Magendarmkanal beständig und werden vom Darm schnell resorbiert. Sie werden nach der Resorption lediglich zu einem geringen Teil chemisch verändert und nur langsam ausgeschieden. Daher haben sie eine lange Wirkungsdauer, die jedoch dem langen Verweilen im Organismus nicht entspricht. Durch regelmäßig wiederholte Gaben tritt schnell Gewöhnung ein; oft muß schon nach 8—10 Tagen die Dosis verdoppelt werden, um die anfängliche Wirkungsstärke zu erzielen.

Indikationen. Die erregende Wirkung des Benzedrins und Pervitins auf höhere Zentren wird zur Verhinderung narkoleptischer Anfälle und bei Parkinsonismus (s. S. 89) angewandt. Die Weckwirkung und Erregung des Vasomotorenzentrums können bei Vergiftungen mit Narcoticis von Nutzen sein. Die Anwendung bei Depressions- und Ermüdungszuständen sowie chronischem Alkoholismus ist mit Vorsicht abzuwägen und bedarf strengster ärztlicher Kontrolle. Über die Verwendung als Kreislaufmittel s. S. 134.

Nebenwirkungen, Gefahren. Die Beseitigung des Ermüdungsgefühls und die lange Wirkungsdauer des Benzedrins und Pervitins verursachen nach Einnahme am späten Nachmittag häufig Schlafstörungen. Durch übermäßige Dosen werden lang anhaltende Unruhe, Tremor, Delir, Schwindel, Appetitlosigkeit, Erbrechen, Blutdrucksteigerung, Herzklopfen, Arrhythmie, anginöse Anfälle und schließlich Kollaps bewirkt. Die Aufhebung der Ermüdung, die Erleichterung geistiger Aktivität und die bei manchen Menschen ausgesprochen euphorisierende Wirkung hat zu einem umfangreichen Mißbrauch geführt, der in vielen Fällen in einer chronischen Vergiftung (Sucht) mit schweren Störungen der geistigen und körperlichen Leistungsfähigkeit und Entziehungserscheinungen bei Unterbrechung der Gabe endete.

Darreichung, Dosierung. Pervitin ist doppelt so stark wirksam wie Benzedrin. Zur Behandlung der Narkolepsie werden 0,01—0,02 Benzedrin 1—3mal täglich per os verabreicht. Bei Depressionszuständen genügen oft schon kleinere Dosen. Für Weckwirkungen und Erregung des Vasomotorenzentrums werden Dosen von 0,03 Benzedrin parenteral injiziert (EMD 0,02!, TMD 0,04!).

Benzedrin und Pervitin unterstehen der Verordnung über das Verschreiben von Betäubungsmitteln (s. S. 29).

Elastonon (Nordmark), 1-Phenyl-2-aminopropan. Tabletten mit 0,005 (20 St. = 1,50 DM).
Pervitin (Temmler). Tabletten mit 0,003 (30 St. = 2,05 DM), Ampullen mit 0,015 (6 St. = 2,75 DM).
Isophen (Knoll), 1-Phenyl-2-methylaminopropan. Tabletten mit 0,003 (20 St. = 0,95 DM).

Lobelinum hydrochloricum.

Geschichtliches. Das Alkaloid Lobelin kommt in der nordamerikanischen Pflanze Lobelia inflata vor. Das Lobelienkraut wurde als Brechmittel und, seit 1807, gegen Asthma bronchiale verwandt. 1921 gelang es HEINRICH WIELAND, das Hauptalkaloid zu isolieren. Nach der Aufklärung der Konstitution glückte auch 1929 die Synthese des Lobelins. Bei der pharmakologischen Untersuchung entdeckte HERMANN WIELAND 1921 die starke atmungsanregende Wirkung.

Lobelinum hydrochloricum (offiz.), *Lobelini Hydrochloridum* (PI), ist das aus der Pflanze oder synthetisch gewonnene salzsaure Salz des Lobelins, eines Piperidinderivates. Das weiße Pulver hat einen bitteren Geschmack. Es löst sich 1:40 in Wasser. Die Lösung ist nicht hitzebeständig.

Indikationen des Lobelins sind Atmungslähmungen, z. B. in der Narkose, nach Morphin, nach Kohlenoxydvergiftung, CHEYNE-STOKESsches Atmen nach Apoplexie und besonders der Atemkollaps der Kinder. Lobelin wirkt aber nicht erregend auf das Vasomotorenzentrum und besitzt auch keine Weckwirkung.

H_2C — CH_2 — CH_2 (Ring: CH_2, H_2C, CH_2, HC, CH, N)
$C_6H_5 \cdot CO \cdot CH_2$—HC—N($CH_3$)—CH—$CH_2 \cdot CHOH \cdot C_6H_5$

Lobelin $C_{22}H_{27}O_2N$

Nebenwirkungen wurden bei richtiger Dosierung nach subcutaner oder intramuskulärer Injektion nicht beobachtet. Nur bei zu rascher intravenöser Injektion oder zu hoher Dosierung wurden plötzlicher Atemstillstand und Rhythmusstörungen des Herzens (Irregularitäten oder Bradykardie) beobachtet.

Darreichung, Dosierung. Lobelin. hydrochloric. wird in $^1/_2$—1%iger Lösung injiziert. Erwachsene erhalten bis 0,01 subcutan oder intramuskulär; bei bedrohlichem Zustand kann auch intravenös 0,003—0,005 gegeben werden. Die Wirkung des Lobelins ist flüchtig; die Injektionen können alle paar Stunden ohne Gefahr der Kumulation wiederholt werden (EMD 0,02!, TMD 0,1!).

Säuglinge erhalten 0,003 Lobelin s.c. oder i.m., Kleinkinder 0,005—0,01, Schulkinder 0,01.

Lobelin-Ampullen (Ingelheim). 6 Ampullen zu 0,003 (intrav.) = 2,20 DM, 6 Ampullen zu 0,01 (subc.) = 4,55 DM.

Reflektorische Erregung der Atemtätigkeit.

Geeignete Reizungen sensibler Nerven, durch welche die gelähmte Atmung reflektorisch in Gang gebracht werden kann, sind z. B.:

Ammonium carbonicum (offiz.), Hirschhornsalz, das nach Ammoniak riecht und die Nasenschleimhaut bei der Einatmung reizt.

Acidum aceticum dilutum (offiz.) (s. S. 53) wirkt ebenfalls bei der Einatmung reflektorisch erregend auf die Atmung.

Als geeignetstes Hautreizmittel wäre zu nennen:

Semen Sinapis (offiz.) (Näheres S. 61), in der S. 61 angegebenen Weise zur Hautreizung verwandt.

4. Mittel zur Behandlung der Erkrankung des Atemapparates.

a) Mittel zum Abschwellen der Nasenschleimhaut.

Ephedrin (Näheres s. S. 133) wird in Salben, Emulsionen und Lösungen mit 1—3% Ephedrin hydrochloric. bei akuter Rhinitis und besonders Heuschnupfen zur Beseitigung der atembehindernden Schwellung der Nasenschleimhaut in die Nase instilliert. Gegen die Anwendung wird gelegentlich geltend gemacht, daß durch die Anämie die heilsame Hyperämie beseitigt und die Widerstandsfähigkeit gegen Infekte vermindert wird. Auch auf die Möglichkeit des Eindringens der Infektion in die Nebenhöhlen nach Öffnung der verschwollenen Zugänge wird hingewiesen. Demgegenüber wird jedoch die große Erleichterung für den Patienten, welche die Öffnung der Nase für die Atmung bringt, meist höher gewertet.

Die Applikation der Lösungen oder Emulsionen erfolgt am besten bei Seiten- und Tieflage des Kopfes.

Ephetonin-Emulsion (Merck) enthält 3% Ephetonin (racem. Ephedrin hydrochlorid) in einer leicht flüssigen Emulsion. 3—4 Tropfen in jedes Nasenloch. (15,0 im Glas mit Tropfpipette = 1,75 DM.)

Privin (Ciba), 2-(Naphthyl-1-methyl)-imidazolinchlorhydrat. Die gefäßkontrahierende Wirkung ist von längerer Dauer als die des Suprarenins; sie wird vor allem zum Abschwellen entzündlich geschwollener Schleimhäute (Nase) angewandt. 3—4 Tropfen in jedes Nasenloch. Lösungen 1:1000 und 1:2000 (10 cm³ 2,10 bzw. 1,50 DM).

Adrianol-Emulsion (Boehringer) enthält 0,25 p-Oxyphenyl-methylaminoäthanol (Adrianol) und 0,4 Natrium benzoicum in 100,0 einer Paraffinemulsion. 3—5 Tropfen auf die Nasenschleimhaut zum Abschwellen (15,0 = 1,80 DM).

Über die Anwendung von Antihistaminen zur Behandlung des Heuschnupfens s. S. 189.

b) Beruhigende Mittel.

Morphinum hydrochloricum (Näheres S. 81) ist ein sehr starkes atmungsberuhigendes und hustenunterdrückendes Mittel. Aber wegen der großen Gefahr der Morphinsucht darf es nur in Fällen schwerer Dyspnoe oder in Fällen von reflektorisch durch starke Schmerzen ausgelöster Hyperpnoe gegeben werden.

Als Hustenmittel darf es nur in den Fällen gereicht werden, bei denen Codein. phosphoric. versagt. Besonders vermeide man das Mittel bei Asthma bronchiale, da die Asthmatiker erfahrungsgemäß leicht Morphinisten werden.

Die wichtigsten Indikationen sind: Dyspnoe bei Asthma cardiale, Beruhigung der Atmung bei Lungenblutung, Hyperpnoe infolge von Schmerzen. Vorsicht bei der Anwendung des Morphins ist im allgemeinen dann geboten, wenn die Dyspnoe die Folge einer Behinderung des Luftzutritts zu den Alveolen ist (Pneumonie, Lungenödem). Kleine Kinder sollen kein Morphin erhalten.

Gegeben wird die übliche therapeutische Menge von 0,01—0,02 2mal täglich per os; wenn die Wirkung energisch sein muß: subcutan, oder äquivalente Mengen Opium pulv. usw.

Dr. med. A. B. Ort. Straße Nr. . . .
prakt. Arzt Fernsprecher Nr. . . .
Datum

Rp. Morphini hydrochlorici 0,15
Aquae dest. ad 10,0
M.D. ad vitr. patentat. (Normaltropfglas.)
S. 20 Tropfen (= 0,015 Morphin. hydrochloric.) 2mal täglich.
Für Herrn X. Y. in Z., Straße Nr. . . .
Dr. A. B., Arzt.

Codeinum phosphoricum.

Codein wurde 1832 von ROBIQUET aus dem Opium, in dem es zu 0,2—0,8% enthalten ist, gewonnen. Es ist Methylmorphin und kann aus Morphin durch Substitution an der phenolischen OH-Gruppe synthetisch dargestellt werden. Bei der klinischen Untersuchung des Codeins fand man die meisten Morphinwirkungen sehr stark herabgesetzt oder aufgehoben, verhältnismäßig stark ist dagegen die hustenreizmildernde Wirkung.

Codeinum phosphoricum (offiz.), *Codeini Phosphas* (PI), bildet farblose Krystalle, die sich in etwa 3 Teilen Wasser lösen (s. a. S. 80).

Indikationen. Das Codein ist ein wichtiges Mittel zur Unterdrückung oder Abschwächung eines quälenden, kein Sekret fördernden Reizhustens. Bei sehr schweren Fällen versagt es gelegentlich, so nahezu immer bei Keuchhusten.

Nebenwirkungen, Gefahren sind bei Innehaltung der üblichen therapeutischen Mengen nicht zu befürchten. Es gibt nur in seltenen Fällen eine dem Morphinismus ähnelnde Sucht; deshalb unterliegt Codein in Deutschland auch nicht der Verordnung über das Verschreiben von Betäubungsmitteln. Es wurde dem Opiumgesetz unterstellt, weil es als Ausgangsmaterial zur Herstellung von Morphin und von stärker wirksamen Derivaten dienen kann.

Darreichung, Dosierung. Meist wird Codein. phosph. als Tropfenlösung oder für längeren Gebrauch in Pillenform oder als Tabletten verschrieben. Erwachsene erhalten 0,03—0,04, Kinder von 10 Jahren 0,01, von 3 Jahren 0,004—0,008 und Säuglinge 0,0015 bis 0,003 (EMD 0,1!, TMD 0,3!).

Rp. Codeini phosphoric. 0,6
Aquae dest. ad 10,0
(oder Aquae Menth. pip. ad 10,0)
M.D. ad vitr. patent. (Normaltropfglas).
S. 10 Tropfen (= 0,5 mit 0,03 Cod. phosph.) 2—5mal täglich.

Rp. Codeini phosphoric. 0,9
Massae pil. q. s. f. pil. Nr. XXX
M.D.S. 2—5mal täglich 1 Pille (mit je 0,03).
(1,0 Cod. phosph. = 2,45 DM.)

Codeinum phosphoricum-Compretten MBK mit 0,015, 0,03 und 0,05 (10 St. = 0,50 bzw. 0,80 und 1,15 DM).

Paracodin (Knoll) ist Dihydrocodein; es wirkt stärker und länger als Codein. Anwendung wie Codein; Dosierung 3mal täglich 0,01—0,03. Tabletten mit 0,01 Paracodin bitartaric. (20 St. = 1,45 DM).

Aethylmorphinum hydrochloricum (offiz.), *Dionin* (Merck), wird in gleicher Indikation, doch in wesentlich kleineren Gaben wie Codein. phosph. gegeben. 0,01—0,02 als Einzelmenge. (EMD 0,1!, TMD 0,3!) (0,1 Aethylmorph. hydrochl. = 0,25 DM, 0,1 Dionin = 0,30 DM.)

Eukodal, Dilaudid, Dicodid, Acedicon. Diese synthetischen Morphinderivate gleichen in ihrer Wirkungsstärke dem Morphin bzw. übertreffen es sogar. Bei starkem Hustenreiz, der durch Codein nicht unterdrückt werden kann, werden sie dem Morphin oft vorgezogen, weil ihre allgemeine lähmende Wirkung auf das Zentralnervensystem geringer ist. Über die Anwendung zur Schmerzlinderung s. S. 84. Eukodal, Dilaudid, Dicodid und Acedicon wirken euphorisierend, bewirken Gewöhnung und Sucht. Sie unterstehen der Verordnung über das Verschreiben von Betäubungsmitteln (s. S. 29), und ihre Anwendung erfordert die gleiche Vorsicht wie die des Morphins.

Die Darreichung von Dilaudid, Eukodal, Dicodid, Acedicon und anderen zu den Betäubungsmitteln gehörenden Stoffen als Hustenmittel ist, ebenso wie die Darreichung des Morphins zu diesem Zwecke, nur dann als ärztlich begründet anzusehen, wenn Codein, Paracodin und Dionin versagen sollten.

Dilaudid (Knoll) ist Dihydromorphinon. 0,0025 als Einzelgabe. 10 Tabletten zu 0,0025 = 0,85 DM, Ampullen mit 0,007 in 1 cm³ (5 St. = 1,90 DM).

Eukodal (offiz.) (Merck), Dihydrooxycodeinonum hydrochlor. (EMD 0,03!, TMD 0,1!). (0,10 Eukodal = 0,90 DM.) 20 Tabletten zu 0,005 = 1,35 DM; 10 Ampullen zu 0,01 und 0,02 = 3,65 und 4,40 DM.

Dicodid (Knoll), Dihydrocodeinon, wird in der Menge von 0,005 an gegeben. Tabletten mit 0,005 und 0,01 Dicodid bitartaric. (10 St. = 0,85 bzw. 1,10 DM), Ampullen mit 0,015 Dicodid hydrochlorid in 1 cm³ (5 St. = 2,65 DM).

Acedicon (Boehringer-Ingelheim), Monoacetyldihydrocodeinon, Einzelgabe 0,0025. 20 Tabletten zu je 0,005 = 1,40 DM.

Aqua Amygdalarum amararum (offiz.), das durch Lösen von Mandelsäurenitril (*Benzaldehydcyanhydrin*, offiz.) bereitete Bittermandelwasser mit einem Blausäuregehalt von 0,1%, wurde früher vielfach gegen Krampfhustenanfälle verschrieben. Der Nutzen ist durchaus problematisch. Einzelmenge von 0,5 oder 1,0 mit 0,5 mg oder 1 mg Blausäure. Die Gefahr der akuten Vergiftung tritt erst bei wesentlich über den genannten therapeutischen Gaben liegenden Mengen auf (EMD 2,0!, TMD 6,0!) (10,0 = 0,10 DM).

c) Sauerstoff- (Oxygenium-) Einatmung.

Bei akuten Vergiftungen erhält man den in Stahlbomben komprimierten Sauerstoff auf den Rettungsstationen oder Feuerwehrwachen, meist kombiniert mit einem künstlichen Atmungsapparat (z. B. dem Pulmotor).

Wenn irgend möglich, muß die Sauerstoffeinatmung bei jeder schweren Kohlenoxydvergiftung (Leuchtgas-, Grubengas-, Rauch- und Kohlendunstvergiftung) ausgeführt werden. Durch die raschere Verdrängung des Kohlenoxyds vom Hämoglobin kürzt die Sauerstoffeinatmung die Erholungszeit wesentlich ab und vermehrt die Aussicht, daß die Kohlenoxydvergiftung überstanden wird. Wirksamer als die Einatmung reinen Sauerstoffs ist in diesen Fällen die eines Gemisches von Sauerstoff mit 5% Kohlendioxyd.

Für die Dauer der Einatmung bringt der Sauerstoff weiter immer dann eine wesentliche Erleichterung der dyspnoischen Beschwerden, wenn infolge einer Verlegung der Luftwege (Fremdkörper, komprimierende Struma) oder infolge beginnenden Lungenödems (z. B. nach Embolie oder Einatmen von Giftgasen) die Sauerstoffaufnahme in das Blut mangelhaft geworden ist.

Schließlich ist die Sauerstoffeinatmung dann angezeigt, wenn infolge zentraler Atmungslähmung (Narkose, Vergiftung mit Barbitursäurederivaten, Morphin) die Lungen ungenügend ventiliert werden. In desolaten Fällen von Morphinvergiftung konnte Brauer durch lang anhaltende Insufflation von Sauerstoff in die Luftröhre sehr gute Erfolge erzielen.

Weniger sicher ist dagegen der Erfolg einer Sauerstoffeinatmung in jenen Fällen, wo die an der Atmung teilnehmende Lungenmasse durch Pneumonie usw. zu klein geworden ist. Auch bei ausgebildetem Lungenödem bringt die Einatmung in der Regel keine Erleichterung mehr.

Bei Anoxie der Gewebe infolge Herzinsuffizienz oder Hämiglobinbildung kann durch die Sauerstoffatmung die Sauerstoffsättigung des Hämoglobins im arteriellen Blut zwar nicht erhöht, wohl aber die Konzentration des im Blute gelösten Sauerstoffs vermehrt werden.

Die Einatmung reinen Sauerstoffs darf nicht unbegrenzte Zeit durchgeführt werden, da sie zu einer Schädigung der Lungenalveolen führen kann.

d) Auf die Expektoration wirkende Mittel.

Radix Ipecacuanhae, Brechwurz, Ruhrwurz.

Geschichtliches. Um 1600 lernte man von den Eingeborenen Brasiliens den Gebrauch der Ipecacuanhawurzel als Ruhrmittel kennen. Seit etwa 1670 fand die Droge, zunächst in Form eines in Paris vertriebenen Geheimmittels, zunehmende Verwendung bei Ruhr, dann auch als Brechmittel und Expectorans. Das Emetin wurde 1817 von PELLETIER isoliert.

Die Droge und ihre Chemie. Aus der **Radix Ipecacuanhae** (offiz.), *Ipecacuanhae Radix* (PI), der Wurzel der brasilianischen Pflanze Uragoga Ipecacuanha, die in zwei Varietäten in den Handel kommt, als Rio- und Cartagena-Ipecacuanha (nur die Wurzel der ersteren ist offizinell), wurden mehrere Alkaloide isoliert, von denen das wichtigste das *Emetin* ist. Es ist zu 0,5—1,5% und darüber in der Wurzel vorhanden. Das Emetin ist ein Isochinolinderivat von der Zusammensetzung $C_{29}H_{40}O_4N_2$. Daneben ist zu etwa $^1/_2$% das um eine Methylgruppe ärmere *Cephaelin* isoliert worden, das keine therapeutische Verwendung findet. Der Gesamtalkaloidgehalt der offizinellen Wurzel muß mindestens 2% betragen.

Indikationen. In den Tropen finden die Wurzel und das Alkaloid Emetin umfangreiche Verwendung bei der Behandlung der Amöbenruhr (s. S. 259). Die frühere Darreichung als Brechmittel ist durch das Apomorphin verdrängt. Dagegen hat sich die Wurzel ihren alten Ruf, das zähe Bronchialsekret verflüssigen zu können, erhalten.

Nebenwirkungen, Gefahren. Bei den kleinen Gaben, die zur Expektorationsförderung gebräuchlich sind, treten Nebenwirkungen nicht auf; zu hohe Dosen würden brechenerregend wirken. Gefahren sind mit der Ipecacuanhatherapie nicht verbunden.

Darreichung, Dosierung. Meist wird das Infus der Ipecacuanhawurzel verschrieben, mit 0,05 der Wurzel als Einzelmenge, die aber unbedenklich erhöht werden kann. Wegen des widerlichen Geschmackes setzt man ein Corrigens zu. (1,0 Rad. Ipecacuanhae = 0,25 DM).

Säuglinge erhalten 0,005—0,008 Ipecacuanhawurzel, Kleinkinder 0,01—0,02, Schulkinder 0,03.

Rp. Infusi Rad. Ipecacuanhae 0,5 : 175,0
Liq. ammon. anisat. 5,0
Sirupi simpl. ad 200,0
M.D.S. 2stündlich 1 Eßlöffel. Vor Gebrauch schütteln.
(= Infus. Ipecacuanhae DRF)

Tinctura Ipecacuanhae (offiz.) ist entbehrlich (20 Tropfen enthalten etwa 0,05 Radix Ipecac.).

Sirupus Ipecacuanhae (offiz.) (5,0 enthält 0,5 Tincturae Ipecacuanhae = 0,05 Rad. Ipecac.) dient als Zusatz zu Mixturen anderer Expektorantien.

Extractum Ipecacuanhae fluidum (Erg.B.) enthält mindestens 1,8% Alkaloide. Einzeldosis 0,05.

Pulvis Ipecacuanhae opiatus (offiz.), nach dem Erfinder auch DOVERsches Pulver genannt, enthält 10% Ipecacuanhawurzel und 10% Opium pulveratum. Bei seiner Verschreibung sind die gesetzlichen Bestimmungen über die Betäubungsmittel zu berücksichtigen (s. S. 29). Man gibt 0,5 des Pulvers (mit 0,05 Rad. Ipecac. und 0,05 Opium pulv. = 0,005 Morphin) dann, wenn man neben einer Anregung der Bronchialsekretion eine Beruhigung des abnorm gesteigerten Hustenreizes haben will. Wegen des Opiumgehaltes nicht bei kleinen Kindern zu geben! (EMD 1,5!, TMD 5,0!)

(1,0 Pulv. Ipecac. opiat. = 0,05 DM.)

Radix Senegae (offiz.), die getrockneten Wurzelstöcke und Wurzeln der nordamerikanischen Staude *Polygala senega*, kommt aus der Volksmedizin der Indianer und wird seit fast 200 Jahren als Expectorans therapeutisch benutzt. Sie enthält mehrere Saponine, darunter

Senegin und Polygalasäure, deren Menge beim Lagern der Droge stark absinkt. Saponine sind Glykoside, deren Aglykone 2 verschiedenen Gruppen angehören. Die einen sind Derivate des Cyclopentanophenanthrens, also Steroide, die anderen Triterpenderivate. Die Auszüge haben einen stark kratzenden Geschmack. Die Indikation ist die gleiche wie bei Rad. Ipecacuanhae. Nicht selten treten nach Senegaeinnahme Durchfälle oder Erbrechen auf.

Die Wurzel wird als Dekokt verabreicht in der Einzelmenge von 1,0.

Rp. Decoct. Rad. Senegae 10,0:175,0
Liquor. Ammon. anisat. 5,0
Sirup. simpl. ad 200,0
M.D.S. 1 Eßlöffel alle 2 Std. Vor Gebrauch schütteln.
(= Decoctum Senegae DRF)
(10,0 Rad. Senegae = 0,20 DM.)

Sirupus Senegae (offiz.) (10,0 = 0,4 Rad. Senegae) ist als Zusatz zu expektorationsfördernden Mixturen geeignet.

Radix Primulae (Erg.B.), Wurzel der Primula offiz., enthält ebenfalls Saponine. Zur Expektoration Dosen von 0,5 als Dekokt.

Kalium jodatum und **Natrium jodatum** (Näheres S. 251), in Wasser gut lösliche farblose Krystalle. Mittlere Jodsalzmengen (0,5) regen innerhalb weniger Tage die Bronchialsekretion bei trockener Bronchitis mit zähem Schleim kräftig an (Verflüssigung); auch schreiben ihnen manche Kliniker eine günstige Wirkung auf das chronische Asthmaleiden zu (Darreichung im Intervall). Bei der Verwendung von Jodsalzen sind die nicht seltene Überempfindlichkeit (S. 252) und die möglichen Nebenwirkungen auf die Schilddrüse zu beachten (S. 209f.).

Säuglingen gibt man etwa 0,05, Spielkindern 0,1, Schulkindern 0,2.

Rp. Kalii jodati 10,0
Aquae dest. ad 100,0
M.D.S. Täglich 2mal 1 Teelöffel (mit je 0,5 Jodkalium).
(10,0 Kal. jodat. = 0,80 DM.)

Liquor Ammonii anisatus (offiz.) wird dargestellt durch Mischen von 5 Teilen des 10% Ammoniak enthaltenden Liquor Ammonii caustici mit 1 Teil Oleum Anisi und 24 Teilen Weingeist. Er ist wegen des ätzend-laugenhaften Geschmackes nur verdünnt zu geben. Einzelmenge = 0,5.

Kinder: 3mal 5—10 Tropfen des Liq. Ammon. anis. auf Zucker (10,0 = 0,25 DM).

Ammonium chloratum (offiz.), Salmiak, NH_4Cl, sehr leicht in Wasser lösliche Krystalle, wird, meist in Wasser gelöst, mit gleicher Indikation (besonders trockene Bronchitis) gegeben. Etwa 0,5 ist die Einzelmenge.

(100,0 Ammon. chlorat. = 0,35 DM.)

Rp. Mixturae solventis DRF 200,0
D.S. 2stündlich 1 Eßlöffel
(enthält Ammonii chlorati 5,0,
Succi Liquir. depur. 5,0,
Aquae dest. ad 200,0).

Rp. Liquoris pectoralis DRF 200,0
D.S. 2stündlich 1 Eßlöffel
(enthält Liq. Ammon. anis. 5,0,
Sir. Althaeae 30,0,
Aquae dest. ad 200,0).

Pastilli Ammonii chlorati (Erg.B.), Salmiaktabletten, enthalten 1 Teil Ammonium chlorat. und 9 Teile Süßholzsaft (10,0 = 0,10 DM).

Succus Liquiritiae depuratus (offiz.), gereinigter Extrakt aus den Wurzeln der in Sizilien heimischen Glycyrrhiza glabra, enthält als wichtigsten Bestandteil Glycyrrhizinsäure ($C_{44}H_{64}O_{19}$). Der Rohextrakt wird mit Wasser ausgezogen. Der zur dicken Konsistenz eingeengte Auszug ist Succus Liquiritiae depuratus, der sich in Wasser klar löst. Man gibt den süß schmeckenden gereinigten Auszug rein oder als Zusatz zu expektorationsfördernden Mixturen, 3,0—5,0 auf 100,0 (10,0 = 0,20 DM).

Elixir e Succo Liquiritiae (offiz.). 200,0 enthalten 40,0 gereinigten Süßholzsaft, 6,0 Ammoniakflüssigkeit, 1,0 Anisöl, 1,0 Fenchelöl, 32,0 Weingeist und 120,0 Wasser. Teelöffelweise als Expectorans (10,0 = 0,10 DM).

Species pectorales (offiz.), Brusttee, enthalten 8 Teile Eibischwurzel (Rad. Althaeae), 3 Teile Süßholz (Rad. Liquirit.), 1 Teil Veilchenwurzel (Rhizoma Iridis), 4 Teile Huflattichblätter (Fol. Farfarae), 2 Teile Wollblumen (Flor. Verbasci) und 2 Teile Anis (Fruct. Anisi).

Man läßt einen Eßlöffel des Brusttees, der also neben schleimliefernden Drogen und dem Geschmackskorrigens Rhiz. Iridis, die Liquiritiawurzel, das Anisöl und die als Volksmittel bei Bronchitis viel verwandten Huflattichblätter enthält, zu einem Tee verarbeiten und 1—2mal täglich einnehmen.

Rp. Specierum pectoral. 50,0
D.S. 1 Teelöffel voll als Tee zu nehmen,
oder billiger im Handverkauf ohne schriftliche Anweisung an den Patienten:
Species pectorales 50,0.
(100,0 = 0,90 DM.)

Oleum Anisi (offiz.) (PI), Anisöl, das ätherische Öl der Anisfrucht, Fructus Anisi, eine farblose Flüssigkeit mit rund 90% Anethol, wird als expektorationsförderndes Mittel gegeben. Man gibt 1—5 Tropfen in Wasser, Tee oder einer Schleimabkochung, oder mit Zucker verrieben als Pulver, Elaeosaccharum Anisi, in dem 1 Teil Anisöl mit 50 Teilen Zucker verrieben ist. Elaeosaccharum Anisi enthält in 2,0 etwa 1 Tropfen Anisöl.

Siehe auch: Species pectorales und Liquor Ammonii anisatus S.118 (1,0 Ol.Anisi = 0,20 DM).

Oleum Terebinthinae (offiz.), Terpentinöl, wird durch Destillation aus verschiedenen Pinusarten als farblose, schwach gelbliche Flüssigkeit gewonnen. Durch erneute Destillation des mit Kalkwasser versetzten Öles erhält man **Oleum Terebinthinae rectificatum** (offiz.). Das Terpentinöl enthält verschiedene Terpene, darunter besonders das Pinen. Beim Stehen bilden sich durch Anlagerung von Sauerstoff an die Terpene labile, leicht Sauerstoff abgebende Peroxyde unbekannter Art. Wegen der hierdurch erworbenen oxydativen Eigenschaften wurde Oleum Terebinthinae früher bei akuter Phosphorvergiftung als Antidot gegeben; diese Wirkung ist jedoch sehr unsicher und beruht nicht auf einer einfachen Oxydation des Phosphors.

Pinen $C_{10}H_{16}$

Oleum Terebinthinae wird auch von der Haut aus oder in Dampfform eingeatmet in den Körper aufgenommen. Ausgeschieden wird das Mittel teils unverändert, teils mit Glucuronsäure gepaart durch die Nieren; der Harn nimmt dabei einen veilchenartigen Geruch an.

Oleum Terebinthinae hat eine hemmende Wirkung auf die Bronchialsekretion. Besonders bei eitrigem oder durch Mischinfektionen mit Anaerobiern sich zersetzendem Sekret, auch bei Lungengangrän und Bronchiektasien wird es mit gutem Erfolg angewandt.

Die Nieren werden durch Oleum Terebinthinae leicht gereizt. Nach innerer Einnahme führt die lokalreizende Wirkung des Terpentinöles (s. a. S. 61) häufig zu Magenreizungen. Lebensbedrohliche Erscheinungen werden erst durch weit über den üblichen therapeutischen Dosen liegende Mengen verursacht.

Oleum Terebinthinae rectificatum wird zur Inhalation bei eitriger und putrider Bronchitis usw. in der Menge von etwa 1 Teelöffel auf ein nasses Laken, das am Kopfende des Bettes vorhangartig angebracht wird, gegeben, oder es werden 10—20 Tropfen in der sog. Terpentinpfeife mit Wasserdampf vernebelt.

Innerlich gibt man etwa 0,25 mehrmals täglich, am besten in Gelatinekapseln.

Zur parenteralen Gabe wird eine Lösung mit 10% Ol. Terebinthinae in Öl verwandt.

Rp. Olei Terebinthinae rectificati 0,25
D. t. d. Nr. X ad caps. gelatinos.
S. 2mal täglich 1 Kapsel.
(10 Kapseln = 0,30 DM.)
(Ol. Tereb. rectific. 100,0 = 0,40 DM.)

Olobintin (Riedel) ist eine 10%ige Lösung rektifizierter Terpentinöle zur parenteralen Anwendung, 1—2 cm^3 intramuskulär (10 cm^3 = 2,40 DM).

Eucalyptolum (offiz.), das flüchtige Öl von Eucalyptusarten. Innerlich 10—20 Tropfen (10,0 = 0,20 DM).

Oleum Pini Pumilionis (Erg.B.), Latschenkieferöl. Ätherisches Öl aus den frischen Nadeln von Pinus montana. Anwendung wie Ol. Terebinthinae.

Kreosotum (offiz.) wird durch Destillation aus dem Buchenholzteer gewonnen; es enthält Phenole und Phenoläther, darunter besonders das Guajacol und das Kreosol. Kreosot ist eine ölige Flüssigkeit von scharfem Geschmack. Es entfaltet erhebliche magenreizende Wirkungen, wird rasch resorbiert und — zum großen Teil an Schwefelsäure und Glucuronsäure gepaart — rasch ausgeschieden.

Kreosot wird seit einigen Jahrzehnten vielfach bei Lungentuberkulose gegeben; es soll den Appetit anregen, und es scheint zu einer Abnahme der Sekretion zu führen. Über den Nutzen dieser Therapie besteht keine Übereinstimmung der Ansichten!

Man gibt die offizinellen *Pilulae Kreosoti* oder die Flüssigkeit in Gelatinekapseln oder Alkohol gelöst. Viele Patienten bekommen nach längerer Darreichung starke Magenbeschwerden (EMD 0,5!, TMD 1,5!).

Rp. Pilular. Kreosoti Nr. L.
D.S. 3mal täglich 3 Pillen
(in jeder Pille 0,05 Kreosotum).
(10 Pillen = 0,15 DM.)

Rp. Kreosoti 0,05
D. ad caps. gelodurat. t. dos. Nr. L.
S. 3mal täglich 1 Kapsel.
(1,0 Kreosot = 0,05 DM.)

Kreosotum carbonicum (offiz.), ein oft durch Krystalle von Guajacolcarbonat getrübtes Öl, in einer Menge von etwa 0,5 in Wein gegeben, wird gut vertragen. 10 Caps. gelatin. c. Kreosoto carb. 0,5 (= 0,75 DM).

Guajacolum carbonicum (offiz.), *Duotal* (Heyden), ist der Kohlensäureester des Guajacols, des Brenzcatechinmonomethyläthers, ein weißes, in Wasser unlösliches Pulver, das erst im Darm zerlegt wird, daher den Magen nicht reizt.

Man gibt diese Verbindung in gleicher Indikation wie Kreosot in der Einzelmenge von 0,2, oft ansteigend auf 0,5, mehrmals am Tage als Pulver (10,0 Guaj. carb. = 0,60 DM, Duotal = 0,85 DM).

Rp. Guajacoli carbonici 0,2(—0,5)
D. tal. dos. Nr. XX
S. 3mal täglich 1 Pulver.

Kalium sulfoguajacolicum (offiz.), *Thiocol* (Roche), das Kaliumsalz der 1-Oxy-2-methoxybenzol-4-sulfosäure, ist wasserlöslich und ohne stärkere Nebenwirkungen auf den Magen. Es wird unverändert, d. h. ungepaart, in den Harn ausgeschieden.

Sirolin (Roche) ist eine 6%ige Lösung des Thiocols mit Sir. Aurantii als Corrigens. Ihm nachgebildet ist der folgende offiz. Sirup:

Rp. Sirupi Kalii sulfoguajacolici 100,0
(enthält Kalii sulfoguajacolici 6,0, Extract. Aurantii fluid. 3,0, Spirit. 5,0, Sir. simpl. ad 100,0)
D.S. 3mal täglich 1 Teelöffel, bei Bronchitis.
(10,0 Kal. sulfoguajacol. = 0,35 DM.)

Über die Therapie des Asthma bronchiale s. S. 146—148.

5. Mittel zur Behandlung von Kreislaufstörungen.

a) Mittel bei Herzinsuffizienz.

Folia Digitalis von Digitalis purpurea.

Geschichtliches. Das große Verdienst, den roten Fingerhut der ärztlichen Praxis zugeführt zu haben, gebührt dem englischen Landarzte WITHERING, der im Jahre 1785 seine zehnjährigen Erfahrungen mit dieser Droge bei Wassersüchtigen mitteilte.

In den späteren Jahrzehnten ging manches von den klaren Erkenntnissen WITHERINGS wieder verloren, und die Anwendung der Digitalis bei allen möglichen Erkrankungen fieberhafter Art brachte so starke Enttäuschungen, daß der Wert der Droge unterschätzt wurde. Erst als durch Beobachtungen am Kranken die Herzwirkung der Digitalis erkannt war, erwarb sich das Digitalisblatt seit der zweiten Hälfte des letzten Jahrhunderts endgültig seinen hervorragenden Platz in der Therapie der Herzkrankheiten.

Man hat sich in jahrzehntelanger Arbeit darum bemüht, die wirksamen Bestandteile des Digitalisblattes in reiner Form zu gewinnen. Nach der Isolierung des Digitoxins durch KILIANI im Jahre 1899 ist es im besonderen durch die Arbeiten von CLOETTA, JACOBS, STOLL und WINDAUS gelungen, zur Reindarstellung der wirksamen Stoffe zu kommen und ihre Konstitution weitgehend aufzuklären.

Die Droge und ihre Chemie. **Folia Digitalis** (offiz.), *Digitalis Folium* (PI), werden vom einheimischen Fingerhut, *Digitalis purpurea*, zur Zeit der Blüte gesammelt. Die wirksamen Substanzen gehören zu den Glykosiden. Von den im frischen Blatt enthaltenen Glykosiden sind zwei als amorphe Körper isoliert worden, *Purpureaglykosid A und B.* Sie sind in Wasser und in Alkohol löslich. Durch enzymische Prozesse, welche sich bereits beim Trocknen des Blattes abspielen, wird aus diesen Glykosiden je 1 Molekel Glucose abgespalten. Die offizinelle Droge enthält daher zuckerärmere Glykoside, welche krystallisiert dargestellt wurden: *Digitoxin* und *Gitoxin*, die aus einem Genin und je 3 Molekeln Digitoxose bestehen. Digitoxin ist gut löslich in Alkohol und Chloroform. Gitoxin ist ein Oxydigitoxin mit einer dritten OH-Gruppe am C_{16} des Genins; es ist in den gebräuchlichen organischen Lösungsmitteln kaum löslich. Als ein drittes Glykosid der Digitalisblätter wurde das Gitalin, ein Gitoxinhydrat, beschrieben. Sein Vorkommen in der Droge erscheint jedoch nicht gesichert. Die Wasserlöslichkeit der reinen Glykoside der Digitoxinstufe ist schlecht; dagegen sind Gemische der Glykoside besser löslich in Wasser.

Purpureaglykosid A:

$$\underbrace{\text{Digitoxigenin} + 3\ \text{Digitoxose}}_{\text{Digitoxin}} + 1\ \text{Glucose}$$

Purpureaglykosid B:

$$\underbrace{\text{Gitoxigenin} + 3\ \text{Digitoxose}}_{\text{Gitoxin}} + 1\ \text{Glucose}$$

Die zuckerfreien Reste (Genine oder Aglykone) der krystallisierten Digitalisglykoside enthalten 23 Kohlenstoffatome und sind Derivate des Cyclopentanophenanthrens, also Steroide ähnlich den Gallensäuren, Ergosterin, Geschlechts- und Nebennierenrindenhormonen. Sie enthalten am C_{17} eine ungesättigte Laktongruppe, deren Vorhandensein und Intaktheit für ihre besondere Wirkung wesentlich ist. Im Digitoxin und Gitoxin sind solche Genine mit einem Trisacharid aus 3 Molekeln Digitoxose $C_6H_{12}O_4$ veräthert.

Die herzwirksamen Glykoside machen etwa 0,1—0,5% des Blattgewichtes aus. Die Hauptmenge derselben geht aus dem Blatt in Wasser über.

Die Wirksamkeit des Blattes kann bei unzweckmäßiger Lagerung durch Glykosidspaltung in einem Jahre auf einen Bruchteil des Anfangswertes absinken. Bestimmend für das Maß des Verlustes ist in erster Linie der Feuchtigkeitsgrad. Während z. B. eine Blattprobe, deren Wassergehalt 15% betrug, nach 12 Monaten nur noch 20% des Anfangswirkungswertes zeigte, ist bei sorgfältig getrockneten Blättern mit wenigen Prozent Wasser in einem Jahre keine Abnahme zu beobachten gewesen. Wichtig ist also eine rasche und sorgfältige Trocknung und die trockene Aufbewahrung. Das DAB schreibt einen Gehalt von höchstens 3% Wasser vor.

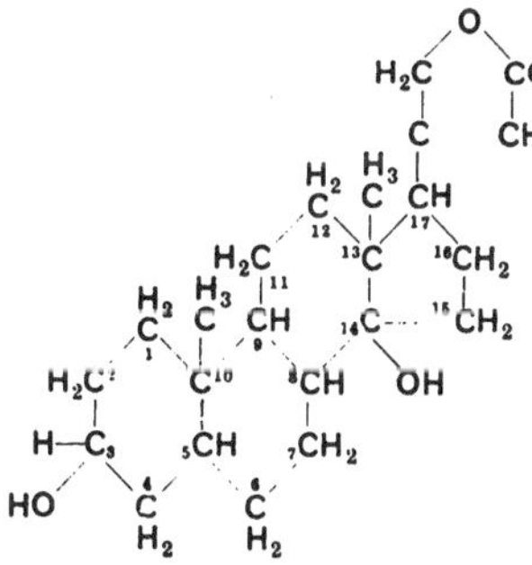

Digitoxigenin $C_{23}H_{34}O_4$

Der Glykosidgehalt auch der frischen Blätter verschiedener Standorte zeigt sehr erhebliche Unterschiede (von rund 60—150% des Mittelwertes). Deshalb schreibt das DAB vor, daß der Gehalt der Folia Digitalis an wirksamen Glykosiden untersucht und auf einen bestimmten Wert eingestellt wird.

Da es z. Z. noch nicht möglich ist, diese Auswertung mit chemischen Methoden vorzunehmen, wird der Wirksamkeitstiter im Tierversuch ermittelt. Als Test für diese Bestimmung wird die tödliche Herzwirkung bei einer geeigneten Wirbeltierart benutzt. Das Digitalispulver von unbekannter Wirkungsstärke wird gleichzeitig mit einem Standardpulver ausgewertet. Seine Wirkungsstärke ergibt sich aus dem Verhältnis seiner mittleren tödlichen Dosis zu der des Standardpulvers. Durch Mischen mit einem stärker bzw. schwächer wirksamen Digitalispulver wird das Digitalispulver auf eine Wirkungsstärke von 10 IE in 1,0 Folia Digitalis eingestellt. Eine IE ist die Wirkung von 0,076 des Internationalen Standardpulvers (1950).

Schicksal im Körper. Die Resorption der Digitalisglykoside durch den Darm verläuft für die einzelnen Glykoside verschieden. Digitoxin wird vollständig resorbiert, Gitoxin dagegen unvollständig. Störungen der Magendarmfunktion und starke Stauung im Pfortadergebiet beeinträchtigen die Resorption. In diesem Falle empfiehlt sich die rectale Darreichung oder die Einspritzung in die Muskulatur oder Vene. Das in den Kreislauf gelangte Glykosid ist dort nur kurze Zeit nachweisbar, da es rasch in den einzelnen Organen, besonders stark im Herzen, fixiert wird. Das Schicksal des von den Organen fixierten Glykosides ist nicht genügend geklärt. Durch Ausscheidung mit dem Harn wird ein Teil der Glykoside aus dem Körper entfernt.

Bei den meist üblichen kleinen Gaben pflegt der Umschwung im Krankheitsbilde nach oralen Darreichungen nicht vor dem zweiten oder dritten Tage zu erfolgen. Die intravenöse Einspritzung der Digitalisglykoside kürzt die Latenzzeit sehr stark ab.

Schon WITHERING erkannte, daß die einmal eingetretene Digitalis-Herzwirkung lange anzuhalten pflegt und daß bei fortgesetzter Darreichung größerer Mengen mit Sicherheit kumulative Giftwirkungen auftreten. Die Neigung zu kumulativen Giftwirkungen ist bei den einzelnen Glykosiden verschieden stark ausgeprägt: Digitoxin zeigt sie am stärksten, Gitoxin erheblich schwächer. Die lange Wirkungsdauer ist von therapeutischem Vorteil, jedoch mahnt sie zu guter Beobachtung der Nebenwirkungen, um Vergiftungen, welche als Folge der Kumulation auftreten können, zu vermeiden.

Indikationen. Vorzügliche Erfolge erzielt man mit der Digitalisdroge bei jenen Formen gestörter Herzleistung, die zu einer Störung der Blutverteilung mit Stauung im peripheren Kreislauf, im kleinen Kreislauf oder im Pfortadergebiet und zu Cyanose und Dyspnoe geführt haben. Sowohl wenn die Dekompensation auf der Grundlage einer Klappenerkrankung aufgetreten ist, als auch wenn die Insuffizienzerscheinungen durch arteriosklerotische Prozesse — mit oder ohne Hypertonie — oder im Verlauf einer chronischen Nierenerkrankung oder eines Emphysems sich ausgebildet haben, ist die Digitalisbehandlung indiziert. Die Dekompensation pflegt einige Tage nach dem Beginn der Darreichung zu weichen. Bestand ein Pulsus irregularis perpetuus, so wird unter Regelmäßigwerden des Pulses die Differenz der Radialis- und der Herzpulse geringer und verschwindet oft vollständig; der Radialispuls wird voller. Die Frequenz geht oft etwas unter den Normalwert herunter. Das Schwinden der Dyspnoe und Cyanose ist bei Wasserretention häufig von einer starken Diurese begleitet. Das Körpergewicht nimmt entsprechend ab.

Schwerer zu bewerten ist der Nutzen der Digitalistherapie bei den zu Kreislaufschädigungen führenden Infektionskrankheiten, wie Pneumonie, oder der Wert der prophylaktischen Darreichung vor Operationen an Kreislaufkranken (Basedow usw.). Immerhin wird von manchen Klinikern empfohlen, auch in diesen Fällen Digitalis zu geben, zumal die Behandlung bei sachgemäßer Durchführung nicht schaden kann.

Bei Angina pectoris und Herzinfarkt kann die Wirkung kleiner Digitalisdosen nützlich sein. Insbesondere hat sich die Behandlung mit kleinen Strophanthingaben bewährt (s. S. 126). Eine Gefahr der Coronarverengerung durch diese therapeutischen Dosen besteht nicht.

Hypertonie stellt an sich keine Kontraindikation dar.

Nebenwirkungen, Gefahren. Das Digitalisblatt wirkt auf die Schleimhaut des Magens und Darmes örtlich reizend ein. Manche Menschen müssen bald nach dem Einnehmen der Droge und ihrer Zubereitungen erbrechen. Bei der rectalen Anwendung des Blattes können die örtlichen Reizwirkungen zum Abbrechen dieser Behandlungsart zwingen. Es scheint, daß die gereinigten Handelspräparate eine etwas geringere Reizwirkung entfalten, ganz frei sind sie auch nicht, weil auch die Reinglykoside zellschädigende Eigenschaften besitzen, so daß die Einspritzung unter die Haut nicht statthaft ist. Auch nach intramuskulärer Injektion treten Schmerzen auf. Im allgemeinen ist die Digitalistherapie sonst mit geringen Gefahren verbunden, sofern die beginnende Kumulation rechtzeitig erkannt und beachtet wird. Die ersten Erscheinungen derselben sind Übelkeit, Schwindel, Augenflimmern oder zentral ausgelöstes Erbrechen. Im Frühstadium der kumulativen Giftwirkung ist häufig als erstes Zeichen Bigeminie zu finden, später können gehäufte Extrasystolen auftreten. Die Leitung zwischen Vorhof und Kammer wird erschwert, so daß ein etwa schon bestehender partieller Herzblock zum totalen Block werden kann (manchmal gelingt es, dies durch Atropinbehandlung zu verhindern). Schließlich erzeugt Digitalis völligen Herzblock, so daß die Kammer in ihrem Eigenrhythmus von etwa 35—45 Pulsen schlägt. Die schwerste Form der Digitalisvergiftung äußert sich in ventrikulärer Tachykardie und in tödlichem Kammerflimmern. Bei manchen Patienten treten frühzeitig Darmerscheinungen (Durchfälle) auf, welche nicht bedrohlich sind. Akute Vergiftungen im Beginn der Digitalistherapie sind selbst dann nicht zu befürchten, wenn wesentlich mehr als die übliche Tagesmenge gereicht wird.

Den Digitalispräparaten des Handels fehlt die kumulative Giftwirkung nicht.

Darreichung, Dosierung. Nach mancherlei Versuchen mit großen Mengen der Droge (bis zu mehreren Gramm am Tage) ist man im allgemeinen zu der ursprünglich von WITHERING empfohlenen Dosierung zurückgekehrt: „Ich gebe Erwachsenen 1—3 gran (0,06—0,2) des Pulvers zweimal täglich . . . Etwa 30 gran (2,0) können im allgemeinen genommen werden bis Nausea auftritt.“

Feste Normen für die Digitalisdosierung lassen sich nicht geben. Doch hat es sich bewährt, unbehandelten Patienten oder solchen, die 1—2 Wochen lang keine Digitalis (oder ähnlich wirkende Mittel) erhalten haben, Digitalis zunächst zur Erreichung der Kompensation in einer größeren Anfangsdosis zu geben und daran die fortlaufende Verabreichung einer kleineren Erhaltungsdosis anzuschließen.

Die *Anfangsdosis* zur Kompensation beträgt meist 1,0—1,5 und wird im Laufe von 2—3 Tagen eingenommen. Entweder wird diese Dosis in gleichen Bruchteilen über die 2—3 Tage gleichmäßig verteilt verabreicht oder ein Drittel bis zur Hälfte auf einmal und der Rest verteilt (EMD 0,2!, TMD 1,0!). Die Geschwindigkeit der weiteren Dosierung wird vom therapeutischen Erfolg und etwa eintretenden toxischen Wirkungen bestimmt. Hat die Anfangsdosis noch keine Kompensierung erwirkt, so wird weiter 0,1—0,15 2—3mal täglich gegeben, bis volle therapeutische Wirkung erreicht ist. Als ihr Maß dienen Pulsverlangsamung, Gewichtsabnahme, Schwinden der Cyanose und der Dyspnoe sowie das Befinden des Patienten. Auftreten von Erbrechen macht die Unterbrechung oder wesentliche Verminderung der Dosierung erforderlich.

Die meisten Patienten, deren Herzen einmal dekompensierten, brauchen nach der Kompensierung durch große Digitalisdosen zur Erhaltung dieses Zustandes eine laufend zu verabreichende kleine *Erhaltungsdosis*. Sie beträgt etwa 0,1 pro Tag und muß im Einzelfall durch genaue Beobachtung des Patienten ermittelt werden. Als optimale Erhaltungsdosis muß die kleinste Dosis gelten, die den Patienten in bestem Zustand erhält, nicht die größte Dosis, die über lange Zeit eben ertragen wird. Hierbei tritt keine Gewöhnung ein.

Im Alter ist eine verminderte Digitalisempfindlichkeit die Regel. Kinder sind — auf das Gewicht berechnet — etwas weniger empfindlich für Digitalisglykoside als Erwachsene, doch ist der Unterschied für die praktische Therapie belanglos. Bei Kindern vom 7.—10. Jahr wird als mittlere therapeutische Menge 3mal täglich 0,05, bis zum 15. Jahr 4—6mal täglich 0,05 empfohlen.

Nach Ansicht mancher Ärzte sollen wäßrige Auszüge des Blattes rascher wirksam sein als das Blattpulver. Besteht dieser Unterschied, so ist er doch nicht groß genug, um die einfachste Verschreibung — Folia Digitalis als Pulver — ungeeignet erscheinen zu lassen, zumal das Pulver nach klinischer Beobachtung eine etwas stärkere Wirkung entfaltet als gleiche Mengen in Form wäßriger Auszüge.

Als Auszugsformen kommen für die Verschreibung in Frage: die wäßrigen Auszüge — Maceration und Infus — und die alkoholische Tinktur. Im Vergleich mit der Tinktur enthalten die wäßrigen Auszüge etwas weniger Digitoxin, dagegen mehr Gitoxin.

Der Nachteil der Maceration liegt in der längeren Herstellungsdauer; man läßt mindestens 4 Std. lang macerieren. Die wäßrigen Auszüge setzen im Laufe einiger Tage oft Schimmel an; man verschreibt deshalb nur einen für wenige Tage reichenden Vorrat. Beim Stehen der wäßrigen Auszüge erleiden die Glykoside einen gewissen Wirksamkeitsverlust, der jedoch innerhalb von 6 Tagen *sehr* unbedeutend ist. Die Angabe, daß die Neutralisation der in das Wasser übergehenden Pflanzensäuren durch Soda die Haltbarkeit verbessere, ist falsch. Der Sodazusatz begünstigt vielmehr die Zersetzung. Man kann dem Infus 10% Alkohol zur Hemmung der Zersetzung zusetzen. (Eine sicher vollwertige Droge zur Herstellung der wäßrigen Auszüge erhält man, wenn man Fol. Digit. in ampullis verschreibt: je 2,0 trockenes Blattpulver sind in einer zugeschmolzenen Glasampulle.)

Tinctura Digitalis (offiz.), EMD 1,5!, TMD 5,0!, wird bereitet durch Ausziehen des titrierten Digitalispulvers mit absolutem Alkohol im Verhältnis 1:10. Die Lösung ist dunkelgrün. Die offizinelle Tinktur ist über ein Jahr haltbar.

Tinctura Digitalis (PI) wird durch Extraktion des Digitalispulvers mit 70%igem Alkohol hergestellt. Der Auszug wird biologisch standardisiert und durch Verdünnen mit Alkohol so eingestellt, daß 1,0 der Tinktur 1 IE enthält.

In der Regel läßt sich die Digitalistherapie mit dem Pulver, der Tinktur oder den wäßrigen Auszügen sehr gut durchführen.

Die *Digitalisauszüge des Handels*, z. B. *Digalen, Digifolin, Digipuratum*, bieten vor den titrierten Blättern nur die Vorteile, daß die wirksamen Glykoside intramuskulär oder intravenös eingespritzt werden können und geringere magenreizende Wirkungen entfalten; sie sind meist Kaltmacerationen, bei denen die unwirksamen Ballaststoffe mehr oder weniger vollkommen entfernt und die in der Regel auf einen bestimmten Gehalt an wirksamen Glykosiden pharmakologisch eingestellt sind.

Pulver:

Rp. Folior. Digit. 0,1 (0,15)
Sacchar. lactis 0,2
M. f. pulvis
D. tal. dos. Nr. XII
S. 3mal täglich 1 Pulver.
(1,0 Fol. digit. = 0,15 DM.)

Stuhlzäpfchen:

Rp. Folior. Digit. 0,1 (0,15)
Olei Cacao q. s. f. suppositor.
D. tal. dos. Nr. X
S. 3mal täglich 1 Supposit. einzulegen.

Lösung:

Rp. Folior. Digit. 1,0 (1,5)
f. maceratio per horas IV c. aqua dest.
q. s. ad 100,0
D.S. 3mal täglich 2 Teelöffel.

Rp. Folior. Digit. 1,0 (1,5)
f. infus. colat. 100,0
D.S. 3mal am Tage 2 Teelöffel.
Zur besseren Haltbarmachung wird oft Alkohol zugesetzt:
colat. 90,0
Spiritus ad 100,0.

Tropfenform:

Rp. Tincturae Digitalis 10,0
D. ad vitr. patent. (Normaltropfglas)
S. 3mal täglich 20 Tropfen (mit je 0,05 Fol. Digit.).
(10,0 Tinct. Digitalis = 0,35 DM)
oder eines der Handelspräparate.

Gereinigte Extrakte aus Folia Digitalis:

Digalen (Roche). 1 cm³ (40 Tropfen) der Lösung oder 2 Tabletten oder 1 Suppositorium entsprechen 0,1 Fol. Digitalis. (10 cm³ Lösung = 1,50 DM, 6 Suppositorien = 1,60 DM, 12 Tabletten = 1,20 DM; Ampullen mit 1 cm³ (0,05 Fol. Digit.) (6 St. = 2,35 DM).

Digipuratum (Knoll). 1 cm³, 1 Tablette bzw. 1 Suppos. entsprechen 0,1 Fol. Digital. (10,0 Lösung = 1,65 DM, 5 Suppos. = 1,90 DM; 12 Tabletten = 1,30 DM, 6 Amp. mit je 1 cm³ = 2.20 DM).

Digitalis-Dispert (Rhenania). 25 Tropfen Lösung oder 1 Tablette entsprechen 0,1, 1 Suppos. 0,2 Fol. Digital. (10 cm³ Lösung = 1,80 DM, 6 Suppos. = 2,10 DM, 25 Tabletten = 2,25 DM).

Digitalysatum (Bürger). 1 cm³ entspricht 0,15 Fol. Digital. (10 cm³ Lösung = 1,60 DM, 3 Amp. mit 1 cm³ = 0,90 DM).

Verodigen (Boehringer). 0,8 mg entspricht 0,1 Fol. Digital. Tabletten mit 0,8 mg (25 St. = 2,85 DM), Suppos. mit 1,2 mg (5 St. = 1,90 DM).

Digitoxinum (Erg.B.), *Digitoxin* (Merck) ist ein weißes krystallines, in Wasser fast unlösliches Pulver von bitterem Geschmack. Es hat von allen Purpureaglykosiden die stärkste Wirkung und längste Wirkungsdauer. Die Anwendung des reinen Digitoxins bietet gegenüber der der Fol. Digitalis, ihrer galenischen Zubereitungen und aus der Droge hergestellten Spezialitäten den Vorteil der einheitlichen Substanz und damit gleichbleibender Wirkung. Seine lokale Wirkung auf die Magenschleimhaut ist verhältnismäßig gering. Im Magen und Darm ist Digitoxin beständig und wird vollständig resorbiert, so daß die parenterale Injektion nur in besonderen Fällen erforderlich ist, in denen die volle Digitaliswirkung in kürzester Zeit erwünscht ist.

Die Durchführung der Digitoxintherapie folgt ganz den für Fol. Digitalis gegebenen Richtlinien. Die Anfangsdosis zur Kompensation beträgt 1,0—1,5 mg. Der größere Teil dieser Dosis wird am ersten, der Rest am zweiten oder am zweiten und dritten Tag gegeben und dann die Erhaltungsdosis gesucht. Diese liegt meist zwischen 0,05 mg und 0,2 mg täglich. EMD 0,002!, TMD 0,004!

Digitoxin (Merck), Tabletten mit 0,1 mg (20 St. = 1,75 DM), Ampullen mit 0,25 mg in 1 cm³ (5 St. = 3,25 DM).

Digitalis lanata.

Das Blatt der Digitalis lanata, einer in Südosteuropa heimischen Digitalisart, ist reicher an Glykosiden als das der Digitalis purpurea. Die Droge ist weder offizinell noch in das Ergänzungsbuch aufgenommen und wird selbst auch nicht therapeutisch angewandt. Sie enthält jedoch mehrere Glykoside, die in ihrer Zusammensetzung von denen der Digitalis purpurea abweichen und in ihrer pharmakologischen Wirkung einige quantitative Unterschiede aufweisen.

Bisher wurden von Stoll aus der Digitalis lanata 3 genuine Glykoside zunächst als isomorph krystallisierendes Gemisch und später auch einzeln isoliert: Digilanid A, B und C. Digilanid A und B unterscheiden sich vom Purpureaglykosid A und B lediglich durch den Gehalt eines Acetylrestes. Das Digilanid C, *Lanatosidum C* (PI), liefert bei der Spaltung wie A und B 3 Molekeln Digitoxose, 1 Glucose und 1 Essigsäure; als Aglykon enthält es jedoch Digoxigenin, ein Isomeres des Gitoxigenins mit einer OH-Gruppe am C_{12} statt am C_{16}.

Die Digilanide werden nicht so vollständig resorbiert wie Digitoxin. Zu gleicher Wirkung ist vom Digilanid C ein Mehrfaches der intravenösen Dosen bei innerer Anwendung erforderlich. Parenteral injiziert sind die genuinen Lanataglykoside ein wenig schneller wirksam als Digitoxin, und ihre Wirkung ist von kürzerer Dauer. Im übrigen gilt für Indikation, Nebenwirkungen und Gefahren der Anwendung von Lanataglykosiden das gleiche wie für die Purpureaglykoside. Die Dosierung erfolgt unter den gleichen Gesichtspunkten wie die der Fol. Digitalis und des Digitoxins. 0,3 mg des krystallinen Gemisches der 3 Lanataglykoside oder 0,2 mg des Digilanid C entsprechen in der Wirkung etwa 0,1 Fol. Digitalis.

Digilanid (Sandoz), Gemisch der krystallinen genuinen Glykoside. Tabletten mit 0,25 mg (20 St. = 2,05 DM); Suppositorien mit 0,5 mg (6 St. = 1,85 DM); Ampullen mit 0,4 mg in 2 cm³ (6 St. = 2,75 DM).

Pandigal (Beiersdorf), Gemisch der krystallinen genuinen Glykoside. Tabletten mit 0,4 mg (12 St. = 1,20 DM); Ampullen mit 0,4 mg in 2 cm³ (6 St. = 2,70 DM).

Cedilanid (Sandoz), krystallines Lanataglykosid C. Lösung mit 1,0 mg in 1 cm³ = 30 Tropfen (10 cm³ = 4,05 DM); Suppositorien mit 1,0 mg (6 St. = 3,45 DM); Ampullen mit 0,4 mg in 1 cm³ (6 St. = 4,05 DM). EMD und TMD 0,001!

Strophanthine aus den Semina Strophanthi.

Geschichtliches. Bei der Untersuchung eines Pfeilgiftes, welches der Botaniker KIRK der LIVINGSTONEschen Afrikaexpedition 1863 aus Zentralafrika mitbrachte, gelang die Isolierung eines Glykosides, Strophanthin, dessen digitalisartige Herzwirkung zunächst im pharmakologischen Versuch und dann am Kranken erwiesen wurde. Besonders durch FRAENKEL (1905) wurde die klinische Verwendbarkeit des intravenös injizierten Strophanthins näher umgrenzt.

Aus der Reihe der zahlreichen glykosidführenden Strophanthussamenarten sind die leicht zu identifizierenden Samen von *Strophanthus gratus* in das DAB aufgenommen worden.

Semen Strophanthi (offiz.), der reife Same von Strophanthus gratus, hat einen Gehalt von mindestens 4% des wasserfreien wirksamen Glykosides g-Strophanthin.

Tinctura Strophanthi (offiz.) wird aus den Samen durch Ausziehen mit verdünntem Weingeist (1:10) hergestellt und hat einen Gehalt von 0,4% wasserfreiem g-Strophanthin. Die Tinktur ist mindestens 1 Jahr unverändert haltbar.

Semen Strophanthi kombé (Erg.B.), der reife Same von Strophanthus kombé, enthält k-Strophanthosid, k-Strophanthin β und Cymarin als wirksame Glykoside.

Chemie. Aus den Samen mehrerer Strophanthusarten konnten Glykoside teils in krystallinem, teils in amorphem Zustande isoliert werden. Das offizinelle Strophanthusglykosid, **Strophanthinum** (offiz.), *Ouabainum* (PI), ist das aus den Samen von Strophanthus gratus dargestellte krystallisierte g-Strophanthin. Da das g-Strophanthin auch aus dem Holz von Acocanthera Ouabaio gewonnen werden kann, ist es auch mit dem Namen *Ouabain* bezeichnet worden. g-Strophanthin ist ein Glykosid aus Ouabagenin und 1 Molekel Rhamnose. Das Ouabagenin $C_{23}H_{34}O_8$ ist ein Cyclopentanophenanthrenderivat mit der gleichen Lactongruppe wie Digitoxigenin. Es enthält 6 OH-Gruppen, darunter eine an der am C_{10} substituierten Methylgruppe.

Aus dem *Semen Strophanthi kombé* (Erg.B.) wurde zunächst ein amorphes Glykosidgemisch gewonnen, Strophanthin (Boehringer), dessen Hauptmenge das genuine Glykosid *k-Strophanthosid* ausmacht und das zum Rest aus den zuckerärmeren Glykosiden k-Strophanthin β und Cymarin besteht.

Strophanthidin + 1 Cymarose + 1 Glucose + 1 Glucose
Cymarin
k-Strophanthin β
k-Strophanthosid

Strophanthidin enthält 3 Hydroxylgruppen und unterscheidet sich vom Ouabagenin und den Geninen der Digitalis durch die Formylgruppe am C_{10}.

O, H_2C, CO, C, CH, CH_3, O, H—C, H, OH, HO, OH

Strophanthidin $C_{23}H_{32}O_6$

Die Strophanthusglykoside sind in etwa 100 Teilen Wasser löslich. Sie sind sehr empfindlich gegen Alkali.

Schicksal im Körper. Im Verdauungskanal werden die Strophanthine teilweise zerstört. Die Resorption erfolgt langsam und ungleichmäßig. Schon während der Resorptionsperiode wird ein Teil der resorbierten Glykosidmenge eliminiert. Wahrscheinlich sind diese drei Faktoren im wesentlichen verantwortlich dafür, daß die Herzwirkung bei oraler Gabe von Strophanthin nicht mit der gleichen

Geschwindigkeit und Sicherheit zu erreichen ist wie bei der intravenösen Darreichung. Die intravenöse Strophanthinbehandlung hat die unzuverlässige orale Therapie verdrängt. Die Strophanthinwirkung auf das Herz ist flüchtiger als die des Digitoxins und der Lanatoside; entsprechend ist auch die Neigung zu kumulativer Vergiftung im allgemeinen weniger ausgesprochen.

Indikationen. Die Strophanthinwirkung ist qualitativ der der Digitalisglykoside gleich und wird darum grundsätzlich aus den gleichen Indikationen angewandt. Die besondere Indikation für Strophanthin ist durch den schnellen Wirkungseintritt und die kurze Wirkungsdauer gegeben. So wird man Strophanthin den anderen herzwirksamen Glykosiden vorziehen, wenn sehr schnell eine starke Wirkung erforderlich ist, wie beim Asthma cardiale, Lungenödem u. a. Die durch die kurze Wirkungsdauer und häufige Injektion gegebene Modulationsfähigkeit der Stärke der Wirkung ermöglicht die Annäherung an die obere therapeutische Wirkungsstärke mit geringerer Gefahr als bei Anwendung von Glykosiden mit längerer Wirkungsdauer.

Die häufigen intravenösen Injektionen, die die Strophanthintherapie erfordert, sind für den Patienten lästig und können oft eingeschränkt werden durch rechtzeitigen Übergang von Strophanthin zu Glykosiden mit längerer Wirkung.

Nebenwirkungen, Gefahren. Die Strophanthine haben starke lokale Wirkungen, die die Subcutaneinspritzung verbieten. Bei der Einspritzung in die Venen löst ein Danebenspritzen heftigste Schmerzen und Gewebsreaktionen aus. In seltenen Fällen tritt bei Strophanthinüberempfindlichkeit wenige Minuten nach der intravenösen Einspritzung starke Übelkeit auf. Die meisten Patienten vertragen die Einspritzungen der richtigen therapeutischen Mengen dagegen ohne Nebenerscheinungen. Bei länger anhaltender Strophanthindarreichung können alle toxischen Allgemein- und Herzwirkungen auftreten, die bei der Digitalis-Kumulationswirkung erwähnt worden sind.

Im Gegensatz zur Digitalistherapie sind mehrfach akute Todesfälle eingetreten. Seit man aber von den anfangs höheren Dosen (1 mg in die Vene) auf die unten genannten Mengen zurückgegangen ist, fehlen derartige üble Zwischenfälle. Sie scheinen besonders dann aufgetreten zu sein, wenn 1 mg k-Strophanthin (Boehringer) intravenös bei solchen Patienten gegeben wurde, die unter Digitaliswirkung standen. Es ist demnach ratsam, vor Übergang von der Digitalistherapie zur Strophanthintherapie eine mehrtägige behandlungsfreie Pause einzuschieben.

Darreichung, Dosierung. Die Strophanthintherapie ist vornehmlich mit dem amorphen Glykosidgemisch k-Strophanthin (Boehringer) entwickelt worden. In neuerer Zeit setzt sich auch auf diesem Gebiet die Verwendung der reinen Glykoside (k-Strophanthosid, g-Strophanthin) mehr durch. Am Menschen ist g-Strophanthin — in Abweichung von Versuchstieren — nur sehr wenig stärker wirksam als k-Strophanthin und k-Strophanthosid, so daß es diesen gleich dosiert wird. In den meisten Fällen wird mit einer Dosis von 0,2—0,3 mg begonnen und diese in Fällen schwerer akuter Insuffizienz, wenn nötig, am gleichen Tage wiederholt. Die geeignete Tagesdosis muß aus der klinischen Beobachtung der Wirkung gefunden werden; sie liegt meist zwischen 0,2 mg und 0,6 mg. Dosen von 0,75 mg und mehr sind nur in sehr seltenen Fällen notwendig. Die möglichen Vorteile der Strophanthinanwendung sind nur durch dessen intravenöse Injektion nutzbar zu machen. Die Injektion muß sehr langsam erfolgen.

Die innere Anwendung von Strophanthin ist ganz unrationell und in ihrem Erfolg der Anwendung der Fol. Digitalis oder des Digitoxins weit unterlegen.

Säuglinge erhalten einmal am Tage 0,05—0,1 mg Strophanthin i.v., Kleinkinder 0,1 bis 0,2 mg, Schulkinder 0,2—0,4 mg.

Rp. Strophosid-Ampullen 0,0005
D. tal. dos. Nr. VI 1 OP
S. $^1/_2$—1 cm^3 täglich intravenös injizieren.

Kombetin (Boehringer), amorphes k-Strophanthin, Ampullen mit 0,5 mg in 1 cm^3 (6 St. = 2,20 DM).

Strophosid (Sandoz), krystallines k-Strophanthosid, Ampullen mit 0,25 mg und 0,5 mg in 1 cm^3 (6 St. = 1,65 bzw. 2,00 DM).

g-Strophanthin (Atmos), krystallines g-Strophanthin, Ampullen mit 0,25 mg in 1 cm^3 (10 St. = 2,10 DM).

Purostrophan (Rhenania), Ampullen zu 1 cm^3 mit je 0,25 mg und 0,5 mg krystallinem g-Strophanthin (5 Ampullen = 1,70 bzw. 1,85 DM).

Scilla maritima.

Geschichtliches. Die Verwendung von Bulbus Scillae wird bereits im 16. Jahrhundert v.Chr. in Ägypten erwähnt. Bis zum Beginn des 19. Jahrhunderts n. Chr. wurde die Droge als drastisches Abführmittel viel verwandt und als Diureticum geschätzt. Jetzt wird Scilla bei Fällen mit Digitalisindikation, zumal wenn sie digitalisrefraktär sind, gegeben.

Chemie. **Bulbus Scillae** (offiz.), *Scillae Bulbus* (PI), Meerzwiebel, die in Streifen geschnittenen, getrockneten, mittleren fleischigen Blätter der bald nach der Blüte gesammelten Zwiebel von Urginea maritima, einer im Mittelmeergebiet heimischen Liliacee.

Frische Meerzwiebel von verschiedener Herkunft hat eine erheblich wechselnde Wirkungsstärke. Ob beim raschen und sorgfältigen Trocknen ein Wirksamkeitsverlust eintritt, ist nicht sichergestellt. Aus frischer Meerzwiebel gelang STOLL die Darstellung eines einheitlichen krystallisierten Glykosides, Scillaren A, dessen Wirksamkeit etwa zwei Dritteln der Wirksamkeit der Droge entspricht. Der restliche, davon verschiedene Glykosidanteil der Droge (Scillaren B) ist nicht einheitlich. Aus diesem hat STOLL bisher 8 weitere Glykoside mit starker Herzwirkung isoliert. Scillaren A ist ein Glykosid aus Scillaridin A und Scillabiose, einem Disaccharid aus Rhamnose und Glucose. Scillaridin A gleicht dem Digitoxigenin bis auf die Lactongruppe, die ein Kohlenstoffatom mehr enthält.

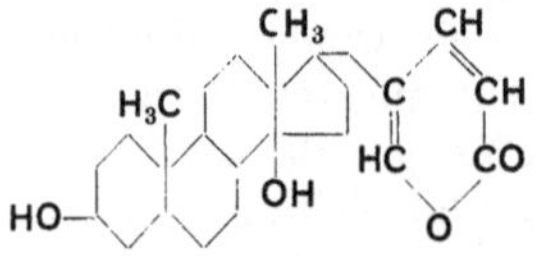

Scillaridin A $C_{24}H_{32}O_4$

Schicksal im Körper. Die Scillaglykoside sind im Magen und Darm beständig und werden schnell resorbiert. Sie haben keine so hohe Haftfähigkeit am Herzen wie die Digitalisglykoside; die therapeutisch erzielte Herzwirkung ist nach Aussetzen des Mittels von etwa gleicher Dauer wie bei Strophanthin. Wegen der verhältnismäßig schwachen Haftfähigkeit ist die Gefahr der kumulativen Giftwirkung gering.

Indikationen. Das Anwendungsgebiet ist das gleiche wie für Digitalis und Strophanthin. Scilla wurde schon vor dem Auffinden der Digitaliswirkung als Diureticum bei Hydropsie viel verwandt. Wenn Scilla therapeutisch so viel leisten würde wie Digitalis, so hätte die Einführung des Fingerhutblattes in die Therapie kaum so großes Aufsehen gemacht. Die Darstellung des Scillarens hat jedoch der Scillatherapie einen festen Platz gesichert. Sie ist eine wertvolle Ergänzung der Digitalistherapie, zumal bei Fällen, die nach Digitalis ungenügende Entwässerung zeigen oder überhaupt für Digitalisglykoside unter- oder überempfindlich sind. Auch für die besonderen Indikationen des Strophanthins scheint Scillaren geeignet zu sein.

Nebenwirkungen, Gefahren. Störend ist häufig die starke Nebenwirkung auf den Darm (Diarrhoen), auch werden der Droge nierenreizende Wirkungen zugeschrieben. Die mehrfach beobachteten schweren Kollapszustände und Todesfälle bei intravenöser Therapie lassen sich durch vorsichtige Dosierung vermeiden.

Darreichung, Dosierung. Die Droge und ihre galenischen Zubereitungen erscheinen wenig geeignet, da sie nicht auf einen bestimmten Gehalt an wirksamen Glykosiden eingestellt werden. Scillaren wird intravenös injiziert und kann auch mit nur geringem Verlust an Wirkung per os gegeben werden. Einige Spezialitäten der Droge zum inneren Gebrauch werden biologisch standardisiert.

Scillaren (Sandoz) enthält die Gesamtglykoside (Scillaren A und B) aus Bulbus Scillae. Die orale Gabe von 0,8 mg Scillaren ist ungefähr ebenso wirksam wie 0,1 Folia Digitalis. Die intravenöse Injektion von 0,5 mg ist etwa ebenso wirksam wie 0,5 mg k-Strophanthin (Boehringer). (Die subcutanen und intramuskulären Einspritzungen sind sehr schmerzhaft.) (20 Tabletten mit je 0,8 mg = 3,50 DM, 6 Ampullen mit je 0,5 mg = 3,25 DM.)

Scilloral (Asta), standardisiertes Extrakt aus Bulbus Scillae mit Zusatz von Gerbstoffen zur Verminderung der lokalen Wirkung. Lösung(15 cm^3 = 1,80 DM), Suppositorien mit 0,5 und 0,75 (6 St. = 1,65 bzw. 1,80 DM).

b) Rhythmusregularisierende Mittel.

Chinidinum sulfuricum.

WENCKEBACH entdeckte 1914 die Wiederherstellung eines normalen Herzrhythmus durch Chinin bei Vorhofflimmern. W. FREY erkannte 1918 die stärkere Wirkung des Chinidins.

Chinidinum sulfuricum (Erg.B.), *Quinidini Sulfas* (PI). Chinidin kommt neben dem Chinin in der Chinarinde vor. Die beiden Alkaloide sind stereoisomer (s. S. 252). Das Sulfat des Chinidins ist in etwa 100 Teilen Wasser löslich. Sein Verhalten im Organismus ist dem des Chinins ähnlich. Es wird leicht durch den Darm resorbiert. Die Einzeldosis erreicht in 2—3 Std. die maximale Wirkung und wird im Laufe von 24—36 Std. eliminiert, der größte Teil durch Abbau, der Rest durch Ausscheidung im Harn.

Indikationen. Chinidin findet zur Behandlung verschiedener Rhythmusstörungen des Herzens Verwendung. Extrasystolen verschiedenen Ursprungs lassen sich durch Chinidin unterdrücken. Bei paroxysmaler Vorhofstachykardie werden die Anfälle durch Chinidin durchbrochen; ihr Auftreten wird verhindert. Vorhofflattern ist durch Chinidin ebensogut zu beeinflussen wie durch Digitalisglykoside, doch ist diesen der Vorzug zu geben, wenn das Herz insuffizient ist. Die Chinidinanwendung beim Vorhofflimmern wird im allgemeinen auf die paroxysmalen Formen beschränkt. Bei chronischem Vorhofflimmern ist zwar in vielen Fällen durch Chinidin wieder ein normaler Rhythmus herzustellen, aber oft schlagen diese Herzen dann schneller und sind für die Digitalisglykoside weniger empfindlich. In anderen Fällen hilft die Wiederherstellung eines normalen Rhythmus wenig, da der Patient hauptsächlich an der Herzinsuffizienz leidet. Ventrikuläre Tachykardie ist durch Chinidin ebenfalls beeinflußbar. Da sie häufig bei Coronarthrombose auftritt, wird Chinidin manchmal bei dieser Erkrankung prophylaktisch angewandt. Eine wichtige Rolle spielt Chinidin in der Beseitigung und Prophylaxe der Rhythmusstörungen in der Narkose (besonders mit Chloroform und Cyclopropan) und bei Operationen am Herzen.

Nebenwirkungen, Gefahren. Die Nebenwirkungen des Chinidins sind im wesentlichen ähnlich denen des Chinins (s. S. 254). Außer diesen werden auch am Herzen gelegentlich Störungen beobachtet: Verlängerung der Überleitungszeit mit mehr oder minder vollständigem Block, Extrasystolen, Kammertachykardie und -flimmern, Schädigung des Herzmuskels.

Darreichung, Dosierung. Die für den therapeutischen Erfolg erforderlichen Chinidinmengen sind sehr verschieden. Daher muß durch Anreicherung von Chinidin im Körper die Konzentration gesucht werden, die zur Wiederherstellung des normalen Rhythmus ausreicht. Im allgemeinen wird eine Einzeldosis von 0,2—0,3 gewählt und diese unter Beobachtung des Patienten in Abständen von 2—3 Std. so oft wiederholt, bis der Erfolg erreicht ist oder Nebenwirkungen zur Unterbrechung zwingen. In weniger dringenden Fällen und zur ambulanten Behandlung werden Dosen von 0,2—0,3 3mal täglich gegeben. Ist in 4—5 Tagen ein Erfolg nicht eingetreten und Nebenwirkungen ebenfalls nicht, so wird die Dosis erhöht. Bei chronischen Rhythmusstörungen muß nach Regularisierung durch Chinidin oft eine kleinere Erhaltungsdosis laufend gegeben werden. Zur Prophylaxe der Rhythmusstörungen in Narkose und bei der Herzchirurgie werden 12 Std. und kurz vor der Narkose je 0,3 gegeben. Zur inneren Anwendung wird Chinidin als Chinidinum sulfuricum oder als freie Base gebraucht.

Rp. Chinidin. sulfuric. 0,3
D. tal. Dos., Nr. X cum oblatis
S. 3mal täglich 1 Pulver zu nehmen.
(1,0 Chinidin. sulfuric. = 0,35 DM.)
EMD 0,5!, TMD 2,0!

Rp. Chinidinum-Compretten MBK 0,2
Nr. XX, OP
D.S. 3mal täglich 1 Comprette.
(20 St. = 3,25 DM.)

Folia Digitalis, Digitoxin oder *Strophanthin* (s. S. 120 f.) werden gelegentlich auch ohne daß eine Herzinsuffizienz vorliegt, bei Vorhofflattern und paroxysmaler Tachykardie angewandt. 0,001 Digitoxin intravenös.

Doryl (Merck) (vgl. S. 168) wird bei paroxysmaler Tachykardie, wenn das Herz nicht dekompensiert ist, empfohlen. Im Anfall 1—2 mal 0,25 mg mit Dextroselösung verdünnt langsam intravenös, nach dem Anfall längere Zeit 3 mal täglich 2—4 mg peroral (20 Tabletten zu 2,0 mg = 1,50 DM, 3 Ampullen zu 0,25 mg = 1,00 DM).

Atropinum sulfuricum (offiz.) (Näheres S. 146) beseitigt die durch zentrale Vagusreizung (Hirndruck, Ikterus, Typhus) verursachten Bradykardien und manche Formen von Überleitungsstörungen. 0,5 mg als Einzeldosis per os oder subcutan.

c) Herzfördernde, gefäßverengernde, gefäßerweiternde Mittel.

Suprarenin.

Geschichtliches. OLIVER und SCHÄFER entdeckten 1894 im Tierversuch, daß die Auszüge aus dem Nebennierenmark die Tätigkeit des Herzens fördern und den Blutdruck sehr stark steigern können. Die Reindarstellung eines der wirksamen Stoffe in krystalliner Form gelang ALDRICH und TAKAMINE fast gleichzeitig im Jahre 1901. Die Synthese des Suprarenins wurde 1904 von STOLZ durchgeführt. Tierexperimentelle Untersuchungen führten 1951 zu der Erkenntnis, daß das Nebennierenmark neben dem Suprarenin Arterenol enthält.

Suprarenin (offiz.), *Adrenalinum* (PI), Adrenalin, Epinephrin ist einer der Bestandteile der Nebenniere mit starker Kreislaufwirkung. Es wird synthetisch oder aus den Nebennieren hergestellt. Das synthetische Präparat, z. B. *Suprarenin* (Hoechst), ist eine einheitliche Verbindung, das aus den Nebennieren gewonnene enthält je nach der Tierart wechselnde Mengen von *Arterenol* (s. S. 132).

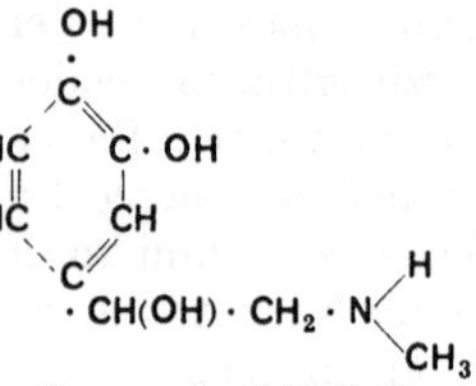

Suprarenin $C_9H_{13}O_3N$

Suprarenin ist das linksdrehende 1-(3′,4′-Dioxyphenyl)-1-oxy-2-methylaminoäthan. Es ist in Wasser schlecht löslich; gut löslich ist das stark hygroskopische Suprareninhydrochlorid, das zur Herstellung der handelsüblichen Lösung verwandt wird. Diese enthält 1,2 Suprareninhydrochlorid = 1,0 Suprarenin in 1000 cm³ isotoner Kochsalzlösung.

Suprarenin in Form des Pulvers ist haltbar, wenn es trocken und in dunklen Flaschen aufbewahrt wird. Dagegen sind die Tabletten des Handels oft minderwertig. In Form der wäßrigen Lösung ist Suprarenin als Brenzcatechinderivat bei neutraler oder alkalischer Reaktion leicht zersetzlich; dabei nimmt die pharmakologische Wirkung rasch ab. Durch Säurezusatz (einige Tropfen verdünnter Salzsäure auf 100 cm³) können die wäßrigen Lösungen geschützt werden. In dieser Weise ist Suprarenin hydrochloricum solutum 0,1% haltbar gemacht; man geht bei den Suprareninverschreibungen von dieser zuverlässigen Lösung aus. Sie ist wasserklar. Bei der Zersetzung nimmt die Lösung eine rote, dann braune Farbe an. In verdünnten Lösungen geht die Zersetzung dann besonders rasch vor sich, wenn aus der Gefäßwand etwas Alkali in Lösung geht. Am besten setzt man das Suprarenin zu Lösungen des Novocains usw. nach dem Sterilisieren derselben unmittelbar vor dem Gebrauch aus der Vorratslösung 1:1000 selbst zu.

Schicksal im Körper. Nach der Einverleibung des Suprarenins in den Magen gehen, selbst wenn sehr große Mengen gegeben wurden, nur Spuren in wirksamer Form in den großen Kreislauf über, so daß bei dieser Applikationsart keine zuverlässigen Allgemeinwirkungen, z. B. auf Herz und Kreislauf, zu erzielen sind. Das Mittel wird schon im Darmkanal oder beim Durchtritt durch die Leber fast ganz unwirksam gemacht, teils enzymisch zerstört, teils mit Schwefelsäure verestert.

Nach der Einspritzung in das Unterhautgewebe wird das Suprarenin langsam resorbiert. Am Ort der Einspritzung sieht man 6 Std. lang und mehr die Anzeichen der noch nicht beendeten Resorption (Blässe, Gänsehaut). Etwas rascher wird das Mittel aus dem Muskelgewebe aufgenommen, daher ist die Wirkung nach der intramuskulären Einspritzung etwas intensiver, aber flüchtiger.

Das in den Kreislauf gelangte Suprarenin verschwindet ungemein rasch infolge enzymischer Oxydation. Deshalb ist die Dauer der Wirkung des intravenös gegebenen Suprarenins sehr kurz. Nach der üblichen Menge von 0,1 mg bis 0,2 mg intravenös pflegt der Blutdruck innerhalb von Sekunden scharf anzusteigen und innerhalb von etwa 5 Minuten wieder auf den Ausgangswert abzusinken, während nach der subcutanen Einspritzung von 0,5 mg infolge der langsamen Resorption eine über eine halbe Stunde währende, weniger ausgesprochene Blutdrucksteigerung und eine über mehrere Stunden anhaltende Pulsbeschleunigung auftreten kann.

Indikationen. Abgesehen von der intravenösen Dauerinfusion von Suprarenin, die durch eine dem Bedarf angepaßte Dosierung die Einstellung des Blutdrucks auf einen gewünschten Wert für die Dauer der Infusion ermöglicht, ist die Anwendung der Kreislaufwirkung des Suprarenins auf jene Fälle beschränkt, in denen eine sehr schnell einsetzende, besonders starke Wirkung erforderlich ist, also bei akut lebensbedrohendem Versagen des Kreislaufs.

Bei ADAMS-STOKESscher Erkrankung kann die starke Bradykardie und der Ausfall von Kammerkontraktionen durch die erregende Wirkung des Suprarenins beseitigt werden. Die Suprareninanwendung bei plötzlichem Herzstillstand hat nur dann Aussichten auf Erfolg, wenn nicht Kammerflimmern eingetreten ist.

Über die Anwendung von Suprarenin bei Asthma s. S. 147, zur Blutstillung s. S. 62, Lokalanästhesie s. S. 103 f.

Nebenwirkungen, Gefahren. Überdosierungen von Suprarenin, die zu stärkeren Steigerungen des Blutdrucks über normale Werte führen, bringen das Herz unter ungünstige Bedingungen durch reflektorische Drosselung der Coronararterien und durch die stoffwechselsteigernde Wirkung des Suprarenins selbst, so daß Insuffizienz, Rhythmusstörungen und stenokardische Anfälle eintreten können. Kammerflimmern kann die Folge einer kleinen Suprarenindosis sein, wenn das Herz durch Chloroform oder Cyclopropan sensibilisiert ist. Für Schädigungen durch Suprarenin sind Herzen mit nicht voll funktionstüchtiger Muskulatur und Gefäßen besonders empfindlich.

Darreichung, Dosierung. Suprarenin wird zur Kreislaufwirkung in Dosen von 0,5—1,0 mg subcutan oder intramuskulär injiziert. Säuglinge erhalten subcutan 0,1 mg, größere Kinder 0,25—0,5 mg. Wegen der kurzen Wirkungsdauer des Suprarenins kann die Dosis bei Bedarf nach 1—3 Std. wiederholt werden. Für die intravenöse Injektion bei dringendem Bedarf werden Einzeldosen von 0,05—0,1 mg angewandt. Da die Suprareninwirkung nach intravenöser Injektion noch schneller als nach subcutaner und intramuskulärer abnimmt, muß die Injektion bei Bedarf in Abständen von 5—15 Minuten wiederholt werden. Eine Verlängerung der Wirkung durch Vergrößerung der Einzeldosis zu erzwingen, ist vor allem bei der intravenösen Verabreichung gefährlich. Bei Dauerinfusionen werden sehr verdünnte frisch bereitete Lösungen von Suprarenin in isotoner Salzlösung so infundiert, daß in einer Viertelstunde 0,5—1,0 mg Suprarenin einfließt. Zur intrakardialen Injektion bei Herzstillstand kommen Dosen von etwa 0,5 mg in Frage.

Rp. Solut. Suprarenin hydrochloric.
(1:1000) 10,0
D.S. 0,5 cm³ (= 0,5 mg) subcutan oder intramuskulär einspritzen.
(10,0 = 1,30 DM.)

Rp. Solut. Natr. chlorat. physiol. 1000,0
M.D. Sterilisa!
S. Nach Zusatz von 1 mg Suprarenin innerhalb einer Viertelstunde in die Vene einlaufen lassen.

(EMD 0,001!, keine TMD)

Suprarenin (Hoechst), synthetisches Suprarenin. Ampullen mit 1 mg in 1 cm³ (10 St. = 2,90 DM).

Arterenol.

l-Arterenol, *l-Noradrenalin* ist das linksdrehende 1-(3',4'-Dioxyphenyl)-1-oxy-2-aminoäthan. Es ist neben Suprarenin im Nebennierenmark vieler Tiere vorhanden und wird an den sympathischen adrenergen Nervenendigungen bei deren Erregung freigesetzt.

Arterenol bildet ein gut in Wasser lösliches Hydrochlorid. In neutraler und noch mehr in alkalischer Lösung ist es gleich dem Suprarenin unbeständig.

Schicksal im Körper. Arterenol ist im Darm unbeständig und wird nur in kleinen unkontrollierbaren Mengen unverändert resorbiert. Die Geschwindigkeit der Resorption aus dem Gewebe entspricht der des Suprarenins. Im Organismus wird das Arterenol schnell enzymisch zerstört; die Aminoxydase oxydiert Arterenol noch schneller als Suprarenin.

Indikationen. Die Wirkungen des Arterenols sind qualitativ und quantitativ von denen des Suprarenins verschieden. Arterenol wirkt — außer an den Coronargefäßen — nicht gefäßerweiternd und ist darum besser als Suprarenin zur Behandlung von Kreislaufstörungen geeignet, bei denen eine starke allgemeine Verengerung der Gefäße, besonders der kleinen Arterien, erforderlich ist.

Über Zusatz zur Lösung der Lokalanaesthetica s. S. 106.

Nebenwirkungen, Gefahren. Die Toxicität des Arterenols ist wesentlich geringer als die des Suprarenins. Seine stoffwechselsteigernde Wirkung ist ebenfalls viel schwächer. Daher sind die bei der Suprareninanwendung beobachteten Kreislaufstörungen viel seltener zu erwarten.

Darreichung, Dosierung. Arterenol muß parenteral verabreicht werden. Zur Kreislaufwirkung werden 0,5 mg bis 1,0 mg subcutan oder intramuskulär injiziert oder im Laufe einer Viertel- bis halben Stunde intravenös infundiert. Bei Bedarf kann die subcutane Injektion nach 1 Std. wiederholt werden, und die intravenöse Infusion kann mit der genannten Geschwindigkeit über längere Zeit fortgesetzt werden.

Für die subcutane und intramuskuläre Injektion wird die 0,1%ige Lösung verwandt. Zur intravenösen Infusion wird diese mit steriler isotoner Natriumchloridlösung 300- bis 1000fach verdünnt.

l-Arterenol (Hoechst), Lösung 1:1000 des synthetischen *l*-Arterenols. Ampullen mit 1 cm³ (5 St. = 2,05 DM), Flasche mit 25 cm³ (= 2,65 DM).

Aktamin (Schering), *l*-Arterenol. Ampullen mit 1 mg in 1 cm³ (20 St. = 4,65 DM).

Sympatol (Boehringer-Ingelheim) ist das Tartrat des synthetisch hergestellten racemischen 1-(4'-Oxyphenyl)-1-oxy-2-methylaminoäthans. Die pharmakologische Wirkung ist der des Suprarenins ähnlich. Um eine gleichstarke Blutdrucksteigerung zu erzielen, sind etwa hundertfach größere Mengen notwendig als von Suprarenin. Die kreislauffördernde Wirkung hält länger an als die einer entsprechend stark wirkenden Suprareninmenge. Eine Abschwächung der Wirkung bei wiederholter Injektion therapeutischer Mengen tritt nicht ein. Sympatol ist zwar auch bei innerer Darreichung wirksam, die Wirkung scheint jedoch bei dieser Art der Darreichung nicht sicher zu sein. Ein wesentlicher Vorteil gegenüber dem Suprarenin besteht darin, daß Sympatol nicht in so starkem Maße wie jenes die Neigung des Herzmuskels zur Extrasystolie begünstigt.

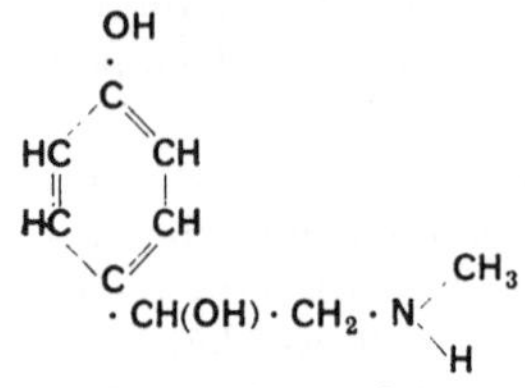

Sympatol $C_9H_{13}O_2N$

Sympatol wird bei der Behandlung des akuten, durch Verminderung des Gefäßtonus bedingten Kreislaufkollapses verwandt. Durch die längere Wirkungsdauer und günstigere Wirkung auf das Herz hat es das Suprarenin für diese Indikation weitgehend verdrängt. Bei einer Kreislaufinsuffizienz durch Verlust von Blut oder Plasma (Bluteindickung) vermögen Sympatol und andere gefäßverengernde Mittel die Kreislaufleistung meist nur unzureichend oder gar nicht zu verbessern.

Dem Erwachsenen werden mehrmals täglich 0,05—0,1 subcutan, intramuskulär oder intravenös gegeben, per os 0,1—0,2 in Form der Tropfen oder Tabletten. Kleinkinder erhalten ein Viertel, größere Kinder ein Viertel bis ein Drittel der Erwachsenendosis (6 Ampullen zu je 0,06 = 1,70 DM; Symp. liquid. 10%ig 25 cm³ = 3,45 DM).

Ephedrin hydrochloricum.

Geschichtliches. Die Gnetacee Ma Huang, eine Ephedra-Art, ist seit 3000 v. Chr. in der chinesischen Medizin als Heilmittel bekannt. 1887 isolierte der Japaner NAGAI aus Ma Huang das Hauptalkaloid Ephedrin. 1924 wurde die Kreislaufwirkung der Droge bei der pharmakologischen Untersuchung entdeckt.

Ephedrin hydrochloricum (Erg.B.), *Ephedrini Hydrochloridum* (PI), ist das salzsaure Salz des 1-Phenyl-1-oxy-2-methylaminopropans. Es kann aus verschiedenen Ephedra-Arten als optisch aktiver linksdrehender Körper isoliert werden; synthetisch wird es als *l*-Ephedrin oder als optisch inaktives *dl*-Ephedrin hergestellt. Die weißen Krystalle lösen sich in etwa 4 Teilen Wasser. Die Lösung läßt sich durch Erhitzen sterilisieren und ist haltbar.

Ephedrin $C_{10}H_{15}ON$

Ephedrin ist dem Suprarenin und Sympatol chemisch und pharmakologisch nahe verwandt. Es wird langsamer abgebaut als jene, und die Wirkung hält länger an. Im Magendarmkanal wird Ephedrin nicht zerstört, so daß es auch nach innerer Gabe sicher wirksam ist. Nach wiederholten Injektionen werden die Gefäße unempfindlicher gegen Ephedrin.

Bei Überdosierung kommt es zu Herzklopfen, nervöser Erregtheit und Schlaflosigkeit. Der Kreislauf kann durch eine lähmende Wirkung auf den Herzmuskel beeinträchtigt werden.

Ephedrin eignet sich zur Behandlung leichter Formen von Kreislaufschädigungen mit niederem Blutdruck. Bei schweren Fällen von Kreislaufkollaps durch Gefäßinsuffizienz und bei Erscheinungen der Dekompensation ist seine Verwendung nicht angebracht. Prophylaktisch gegeben, vermag es bei der Lumbalanästhesie die Gefahr einer zu starken Blutdrucksenkung herabzumindern. Bei allergischen Erscheinungen (Heufieber, angioneurotisches Ödem, Urticaria, Serumkrankheit) bringt es in manchen Fällen rasch Erleichterung. Als Zusatzmittel zu Novocain und Cocain, um die lokalanästhetische Wirkung zu verlängern, ist es unbrauchbar.

Man gibt bei Erwachsenen von *l*-Ephedrin hydrochloricum alle paar Stunden 0,01—0,025 intramuskulär oder intravenös, per os 0,05—0,15. Kinder erhalten 1—2mal täglich 0,005—0,015 subcutan oder 0,025—0,05 per os. Das *d-l*-Ephedrin ist weniger wirksam als das *l*-Ephedrin. EMD 0,05!, TMD 0,15!

Die im Handel befindlichen Präparate enthalten je 0,05 Ephedrin hydrochloric. in 1 Tablette oder in 1 cm³ Injektionsflüssigkeit.

Ephedrin (Knoll, Merck), *l*-Ephedrin hydrochl. 20 Tabletten = 1,25 DM; 5 Ampullen = 1,20 DM.

Ephetonin (Erg.B.) (Merck), *dl*-Ephedrin hydrochl. 20 Tabletten = 1,65 DM; 10 Ampullen = 2,05 DM.

Racedrin (Hoechst), *dl*-Ephedrin hydrochl. 20 Tabletten = 1,65 DM; 5 Ampullen = 1,20 DM.

Norephedrin (Riedel) ist 1-Phenyl-1-oxy-2-aminopropanhydrochlorid, in Wirkung und Anwendung dem Ephedrin ähnlich. 0,05—0,1 subcutan, 0,5—1,0 per os. Ampullen mit 0,07 in 1 cm³ (10 St. = 2,50 DM), 10%ige Lösung (15,0 = 2,10 DM).

Veritol (Knoll), Sulfat des 1-(4'-Oxyphenyl)-2-methylaminopropans, ist bei Kreislaufversagen durch Gefäßinsuffizienz wirksamer als Ephedrin. Die Wirkung ist von etwas kürzerer Dauer als die des Ephedrins und zeigt weniger Wirkungsverlust bei wiederholter Gabe. Anwendung auch bei schweren Formen des Kreislaufkollapses. 0,02 intramuskulär oder subcutan, 0,01—0,03 per os, 0,04 rectal. Veritol liquid., 1%ige Lösung (10,0 = 1,50 DM), Ampullen mit 0,02 in 1 cm³ (5 St. = 1,50 DM), Suppositorien mit 0,04 (5 St. = 1,50 DM).

Suprifen (Hoechst), racemisches 1-(4'-Oxyphenyl)-1-oxy-2-methylaminopropanhydrochlorid, Oxyephedrin, in Wirkung und Anwendung dem Veritol ähnlich. Tabletten mit 0,035 (25 St. = 2,30 DM), Ampullen mit 0,02 in 2 cm³ (5 St. = 1,45 DM).

Benzedrin und Pervitin (Näheres s. S. 112) übertreffen in Stärke und Dauer der Kreislaufwirkung das Ephedrin, Oxyephedrin und Veritol. Ihre Anwendung erscheint dann zweckmäßig, wenn neben einer anhaltenden sympathicomimetischen Wirkung eine zentrale Erregung erwünscht ist. Mit Rücksicht auf die Gefahr des Mißbrauches ist die Anwendung sorgfältig abzuwägen. Bei Kreislaufkollaps wird 0,03 Benzedrin bzw. 0,015 Pervitin subcutan oder intramuskulär gegeben.

Hypophysenextrakte (Näheres S. 176). Extrakte des Hinterlappens der Hypophyse werden bei Gefäßinsuffizienz in ähnlicher Weise wie Suprarenin und Sympatol verwandt. Besonders angezeigt ist die Einspritzung bei peritonitischem Gefäßkollaps, verbunden mit Darmlähmung, da der Hinterlappenextrakt die Darmperistaltik fördert. Da es gelungen ist, die uteruswirksame Fraktion von der kreislaufwirksamen und gleichzeitig peristaltikanregenden Fraktion zu trennen, kann letztere statt des Gesamtextraktes angewandt werden, wenn die Wirkung auf den Uterus unerwünscht ist. Die Extrakte sind, per os gegeben, unwirksam, da die wirksamen Stoffe im Darm zerstört werden. Die Mittel müssen also subcutan oder intramuskulär injiziert werden. Durch intravenöse Injektion können leicht stenokardische Anfälle ausgelöst werden.

Die Wirksamkeit der Extrakte wird am Blutdruck des Tieres im Vergleich mit einem Standard eingestellt und in Internationalen Einheiten (IE) deklariert. 1 IE entspricht der blutdrucksteigernden Wirksamkeit von 0,5 mg des internationalen Standardtrockenpulvers. Um eine therapeutische Wirkung zu erhalten, injiziert man subcutan oder intramuskulär eine Menge, welche 2—5 IE entspricht.

Injectio Vasopressini (PI) ist eine sterile saure (p_H 3—4) Lösung von 10 IE Vasopressin in 1 cm^3. Sie darf nicht mehr als 1 IE Oxytocin in 1 cm^3 enthalten.

Viele Präparate sind sehr unzuverlässig in bezug auf den Gehalt an wirksamer Substanz. Unter den zuverlässigen seien genannt: Hypophysin (Hoechst) in Ampullen zu 1,0 = 3 IE, 5 Ampullen = 2,45 DM; Pituglandol (Roche) in Ampullen zu 1,0 = 3 IE, 3 Ampullen = 1,75 DM; Pituigan (Henning) in Ampullen zu 1,0 = 3 IE, 3 Ampullen = 1,70 DM. *Tonephin* (Hoechst) enthält vorwiegend den blutdrucksteigernden, antidiuretischen und peristaltikanregenden Anteil des Hinterlappens der Hypophyse (Ampullen zu 1,0 = 5 IE, 3 Ampullen = 4,25 DM).

Saccharum amylaceum (offiz.), Traubenzucker, Dextrose, *d*-Glucose, in Wasser leicht lösliche, weiße Krystalle, wird bei Angina pectoris, Herzinsuffizienz, Kreislaufkollaps und peripheren Durchblutungsstörungen mit gutem Erfolg in hypertoner Lösung intravenös eingespritzt. 100,0—200,0 der 20%igen Lösung läßt man langsam in die Vene einfließen (10,0 Sacch. amylac. = 0,45 DM).

Calorose (Rhenania) ist Invertzucker (s. S. 192). 10-, 20- und 35%ige Lösung. Ampullen mit 10 cm^3 (5 St. = 2,85 bzw. 2,95 und 3,20 DM).

Multisaccharid (Homburg) enthält 6% Dextrose, 6% Lävulose, 2% Saccharose und 0,3% Lactose. Ampullen mit 10 cm^3 (5 St. = 4,40 DM).

Coffeinum, Theobrominum, Theophyllinum.

Geschichtliches. Seit etwa 1700 findet der Kaffee auch medizinische Verwendung. Erst nach der Reindarstellung seines Wirkstoffes, des Coffeins (durch Fr. F. RUNGE 1820) fand die therapeutische Verwendung allgemeinere Beachtung. Auf die therapeutische Verwendbarkeit des Theobromins und Theophyllins wurde man durch die pharmakologischen Versuche von SCHROEDER aufmerksam; 1888 fand das Theobromin als Diureticum Eingang in den Arzneischatz.

Chemie. **Coffeinum** (offiz.) (PI) ist in einer Reihe von Drogen, die kaum mehr medizinale Verwendung finden, so in der Kaffeebohne, dem Teeblatt, der Pasta Guarana, den Colanüssen, den Mateblättern, zu einigen Prozent enthalten. Die Konstitution ist besonders durch E. FISCHER völlig geklärt worden; Coffein ist 1,3,7-Trimethyl-2,6-dioxypurin (Trimethylxanthin). Die weißen Krystalle lösen sich in 60 Teilen Wasser und haben bitteren Geschmack. Durch Verbindung mit salicyl- oder benzoesaurem Natrium entstehen wasserlösliche Doppelsalze.

```
H3C · N1—6CO
      |     |      CH3
     OC2   5C—7N/
      |     ||    >8CH
H3C · N3—4C—9N/
```

Coffein $C_8H_{10}O_2N_4$

Coffeinum-Natrium salicylicum (offiz.), *Coffeinum et Natrii Salicylas* (PI), und **Coffeinum-Natrium benzoicum** (offiz.), *Coffeinum et Natrii Benzoas* (PI) enthalten mindestens 40% bzw. 38% Coffein. Sie sind in 1—2 Teilen Wasser löslich. Die Lösungen sind haltbar; Alkalizusatz fällt die Base aus.

Theobrominum (Erg.B.), 3,7-Dimethyl-2,6-dioxypurin, wird synthetisch gewonnen; es ist in der Kakaobohne enthalten. Die in 1600 Teilen Wasser lösliche Base bildet gut wasserlösliche Doppelsalze.

Theobromino-natrium salicylicum (offiz.), *Theobrominum natricum et Natrii Salicylas* (PI), *Diuretin* (Knoll), mit mindestens 44% Theobromin, ist in 2 Teilen Wasser löslich.

Theobromino-natrium aceticum (Erg.B.), *Theobrominum natricum et Natrii Acetas* (PI), mit mindestens 60% Theobromin, ist in 1,5 Teilen Wasser löslich.

Theophyllinum (offiz.), (PI), ein Isomeres des Theobromins, 1,3-Dimethyl-2,6-dioxypurin, ist in 180 Teilen Wasser löslich und bildet ebenfalls gut wasserlösliche Doppelsalze.

Theophyllino-natrium aceticum, *Theophyllinum natricum et Natrii Acetas* (PI), enthält mindestens 55% Theophyllin. Es ist in 25 Teilen Wasser löslich.

Euphyllin (Byk), *Aminophyllinum* (PI), enthält 78% Theophyllin und 22% Äthylendiamin als Lösungsvermittler.

Deriphyllin (Homburg) enthält 50% Theophyllin und 50% Diäthanolamin als Lösungsvermittler.

Schicksal im Körper. Coffein wird im Organismus schnell abgebaut. Der Stickstoff des Coffeins erscheint im Harn als Harnstoff, nicht als Harnsäure. Nur etwa ein Fünftel des Coffeins verläßt den Organismus unverändert oder als entmethyliertes Purin. Auch Theobromin wird zum größten Teil abgebaut. Die Wirkungen klingen daher, wie jeder vom Kaffeegenuß weiß, in kurzer Zeit ab; eine Kumulation fehlt.

Indikationen. Die Anwendung des Coffeins als Kreislaufanalepticum bei Versagen des Kreislaufes Fiebernder oder Vergifteter ist S. 112 erwähnt. Weiter wird Coffein gegeben zur Unterstützung der Digitaliswirkung bei Dekompensationen (wobei es — außer bei Aorteninsuffizienz — das Digitalisblatt nicht ersetzen kann) und bei myokarditischer Herzschwäche (bei der es manchmal Besseres leistet als Digitalis). Ferner dient Coffein zur Lösung von Gefäßspasmen, besonders zur Behandlung der Angina pectoris und der Migräne. Bei allgemeinem arteriellem Hochdruck ist Coffein vorsichtig anzuwenden, es wirkt nur ausnahmsweise eindeutig günstig. Theobromin und Theophyllin sind bei darniederliegendem Kreislauf nicht so wirksam wie Coffein. Dafür ist ihre gefäßdilatierende Wirkung besser und der Nutzen bei Angina pectoris, Asthma cardiale, renalen Sklerosen und arteriellem Hochdruck größer.

Über die Darreichung der Purinderivate als Diuretica s. S. 182.

Nebenwirkungen, Gefahren. Die Coffeinlösungen verursachen nach der Subcutaneinspritzung nicht selten starke Gewebsschädigung. Bei längerer oraler Darreichung der Salicylsäuredoppelsalze tritt oft eine Magenreizung in Erscheinung.

Die allgemeinen Nebenwirkungen nach Coffein und Theobromin übersteigen nicht das Maß der Erregungserscheinungen, welche nach übermäßigem Kaffeegenuß auftreten. Um die störende Schlaflosigkeit zu vermeiden, wird man das Mittel möglichst nicht am Abend geben. Theophyllin hat stärkere Nebenwirkungen, hat aber bei Nierengesunden ebenfalls nie schwere Vergiftungen verursacht.

Darreichung, Dosierung. Zur Anregung der Herztätigkeit usw. wird von Coffeinum 0,1, von Coffein.-Natr. salicyl. oder benzoic. 0,2 mehrmals am Tage gegeben, in schweren Fällen bis 1,0 am Tage, ersteres als Pulver oder Tablette, letztere als Lösung per os oder intramuskulär.

Rp. Coffeini 0,1
D. t. d. Nr. XX
S. 3mal täglich 1 Pulver zu nehmen.
(1,0 Coff. = 0,25 DM.)
(EMD 0,5!, TMD 1,5!)

Rp. Tabul. Coffeini 0,1 Nr. X
D.S. 3mal täglich 1 Tablette.
(10 Tabletten = 0,15 DM.)

Rp. Coff.-Natr. salicyl. 2,0
Aquae dest. ad 20,0
M.D. ad vitr. c. collo amplo. Sterilisa!
S. 3mal täglich 1 cm^3 intramuskulär.
(1,0 Coff.-Natr. salicyl. = 0,15 DM.)
(EMD 1,0!, TMD 3,0!)

Bei der Migränebehandlung wird Coffeinum gern kombiniert mit Antipyreticis (s. S. 94f.).

Rp. Coff.-Natrii salic. 0,2
Dimethylaminophenyldimethylpyrazoloni 0,2
Phenacetini 0,25
M. f. pulv. D. tal. dos. Nr. X
S. 1—2mal täglich 1 Pulver.

Rp. Tabul. Phenyldimethylpyrazoloni cum Coffeino citrico 1,0 Nr. X
S. Mehrmals täglich 1 Tablette zu nehmen. (10 Tabletten = 0,80 DM.)
NB. Diese Tabletten entsprechen etwa dem *Migränin* (Erg.B.) (Hoechst) s.S.99.

Bei Angina pectoris, arteriellem Hochdruck usw. wird anfangs 0,15—0,2, später 0,3 Theobrominum 1—2mal am Tage oder 0,5 Theobromino-natrium salicyl. 2—3mal am Tage, ersteres als Pulver, letzteres in Lösung gegeben.

Rp. Theobromini 0,3
D. t. d. Nr. X
S. 1—2mal am Tage 1 Pulver zu nehmen.
(1,0 Theobr. = 0,05 DM.)

Rp. Tabul. Theobrom.-natrii salic. 0,5 Nr. X
S. 2—3 Tabletten am Tage in Wasser zu zu nehmen.
(10 Tabletten = 0,30 DM.)
(EMD 1,5!, TMD 6,0!)

(Diuretin ist viel teurer als Theobr.-natr. salicyl.: 5,0 = 1,00 DM gegen 0,25 DM!)

Theophyllinum (EMD 0,5!, TMD 1,5!) wird in etwa $^1/_2$—$^2/_3$ der Theobrominmenge gegeben, z. B. in Form der Tablette Theophyll.-natrium acetic. 0,15, 2mal täglich 1 Tablette in Wasser zu nehmen.

Aus Zäpfchen wird Theophyllin sehr unvollständig resorbiert, gut dagegen aus Einläufen.

(1,0 Theophyllinum = 0,60 DM; Theophyllino-natr. acet. = 0,45 DM.)

Euphyllin und Deriphyllin werden fast nur zur intravenösen Behandlung bei Coronarsklerose oder Hochdruck verwandt; die intravenöse Injektion muß *sehr langsam* erfolgen. Die intramuskuläre Injektion ist schmerzhaft! (EMD 0,5!, TMD 1,5!).

Euphyllin Ampullen mit 0,24 in 10 cm^3 (5 St. = 3,75 DM).
Deriphyllin Ampullen mit 0,4 in 1 cm^3 (6 St. = 3,60 DM).

Amylium nitrosum, Nitroglycerinum, Natrium nitrosum.

Geschichtliches. Auf die gefäßerweiternde, blutdrucksenkende Wirkung des Amylnitrits wurde man durch Tierversuche (GAMGEE 1867) aufmerksam; sie gaben den Anlaß, dieses Mittel bei Gefäßspasmen des Menschen anzuwenden (LAUDER BRUNTON). Etwa ein Jahrzehnt später folgte das Nitroglycerin und bald danach das Natriumnitrit.

Chemie. **Amylium nitrosum** (offiz.), *Amylis Nitris* (PI), Amylnitrit, ist der Salpetrigsäure-Isoamylester $C_5H_{11} \cdot O \cdot NO$, eine gelbliche, klare, sehr flüchtige Flüssigkeit, die sich in Wasser kaum löst und einen eigenartigen Fruchtgeruch besitzt. Der Siedepunkt liegt bei 96° C.

Nitroglycerinum, Glycerintrinitrat, der Salpetersäureester des Glycerins, $C_3H_5(ONO_2)_3$, wird wegen der hohen Explosibilität der Flüssigkeit nur in der Form der nichtexplosiblen, 1%igen alkoholischen Lösung, **Nitroglycerinum solutum** (offiz.), verwendet.

Natrium nitrosum (offiz.), Natriumnitrit, $NaNO_2$, nicht zu verwechseln mit Natrium nitricum $NaNO_3$, bildet etwas hygroskopische, in Wasser leicht lösliche Krystallmassen.

Schicksal im Körper. Die Wirkung des Amylnitrits ist sehr flüchtig. Die beschränkte Dauer der Wirkung dürfte darauf beruhen, daß dieses Mittel sehr rasch verseift und zum Nitrat oxydiert wird. Die Gefäßwirkung des Amylnitrits beginnt wenige Sekunden nach Beginn der Einatmung; die Blutdrucksenkung schwindet nach etwa 7 Minuten. Nitroglycerin wird durch die Mundschleimhaut leicht resorbiert. Seine blutdrucksenkende Wirkung, die etwa 10 Minuten nach der Einnahme in den Magen beginnt, klingt im Laufe von einer bis mehreren Stunden wieder ab, vermutlich infolge Verseifung. Nach Natriumnitrit verhält sich die Blutdruckkurve ähnlich wie nach Nitroglycerin, doch ist die Senkung weniger ausgesprochen. Es kommen große individuelle Schwankungen der Empfindlichkeit gegen die Nitrite vor.

Indikationen. Am ehesten bringt Amylnitrit im Anfall von Angina pectoris vorübergehenden Erfolg oder wirkt, rechtzeitig gegeben, vorbeugend. Mit Amylnitrit können manche Epileptiker den Ausbruch des Anfalles verhindern, wenn sie es im Beginn der Aura einatmen. Nitroglycerin und Natrium nitrosum werden bei Angina pectoris, Migräne, cerebraler Sklerose, intermittierendem Hinken, Embolien, auch bei allgemeiner Hypertonie mit gutem Erfolg angewandt.

Nebenwirkungen, Gefahren. Nach der Amylnitriteinatmung gerät man rasch in einen Rauschzustand mit lebhafter Gesichtsrötung, Klopfen der Halsgefäße und oft mit Kopfschmerzen. Bei Kreislaufgesunden ist die Anwendung auch von größeren Amylnitritmengen, als sie unten genannt werden, mehrmals am Tage ohne sonderliche Gefahren möglich; bei Arteriosklerotikern kommen bedrohliche Kollapszustände vor. Nitroglycerin erzeugt neben Gesichtsrötung und Klopfen der Halsgefäße nicht selten Schwindel und Kopfschmerzen. Lebensbedrohend sind erst Mengen, die sehr hoch über den therapeutischen Gaben (die gelegentlich bis 0,01 pro dosi gesteigert wurden) liegen. Natriumnitrit macht in der unten erwähnten Menge keine Nebenerscheinungen.

Bei allen Nitriten denke man daran, daß größere Mengen den roten Blutfarbstoff in Hämiglobin verwandeln können.

Darreichung, Dosierung. Amylium nitrosum wird fast ausschließlich zur Inhalation verschrieben (EMD 0,2!, TMD 0,5!).

Rp. Amylii nitrosi 5,0
Da ad vitr. patentat.
S. 2 Tropfen auf ein Tuch, einatmen lassen.

Manche Apotheken halten zugeschmolzene Glasampullen mit 2 oder 3 Tropfen Amylnitrit vorrätig (10,0 Amyl. nitros. = 0,25 DM).

Von *Nitroglycerinum solutum* (1:100) (EMD 0,1!, TMD 0,4!) wird so viel gegeben, daß bis zu 0,001 Nitroglycerin in der Einzelgabe enthalten ist, also 1—5 Tropfen (= 0,02—0,1); oder es wird, stärker verdünnt, z. B. in Form der folgenden Verschreibung verabreicht:

Rp. Nitroglycerini soluti 1,0
Aquae dest. ad 150,0
M.D.S. 1 Eßlöffel (mit 0,001 Nitroglycerinum).
(10,0 Nitrogl. sol. = 0,55 DM.)

Nitroglycerin wird leichter durch die Mundschleimhaut resorbiert als vom Magen und Darm. Die Verwendung in Geloduratkapseln mit 0,001 pro Kapsel ist daher zweckmäßig. In Anfall sind 1—2 Kapseln zu zerbeißen.

Nitrolingual (Pohl), Kapseln mit 0,8 mg Nitroglycerin (30 St. = 2,55 DM).

Natrium nitrosum (EMD 0,3!, TMD 1,0!) wird nur in wäßriger Lösung verschrieben und innerlich gegeben (2,0:100,0, 1—2 Teelöffel = 0,1—0,2 mehrmals täglich) oder in der Menge von 0,01—0,03 subcutan eingespritzt (10,0 Natr. nitros. = 0,05 DM).

Erythroltetranitrat, Tetranitrol, $C_4H_6(ONO_2)_4$, ist der Ester der Salpetersäure mit dem vierwertigen Alkohol Erythrol. Es wirkt ähnlich wie Nitroglycerin; die Wirkung ist jedoch schwächer und hält länger an. Es kann 3mal täglich in Dosen von 0,015—0,06 per os gegeben werden. — Erythroltetranitrat-Compretten MBK 0,005 (20 St. = 0,90 DM), 0,03 (20 St. = 1,30 DM).

Nitrotabletten (Schering) enthalten Triäthanolamintrinitrat als Additionsverbindung mit Phosphorsäure. Wirkung und Anwendung ähnlich Glycerintrinitrat. Tabletten mit 0,001 (50 St. = 1,20 DM).

Nitro-Riletten (Riedel) enthalten in einer Tablette 0,05 Tetramethylolmethannitrat (30 St. = 1,55 DM).

Papaverinum hydrochloricum (offiz.) (Näheres S. 148) wurde 1913 von PAL als Gefäßspasmen lösendes Mittel eingeführt. 0,04—0,06 als Einzelmengen werden 3—4mal täglich innerlich, subcutan oder auch intravenös gegeben. Die Wirkung ist sehr flüchtig und bei peroraler Verabreichung sehr unsicher (EMD 0,2!, TMD 0,6!). Außer leichter Obstipation treten Nebenwirkungen nicht auf.

(Papaverin „Knoll" oder „Ingelheim" 20 Tabletten zu 0,04 = 1,11 DM; 4 Ampullen zu 0,04 = 1,16 DM.)

Eupaverin (Erg.B.) (Merck) ist synthetisches 1-(3',4'-Methylendioxybenzyl)-3-methyl-6,7-methylendioxyisochinolin von gleicher Wirkung wie das Papaverin. 3mal täglich 0,03—0,06 per os, intramuskulär bzw. intravenös. EMD 0,15!, TMD 0,5!

(20 Tabletten zu 0,03 = 1,75 DM; 3 Ampullen zu 0,03 in 1 cm³ = 1,25 DM.)

Prostigmin (Roche) (s. S. 171) wirkt wie Physostigmin gefäßerweiternd. 1—2mal täglich 0,01—0,025 subcutan oder bis 0,05 täglich peroral in mehreren Teildosen (20 Tabletten zu 0,015 = 4,30 DM; 1 Ampulle zu 5 cm³ der 2,5%igen Lösung = 6,00 DM).

Priscol (Ciba) ist das Hydrochlorid des 2-Benzyl-4,5-imidazolins. Seine gefäßerweiternde Wirkung wird bei Durchblutungsstörungen in den Extremitäten angewandt. Die blutdrucksenkende Wirkung therapeutischer Dosen ist bei normalen Kreislaufverhältnissen nur gering. Als Nebenwirkungen werden leichte Peristaltikerhöhung des Darmes, vermehrte Magensaftsekretion, Oberbauch- und Kopfschmerzen beobachtet. Dosierung individuell: peroral bis 0,15, subcutan bis 0,06 und intravenös bis 0,04 täglich in mehreren Teilgaben (20 Tabletten zu 0,025 = 2,25 DM, 10 Ampullen zu 1,1 cm³ mit 0,01 = 3,95 DM).

Hydergin (Sandoz) ist ein Gemisch gleicher Teile der 3 hydrierten Mutterkornalkaloide Dihydroergocornin, Dihydroergocristin und Dihydroergocryptin (s. S. 173f.). Ihre starke adrenolytische Wirkung wird zur Behandlung lokaler Durchblutungsstörungen bei der RAYNAUDschen Krankheit, Thromboangitis obliterans, diabetischer Gangrän, Pernionen und Ulcus varicosum angewandt und ist erfolgreich, soweit noch nicht irreversible Verengerungen der Gefäßlumina vorliegen. In Fällen von Hypertonie, in denen der nervös bedingte Gefäßtonus bestimmend ist, kann durch Hydergin eine Besserung der Beschwerden und objektiven Veränderungen (EKG, Augenhintergrund, Nierenfunktion) erreicht werden.

Nebenwirkungen der Hyderginanwendung sind meist nur leichter Art und äußern sich in Appetitlosigkeit, Schwindel und Durchfall. Nach parenteraler Injektion schwillt die Schleimhaut der Nase manchmal stark an („verstopfte Nase"). Steigerung des Liquordrucks kann leichten Kopfschmerz bewirken.

Darreichung, Dosierung. Die Behandlung lokaler Durchblutungsstörungen und der Hypertonie wird meist in „Kuren" durchgeführt, die sich über 6—10 Wochen erstrecken und zur Vermeidung stärkerer Belästigungen durch Nebenwirkungen mit kleinen Dosen von 3mal täglich 1 mg per os oder 0,1 mg subcutan bzw. intramuskulär begonnen werden. Die Dosen werden allmählich erhöht auf etwa 5 mg per os oder 0,6 mg parenteral. Auch die zusätzliche parenterale Injektion in Abständen von 1—2 Tagen neben der stetigen inneren Anwendung ist üblich. Bei den lokalen Durchblutungsstörungen ist gelegentlich auch die intraarterielle Injektion von 0,2—0,4 mg zu versuchen. Hypertonikern wird manchmal nach der Kur eine kleine Erhaltungsdosis verabreicht.

Hydergin (Sandoz), Tropflösung mit je 0,33 mg der Methansulfonate des Dihydroergocornin, Dihydroergocristin und Dihydroergokryptin in 1 cm³ (= 20 Tropfen) (10,0 = 6,90 DM). Ampullen mit je 0,1 mg der Methansulfonate der drei Alkaloide in 1 cm³ (6 St. = 8,75 DM).

Yohimbinum hydrochloricum (offiz.) (Näheres S. 178) kommt zur Anwendung bei Angiospasmen (seit 1910). Die Beurteilungen seines Wertes als Mittel zur Gefäßspasmenlösung gehen auseinander. Man gibt 0,01 innerlich oder subcutan mehrmals täglich. Größere Mengen können Aufregung und Herzklopfen auslösen (EMD 0,03!, TMD 0,1!) (0,1 = 0,25 DM).

d) Mittel zur Beeinflussung der Capillardurchlässigkeit.

Auf der Suche nach dem Faktor, der neben der Ascorbinsäure erforderlich ist zur Heilung der Capillarbrüchigkeit beim Skorbut, isolierte SZENT-GYÖRGYI aus Citronen und Paprikaschoten das Citrin, dem er Vitamincharakter zuschrieb (Vitamin P).

Citrin ist ein Gemisch der Flavanonglykoside Eriodictin und Hesperidin. Deren Aglykone sind das Eriodictyol, 5,7,3',4'-Tetroxyflavanon, und das Hesperetin, 5,7,3'-Trioxy-4'-methoxyflavanon.

Citrin wird bei Purpura und Hämorrhagien aus verschiedenen Ursachen zur Festigung der Capillaren angewandt. Es scheint auch die Schädigung der Capillaren bei serösen Entzündungen und beim Hochdruck günstig beeinflussen zu können. Zu schneller Wirkung wird es in Dosen von 0,05—0,1 intravenös injiziert; in weniger dringenden Fällen ist die innere Anwendung gleicher Dosen ausreichend.

Citrin (Hoechst), Eriodictin und Hesperidin. Dragees mit 0,025 (20 St. = 2,85 DM), Ampullen mit 0,075 in 3 cm³ (5 St. = 7,20 DM).

Rutin wurde schon 1842 von WEISS aus der Gartenraute (Ruta graveolens) isoliert. Es ist ein Glykosid aus Quercetin und Rutinose (Rhamnose + Glucose). Quercetin ist 3,5,7,3',4'-Pentoxyflavon. Das Rutin hat die gleichen Wirkungen wie Citrin und wird wie dieses angewandt.

Birutan (Merck), krystallines Rutin, Tabletten mit 0,05 (20 St. = 1,10 DM), Ampullen mit 0,1 in 2 cm³ (3 St. = 1,70 DM).

e) Jodverbindungen bei Arteriosklerose.

Über den Nutzen der seit Jahrzehnten viel angewandten Joddarreichungen bei Arteriosklerose sind die Meinungen sehr verschieden; man gibt die Jodsalze, besonders **Kalium jodatum** (offiz.) (s. S. 251), in der Menge von 0,3—1,0 am Tage lange Zeit hindurch.

f) Ersatz der Blut- und Gewebsflüssigkeit.

Blut ist in all den Fällen, in denen durch Blutverlust oder im Schock eine Auffüllung des Gefäßsystems mit Flüssigkeit erforderlich ist, das vollkommenste Mittel. Gruppengleiches oder -stimmiges Blut eines Spenders wird direkt oder — einfacher — indirekt transfundiert. Für die indirekte *Bluttransfusion* wird das dem Spender entnommene Blut zur Verhinderung der Gerinnung mit isotoner Natriumcitratlösung oder Heparin vermischt und dem Empfänger in die Vene infundiert.

Statt des frischen Spenderblutes kann eine — beschränkt haltbare — *Blutkonserve* infundiert werden. Zur Konservierung des Blutes ist der Zusatz von Natriumcitrat allein unzureichend. Die Erythrocyten brauchen zur Aufrechterhaltung ihres Stoffwechsels, der die osmotische Hämolyse verhindert, erhebliche Mengen von Glucose. Ein Teil der zahlreichen zur Konservierung des Blutes empfohlenen „Stabilisator-Lösungen" enthält neben Citrat und Glucose noch primäres und sekundäres Phosphat oder Citronensäure. Da Lösungen von Glucose, denen Citrat zugesetzt ist, beim Erwärmen leicht caramelisieren, ist es zweckmäßig, Glucose und Citrat getrennt zu lösen und zu sterilisieren. Erst nach der Sterilisation werden die Lösungen gemischt.

Meist wird das Blut zur Konservierung mit mehr Citrat-Glucose-Lösung verdünnt, als zur Hemmung der Blutgerinnung erforderlich ist, weil die Erythrocyten in den verdünnten Konserven besser haltbar sind. Die Blutkonserve soll möglichst schnell auf eine Temperatur von +2° bis +4° C abgekühlt werden. Sie muß bei dieser Temperatur möglichst erschütterungsfrei aufbewahrt werden. Erst unmittelbar vor der Infusion darf sie dem Kühlschrank entnommen werden.

Wenn eine Blutkonserve weniger zur Auffüllung des Gefäßsystems als zum Ersatz von Erythrocyten infundiert werden soll, saugt man aus der Konserve die über den Erythrocyten befindliche Lösung von Plasma und Konservierungsmittel ab und infundiert die konzentrierte Suspension von Erythrocyten.

Rp. Natr. citric. neutral. 3,7
Acid. citric. 0,45
Aqua dest. ad 300,0
M.D. Sterilisa!
S. Blutkonservierungslösung I.

Rp. Sacchar. amylac. 33,0
Aqua dest. ad 400,0
M.D. Sterilisa!
S. Blutkonservierungslösung II.

Zur Herstellung der Blutkonserve Lösung I und Lösung II mischen, auf $+3°$ C abkühlen und 500 cm³ Blut einlaufen lassen.

Natrium citricum neutrale (Erg.B.), *Natrii Citras* (PI), neutrales Natriumcitrat, $C_3H_4OH \cdot (CO_2Na)_3 \cdot 5\frac{1}{2}H_2O$, löslich in 2 Teilen Wasser. Zur Bluttransfusion wird das Spenderblut unmittelbar aus der Vene einer 3,8%igen, dem Blut isotonen Natriumcitratlösung im Verhältnis von 5—10 Teilen Blut auf 1 Teil Citratlösung zugemischt.

Acidum citricum (offiz.), Citronensäure, $C_6H_8O_7 \cdot H_2O$, farblose Krystalle, löslich in 0,6 Teilen Wasser.

Rp. Natrii citrici 3,8
Aq. dest. ad 100,0
M.D. Sterilisa!
S. Zur Bluttransfusion. 200—300 cm³ Blut in 30 cm³ Lösung einlaufen lassen.

Serumkonserven sind in geeigneter Weise vorbehandelte sterile Konserven menschlichen Blutserums, in denen die Serumproteine in Lösung bleiben und die bei intravenöser Infusion reaktionslos aufgenommen werden. Abgesehen von den Fällen, in denen auch die Zufuhr roter Zellen dringend erforderlich ist, kann die Serumkonserve die Bluttransfusion zur Auffüllung des Gefäßsystems ersetzen. Sie bietet den Vorteil, nicht blutgruppengebunden und haltbarer als die Blutkonserve zu sein.

Besonders wichtig ist die Infusion größerer Serummengen (bis zu 2 Litern) zum Ersatz der Blutflüssigkeit nach Blutverlusten, zur Behandlung und vor allem zur Prophylaxe des Schockes nach großen Operationen und schweren Verbrennungen und zur Behandlung der Exsiccose der Kinder.

Wirksamer als Serum ist oft in der Schockbehandlung eine konzentriertere Proteinlösung. Wegen ihres hohen osmotischen Druckes sind konzentrierte (20%ige) Serumalbuminlösungen am besten geeignet.

Serumkonserve (Behringwerke), Ampullen mit 50 und 250 cm³ (15,90 bzw. 75,40 DM).

Humanalbumin (Behringwerke), 20%ig. Ampullen mit 10 und 50 cm³ (9,35 und 40,75 DM).

Periston (Bayer) ist eine 3,5%ige Lösung von *Kollidon* in einer physiologischen Salzlösung. Das Kollidon ist ein Polyvinylpyrrolidon mit einem mittleren Molekulargewicht von 50000. Es wird aus dem Blut nur langsam eliminiert. Nach 2 Tagen ist seine Konzentration auf etwa ein Drittel gesunken. Die kleineren Molekeln werden in den Harn ausgeschieden, und zwar um so schneller, je kleiner sie sind. Etwa die Hälfte des injizierten Kollidons ist im Laufe der ersten 3 Tage im Harn wiederzufinden, die größeren Molekeln werden in Lymphknoten, Milz und Leber gespeichert, können dort Ursache morphologischer Veränderungen der speichernden Zellen sein und werden nur langsam zu ausscheidungsfähigen Verbindungen abgebaut. Kollidon wird auch in den Mengen, die bei Infusion großer Mengen Periston in den Körper gelangen, ohne Nebenwirkungen ertragen.

H₂C CH₂
H₂C CO
N
—CH₂—CH—]n

Kollidon

Periston wird zum Blutflüssigkeitsersatz bei den gleichen Indikationen wie die Serumkonserve verwandt.

Flasche mit 500 cm³ Periston (= 14,80 DM); Flasche mit 100 cm³ Periston (5 St. = 15,10 DM).

Dextrane sind verzweigte Polysaccharide aus Glucose, die enzymisch durch das Bacterium Leuconostoc mesenteroides aus Rohrzucker synthetisiert werden. Die Produkte sind sehr große Molekeln von ungleicher Größe. Sie werden durch

Hydrolyse auf ein mittleres Molekulargewicht der Plasmaproteine verkleinert. Die Hydrolysate sind ebenfalls nicht von einheitlicher Molekelgröße (50000—100000); eine 6%ige Lösung ist ungefähr dem Blute isoton.

Dextrane werden im Laufe einiger Tage aus dem Blut eliminiert. Ihre Konzentration nimmt zunächst schnell ab, da die kleineren Molekeln im Harn ausgeschieden werden. Etwa ein Drittel der injizierten Menge wird im Harn gefunden. Das Schicksal des Restes ist noch unbekannt.

Die Injektion der Dextrane wird meist reaktionslos ertragen. Fieber, Kopfschmerz oder Atembeschwerden werden nur selten beobachtet. Eine Begrenzung der anzuwendenden Menge von Dextranlösung scheint nicht erforderlich zu sein.

Macrodex (Knoll), 6%ige Lösung hydrolysierter Dextrane in 0,9%iger Natriumchloridlösung. Ampullen mit 500 cm³.

Solutio Natrii chlorati physiologica (offiz.) ist eine sterilisierte 0,9%ige Natriumchloridlösung, die zwar dem Blute isoton, aber im übrigen eine unphysiologische Salzlösung ist. Als Blutflüssigkeitsersatz ist sie ungeeignet, da sie mangels osmotisch wirksamer Kolloide aus dem Gefäßsystem schnell in die Gewebe abfließt. Sie ist brauchbar zur parenteralen Wasserzufuhr nach Wasserverlust der Gewebe und bei Störungen der Wasseraufnahme durch den Darm (z. B. nach Operationen und bei Ernährungsstörungen der Säuglinge), zum Feuchthalten freiliegender Gewebe bei Operationen und zum reizlosen Spülen von Wunden und Schleimhäuten. Die isotone Kochsalzlösung wird als intravenöse Dauerinfusion oder auch subcutan gegeben. Für die Indikationen zur Anwendung isotoner Kochsalzlösung ist die Ringer-*Lösung* besser geeignet, da sie auch noch Kalium und Calcium neben Natrium enthält.

Rp. Solut. physiol. „Ringer“ DRF 500,0
M.D. Sterilisa!
S. Zur Dauertropfinfusion (enthält Natr. chlorat. 0,8, Liquor Calc. chlorat. 0,05, Kalii chlorat. 0,04, Aq. dest. ad 100,0).

Normosal (Sächs. Serumwerke) und *Tutofusin* (Pfrimmer) sind der Ringer-Lösung ähnliche Salzlösungen, deren Zusammensetzung nicht bekanntgegeben ist.

Anhang. Hyaluronidase.

Duran-Reynalds entdeckte 1928 im Stierhoden eine Substanz, welche die Ausbreitung wäßriger Lösungen in der Haut erleichtert und bezeichnete sie als „spreading factor“. Chain und Duthie erkannten 1939, daß der „spreading factor“ ein Ferment ist, das Hyaluronsäure spaltet, und bezeichneten es als Hyaluronidase.

Hyaluronidase ist ein Ferment, das Hyaluronsäuren spaltet. Es kommt in vielen Geweben und auch in Bakterien vor. Stierhoden sind am reichsten an dem Ferment und dienen als Ausgangsmaterial für seine Gewinnung. Hyaluronidase ist ein Protein, das bisher noch nicht völlig rein dargestellt ist. Ihre Aktivität wird gewöhnlich durch die Abnahme der Trübung und Viscosität einer Hyaluronatlösung unter der Einwirkung von Hyaluronidase bestimmt. Ein internationaler Standard für Hyaluronidasewirkung existiert nicht. Nach der Injektion ins Gewebe hält die Hyaluronidasewirkung etwa 12 Std. an.

Hyaluronidase wird vor allem zur Beschleunigung der Resorption großer Flüssigkeitsmengen (Kochsalz-, Zuckerlösung u. a.) angewandt, wenn diese nicht intravenös injiziert werden können, z. B. bei Säuglingen oder im Kreislaufkollaps. In das mit Hyaluronidase infiltrierte Unterhautgewebe des Bauches, der Lenden oder zwischen den Schulterblättern können bei Kindern 150—200 cm³ Flüssigkeit je Kilogramm Körpergewicht und 24 Std. injiziert werden. Die Resorptionsbeschleunigung macht auch die subcutane oder intramuskuläre Injektion von Arzneimittellösungen mit lokaler Wirkung weniger schmerzhaft.

Ausreichend gereinigte Hyaluronidasepräparate scheinen auch in großen Dosen keine schädliche Wirkung zu haben. Es ist zu empfehlen, vor der Injektion des Hyaluronidasepräparates einen Hauttest auf Überempfindlichkeit zu machen. In Infektionsherde und Tumoren darf Hyaluronidase nicht injiziert werden, da sie die Ausbreitung der Infektion und des Tumors erleichtert.

Hyaluronidase ist am wirksamsten, wenn sie vor der Injektion der zu resorbierenden Lösung ins Gewebe injiziert wird. Im Laufe von 12 Std. kann mehrmals in das mit Hyaluronidase behandelte Gewebe injiziert werden ohne eine erneute Anwendung von Hyaluronidase.

Die Dosierung muß entsprechend den speziellen Angaben für das jeweilige Hyaluronidasepräparat erfolgen, da die Wirksamkeit mit verschiedenen Maßen bestimmt wird. Die zur Injektion der Hyaluronidase verwandten Spritzen müssen frei sein von Desinfektionsmitteln, da diese das Ferment inaktivieren.

Kinetin (Schering), gereinigte Hyaluronidase aus Stierhoden, nach einem Hausstandard standardisiert. Der Inhalt einer Ampulle ist für die subcutane Injektion großer Flüssigkeitsmengen ausreichend (2 Ampullen = 3,95 DM).

Apertase (Hoechst), Hyaluronidase. Ampullen mit 50 Viscositätseinheiten (3 St. = 6,00 DM).

Luronase (Bayer), Hyaluronidase. Ampullen mit 100 und 500 Viscositätseinheiten (2 St. = 6,50 bzw. 9,50 DM).

g) Mittel zur Beschleunigung und Hemmung der Blutgerinnung.

Vitamin K und Naphthochinone mit der gleichen Wirkung sind anzuwenden, wenn die Blutgerinnung durch Verminderung der Prothrombinkonzentration im Plasma bedingt ist (s. S. 205). Sie erhöhen die Gerinnungsgeschwindigkeit jedoch nicht sofort.

Gelatine, weißer, aus Knochen gewonnener Leim, erhöht nach subcutaner Einspritzung für einige Stunden die Gerinnbarkeit des Blutes. Die gewöhnliche offiz. *Gelatina alba* darf nicht verwendet werden, da sie gelegentlich Tetanussporen, die tödliche Wundstarrkrampferkrankungen verursachen, enthält. Man verwendet sicher keimfreie, gebrauchsfertige Mercksche oder Riedelsche **Gelatina sterilisata pro injectione;** von der 10%igen Lösung werden 5—40 cm³ nach Erwärmen subcutan injiziert.

Über die Darreichung der **Calciumverbindungen** zur Erhöhung der Blutgerinnbarkeit s. S. 92.

Coagulen (s. S. 62) wird in der steril gelieferten 3%igen Lösung langsam intravenös gegeben; bis 20 cm³.

Clauden (s. S. 62), einige Kubikzentimeter der 5%igen Lösung subcutan (1 Ampulle zu 10 cm³ = 1,50 DM).

Heparin, *Heparinum* (PI), ist eine aus der Leber gewonnene Polymucoitinschwefelsäure. Es bildet ein in Wasser leicht lösliches beständiges Natriumsalz; die Lösung kann durch Erhitzen sterilisiert werden. Heparin bildet mit Protamin unwirksame Verbindungen.

Heparinpräparate sind nicht völlig rein und müssen standardisiert werden. Als *Internationale Einheit* gilt die Wirkung von 0,0077 mg eines Internationalen Standardpräparates. Die am Menschen angewandten Präparate sollen nicht weniger als 100 IE je Milligramm enthalten.

Heparin wird vom Darm nicht unverändert resorbiert, wohl aber von der Mundschleimhaut. Am sichersten ist es nach parenteraler Injektion wirksam. Nach intravenöser Injektion verschwindet es in einigen Stunden aus dem Blut; sein Schicksal ist nicht näher bekannt.

Indikationen. Die gerinnungshemmende Wirkung des Heparin wird bei Bluttransfusionen, zur Behandlung und Prophylaxe von Thrombosen und Embolien sowie bei Myokardinfarkt und Erfrierungen angewandt. Die Wirkung tritt sofort nach Zusatz des Heparin zum Blut ein.

Nebenwirkungen, Gefahren. Ungenügend gereinigte Heparinpräparate können Fieber und Schüttelfrost bewirken. Durch zu hohe Konzentrationen von Heparin im Blut können Hämorrhagien ausgelöst werden. Injektion von *Protamin* kann die Heparinwirkung ausschalten. Nach Operationen und Geburten darf Heparin erst angewandt werden, wenn sicher mit endgültiger Blutstillung in der Wunde zu rechnen ist, d. h. je nach Art der Operation erst nach 2—8 Tagen. Bei Ulceration im Magen oder Darm besteht Blutungsgefahr.

Darreichung, Dosierung. Heparin wird am besten intravenös gegeben und die Dosierung der Wirkung angepaßt. Bei Thrombosen soll die Gerinnungszeit durch Heparin auf den 5—8fachen Wert verlängert werden; dazu müssen meist am Tage 30000—50000 IE oder mehr injiziert werden. Wegen der kurzen Wirkungsdauer des Heparins muß diese Menge entweder durch intravenöse Dauerinfusion oder in 4stündlich zu injizierenden Teildosen einverleibt werden.

Heparin (Novo), *Liquemin* (Roche), Heparinlösung mit 5000 IE je cm^3. Ampullen mit 5 cm^3 (5 St. = 119,50 DM).

Protaminsulfat (Roche, Novo) zur intravenösen Injektion bei Heparinüberdosierung. Ampulle mit 0,05 in 5 cm^3.

Thrombo-Vetren (Promonta), Heparinlösung mit 2000 IE in 1 cm^3. Ampullen mit 2 cm^3 (3 St. = 31,60 DM).

Dicumarol, *Dicoumarolum* (PI), ist 3,3'-Methylen-bis-(4-oxycumarin); es bildet in Wasser schlecht lösliche farblose Krystalle. Es wurde 1941 von Link als Ursache der hämorrhagischen Diathese der Rinder entdeckt, die mit unzweckmäßig gelagertem (verschimmeltem) Kleeheu gefüttert wurden. Die Hemmung der Prothrombinbildung durch Dicumarol wird zur Verlangsamung der Blutgerinnung bei Thrombosen, Embolien, Herzinfarkt und Erfrierungen angewandt. Dicumarol wird im Darm nicht zerstört und gut resorbiert. Es wird im Körper chemisch verändert; weniger als 1% wird intakt im Harn ausgeschieden. Eine wirksame Verminderung des Prothrombingehaltes des Plasmas tritt erst 24—48 Std. nach der Gabe ein und hält noch 2—3 Tage nach der Beendigung der Darreichung an.

Als toxische Wirkung des Dicumarols sind, abgesehen von allergischen Reaktionen in Einzelfällen, Blutungen infolge Prothrombinmangels bekannt. Durch Bluttransfusion oder große Dosen von Vitamin K (s. S. 205) können diese Störungen beseitigt werden. Bei Niereninsuffizienz, Lebererkrankungen, bakterieller Endocarditis und unmittelbar nach Operationen soll Dicumarol nicht angewandt werden.

Dicumarol wird per os verabreicht. Am ersten Tage der Behandlung wird 3 mal 0,1 gegeben und dann die Dosierung dem Bedarf angepaßt. Bei der Dicumarolanwendung muß der Prothrombingehalt des Plasmas fortlaufend gemessen werden, er soll zwischen 10 und 30% der Norm liegen.

Dicumarol $C_{19}H_{12}O_6$

In dringenden Fällen muß bis zum Eintritt der Prothrombinverminderung im Plasma durch Dicumarol zunächst Heparin (s. S. 142) angewandt werden.

Cumid (Merck) und *Dicumarol* (Roche) sind Dicumarolpräparate. Tabletten mit 0,05 Dicumarol (100 St. = 9,85 DM).

Tromexan (Geigy), Bis-3,3'-(4-oxycumarin)-essigsäureäthylester, wird schneller resorbiert und eliminiert als Dicumarol und ermöglicht daher eine leichtere Anpassung der Dosis an den Bedarf. Die Wirkungsstärke des Tromexans ist geringer als die des Dicumarols.

Als Anfangsdosis werden 1,0—1,5 gegeben und die Erhaltungsdosis unter Kontrolle der Prothrombinkonzentration ermittelt.

Tabletten mit 0,3 (10 St. = 7,75 DM).

6. Mittel zur Erregung und Hemmung glatter Muskeln.

a) Pupillenerweiternde und akkommodationslähmende Mittel.

Atropinum sulfuricum und Atropinderivate (Näheres s. S. 146).

Geschichtliches. Der alte Name der Tollkirsche Atropa Belladonna beweist, daß ihre pupillenerweiternde Wirkung schon lange bekannt war. Sie wurde 1819 von RUNGE zufällig wiederentdeckt. Das Atropin wurde 1833 von GEIGER und HESSE isoliert.

Atropinum sulfuricum s. S. 146.

Homatropinum hydrobromicum (offiz.), *Homatropini Hydrobromidum* (PI), ist der Tropinester der Mandelsäure $C_6H_5 \cdot CHOH \cdot COOH$; löslich in 7 Teilen Wasser. Es ist von kürzerer Wirkungsdauer als Atropin.

Eumydrin (Bayer) ist das Nitrat des am Stickstoff methylierten Atropins.

Indikationen. Wird etwa 0,5 mg Atropinum sulfuric. in den Augenbindehautsack gebracht, so erweitert sich die Pupille innerhalb 20—30 Minuten nahezu maximal, und in der gleichen Zeit wird die Akkommodation völlig gelähmt. Diese Wirkung bleibt einige Tage lang in voller Stärke bestehen, dann kehrt allmählich das Akkommodationsvermögen mit der Verengerung der Pupille zurück, so daß etwa 1 Woche nach dem Eintropfen der Normalzustand wieder erreicht ist. Wegen dieser Dauerhaftigkeit der Wirkung wird Atropin. sulfuric. nicht zur vorübergehenden Pupillenerweiterung und Akkommodationslähmung bei der Augenuntersuchung gegeben, sondern nur zur Ruhigstellung der Iris und zur Vermeidung der Synechien bei Iritis oder zur Zerreißung gebildeter Synechien. Als diagnostisches Hilfsmittel beim Augenspiegeln werden vorwiegend Homatropinum hydrobromicum und Eumydrin benutzt, da diese den Irissphincter und den Ciliarmuskel nur für einige Stunden lähmen.

Nebenwirkungen, Gefahren. Das in den Augenbindehautsack gegebene Atropin. sulfuric. gelangt in den Kreislauf, besonders rasch dann, wenn der Tränenkanal nicht für etwa 10 Minuten komprimiert wird. Das resorbierte Atropin verursacht eine gewisse Trockenheit des Rachens. Nur nach monatelang fortgesetzten Instillationen kann es zu schwereren Vergiftungen mit den auf S. 147 erwähnten psychischen Erscheinungen und gelegentlich auch zu einer follikulären Bindehautentzündung kommen.

Niemals darf Atropin. sulfuric. oder ein anderes Mydriaticum dieser Reihe bei Glaukom oder Glaukomverdacht gegeben werden, da schon geringe Mengen einen schweren akuten Glaukomanfall auslösen können.

Darreichung, Dosierung. Bei Iritis wird 2—3mal täglich 0,25 mg—0,5 mg Atropinum sulfuric. auf das erkrankte Auge gegeben (EMD 0,001!, TMD 0,003!).

Rp. Atropini sulfuric. 0,1
Aquae dest. ad 10,0
M.D. ad vitr. nigr. mit Tropfpipette
S. Augentropfen, 3mal täglich
1 Tropfen (mit je 0,5 mg).
(0,1 Atropin. sulfuric. = 0,40 DM.)

Zur energischen Beeinflussung der Iris wird mit einem Haarpinsel etwa 0,001 Atrop. sulfuric. in Substanz eingetragen.

Zur Pupillenerweiterung beim Augenspiegeln verwendet man Homatropinum hydrobromicum in gleich starker, d. h. ebenfalls 1%iger Lösung (EMD und TMD wie bei Atrop. sulfuric.). Auch Eumydrin (1%) ist geeignet.

(0,1 Homatr. hydrobr. = 0,65 DM; 0,1 Eumydrin = 1,55 DM).

Scopolaminum hydrobromicum (Näheres S. 87) wird in der ophthalmologischen Praxis an Stelle des Atropins gegeben. Die Augenwirkungen des Scopol. hydrobrom., die sich mit denen des Atropin. sulfuric. der Art nach decken, sind von annähernd gleicher Beständigkeit.

Auch die nach Instillationen beobachteten Nebenwirkungen auf die Sekretion der Drüsen und die Gefahren bei Glaukom sind die gleichen. Die bei Iritis übliche Einzeldosis ist etwa ein Fünftel der Atropindosis, also 0,05 mg—0,1 mg, d. i. 1 Tropfen der Lösung 0,01—0,02:10,0.

Veritol (vgl. S. 133) wird in 5%iger Lösung des ameisensauren Salzes empfohlen, um für diagnostische Zwecke eine Mydriasis zu erzeugen. Diese Wirkung kommt über den Dilatator pupillae ohne Verminderung der Akkommodation und bei gleichzeitiger Senkung des intraokularen Druckes zustande. Sie hält nur wenige Stunden an.

Veritol-Augentropfen sind eine 5%ige Lösung des ameisensauren 1-(4'-Oxyphenyl)-2-methylaminopropans (10,0 = 1,75 DM).

Benzedrin (s. S. 112) hat unter den Phenylalkylaminen die stärkste pupillenerweiternde Wirkung. Es hemmt die Akkommodation nicht und erhöht auch nicht den Innendruck des Auges. 1—2 Tropfen der 5%igen Lösung des Benzedrinsulfats in den Bindehautsack eintropfen.

b) Pupillenverengernde, akkommodationserregende Mittel.

Physostigminum (Eserinum) salicylicum und sulfuricum.

Geschichtliches. Mit den Giftwirkungen der physostigminhaltigen Calabarbohnen des zentralafrikanischen Strauches Physostigma venenosum wurde man in Europa um die Mitte des letzten Jahrhunderts bekannt; 1864 gelang F. Jobs und O. Hess die Reindarstellung des wirksamen Bestandteiles, des Physostigmins. Bald danach wurde dieses Alkaloid zur Bekämpfung der Atonie des Darmes und (seit 1876) zur Behandlung des Glaukoms empfohlen.

Die Droge und ihre Chemie. Physostigmin — von den Augenärzten meist Eserin genannt — ist neben einigen anderen unwichtigen Alkaloiden in sehr wechselnder Menge in den medizinal nicht mehr verwandten *Semina Calabar* (Erg.B.) (Gottesurteilsbohnen) enthalten.

Physostigminum salicylicum *und* **sulfuricum** (offiz.), *Physostigmini Salicylas* und *Sulfas* (PI). Wäßrige Lösungen der Salze zersetzen sich leicht unter intensiver Rotfärbung, wenn die Lösung nicht schwach angesäuert wird. Eine schwache Rotverfärbung der Lösungen ist mit nur geringem Wirksamkeitsverlust verbunden; erst tiefdunkelrote Lösungen sind unbrauchbar.

Physostigmin $C_{15}H_{21}O_2N_3$

Schicksal im Körper. Von der Augenbindehaut wird das Physostigminsalz rasch resorbiert, das Maximum der pupillenverengernden und akkommodationserregenden Wirkung ist nach etwa 30 Minuten erreicht. Diese Wirkungen dauern nach therapeutisch üblichen Gaben nur einige Stunden.

Nach der Einspritzung unter die Haut halten die rasch einsetzenden Allgemeinwirkungen ebenfalls nur wenige Stunden lang an. Das Physostigmin wird im Organismus schnell zerstört und nur ein kleiner Teil unverändert im Harn ausgeschieden.

Indikationen. In der Glaukomtherapie wird die Miosis meist durch die Physostigminsalze erzeugt; in der Mehrzahl der Fälle sinkt der intraokulare Druck für die Dauer der Miosis ab.

Über die Physostigminanwendung bei Darmatonie s. S. 168.

Nebenwirkungen, Gefahren. Nach dem Eintropfen der therapeutisch üblichen Lösungen in das Auge treten als Nebenwirkungen — besonders dann, wenn der Abfluß durch den Tränenkanal nicht durch Komprimieren verhindert wird — nicht selten Tränen- und Speichelfluß und Bronchialsekretion auf. Nach Überdosierung folgen Übelkeit und Erbrechen sowie Durchfälle. Lang anhaltendes Einträufeln ins Auge erzeugt nicht selten Follikelwucherungen an der Bindehaut.

Darreichung, Dosierung. Als Einzelmenge wird bei Glaukom etwa 0,1 mg Physostigminsalz verwandt; diese Menge wird täglich 3 mal in den Bindehautsack des Auges gebracht. Wenn eine besonders starke Wirkung gewünscht wird, geht man bis 0,5 mg als Einzeldosis (EMD 0,001!, TMD 0,003!).

Rp. Physostigmini salicyl. 0,02
Acidi borici 0,4
Aquae dest. ad 10,0
M.D. ad vitr. nigr. S. Augentropfen
3mal täglich 1 Tropfen (mit 0,1 mg).
NB. Der Zusatz von Acid. boric. macht die Lösung haltbarer.
(0,1 Physostigmin. salic. = 1,05 DM.)

Pilocarpinum hydrochloricum (Näheres S. 179) wird in der Glaukomtherapie wie Physostigmin verwandt. Die nach dem Eintropfen beobachteten Wirkungen und Nebenwirkungen decken sich weitgehend mit denen des Physostigmins. Die therapeutische Einzeldosis zur Pupillenverengerung liegt bei etwa 0,001—0,0015, d. h. es wird 1 Tropfen der Lösung 0,2:10,0 gegeben (EMD 0,02!, TMD 0,04!) (0,1 Pilocorpin. hydrochl. = 0,20 DM).

Pilocarpol (Dr. Winzer), 2%ige Lösung der Pilocarpinbase in Öl. Guttiole mit 10 cm³ (= 1,95 DM).

e) Mittel zur Lösung der Spasmen der Bronchialmuskeln, des Magens und Darmes, des Gallenganges, der Ureteren.

Folia Belladonnae, Folia Hyoscyami, Folia Stramonii, Atropinum sulfuricum.

Geschichtliches. Die Solanaceendrogen wurden z. T. schon im Altertum als narkotische Mittel und im Mittelalter als berauschende Mittel verwandt. Seit dem 15. Jahrhundert fanden sie zunehmende therapeutische Verwendung; in die Asthmatherapie führte TROUSSEAU (1868) das Atropin ein.

Die Drogen und ihre Chemie. Folia Belladonnae (offiz.), die Blätter der einheimischen Tollkirsche, Atropa Belladonna, enthalten als wichtigstes Alkaloid das *l*-Hyoscyamin (0,3—1,0%), das beim Ausziehen in das optisch inaktive Gemisch des *l*- und *d*-Hyoscyamin übergeht, welches Atropin genannt wird. Atropin ist der Tropasäureester des basischen Alkohols Tropin.

Atropinum sulfuricum (offiz.), *Atropini Sulfas* (PI), ist in weniger als der gleichen Menge Wasser löslich. Die wäßrigen Lösungen sind haltbar. Daß die neben dem Atropin in geringen Mengen vorkommenden weiteren Alkaloide des Belladonnablattes die Atropinwirkung beeinflussen, ist nicht erwiesen. Es dürfte vielmehr das Blatt qualitativ ebenso wirken wie das Atropin.

```
H2     H        H2                    H  H
C ---- C ------ C     H2COH           C--C
|      |        |       |           //    \
|   H3C·N      HC·O·CO·CH·C              CH
|      |        |                   \\    /
C      C        C                     C==C
H2     H        H2                    H  H
```

Atropin $C_{17}H_{23}O_3N$

Extractum Belladonnae (offiz.), ein trockener, brauner, in Wasser löslicher Extrakt, enthält 1,5% Hyoscyamin.

Radix Belladonnae (Erg.B.), *Belladonnae Radix* (PI), enthält 0,3—0,5% Hyoscyamin, außerdem Scopolamin. Sie wird hauptsächlich an Stelle von Atropin oder Scopolamin zur Behandlung des Parkinsonismus benutzt. EMD 0,2!, TMD 0,6!

Folia Hyoscyami (offiz.), *Hyoscyami Herba* (PI), Bilsenkrautblätter von Hyoscyamus niger, enthalten ebenfalls hauptsächlich *l*-Hyoscyamin; der Gehalt an Hyoscyamin muß über 0,07% betragen.

Extractum Hyoscyami (offiz.), ein dicker, brauner, in Wasser nicht klar löslicher Extrakt, mit 0,5% Hyoscyamin.

Folia Stramonii (offiz.), Stechapfelblätter von Datura stramonium, haben fast den gleichen Alkaloidgehalt wie Folia Belladonnae.

Schicksal im Körper. Im Magendarmkanal dürfte ein Teil des eingenommenen Atropins verseift werden, denn zur Erzielung einer bestimmten therapeutischen Wirkung sind häufig per os größere Gaben nötig als nach subcutaner Einspritzung. Aus dem Unterhautgewebe wird das Atropin rasch resorbiert; so ist das Maximum der Pulsbeschleunigung schon in 20—30 Minuten erreicht. Atropin wird langsam eliminiert. Etwa ein Drittel der resorbierten Menge wird im Laufe von 24 Std.

unverändert in den Harn ausgeschieden. Der Rest wird im Organismus langsam verseift. Die Wirkung einer therapeutischen Dosis dauert 6—12 Std. Nach regelmäßigen Gaben über längere Zeit kann Kumulation (auch bei conjunctivaler Applikation) eintreten.

Indikationen. Atropin. sulfuric. und atropinhaltige Drogen haben eine recht sichere, den Bronchialmuskelkrampf der Asthmatiker lösende Wirkung; in dieser Anwendung sind sie aber neuerdings durch das Suprarenin hydrochloricum und andere Mittel stark verdrängt worden. Gelegentlich scheinen sie auch auf Häufigkeit und Intensität der Keuchhustenanfälle günstig einzuwirken. Zur Lösung von Spasmen des Magendarmkanals, besonders des Pylorospasmus und der Dickdarmspasmen, wird meist Atropinum sulfuric. oder Extractum Belladonnae verwandt. Bei Gallengangsspasmen ist der therapeutische Erfolg weniger sicher.

Über die Anwendung des Atropins bei extrapyramidalen Muskelstarren s. S. 89, als pupillenerweiterndes Mittel s. S. 144, in der Herztherapie s. S. 130, zur Hemmung der Drüsensekretionen s. S. 180.

Nebenwirkungen, Gefahren. Bei den für die Beseitigung der Spasmen meist benötigten kleinen Dosen fehlen störende Nebenwirkungen bis auf die unangenehm empfundene Trockenheit des Halses und eine gelegentliche mehrstündige leichte Benommenheit. Beide Nebenwirkungen treten von Fall zu Fall mit sehr verschiedener Stärke auf. Größere Mengen beschleunigen den Puls stark, sie lähmen die Akkommodation, die Patienten zeigen psychische und motorische Unruhe. Schwere Erregungen treten erst nach weit über den therapeutisch üblichen Gaben liegenden Dosen auf. Daß bei lang anhaltender Zufuhr auch kleine Dosen kumulative Giftwirkungen machen können (Erregungen), wurde erwähnt.

Darreichung, Dosierung. Die Dosierung muß, da die Atropinempfindlichkeit sehr schwankt, jedem Falle angepaßt werden.

Atropin. sulfuric. wird per os oder subcutan meist in der Menge von 0,25 mg bis 0,5 mg (EMD 0,001!, TMD 0,003!) gegeben.

Kinder sind relativ wenig atropinempfindlich und erhalten 0,2 mg im Säuglingsalter, bis 0,4 mg im Schulalter, am besten rectal als Suppositorium.

Rp. Atropini sulfuric. 0,0025
Aquae dest. ad 10,0
M.D. Sterilisa! S. 1 cm³ (evtl. mehrmals am Tage) subcutan.

Rp. Atropini sulfuric. 0,015
Massae pil. q. s. f. pil. Nr. LX
M.D.S. 3mal täglich 1 Pille zu nehmen.
(0,1 Atropin. sulfuric. = 0,10 DM.)

Extractum Belladonnae wirkt in der Menge von 25 mg etwa wie 0,5 mg Atropin. sulfuric. (EMD 0,05!, TMD 0,15!). Man gibt es meist in Pillen oder Suppositorien, oft zusammen mit Papaverin. hydrochloric.

Rp. Extracti Belladonnae 0,45
Massae pil. q. s. f. pil. Nr. XXX
D.S. 3mal täglich 1—2 Pillen zu nehmen.

Rp. Extracti Belladonnae 0,015
Papaverin. hydrochl. 0,04
Olei Cacao q. s. f. supposit.
D. t. d. Nr. VI.
S. Abends 1 Suppos. einzuführen.
(1,0 Extr. Bellad. = 0,55 DM.)

Folia Stramonii nitrata (offiz.) enthalten neben Stechapfelblättern Salpeter, chlorsaures Kalium und Pottasche. Der Rauch der zum Glimmen gebrachten Blätter wird bei Asthma eingeatmet.

Suprarenin hydrochloricum (Näheres s. S. 130) wurde 1905 in die Asthmatherapie eingeführt und hat sich als ein sehr sicher den Bronchialkrampf lösendes Mittel vorzüglich bewährt. Wenige Minuten nach der subcutanen Einspritzung wird die Atmung des Asthmatikers freier; die Wirkung hält nur kurze Zeit an. Ebenso soll Suprarenin, besonders bei intravenöser Einspritzung, gelegentlich Gallengangsspasmen prompt lösen. Die Darmtenesmen der Ruhrkranken werden durch die Subcutaneinspritzung, angeblich auch durch orale Darreichung häufig gelöst.

Intravenös ist 0,1 mg mit Vorsicht zu geben. Subcutan wird 0,3 mg—0,5 mg, d. h. 0,3—0,5 der Solutio Suprarenin hydrochl. 1:1000 gespritzt (EMD 0,001!). Bei Asthma bronchiale wirkt Suprarenin auch dann sicher, wenn die versprühte Lösung eingeatmet wird. Die Konzentration der Lösung ist so einzustellen, daß der Patient 0,3 mg—0,5 mg bei jeder Inhalation aufnimmt.

Rp. Atrop. sulfuric. 0,01
Aquae dest. 1,0
Sol. Suprarenin hydrochl. 1:1000 ad 10,0
M.D.S. 0,5 cm^3 zur Inhalation.

Gelegentlich wird die Suprarenindarreichung bei Asthma mit der Darreichung von Hypophysenextrakten (s. S. 176) kombiniert. Ob diese Kombination — *Asthmolysin* (Kade) ist eine fertige Mischung von Suprarenin und Hypophysenextrakt — wirkliche Vorteile hat, ist unentschieden.

(10,0 0,1%iges Suprarenin hydrochloricum = 1,30 DM.)

Ephedrin (Näheres s. S. 133) hat sich bei Asthma bronchiale, auch bei oralen Gaben, bewährt; es löst wie Suprarenin in vielen Fällen den Krampf der Bronchialmuskeln. 0,04 per os oder subcutan.

Sympatol (Näheres s. S. 132) wird, entsprechend seiner suprareninähnlichen Wirkung, bei Asthma bronchiale mit gutem Erfolg angewandt. 0,06 subcutan.

Aludrin (Boehringer-Ingelheim) ist synthetisches 1-(3′,4′-Dioxyphenyl)-1-oxy-2-isopropylaminoäthansulfat, Isopropylnoradrenalin, mit geringerer Blutdruckwirksamkeit, aber stärkerer Bronchodilatation. Nach subcutaner Injektion tritt starke Tachykardie auf, bei innerer Anwendung nur selten. Bei Asthma bronchiale Tabletten mit 0,02 zur perlingualen Anwendung (20 Tabletten zu 0,02 = 2,55 DM) oder 1%ige Lösung zur Spraybehandlung (10,0 der 1%igen Lösung = 2,20 DM).

Papaverinum hydrochloricum (offiz.), *Papaverini Hydrochloridum* (PI). Papaverin wurde 1848 von MERCK im Opium aufgefunden. Es ist 6,7,3′,4′-Tetramethoxybenzylisochinolin; das Hydrochlorid ist in 40 Teilen Wasser löslich. Im Darm ist Papaverin wenig beständig, die innere Anwendung daher von sehr unsicherem Erfolg. Auch nach parenteraler Injektion ist die Wirkung infolge des schnellen Abbaus sehr flüchtig.

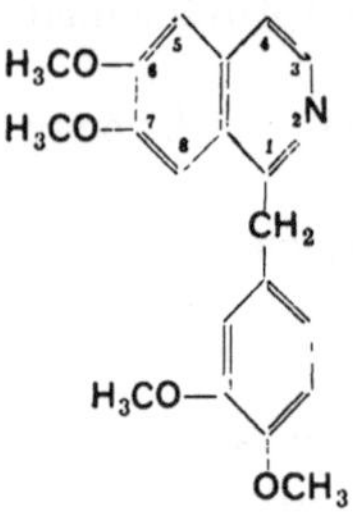

Papaverin $C_{20}H_{21}O_4N$

Die besten therapeutischen Erfolge brachte die Papaverinanwendung bei der Bekämpfung der Spasmen der Gallenwege und des Magendarmkanals, besonders bei Pylorospasmus; gelegentlich vermag sie auch die Bronchialasthmaanfälle zu unterdrücken.

Man gibt bei Erwachsenen von den Salzen des Papaverins 0,04—0,05 bis 4mal am Tage per os oder besser subcutan. Als Nebenwirkung stellt sich nur Ermüdung ein. Über schwere Vergiftungen ist nichts bekannt geworden (EMD 0,2!, TMD 0,6!).

(0,1 Papaverin. hydrochl. = 0,15 DM.)

Eupaverin (Erg.B.) (Merck) (s. S. 138) wird in gleicher Weise und in gleicher Dosierung angewandt wie Papaverin (0,1 Eupav. = 0,25 DM).

Dolantin (s. S. 85) wird wegen seiner spasmolytischen und analgetischen Wirkung bei sehr schmerzhaften Spasmen (Darm-, Nieren-, Gallenkoliken) angewandt; 0,1 intramuskulär. Es untersteht der Verordnung über das Verschreiben von Betäubungsmitteln.

Octinum D (Knoll), 2-Methyl-6-amylaminoheptanhydrochlorid, leicht wasserlöslich. Anwendung bei Spasmen des Darms, der Gallen- und Harnwege sowie des Uterus. Beeinflußt Drüsensekretion und Akkommodation weniger als Atropin. 0,05 mehrmals täglich. Bohnen mit 0,05 (10 St. = 1,50 DM), Ampullen mit 0,05 in 1 cm^3 (5 St. = 2,00 DM).

7. Mittel zur Behandlung des Magens und des Darmes.

a) Brechmittel.

Die Mehrzahl der früher recht großen Zahl der therapeutisch verwandten Brechmittel ist seit der Entdeckung der brechenerregenden Wirkung des Apomorphins entbehrlich geworden. Wenn es gilt, bei oraler Vergiftung den Magen möglichst rasch zu entleeren, und wenn dies nicht durch eine Magenspülung erreicht werden kann, dann wird Apomorphin. hydrochl. gegeben.

Apomorphinum hydrochloricum (offiz.), *Apomorphini Hydrochloridum* (PI). Apomorphin ist ein Alkaloid, welches durch Erhitzen von Morphin mit Schwefelsäure erhalten wird; das Hydrochlorid bildet grauweiße, in etwa 50 Teilen Wasser lösliche Krystalle. Die wäßrige Lösung ist wenig beständig; zumal bei alkalischer Reaktion wird Apomorphin zu intensiv grün gefärbten, weniger stark emetisch wirksamen Körpern oxydiert. Ist die übliche $^1/_2$%ige Lösung intensiv dunkelschwarzgrün verfärbt, so soll sie nicht mehr verwendet werden, da derartige Lösungen gelegentlich schweren Kollaps erzeugten.

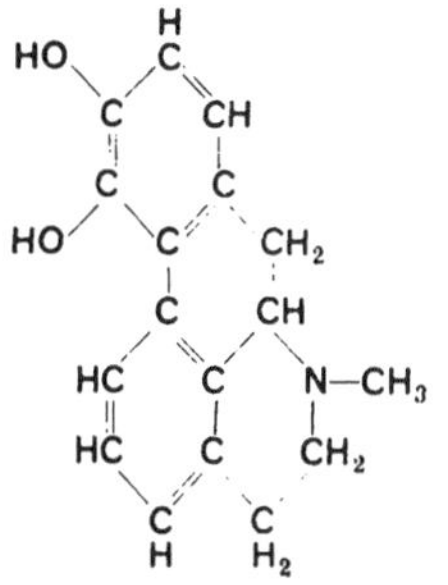

Apomorphin $C_{17}H_{17}O_2N$

Apomorphin wird im Darm leicht zersetzt. Zur schnellen sicheren Wirkung wird es in Dosen von 0,005—0,01 des Hydrochlorids subcutan injiziert.

Die Wirkung tritt etwa 5—10 Minuten nach einem nicht allzu üblen Nauseastadium ein, wenn der Patient nicht komatös ist. Als Nachwirkung bleibt eine allgemeine Abgeschlagenheit und Schwäche. Vorsicht ist geboten bei sehr schwächlichen Menschen und bei Greisen (EMD 0,02!, TMD 0,06!).

Säuglinge sollen Apomorphin nicht erhalten. Kleinkindern wird 0,002 s.c. injiziert, Schulkindern 0,003—0,004.

Rp. Apomorphini hydrochlorici 0,025
Aquae dest. ad 5,0
M.D. Sterilisa! S. 1—2 cm³ subcutan (= 0,005—0,01).
(0,1 = 1,05 DM.)

Radix Ipecacuanhae, Brechwurzel (s. S. 117), und besonders die Stibiate wie *Tartarus stibiatus*, Brechweinstein, sind nicht mehr als Brechmittel zu verwenden; bei der Brechwurzel ist das Nauseastadium von quälender Länge, die Stibiate aber sind von hoher Allgemeingiftigkeit.

b) Mittel gegen Erbrechen.

Ist das Erbrechen die Folge einer Reizung der Magenschleimhaut, so gelingt es oft, durch örtliche Anästhesierung der Magenschleimhaut den Brechreiz zu mildern oder zu beseitigen, z. B. durch innere Anwendung von 0,3—0,5 *Anaesthesin* (s. S. 108).

Gegen cerebral bedingtes Erbrechen erwiesen sich die Narkotica der Barbitursäurereihe gelegentlich wirksam; besonders dem *Luminal* (s. S. 76) wird eine günstige Wirkung zugeschrieben. Die Reisekrankheitsnausea wird durch *Atropinum sulfuricum* (s. S. 146) oder durch *Scopolaminum hydrobromicum* (s. S. 87) gemildert oder beseitigt.

Rp. Scopolamin. hydrobrom.
Atropin. sulfuric. āā 0,0003
Sacch. lact. 0,5
M. f. pulvis.
D. tal. dos. Nr. VI
S. $^1/_2$ Std. vor Antritt der Reise 1 Pulver zu nehmen.

Vasano (Schering) ist eine Mischung von camphersaurem Scopolamin und camphersaurem Hyoscyamin. Tabletten mit 0,5 mg Gemisch (10 St. = 2,50 DM).

Cerium oxalicum (Erg.B.), Cer(III)oxalat, $(C_2O_4)_3Ce_2 \cdot 9\,H_2O$, geschmacklose Krystalle, unlöslich in Wasser, löslich in Salzsäure. Bei Reisekrankheit 0,05—0,2. EMD 0,2!, TMD 0,6! (10,0 = 0,20 DM).

Peremesin (Heyden), eine Ceroxalat-Komplexverbindung; mehrmals täglich 1—2 Tabletten zu 0,10 entsprechend 0,05 Ceroxalat (10 Tabletten = 1,45 DM). Perem. pro inject. 3 Ampullen zu 1,0 = 3,15 DM.

Diese Mittel werden auch bei Hyperemesis gravidarum empfohlen.

Vomex (Frankfurter Arzneimittelfabrik), *Dramamin* (s. S. 191), ein Mittel aus der Reihe der Antihistamine, wird mit Erfolg gegen Reisekrankheit angewandt. Es ist ebenso zuverlässig wie Scopolamin; Schläfrigkeit tritt seltener auf und ist in der Regel geringer.

Die Einzeldosis für Erwachsene ist 0,5 bis 1,0; für Schulkinder 0,01 bis 0,05. Nach Bedarf kann die Einzeldosis 2—3mal täglich verabreicht werden.

c) Mittel zur Hemmung der Magensaftsekretion.

Bei Hyperacidität des Magensaftes, besonders wenn diese als Begleiterscheinung eines Ulcus ventriculi auftritt, wird von der hemmenden Wirkung des *Extractum Belladonnae* (Näheres s. S. 146) und des *Atropinum sulfuric.* (Näheres s. S. 146) auf die Sekretion des Magensaftes mit gutem Erfolg Gebrauch gemacht. Die Mengen liegen bei 0,25 mg—0,5 mg Atropin. sulfuric. und 10—15 mg Extract. Belladonnae; die Darreichung erfolgt meist in Form von Pillen.

Anhang. Chinidinum sulfuricum bei Singultus.

Chinidinum sulfuricum (s.S.129) vermag hartnäckigen Singultus zu unterdrücken. 0,5—0,7 werden in stündlichen Abständen 2—4mal intramuskulär injiziert und anschließend 0,3 alle 2—3 Std. per os gegeben.

d) Mittel gegen Hyperacidität des Mageninhaltes und bei Säureverätzung des Magens.

Bei Hyperacidität des Magensaftes, z. B. bei Ulcus ventriculi, bei Magengärungen und bei Säureverätzung des Magens kommen folgende Mittel zur Bindung von Wasserstoffionen in Betracht:

Natrium bicarbonicum (offiz.), Natriumbicarbonat, $NaHCO_3$, weiße, in 12 Teilen Wasser lösliche Krystalle. Die nur schwach alkalisch reagierende Lösung gibt beim Kochen Kohlensäure ab und wird stark alkalisch. Stärkere Säuren machen aus $NaHCO_3$ Kohlendioxyd frei; 1,0 $NaHCO_3$ kann rund 300 cm³ CO_2 entwickeln und 0,4 Chlorwasserstoff absättigen.

Natrium carbonicum (offiz.), Soda, $Na_2CO_3 \cdot 10\,H_2O$, weiße, sehr gut wasserlösliche Krystalle bildend, wird nicht per os gegeben, da die wäßrige Lösung zu stark alkalisch reagiert.

Magnesia usta (offiz.), gebrannte Magnesia, MgO, weißes und leichtes, in Wasser als $Mg(OH)_2$ kaum lösliches Pulver, bindet Säuren unter Bildung von Magnesiumsalzen. Siehe auch S. 159.

Magnesium peroxydatum (offiz.), weißes, unlösliches Pulver mit mindestens 25% MgO_2.

Magnesium carbonicum (offiz.), basisches Magnesium-Carbonat, auch als Abführmittel verwandt (s. S. 159).

Calcium carbonicum praecipitatum (offiz.), gefälltes Calciumcarbonat (s. S. 92), hat eine stopfende Wirkung.

Calcium citricum (Erg.B.), $Ca_3(C_6H_5O_7)_2 \cdot 4\,H_2O$, wenig löslich in Wasser, löslich in Salzsäure.

Siodan (Asta), Calciumcitrat. Tabletten mit 0,5 (40 St. = 1,35 DM).

Silicate:

Gastro-Sil (Heyden), Calciumsilicat in Gelform, ein weißes geschmackloses Pulver. Als Adsorbens bei Ulcus und Hyperacidität 1 Teelöffel voll mit Wasser angerührt nach dem Essen (50,0 = 1,85 DM).

Neutralon (Schering), Aluminiumnatriumsilicat, weißes Pulver. Es bindet Säuren und wird bei den gleichen Indikationen gebraucht (50,0 = 1,55 DM).

Alumina hydrata (Erg.B.), wasserhaltiges Aluminiumhydroxyd, unlöslich in Wasser, löslich in Säure.

Hydronal (Hoechst), Aluminiumhydroxyd. Täfelchen mit 0,5 (30 St. = 1,50 DM).

Natriumbicarbonat, eine Messerspitze, wird bei Sodbrennen genommen. Zur Behandlung der Hyperacidität bei Gastritis oder Ulcus ist seine Anwendung nicht zweckmäßig, da die starke Verminderung der Wasserstoffionenkonzentration des

Magensaftes und die mechanische Dehnung des Magens durch das Kohlendioxyd die Säuresekretion erregen. Die Neutralisation der Säure im Magen durch Bicarbonat ist bei Säureverätzung höchst gefährlich, da die schnell entwickelten großen Mengen von Kohlendioxyd die geschädigte Magenwand zerreißen können. Zur Verminderung der Wasserstoffionenkonzentration des Magensaftes auf physiologische Werte sind Magnesiumoxyd, Aluminiumhydroxyd, Calciumcitrat und die Silicate des Aluminiums und Magnesiums besser geeignet. Bei Hyperacidität werden Mengen von 0,5—1,0 gegeben. Durch häufige Einnahme zu großer Dosen kann eine Alkalose mit Tetanie verursacht werden.

Rp. Natrii bicarbonici 25,0
Elaeosacchari Menthae pip. 5,0
M.D.S. 1—2 Messerspitzen mehrmals täglich zu nehmen.
(100,0 Natr. bicarb. = 0,15 DM.)

Rp. Calc. citrici 25,0
D. ad scatulam
S. 3mal täglich 1 Messerspitze zu nehmen.

Rp. Magnesiae ustae 100,0
Aquae dest. ad 250,0
M.D.S. Umschütteln! Innerlich eßlöffelweise.

Statt der Darreichung der Schüttelmixtur kann man den säureverätzten Magen so lange mit dünner Magnesiumoxyd-Suspension ausspülen, bis alle Säure gebunden ist.

(10,0 Magnesia usta = 0,10 DM.)

e) Mittel gegen Hypacidität des Mageninhaltes.

Leidet die Verdauung im Magen oder die Motilität des Magens infolge von Hypacidität, so wird Salzsäure gegeben.

Acidum hydrochloricum dilutum (offiz.), verdünnte Salzsäure, enthält 12,5% Chlorwasserstoff in Wasser. Von *Acidum hydrochloricum* (offiz.) (25%ig) wären halbe Mengen zu geben.

Acidum hydrochloricum (PI) enthält 35—38% Chlorwasserstoff, *Acidum hydrochloricum dilutum* (PI) 9,5—10,5%.

Um 500 cm³ säurefreien Mageninhalt auf die Acidität von 0,2% HCl zu bringen, wie sie genügt, um die Pepsinverdauung optimal zu machen, sind mindestens 8,0 Acid. hydrochl. dilut. notwendig. Die übliche Dosierung von 10—20 Tropfen (20 Tropfen = 1,0) bleibt weit unter der errechneten Menge und dürfte meist nicht genügen, eine ausreichende Acidität herbeizuführen, um so weniger, als ein Teil der Säure vom Mageninhalt gebunden wird.

Um die Wirkung der Säure auf die Zähne zu vermeiden, wird sie durch ein Glasrohr oder einen Strohhalm eingenommen.

Rp. Acid. hydrochloric. dilut.
Aquae dest. āā 100,0
M.D.S. 1 Eßlöffel auf 1 Glas Wasser durch Strohhalm zum Essen trinken.
(100,0 Acid. hydrochloric. dilut. = 0,15 DM.)

Anhang. Histamin zur Funktionsprüfung des Magens.

Histamin ist β-Imidazoläthylamin. Es wird synthetisch hergestellt und findet Verwendung in Form des weißen, wasserlöslichen, salzsauren Salzes oder des phosphorsauren Salzes [*Histamini Phosphas* (PI)]. Die Histaminwirkung ist der stärkste sekretionserregende Reiz auf die Magenschleimhaut und wird vornehmlich angewandt, wenn der Magen auf die üblichen Reize (Fleischextrakt, Alkohol, Coffein) Säure nicht sezerniert oder wenn unverdünnter Magensaft erhalten werden soll.

HC—NH
‖ CH
C—N
|
CH_2
|
$CH_2 \cdot NH_2$
Histamin
$C_5H_9N_3$

Nebenwirkungen, Gefahren. Unangenehme Nebenwirkungen, in der Hauptsache von seiten des Kreislaufes, können bei empfindlichen Patienten schon bei den untengenannten Dosen eintreten. Sie äußern sich in Kopfschmerzen, Gefühl der Enge über der Brust, Cyanose, Blutdruckabfall. Um schwere Zwischenfälle zu vermeiden, injiziert man unter die Haut des Unterarmes und verhindert die weitere Resorption durch Abschnüren des Armes, sobald sich bedrohliche Symptome zeigen. Diese Histaminwirkungen lassen sich durch Antihistamine (s. S. 189) ausschalten, während die Wirkung des Histamins auf die Magenschleimhaut nicht beeinträchtigt wird. Zur Erregung der Magensekretion werden 0,25—0,5 mg Histamindihydrochlorid subcutan injiziert. EMD 0,001!, TMD 0,002!

Imido (Roche) ist Histamindihydrochlorid in 0,1%iger Lösung (6 Ampullen zu je 1 cm³ = 2,70 DM).

f) Verdauungsfermente.

Pepsinum.

Manchmal, aber keineswegs regelmäßig, ist die Subacidität des Magensaftes mit Pepsinmangel verbunden. In diesen Fällen gibt man neben der Salzsäure Pepsin.

Pepsinum (offiz.) ist ein aus der Magenschleimhaut der Schlachttiere gewonnenes Pulver, welches Pepsin enthält. Zwar schreibt das DAB eine Wirksamkeitsprüfung vor (Verdauungsversuch mit geronnenem Hühnereiweiß), aber die Erfahrung lehrt, daß trotzdem die offizinellen Präparate oft minderwertig sind. Gleiches gilt von manchen Handelspräparaten. Es empfiehlt sich also, sich an die Präparate zuverlässiger Firmen zu halten. Pepsin ist nur in saurer Lösung länger haltbar, bei alkalischer Reaktion wird das Ferment rasch zerstört.

Rp. Mixturae Pepsini DRF 200,0
(Pepsini 6,0; Acid. hydrochlor. dilut. 3,0; Tinct. Aurantii 5,0;
Aquae dest. ad 200,0.)
S. 3mal täglich 1 Eßlöffel vor dem Essen. Vor dem Gebrauch zu schütteln.
(200,0 = 1,50 DM.)

Vinum Pepsini (offiz.) enthält in 2 Litern: 24,0 Pepsin, 3,0 Acid. hydrochlor., Pomeranzentinktur und Sirup. Pepsinwein ist oft minderwertig. Eßlöffelweise (100,0 = 0,70 DM).

Acidol-Pepsin (Bayer), ein festes Betainhydrochlorid-Pepsinpräparat. 3—6 Pastillen in Wasser nach dem Essen (10 Pastillen zu 0,5 = 1,05 DM).

Pankreasfermente.

Die Pankreasfermentpräparate enthalten neben Trypsin Lipasen und Diastasen; einigen wie dem *Festal* und *Luizym* sind auch noch pflanzliche Cellulasen und Hemicellulasen zugefügt. Die Fermente werden durch Bindung an Tannin oder Einhüllung gegen den Angriff des Pepsins im sauren Magensaft geschützt. Sie sind während oder gleich nach dem Essen einzunehmen.

Pankreon (Rhenania). 25 Tabletten zu 0,25 = 1,80 DM.
Festal (Hoechst). 50 Dragées = 4,50 DM.
Luizym (Luitpold-Werke). 50 Tabletten = 3,15 DM.

g) Stomachica.

Bittermittel. Aromatische Mittel.

Eine alte und allgemeine ärztliche Erfahrung lehrt, daß die Bittermittel und die aromatischen Mittel den bei chronischen Leiden oder nach schweren Erkrankungen darniederliegenden Appetit heben und damit eine Kräftigung des Körpers bewirken können. Zahlreiche Drogen mit bitter schmeckenden Stoffen der verschiedenen chemischen Gruppen werden als bittere Stomachica empfohlen. Da für die wichtigeren von ihnen Formulae officinales und magistrales aufgestellt sind, kann man in der Regel auf die Verschreibung detaillierter Rezepte verzichten.

Die wichtigeren Form. off. und mag. sowie die zugehörigen Drogen sind folgende:

Extract. Chinae fluidum (offiz.) aus *Cortex Chinae* (offiz.), von Cinchona succirubra (s. S. 252), eine rotbraune, bitter zusammenziehend schmeckende Flüssigkeit, die neben Gerbstoffen mindestens 3,5% Alkaloide enthält.

Man läßt *vor* dem Essen — dies bei allen Bittermitteln! — 10—20 Tropfen in Wasser oder Wein nehmen (1,0 = 0,05 DM).

Tinctura Chinae (offiz.) wird mit verdünntem Weingeist aus der Rinde 1:5 bereitet, eine rotbraune Lösung mit mindestens 0,74% Alkaloiden und Gerbstoff, sehr bitter schmeckend, 20 Tropfen (1,0 = 50 Tropfen; 10,0 = 0,45 DM).

Tinctura Chinae composita (offiz.). Außer der Chinarinde werden mit verdünntem Weingeist ausgezogen: Pericarpium Aurantii (Cort. Aurant. fruct.), Rad. Gentianae, Cort. Cinnamomi. Der Gehalt der rotbraunen, bitter zusammenziehend schmeckenden Flüssigkeit an Chinaalkaloiden ist mindestens 0,37%. 20 Tropfen (1,0 = 50 Tropfen = 0,10 DM).

Decoctum Chinae DRF 200,0 entspricht dem Rezept:

Rp. Decoct. Cort. Chinae 10,0:170,0
Acidi hydrochlor. diluti 3,0
Sirupi simpl. ad 200,0
M.D.S. 2stündlich 1 Eßlöffel
Vor dem Gebrauch zu schütteln.

Rp. Tinct. stomachic. DRF 30,0
D.S. 3mal täglich 30 Tropfen in Wasser.
Vor Gebrauch schütteln.
(Besteht aus gleichen Teilen Tinct. Chinae comp., Tinct. Zingiber., Tinct. Rhei vinosa.)

Strychnin. nitric. und die Tinktur aus *Semen Strychni* (offiz.) (Näheres S. 111) werden zur Anregung von Appetit und mechanischer Leistung des Verdauungsrohres gegeben. Es sei auf die mit länger anhaltenden Strychnindarreichungen verbundenen Gefahren hingewiesen (s. S. 112).

Strychnin. nitric. (offiz.), 2mal täglich etwa 0,001, z. B. in Pillen (EMD 0,005!, TMD 0,01!).

Tinctura Strychni (offiz.), gelbe, sehr bittere Flüssigkeit mit 0,25% Alkaloiden, durch Ausziehen der Brechnüsse mit verdünntem Weingeist 1:10 erhalten; 10 Tropfen (1,0 = 50 Tropfen), 2mal täglich (EMD 1,0!, TMD 2,0!) (10,0 = 0,50 DM).

Radix Gentianae (offiz.), Enzianwurzel von einheimischen Gentianaarten, enthält viel Zucker und einen glykosidischen Bitterstoff.

Extract. Gentianae (offiz.), rotbrauner dicker Extrakt, wird zusammen mit gleichen Teilen der gepulverten Wurzel in Form von Pillen gegeben, z. B. bei der Darreichung von Eisenpräparaten.

Tinctura Gentianae (offiz.), mit verdünntem Weingeist aus der Wurzel 1:5 bereitet, eine gelbbraune Flüssigkeit, 20 Tropfen (50 Tropfen = 1,0) (10,0 = 0,20 DM).

Tinctura amara (offiz.) wird bereitet aus: Rad. Gentianae, *Herba Centaurii* (offiz.), dem einheimischen, einen Bitterstoff enthaltenden Tausendgüldenkraut, *Pericarpium Aurantii* (offiz.), Pomeranzenschalen und *Rhizoma Zedoariae* (offiz.), der Zitwerwurzel von der indischen Curcuma zedoaria. Von der grünbraunen, bitter-aromatisch schmeckenden Flüssigkeit werden 20 Tropfen mehrmals am Tage gegeben (1,0 = 50 Tropfen) (10,0 = 0,20 DM).

Cortex Condurango (offiz.), von der in Ecuador heimischen Marsdenia condurango, mit dem Glykosid Condurangin, galt längere Zeit als Heilmittel bei Magenkrebs. Die Droge wird in Form der folgenden Zubereitungen viel bei Dyspepsien gegeben:

Extract. Condurango fluidum (offiz.), von bitter kratzendem Geschmack. 20 Tropfen mehrmals täglich. 1,0 = 40 Tropfen (10,0 = 0,15 DM).

Vinum Condurango (offiz.), 2—3mal täglich 1 Schnapsglas voll (100,0 = 0,85 DM).

Rp. Decoct. Condurango DRF 200,0
D.S. 3mal täglich 1 Eßlöffel. Vor Gebrauch schütteln.
(Enthält Decoct. Cort. Condurango 15,0:180,0, Acid. hydrochloric. dilut. 3,0, Sir. simpl. ad 200,0.)

Decoctum Cort. Condurango wird kalt koliert, weil das Condurangin in der Wärme schlecht löslich ist.

Radix Colombo (offiz.), von der afrikanischen Jatrorrhiza palmata, enthält neben einem Bitterstoff reichlich Schleim. Die Droge wird besonders bei Darmtuberkulose in einer Dosis von 1,5 als Infus gegeben.

Die wichtigsten aromatischen Drogen dienen zur Bereitung der **Tinctura aromatica** (offiz.), in der verarbeitet sind:

1. *Cortex Cinnamomi* (offiz.), Ceylonzimt. Das ätherische Öl derselben ist auch in der *Aqua Cinnamomi* (offiz.), der *Tinctura Cinnamomi* (offiz.) und dem *Sirupus Cinnamomi* (offiz.) enthalten.
2. *Rhizoma Zingiberis* (offiz.), Ingwer, vom indischen Zingiber, dessen ätherisches Öl auch in der *Tinctura Zingiberis* (offiz.) enthalten ist.
3. *Rhizoma Galangae* (offiz.), Galgant, von der indischen Alpinia officinarum, das ebenfalls ein aromatisches Öl enthält.

4. *Flores Caryophylli* (offiz.), Gewürznelken, die getrockneten Blütenknospen von Jambosa caryophyllus, die 18% eugenolhaltiges ätherisches Öl führen.

5. *Fructus Cardamomi* (offiz.), Malabarcardamomen, die Früchte der indischen Ellettaria cardamomum, mit ätherischem Öl.

Von der Tinct. aromatica werden 20 Tropfen (1,0 = 54 Tropfen) mehrmals täglich gegeben (10,0 = 0,25 DM).

Die aromatischen Mittel werden oft zusammen mit abführenden Drogen der Anthrachinonreihe gegeben:

Tinct. Aloes composita (offiz.) aus Aloe (S. 165), Rhiz. Rhei, Rad. Gent., Rhiz. Zedoariae, Crocus; 1/2—1 Teelöffel als Stomachicum mit leicht abführender Wirkung (10,0 = 0,25 DM).

Tinct. Rhei vinosa (offiz.), aus Rhiz. Rhei, Pericarpium Aurantii und Fruct. Cardamom. mit Xereswein, 1 Eßlöffel als Stomachicum (100,0 = 1,10 DM).

h) Adsorbierende Mittel, einhüllende Mittel.

Bei infektiösen Darmkatarrhen oder bei oralen Vergiftungen, z. B. mit Alkaloiden, werden adsorbierende Mittel gegeben in der Erwartung, daß diese die Bakterien, deren Toxine bzw. die Gifte binden und nicht zur Resorption gelangen lassen. Hauptsächlich verwandt werden:

Bolus alba (offiz.), weißer Ton, der aus wasserhaltigem Aluminiumsilicat von wechselnder Zusammensetzung besteht und in Wasser unlöslich ist. Er bindet vorwiegend basische Stoffe. Bei Darmkatarrhen 50,0—100,0 als Suspension (bis 500,0 pro die).

Rp. Boli albae 50,0
Olei Citri gtt. I
Aquae dest. ad 150,0
M.D.S. Umschütteln. Eßlöffelweise im Laufe des Tages zu nehmen.
(100,0 Bol. alb. = 0,15 DM.)

Carbo medicinalis (offiz.), Tierkohle, hat ein stärkeres Adsorptionsvermögen als Bolus alba und bindet Stoffe unabhängig von ihrer Ladung; weniger wirksam ist *Carbo Ligni pulv.* (offiz.), Holzkohle. Bei Vergiftungen, infektiösen Darmprozessen, Blähungen 1—2 Teelöffel mehrmals, in Wasser verrührt.

Rp. Pulveris adsorbentis DRF 50,0
D.S. 3stündlich 1 Teelöffel
(enthält Magnes. peroxydat., Bol. alb. āā 12,5, Carbo medicin. ad 50,0).

(100,0 Carbo Ligni pulverat. = 0,20 DM, 10,0 Carbo medicin. = 0,35 DM.)

Angenehmer zu schlucken sind Kohlezubereitungen in Fertigpackungen:
Kohlecompretten MBK, 20 St. zu 0,25 = 0,75 DM, 50 St. = 1,35 DM.
Kohlegranulat (Merck), 20,0 = 1,15 DM, 100,0 = 3,25 DM.

Als einhüllende Mittel finden zahlreiche schleimhaltige Drogen Verwendung. In ähnlicher Weise wie die Adsorbentien binden sie bei Darminfektionen die entzündlich wirksamen Produkte. Außerdem gibt man sie bei Reizzuständen in der Luftröhre und, mit reichlich Wasser, zur Erzeugung einer Diaphorese.

Besonders bei der Behandlung der Darmkatarrhe der Kinder gibt man:

Radix Althaeae (offiz.) und *Folia Althaeae* (offiz.), von der einheimischen Althaea officin., Eibisch; als Dekokt bzw. Infus 10,0:100,0, teelöffelweise (100,0 = 2,05 bzw. 0,35 DM).

Sirupus Althaeae (offiz.) enthält den Schleim der Eibischwurzel; als Zusatz zu Lösungen (100,0 = 0,70 DM).

Mucilago Salep (offiz.), frisch bereitet (1:100) aus *Tubera Salep* (offiz.), des Stärke und Schleim enthaltenden Knollen verschiedener Orchideen; eßlöffelweine bei Diarrhoe (10,0 Tub. Salep = 0,45 DM).

Seltener verwandt werden die schleimhaltigen Drogen:

Carrageen (offiz.), Isländisches Moos, die getrockneten Meeresalgen Chondrus crispus und Gigartina mamillosa, die neben viel Schleim etwas Jod enthalten. Decoct. 2,0:200,0. (10,0 Carrageen = 0,15 DM).

Pektine sind hochpolymere kettenförmige Molekeln aus Polygalakturonsäure, Galaktose und Arabinose. Sie kommen z. B. in Früchten als Bindemittel zwischen den Zellwänden vor. In der HEISLER-MOROschen Apfeldiät sollen sie neben den Gerbstoffen das wirksame Prinzip darstellen. Sie können als Ersatz dafür z. B. bei Kinderdiarrhoen dienen, freilich gilt Aplona als überlegen.

Aplona (Rhenania), Produkt aus Äpfeln von bestimmtem Reifegrad. 10,0 entsprechen etwa 100,0 Frischapfel. Täglich 20,0—40,0 als 4—8%ige Aufschwemmung (100,0 = 2,33 DM).

Santuron (Turon), gereinigte Pektine, 1—3 Teelöffel Pulver in Wasser zu nehmen (90,0 = 1,75 DM).

i) Adstringierende Mittel.

Gerbstoffhaltige Drogen und Gerbstoffverbindungen.

Die Drogen und ihre Chemie. **Gerbstoffe** sind organische Verbindungen, die in Pflanzen vorkommen und Haut in Leder verwandeln. *Esterartige Gerbstoffe* liefern bei der Hydrolyse Zucker und meist Gallussäure. Die *kondensierten Gerbstoffe* sind keine Ester, ihre Kerne sind durch Kohlenstoffbindungen miteinander verbunden. Ein großer Teil dieser Gerbstoffe leitet sich von den Katechinen ab. Die Gerbstoffe sind in Wasser kolloidal löslich. Sie geben mit Eisenchlorid typische Farbreaktionen (Tinte).

OH
C
HO · C C · OH
HC CH
C
COOH

Gallussäure

$C_7H_6O_5$

Gallae (offiz.), Galläpfel, enthalten bis 80% Tannin.

Tinctura Gallarum (offiz.), braune, zusammenziehend schmeckende Flüssigkeit aus den Galläpfeln mit verdünntem Alkohol 1:5 bereitet.

Rad. Ratanhiae (offiz.), Wurzeln der südamerikanischen Krameria triandra mit viel Gerbstoff.

Tinctura Ratanhiae (offiz.), wie Tinct. Gallar. bereitet; dunkelrote Flüssigkeit.

Rhizoma Tormentillae (offiz.), Wurzelstock von Potentilla silvestris.

Tinctura Tormentillae (offiz.), weingeistiger Auszug 1:5.

Cortex Quercus (offiz.), von dem einheimischen Quercus robur.

Folia Hamamelidis (Erg.B.) von der nordamerikanischen Hamamelis virginiana.

Folia Myrtilli (Erg.B.), Heidelbeerblätter von Vaccinium Myrtillus.

Fructus Myrtilli (Erg.B.), getrocknete Heidelbeeren.

Catechu (offiz.), aus dem Holze indischer Akazienarten durch Auskochen und Eindicken in Form dunkelbrauner Stücke gewonnen.

Tinctura Catechu (offiz.) mit verdünntem Alkohol aus Catechu (1:5) als dunkelbraune Flüssigkeit erhalten.

Acidum tannicum (offiz.), Tannin, Gerbsäure, Pentadigalloylglucose, wird aus Gallen verschiedener Pflanzen gewonnen und ist ein in Wasser und Alkohol gut lösliches, weißgelbes Pulver von zusammenziehendem Geschmack.

Tannalbin (offiz.) (Knoll), eine Eiweiß-Gerbsäure-Verbindung, ist ein bräunliches, in Wasser unlösliches und geschmackloses Pulver.

Tannigen (offiz.), ein Gemisch von Di- und Triacetyltannin, ein in Wasser unlösliches, geschmackloses Pulver.

Tannoform (offiz.), Methylenditannin, entsteht durch Einwirken von Formaldehyd auf Tannin; rötlichbraunes, wasserunlösliches, geschmackloses Pulver.

Schicksal im Körper. Die genannten wasserunlöslichen Präparate wirken noch nicht im Magen gerbend; sie werden erst im Darmkanal gespalten, so daß dort Gerbstoffe frei werden und nun adstringierende Wirkungen auftreten. Die Gerbstoffe werden unverändert nicht resorbiert. Die resorbierten Spaltprodukte werden im Harn ausgeschieden.

Indikationen. Bei mit Durchfällen verbundenen Darmentzündungen gelingt es recht sicher, durch Gerbstoffe stopfend zu wirken. Eventuell ist zuvor ein mildes Abführmittel (Ol. Ricin., Hydrarg. chlorat., Natr. sulfuric.) zu geben. Die Drogenpräparationen und Acid. tannicum werden weiter als Klysma und Suppositorium zur lokalen Behandlung der Dickdarmschleimhaut (z. B. bei Ruhr) und Rectumschleimhaut (z. B. bei entzündlichen Hämorrhoiden) angewandt.

Gerbstoffdrogen und besser noch reine Tanninlösungen können auch zur Behandlung von Vergiftungen mit Alkaloiden und Schwermetallen dienen, weil Gerbstoffe diese Verbindungen in unlöslicher Form ausfällen können (nicht das Morphin!).

Nebenwirkungen. Die wasserlöslichen Präparate und die gerbstoffhaltigen Drogen adstringieren die Magenschleimhaut, so daß Magenbeschwerden auftreten können. Sie werden besser ersetzt durch die im Mageninhalt unlöslichen, also hier nicht adstringierenden, wasserunlöslichen Präparate.

Darreichung, Dosierung.

1. Bei Enteritis.

Rp. Tannalbini 10,0
S. Mehrmals täglich 1 Messerspitze bis 1,0.
(10,0 = 1,25 DM.)

Rp. Pulveris adstringentis DRF 30,0
D.S. 3mal täglich 1 gestrichenen Eßlöffel (enthält Rhizom. Tormentillae, Bismut. subgallic. und Carbo medicin. zu gleichen Teilen).

Tannigen (10,0 = 2,25 DM), Tannoform (10,0 = 0,75 DM) ebenso.

Rp. Rad. Ratanhiae 20,0 (oder Rhiz. Tormentillae 20,0)
f. decoct. col. 100,0
Sirupi simpl. ad 150,0
M.D.S. Alle 2 Std. 1 Eßlöffel.

(100,0 Rad. Ratanh. = 0,55 DM; 100,0 Rhiz. Torment. = 0,35 DM).

2. Klysma bei Ruhr.

Rp. Acidi tannici 1,5
Aquae dest. ad 300,0
M.D.S. $^1/_3$ als Klysma, 3mal täglich.
(10,0 Acid. tann. = 0,20 DM.)

3. Suppositorium bei Hämorrhoiden.

Rp. Acidi tannici 2,0
(oder Extract. Hamamelidis 0,5)
Olei Cacao 10,0
f. suppos. Nr. XII
S. 3mal täglich 1 Zäpfchen einzuführen.
(1,0 Extr. Hamam. = 0,25 DM.)

Adstringierende Schwermetallverbindungen.

Geeignet sind nur die kaum wasserlöslichen Verbindungen, die, auch wenn sie in größeren Mengen eingenommen werden, keine Ätzungen verursachen können. Sie besitzen meist gleichzeitig adsorbierende Eigenschaften.

Meist verwandt werden:

Bismutum subgallicum (offiz.), *Dermatol* (Hoechst) (s. S. 50), von dem bis 4mal täglich 0,5—1,0 als abgeteiltes Pulver oder je 1 Messerspitze bei Ulcus ventriculi und Enteritis gegeben wird.

Bei Hämorrhoiden werden Suppositorien der folgenden Zusammensetzung verwandt:

Rp. Bismut. subgall. 0,2
(bei Schmerzen mit Anaesthesin 0,2)
Olei Cacao q. s. f. suppos.
D. t. dos. Nr. VI
S. 3mal täglich 1 Supp. einzuführen.
(10,0 Bism. subgall. = 0,90 DM, als Dermatol = 1,45 DM.)

Bismutum subnitricum (offiz.) (s. S. 50) und *Bismutum bitannicum* (offiz.) werden als adstringierende Deckpulver bei Ulcus ventriculi gegeben. Eine starke säurebindende Wirkung haben die Mittel nicht. Vor der Verwendung als Kontrastmittel bei der Röntgendurchleuchtung ist zu warnen, da mehrere tödliche Nitrit- oder Wismut-Vergiftungen vorgekommen sind.

Rp. Bismut. subnitric. 5,0
Sirupi Althaeae 30,0
Aquae dest. ad 150,0
M.D.S. Umschütteln, 3mal täglich 1 Eßlöffel.
(10,0 Bism. subnitr. = 0,80 DM.)

(Über die bei lange dauernder innerer Anwendung kleiner Mengen von Wismutverbindungen auftretenden Erscheinungen eine resorptiven Wismutvergiftung s. S. 248.)

k) Mittel zur Behandlung von Erkrankungen der Leber und der Gallenwege.

α) *Mittel zur Behandlung von Leberparenchymschäden.*

Cholin, Trimethyloxyäthylammoniumchlorid, $HO \cdot CH_2 \cdot CH_2 \cdot N(CH_3)_3 \cdot Cl$ bildet stark hygroskopische, in Wasser leicht lösliche Krystalle. Seine Anwendung zur Behandlung von Lebererkrankungen ist auf die Entdeckung der lipotropen Wirkung durch BEST 1933 gegründet.

Cholin ist im Darm ziemlich beständig und wird leicht resorbiert. Im Organismus wird es abgebaut und nur ein kleiner Teil im Harn unverändert ausgeschieden.

Indikationen. Bei Leberschädigungen durch halogenierte organische Verbindungen wie Chloroform und Tetrachlorkohlenstoff, durch Salvarsan u. a., die fettige Degeneration und akute gelbe Leberatrophie bewirken, kann der degenerative Prozeß durch Cholin zum Stillstand und zur Ausheilung gebracht werden. Eine ähnliche Wirkung ist bei beginnenden Lebercirrhosen zu erreichen. Die Cholinwirkung wird durch eine fettarme und eiweißreiche Diät begünstigt. Der Ablauf infektiöser Hepatitiden wird durch Cholin nicht beeinflußt.

Nebenwirkungen werden bei der inneren Anwendung nicht beobachtet. Bei zu schneller intravenöser Injektion treten Auswirkungen der Erregung des Parasympathicus hervor.

Die lipotrope Wirkung des Cholins erfordert Dosen von 1,0—6,0 am Tage, die per os oder als Dauertropfinfusion verabreicht werden. Da das Cholinchlorid sehr hygroskopisch ist, wird für die innere Anwendung eine 10%ige Lösung verwendet.

Cholin chloratum (Merck), Cholinchlorid. Ampullen mit 2,0 in 10 cm^3 (5 St. = 6,40 DM).
Cholin (Hoechst), Cholinchloridemulsion. Kapseln mit 0,5 (20 St. = 6,50 DM).

Methionin, α-Amino-γ-methylthiobuttersäure, farblose Krystalle, die sich in 30 Teilen Wasser lösen. Methionin wird vom Darm resorbiert. Es wird bei Methioninmangel im Organismus sehr vollständig zurückgehalten und nur langsam nach Abbau des Schwefels zu Sulfat ausgeschieden. Nach Gaben, die den Bedarf übersteigen, wird es z. T. im Harn ausgeschieden.

$H_2C \cdot S \cdot CH_3$
CH_2
$HC \cdot NH_2$
$COOH$
Methionin
$C_5H_{11}O_2S$

Indikationen. Methionin wird wie Cholin zur Behandlung von Schädigungen des Leberparenchyms angewandt und häufig mit diesem zusammen verabreicht.

Nach innerer Anwendung werden Nebenwirkungen nicht beobachtet. Die zu schnelle intravenöse Injektion großer Dosen kann Übelkeit und Erbrechen bewirken.

Bei stärkeren Leberschäden wird Methionin in Dosen von 2,0—5,0 täglich intravenös injiziert; die innere Anwendung ist weniger wirksam.

Methionin (Merck). Tabletten mit 0,5 *dl*-Methionin (20 St. = 5,05 DM), Ampullen mit 0,5 des wasserlöslichen *dl*-Methioninamidacetat in 5 cm^3 (10 St. = 5,85 DM).
Thiomedon (Homburg). Tabletten mit 0,5 *dl*-Methionin (20 St. = 5,05 DM), Ampullen mit 2,0 in 10 cm^3 (5 St. = 10,20 DM).

β) *Cholagoga, gallentreibende Mittel.*

Bei entzündlichen Prozessen der Gallenwege und insbesondere bei Gallensteinleiden ist eine Anregung der Gallensekretion im Lebergewebe durch *Choleretica* sowie eine vermehrte Austreibung des Gallenblaseninhaltes durch *Cholokinetica* anzustreben. Zur ersten Gruppe gehören vor allem die physiologischen Gallensäuren, Abkömmlinge des Cholesterins. Auch dem Atophan (s. S. 186), der Salicylsäure (s. S. 94), einigen ätherischen Ölen (Kümmel und Pfefferminze) (s. S. 168), Kalomel (s. S. 45 u. 162), dem Karlsbader Wasser u. a. schreibt man gallentreibende Wirkungen zu.

Die Entleerung der Gallenblase kann reflektorisch vom Darm her ausgelöst werden, z. B. durch Gaben von Magnesiumsulfat, Fetten, Ölen und Eigelb. Besonders zuverlässig ist die Cholokinese nach Injektionen von Hypophysenhinterlappenpräparaten.

Bilival (Boehringer-Ingelheim), krystallines Lecithin-Natriumcholat. Zweimal täglich 2—4 Pillen (50 Pillen zu 0,15 = 3,50 DM).

Decholin (Riedel), reine Dehydrocholsäure. Dreimal täglich 1—2 Tabletten zu 0,25 (20 Tabletten = 3,10 DM). Auch intravenös als Na-Salz in 20%iger Lösung. Ampullen mit 5 und 10 cm³ (3 St. = 4,25 bzw. 6,25 DM).

Degalol (Riedel), Additionsverbindung von Menthol und Dioxycholansäure. Dreimal täglich 1—2 Tabletten zu 0,1 (20 Tabletten = 1,55 DM).

Magnesium sulfuricum, Bittersalz (vgl. S. 159 u. 171). Auch Bitterwässer von Mergentheim, Friedrichshall, Apenta u. a.

Hypophysenhinterlappen-Präparate in Dosen von 3 IE Vasopressin intravenös (vgl. S. 176).

γ) *Spasmolytica.*

Zur Beseitigung der heftigen Spasmen bei Gallensteinkoliken, die z. T. auch ohne Steinverschluß rein funktionell bedingt sein können, sind neben Analgetica wie Novalgin, Dolantin (s. S. 85) und evtl. Morphin meist Spasmolytica wie Papaverin (vgl. S. 148), Atropin oder Belladonnazubereitungen (vgl. S. 146) erforderlich.

l) Abführmittel.

Physikalisch (durch Vermehrung der Darmfüllung usw.) wirksame Abführmittel (Manna, Pulpa Tamarindorum, salinische Abführmittel, Agar Agar, Paraffinum liquidum).

Geschichtliches. Tamarindenmus und Manna waren als Abführmittel schon den Alten bekannt und wurden durch Vermittlung der arabischen Medizin frühzeitig in Europa eingeführt. Im Jahre 1648 entdeckte dann der Chemiker GLAUBER das Natriumsulfat, das sich als Sal mirabile rasch in der Therapie durchsetzte, am Ende des gleichen Jahrhunderts fand man in der Quelle von Epsom in England das Epsomsalz (Magnesiumsulfat), das als Sal anglicum ebenfalls sofort viel angewandt wurde, und Anfang des 18. Jahrhunderts brachte der französische Apotheker SEIGNETTE aus La Rochelle das von ihm entdeckte Kalium-Natriumtartrat als Geheimmittel in den Handel (Rochelle- oder Seignettesalz).

Die Drogen und ihre Chemie. **Manna** (offiz.) wird in Südeuropa (Sizilien) von einem kleinen Baume, der Mannaesche, Fraxinus ornus, gewonnen. Die Rinde wird eingeschnitten, so daß der braune Saft austritt und bald zu rinnenförmigen weißen bis gelbbraunen Massen mit Honiggeruch und süßem Geschmack erstarrt. Außer Zucker ist in Manna der 1806 aufgefundene *d*-Mannit, ein sechswertiger Alkohol, zu 50—80% enthalten. Mannit ist der wichtigste und pharmakologisch allein interessierende Bestandteil der Manna. Das DAB schreibt einen Mindestgehalt von 75% Mannit vor.

Sirupus Mannae (offiz.) enthält 10 Teile Manna, 2 Teile Alkohol, 33 Teile Wasser und 55 Teile Zucker.

Pulpa Tamarindorum depurata (offiz.) wird aus dem rohen Tamarindenmus, Pulpa Tamarindorum cruda (offiz.), hergestellt, welches nach Wasserzusatz durch ein Sieb gerieben, eingedampft und mit Zucker vermischt wird.

Tamarindenmus ist das eingetrocknete Fruchtfleisch von Tamarindus indica, einem im ganzen Tropengürtel verbreiteten Baume. Das im frischen Zustande hellrotbraune Mus wird beim Trocknen und Stehenlassen dunkelschwarz, und hierbei bilden sich den Wohlgeschmack bedingende aromatische Substanzen. Pulpa Tamarindorum hat einen sauren Geschmack.

Im Tamarindenmus ist viel Weinstein, primäres Kaliumsalz der *d*-Weinsäure, und freie *d*-Weinsäure vorhanden, zusammen rund 10%, daneben Schleim, Pektin, Zucker, Apfelsäure.

Electuarium Sennae (offiz.) (S. 165) wird durch Mischen von Pulpa Tamarind. depur. mit gepulverten Sennesblättern und Zuckersirup hergestellt.

Chemie der abführenden Salze. **Natrium sulfuricum** (offiz.), Natriumsulfat, Glaubersalz, $Na_2SO_4 \cdot 10\,H_2O$, bildet farblose verwitternde Krystalle, die sich bei 20° C in 2 Teilen Wasser mit neutraler Reaktion lösen.

Natrium sulfuricum siccatum (offiz.) ist das zum größten Teil von seinem Krystallwasser befreite Natriumsulfat mit mindestens 88,6% wasserfreiem Na_2SO_4. Es ist ein weißes, lockeres Pulver, das wie das krystallwasserhaltige Salz von salzig-bitterem Geschmack ist.

Von Natrium sulfuricum siccatum sind, da es viel wasserärmer ist, nur halb so große Mengen zu nehmen; es wird vorwiegend dann gewählt, wenn das Mittel in Pulvergemischen dargereicht werden soll.

Natrium phosphoricum (offiz.), Dinatriumorthophosphat, sekundäres Natriumphosphat, $Na_2HPO_4 \cdot 12\,H_2O$, farblose, in Wasser 1:6 lösliche Krystalle von schwach salzigem Geschmack. Die wäßrige Lösung reagiert schwach alkalisch.

Natrium biphosphoricum (Erg.B.), primäres Natriumphosphat, $NaH_2PO_4 \cdot 2\,H_2O$, ist ein in 2 Teilen Wasser lösliches Salz; die wäßrige Lösung reagiert sauer.

Tartarus depuratus (offiz.), Weinstein, saures weinsaures Kalium, weißes Pulver von säuerlichem Geschmack, das sich in kaltem Wasser kaum löst.

Kalium tartaricum (offiz.), weinsaures Kalium, farblose Krystalle, die sich in 0,7 Teilen Wasser lösen.

Tartarus natronatus (offiz.), Kaliumnatriumtartrat, Seignette- oder Rochelle-Salz, farblose Krystalle, die in 1,4 Teilen Wasser mit neutraler Reaktion in Lösung gehen.

COOK
|
HO · CH
|
HC · OH
|
COONa

Tartarus natronatus
$C_4H_4O_6NaK$

Magnesium sulfuricum (offiz.), $MgSO_4 \cdot 7\,H_2O$, Bittersalz, Epsomsalz, farblose Krystalle, die bei 20° C in 1 Teil Wasser löslich sind; die Lösung schmeckt intensiv salzig-bitter.

Magnesium sulfuricum siccatum (offiz.) ist das gleiche Salz, dem durch Erhitzen soviel Wasser entzogen wird, daß das Gewicht um etwas über ein Drittel abnimmt. Man gibt also von dieser Verbindung, die hygroskopisch ist, etwa zwei Drittel der für das Magnesium sulfuricum gebräuchlichen Dosen.

Magnesium carbonicum (offiz.), basisches Magnesiumcarbonat, etwa von der Zusammensetzung $4\,MgCO_3 \cdot Mg(OH)_2 \cdot 4\,H_2O$. Das weiße Pulver ist in kohlensäurefreiem Wasser kaum löslich; es enthält mindestens 24% Mg; — selten als Abführmittel verwandt (s. S. 150).

Magnesia usta (offiz.), Magnesiumoxyd, MgO, gebrannte Magnesia, ist ein leichtes, weißes, in Wasser schwach lösliches Pulver. Die wäßrige Lösung reagiert schwach alkalisch; — selten als Abführmittel verwandt (s. S. 150).

Unter den offizinellen Zubereitungen der abführenden Salze sind zu nennen:

Sal Carolinum factitium (offiz.) : 22,0 Natrium sulfuricum siccatum, 1,0 Kalium sulfuricum, 9,0 Natrium chloratum und 18,0 Natrium bicarbonicum werden gemischt; 6,0 des Salzes geben mit 1 Liter Wasser eine dem natürlichen Karlsbader Wasser ähnliche Lösung.

Pulvis aerophorus laxans (offiz.), in gefärbtem Papier 7,5 Tartarus natronatus und 2,5 Natrium bicarbonicum, in farblosem Papier 2,0 Acidum tartaricum.

Magnesium citricum effervescens (offiz.), Brausemagnesia, enthält neben 5 Teilen Magnesium carbonicum 23 Teile Acidum citricum, 17 Teile Natrium bicarbonicum und etwas Zucker.

Schicksal im Körper. Die wirksamen Substanzen der Manna und des Tamarindenmuses werden, wie die unter den salinischen Abführmitteln genannten Verbindungen, von der Schleimhaut des Magendarmkanales schlecht resorbiert. Die Folge ist, daß mitgegebenes Wasser nur so weit in den Kreislauf gelangt, bis die im Darme zurückbleibenden Substanzen in isosmotischer Lösung vorliegen. Werden die Substanzen trocken eingegeben, so bewirkt der osmotische Druck der nicht resorbierten Anteile den Zustrom von Wasser oder die Sekretion eines dünnen Darmsaftes, bis wieder Isotonie eingetreten ist.

Die Resorption aller hier genannten Stoffe hängt davon ab, ob sie mit oder ohne Wasser dargereicht werden. In wäßriger Lösung gegeben, werden sie nach dem Austritt aus dem Magen den Dünndarm rasch durcheilen, d. h. in kurzer Zeit aus dem relativ gut resorbierenden Dünndarm in den kaum resorbierenden Dickdarm gelangen. Werden die Stoffe trocken gegeben, so wird der Wasserzustrom in den Darm, also auch die Darmfüllung und damit die Fortbeförderung durch den Dünndarm langsam erfolgen, so daß genügend Zeit zur Resorption gegeben ist.

Weiter ist die Resorption von der absoluten Menge abhängig; genügend große Mengen werden infolge der durch sie bewirkten Darmfüllung so schnell durch den Dünndarm getrieben, daß nur ein minimaler Anteil zur Resorption kommt, kleinere Mengen dagegen durchlaufen den Dünndarm, da sie kaum zu seiner stärkeren Füllung führen, langsam; sie werden relativ vollkommen resorbiert. Nach der Einnahme von 30,0 Glaubersalz fand man z. B. am Tage der Einnahme nicht einmal 1% der eingegebenen Sulfatmenge im Urin wieder, nach 15,0 trat am ersten Tage schon etwa ein Fünftel der eingeführten Sulfatmenge über, nach 10,0 schon über 80%.

Indikationen. Die Stoffe dieser Gruppe sind neben Oleum Ricini die meist verwandten Mittel, wenn der Darm bei einer Obstipation oder nach der Einnahme giftiger Stoffe (Wurmkuren) innerhalb weniger Stunden entleert werden soll, oder wenn bei katarrhalischem Ikterus, Gallensteinen, Fettleibigkeit längere Zeit hindurch die Nahrungsfortbeförderung durch den Darm beschleunigt werden soll.

Nebenwirkungen, Gefahren. Eine gewisse darmreizende Wirkung kommt nur nach der Einnahme großer Bittersalzmengen zustande; sie äußert sich in länger anhaltendem Darmkatarrh, während alle anderen Substanzen und Drogen, von dem oft schlechten Geschmack der Salze und von leichten Kolikschmerzen abgesehen, ohne Nebenwirkungen sind. Die Gefahr einer ernsten Schädigung besteht nach der Einnahme der unten genannten therapeutischen Mengen nicht. Bei entzündlichen Vorgängen in der Darmschleimhaut oder der Darmumgebung, also bei Typhus, Peritonitis, Appendicitis wird man zumal das relativ stark wirksame Bittersalz nicht geben, da die entzündlichen Erscheinungen nach der Einnahme eine Steigerung erfahren können.

Darreichung, Dosierung.

Manna (offiz.) wird vorwiegend als *Sirupus Mannae* teelöffelweise als mildes Abführmittel bei Kindern verwandt (10,0 Manna = 0,15 DM).

Pulpa Tamarindorum depurata (offiz.) ist ebenfalls in der Kinderpraxis sehr beliebt (auch in der Form des *Electuarium Sennae*, S. 165) (100,0 = 0,45 DM).

Rp. Pulpae Tamarind. depur. 25,0
Sir. Mannae q. s. f. electuar.
D.S. 1—2 Teelöffel mehrmals täglich.

Die salinischen Abführmittel läßt man in den angegebenen Mengen, welche den individuellen Bedürfnissen anzupassen sind, aus den oben erörterten Gründen in viel Wasser (z. B. $^1/_4$ Liter) oder in Tee gelöst oder aufgeschwemmt einnehmen

Natrium sulfuricum. $^1/_2$—2 Eßlöffel = 5,0—20,0 (100,0 = 0,15 DM).
Natrium sulfuricum siccatum. 3,0—10,0.
Sal Carolinum factitium. 1—2 Teelöffel (100,0 = 0,15 DM).
Natrium phosphoricum. 1—2 Eßlöffel = 15,0—30,0 (100,0 = 0,20 DM).
Tartarus depuratus. 1 bis mehrere Messerspitzen zu je etwa 2,0 (10,0 = 0,10 DM).
Tartarus natronatus. 5,0—10,0 (100,0 = 0,45 DM).
Pulvis aerophorus laxans. 1—2 Pulver (1 Pulver = 0,15 DM).
Magnesium sulfuricum. 5,0—20,0 (100,0 = 0,15 DM).
Magnesium sulfuricum siccatum. 3,0—15,0.
Magnesium citricum effervescens. 1—2 Teelöffel (10,0 = 0,15 DM).

Agar Agar (offiz.) wird aus ostasiatischen Meeresalgen gewonnen. Es enthält u. a. durch hohe Quellbarkeit ausgezeichnete Alginsäuren (Polymanuronsäuren) und schwefelsäurehaltige Polysaccharide. Im getrockneten Zustand bildet es 5 mm dicke, 20—50 cm lange, weißgelbliche Stränge oder vierkantige, etwa 4 cm dicke und 20—30 cm lange Stäbe. Agar Agar ist geruch- und geschmacklos und quillt in Wasser stark auf. Eingenommen führt es durch Darmfüllung zur Anregung der Peristaltik.

Gegeben werden bei leichteren Formen der Darmträgheit 10,0 (= 2—3 Teelöffel) in Suppen oder Breien mehrmals täglich (10,0 = 0,25 DM).

Paraffinum liquidum (offiz.) wird aus Destillationsrückständen des Petroleums gewonnen; es besteht in der Hauptsache aus aliphatischen Kohlenwasserstoffen und ist eine klare, farblose und nicht fluorescierende ölige Flüssigkeit, die sich in Wasser nicht löst und geruch- und geschmacklos ist. Es bildet mit der Flüssigkeit des Darminhaltes eine Emulsion, durchweicht den Kot und macht ihn gleitend. Die Wirkung tritt oft erst nach mehrtägiger Darreichung ein.

Man gibt 1—4 Eßlöffel als einmalige Dosis oder, oft mit besserem Erfolg, die gleiche Gesamtdosis in kleineren Mengen verteilt über den ganzen Tag.

Paraffinöl führt nicht selten zu Störungen der Geschmacksempfindung, Magenbeschwerden und Appetitmangel (100,0 = 0,90 DM).

Es gibt eine Anzahl von pharmazeutischen Paraffinpräparaten, z. T. mit Geschmackszusätzen (Mitilax, Parafluid, Paraffin. aromaticum DRF).

Oleum Ricini aus Semen Ricini.

Geschichtliches. Während schon die altindische Medizin den Gebrauch des Ricinusöles kannte, blieb in Europa die Anwendung bis Ende des 18. Jahrhunderts unbekannt.

Chemie. In dem Samen von Ricinus communis, der vorwiegend in Italien und Indien für die Gewinnung des Öles kultiviert wird, sind etwa 50—60% Ricinusöl (Kastoröl) enthalten. Durch kalte Pressung der Samen werden zunächst nur etwa 30% gewonnen; dieses kaltgepreßte Öl wird nach Auskochen mit Wasser (zur Entfernung von Eiweiß) für medizinale Zwecke verwandt. Das in dem Samen vorhandene Ricin, ein stark wirksames Gift, geht nicht in das Öl über. In **Oleum Ricini** (offiz.) (PI) ist der Glycerinester der 1889 aufgefundenen Ricinolsäure, einer Oxyölsäure $CH_3 \cdot (CH_2)_5 \cdot CHOH \cdot CH_2 \cdot CH = CH \cdot (CH_2)_7 \cdot COOH$, vorhanden, daneben wenig freie Säure. Oleum Ricini ist dickflüssig, farblos bis blaßgelblich; zum Unterschied gegen andere Öle ist es in Alkohol gut löslich.

Schicksal im Körper. Das Ricinusöl wird wie andere Fette im Darm verseift und die Ricinolsäure, soweit sie nicht durch die Abführwirkung aus dem Darm schnell entfernt wird, resorbiert und im Organismus oxydiert oder im Depotfett abgelagert.

Indikationen. Oleum Ricini ist das meist verwandte Abführmittel, wenn es gilt, innerhalb kurzer Zeit ohne Schwächung des Patienten den Darminhalt herauszubefördern oder Stuhlgang herbeizuführen. So wird es viel bei akuter Obstipation, akuter Enteritis zur Entfernung des infizierten Darminhaltes, bei Wurmkuren zur Herausbeförderung des Wurmmittels und nach Einnahme von Giften angewandt.

Nebenwirkungen, Gefahren bestehen nicht, abgesehen von dem schlechten Geschmack und der nach längerem Gebrauch eintretenden magenreizenden Wirkung. Die Kolikschmerzen vor der Defäkation sind gering. Weil das schon im Dünndarm wirksame Ricinusöl die Verdauungsvorgänge durch die schnellere Entleerung stört, ist es nicht für die Behandlung chronischer Obstipationen geeignet.

Darreichung, Dosierung.

Rp. Olei Ricini 100,0
M.D.S. 1—2 Eßlöffel
(bei Säuglingen 1 Teelöffel)
aus angewärmtem Löffel.
(100,0 = 1,40 DM.)

Rp. Olei Ricini 3,0
ad caps. gelat. elastic.
D. t. dos. Nr. X
S. 5 Kapseln zu nehmen.

Billiger ist die Verordnung im Handverkauf: „Ol. Ricini 100,0".

Sulfur depuratum.

Geschichtliches. Neben der äußeren wurde auch die innere Anwendung von Schwefel in der Antike vielfach geübt. Er galt als ein Mittel zur Behandlung von Dyskrasien bei vielen Krankheiten, nicht eigentlich als Abführmittel. Im Mittelalter gewann er als „Arcanum" der Alchimisten weiter an Bedeutung.

Sulfur depuratum (offiz.), gereinigter Schwefel, wird durch Waschen mit Ammoniakwasser aus dem sublimierten Schwefel (*Sulfur sublimat.*, offiz.) gewonnen. Das feine, gelbe, trockene Pulver ist ohne Geruch und Geschmack und verbrennt an der Luft mit blauer Flamme zu Schwefeldioxyd.

Sulfur praecipitatum (offiz.), Lac Sulfuris, Schwefelmilch, wird durch Ausfällung gewonnen. Es unterscheidet sich durch die feinere Korngröße von den erstgenannten Schwefelpräparaten und ist daher etwas stärker wirksam.

Schicksal im Körper. Im Magendarmkanal wird ein Teil des Schwefels durch bakterielle Wirkungen und durch Proteine zu Schwefelwasserstoff reduziert. Dieser fördert die Peristaltik und wird nach der Resorption oxydiert, so daß ein Teil des eingenommenen Schwefels im Harn in Form von Sulfaten oder organischen Schwefelverbindungen ausgeschieden wird. Ein kleiner Rest des Schwefelwasserstoffes wird durch die Lungen abgegeben und teilt der Ausatmungsluft seinen unangenehmen Geruch mit. Die Hauptmenge des eingenommenen Schwefels verläßt den Körper unresorbiert mit dem Kot.

Indikationen. Der Schwefel ist als milde wirkendes, den Darm nicht reizendes, in wenigen Stunden wirksames Abführmittel etwa in gleicher Weise wie Ricinusöl zu gebrauchen. Vorwiegend wird er bei Hämorrhoidalerkrankung gegeben, um den Stuhl in weicher Konsistenz durch das schmerzhafte Hämorrhoidalgebiet treten zu lassen.

Über die Anwendung in der Hauttherapie s. S. 52, bei rheumatischen Leiden S. 187.

Nebenwirkungen, Gefahren treten nach innerer Einnahme der genannten Dosen nicht in Erscheinung. Bei Überdosierung des Sulf. depur. oder irrtümlicher Verwendung des Sulf. praecip. treten wiederholte dünnflüssige, mit lebhaften Kolikschmerzen verbundene Entleerungen auf.

Darreichung, Dosierung. Man gibt von Sulfur depuratum 1,0—2,0 als Pulver. Man hüte sich dabei vor Verwechslungen mit Sulfur praecipitatum, von dem kleinere Mengen zu geben wären.

Rp. Sulfuris depurati 1,0—2,0
D. t. dos. Nr. X
S. 1 mal täglich 1 Pulver früh zu nehmen.
(10,0 Sulfur. depurat. = 0,05 DM.)

Schwefel ist ein Bestandteil des auf S. 167 genannten *Pulv. Liquir. compositus* und des ähnlich zusammengesetzten *Pulvis haemorrhoidalis* DRF (s. S. 167).

Hydrargyrum chloratum (offiz.), Hg_2Cl_2, Kalomel, Quecksilber(I)chlorid (Näheres S. 45) — *nicht zu verwechseln mit Hydrargyrum bichloratum*, $HgCl_2$, *Sublimat* —, war früher ein viel verwandtes Laxans, besonders zur Reinigung des Darmes bei enteritischen Erkrankungen. Einige Stunden nach der Einnahme werden breiige, durch Gehalt an unverändertem Gallenfarbstoff grün gefärbte Stühle entleert. Die begleitenden Kolikbeschwerden sind meist gering.

Wegen der Gefahr einer resorptiven Quecksilbervergiftung (S. 250) darf Hydrargyrum chloratum nie gegeben werden, wenn Darmstenose, Darmtumor oder Darmspasmus eine Darmträgheit vortäuschen. Da auch bei durchgängigem Darm größere Kalomelmengen resorbiert werden und leicht bei der Ausscheidung durch die Nieren eine Nierenreizung setzen, gibt man das Mittel nicht bei Nierenkranken. Weiter ist daran zu denken, daß Kalomel nicht gleichzeitig mit Jodkalium gegeben werden darf (S. 45) und daß man, um kumulative Giftwirkungen zu vermeiden, das Mittel per os als Abführmittel nicht länger als wenige Tage hindurch geben soll. Um möglichst wenig Quecksilber resorbieren zu lassen, werden verhältnismäßig große Dosen angewandt, damit die sichere Abführwirkung das Kalomel schnell wieder aus dem Darm entfernt.

Das ebenfalls offizinelle *Hydragyrum chloratum vapore paratum wird wegen zu energischer Wirkung und besserer Resorption, also größeren Gefahren, innerlich nicht gegeben.*

Rp. Hydrargyri chlorati 0,2—0,3
ad chart. amylac.
D. t. dos. Nr. VI
S. 2—3mal täglich 1 Pulver zu nehmen.

Säuglinge bekommen z. B. im Beginn einer Enteritisbehandlung etwa 2—3mal 0,03; Kinder im Spielalter 2—3mal 0,1; ältere Kinder bis 0,2.

(1,0 Hydrarg. chlorat. = 0,05 DM.)

Rp. Hydrargyri chlorati 0,02
Pulv. gummosi 0,5
M. f. pulv. D. tal. dos. Nr. VI
S. 3 Pulver täglich (bei Magen-Darm-Katarrh der Kinder).

Isacen (Roche), Diacetyl-bis-oxyphenylisatin, ist chemisch und in seiner Wirkung dem Phenolphthalein ähnlich. Es wird jedoch schlechter resorbiert und hat darum seltener Nebenwirkungen. 0,005—0,02 abends zu nehmen. Körner mit 0,005 (40 St. = 1,75 DM).

Phenolphthaleinum (offiz.) ist ein weißes, in Wasser fast unlösliches Pulver. Seine abführende Wirkung wurde von v. VAMOSSY in Ungarn entdeckt, wo Phenolphthalein Weinen zur leichten Identifizierung zugesetzt worden war.

0,1—0,2 bewirken in der Regel eine in 3—4 Std. eintretende Darmentleerung. Die ärztliche Anwendung wurde im Laufe der letzten Jahre sehr eingeschränkt, da mehrfach nach kleinen Dosen sehr unangenehme Nebenwirkungen auftraten. Neben heftigen Kolikbeschwerden kamen akute Nephritiden (z. T. mit völliger Anurie oder Hämaturie), seltener auch Hämolyse zur Beobachtung, so daß man besser auf die Verschreibung des Phenolphthaleins verzichtet. Phenolphthalein ist in zahlreichen abführenden Präparaten enthalten.

(1,0 Phenolphthaleinum = 0,05 DM.)

Abführmittel mit Anthrachinonderivaten als wirksamen Substanzen (Rhizoma Rhei, Cortex Frangulae, Cortex Rhamni Purshianae, Fructus Rhamni catharticae, Folia Sennae, Aloe).

Geschichtliches. Mehrere der hier einzureihenden Drogen zählen zu den ältesten bekannten Heilmitteln; der Rhabarber findet sich schon in einem vor 5000 Jahren abgefaßten chinesischen Arzneibuch, die Sennesblätter sind auf einem über 2000 Jahre alten ägyptischen Papyrus erwähnt, die Aloe war den Ärzten des alten Rom bekannt. Die europäische Heilkunde wurde mit dem Rhabarber durch die arabische Medizin bekannt. Er war wegen der Schwierigkeiten der Beschaffung außerordentlich teuer und erhielt im purgierfreudigen 16. und 17. Jahrhundert einen billigeren und vielbenutzten Konkurrenten in der Frangularinde, dem Rhabarbarum plebejorum. Die Kenntnis der Frangulawirkung ging später merkwürdigerweise fast verloren; die Droge wurde erst um die Mitte des vorigen Jahrhunderts wieder eingeführt, ihr folgte ein Vierteljahrhundert später die Cascara sagrada (Cortex Rhamni Purshianae) aus Kalifornien.

Sennesblätter kamen ebenfalls durch arabische Vermittlung in den europäischen Heilschatz. Sie sind seit dem 18. Jahrhundert, das die Erfindung des Wiener Trankes brachte, das meist benutzte Mittel dieser Reihe geblieben.

Aloe wird seit undenklichen Zeiten in Indien verwandt, sie tauchte im Mittelalter auch in Deutschland auf und ist seither ständiger Bestandteil der Apotheken.

Versuche, durch Synthese von Anthrachinonderivaten zu therapeutisch brauchbaren Abführmitteln zu gelangen, haben erst in letzter Zeit zu Ergebnissen geführt. *Dioxyanthrachinonum* (offiz.) ist ein derartig synthetisch dargestelltes, bewährtes Mittel.

Die Drogen und ihre Chemie. Alle genannten Drogen lassen ihre chemische Zusammengehörigkeit an einem gemeinsamen Gehalt an Farbstoffen erkennen; die Drogen enthalten gelbbraune Substanzen, die auf Alkalizusatz in intensiv rote bis rotbraune Farben umschlagen. Diese Substanzen sind chemisch nahe verwandt und werden unter dem Namen Emodine zusammengefaßt. Schon 1844 gelang es SCHLOSSBERGER und DÖPPING, aus dem Rhabarber die gelbbraune Chrysophansäure (1,8-Dioxy-3-methylanthrachinon) zu isolieren. Daneben fand man verschiedene Trioxymethylanthrachinone, so das Frangulaemodin (1,6,8-Trioxy-3-methylanthrachinon); ferner Rhein (1,8-Dioxyanthrachinon-3-carbonsäure) und Frangulaemodinmethyläther (1,8-Dioxy-3-methyl-6-methoxyanthrachinon). In den anderen Drogen dieser Gruppe wurden ähnliche Verbindungen gefunden, wie z. B. das Aloe-Emodin (1,8-Dioxy-3-oxymethyl-anthrachinon). Meist enthalten die Drogen nur geringe Mengen freier Oxymethylanthrachinone, die Hauptmenge ist in Form von Glykosiden, also an Zucker gebunden, vorhanden.

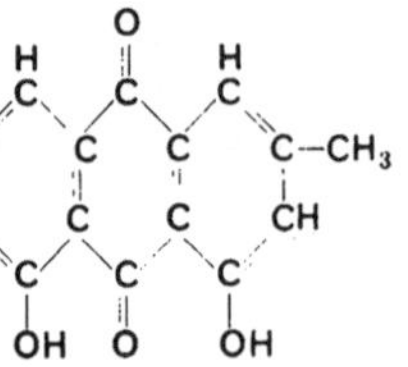

Chrysophansäure $C_{15}H_{10}O_4$

Rhizoma Rhei (offiz.) ist der von der Rinde befreite und getrocknete Wurzelstock verschiedener Rheumarten, die im westchinesischen Gebirgsland an der tibetanischen Grenze wild wachsen und in geringem Umfang auch in Europa kultiviert werden. Das Pulver ist wegen des hohen Gehaltes an freien und glykosidischen Oxymethylanthrachinonen von gelbbrauner Farbe. Der Geschmack ist intensiv bitter und, da das Rhabarberrhizom sehr viel Gerbstoffe enthält, zusammenziehend.

Extractum Rhei (offiz.). Das pulverisierte Rhizoma Rhei wird mit verdünntem Alkohol ausgezogen und der Auszug zur Trockne eingedampft. Die trockene, braune Masse löst sich trübe in Wasser.

Pulvis Magnesiae cum Rheo (offiz.). Kinderpulver, 3 Teile Rhabarberrhizom, 10 Teile Magnesiumcarbonat und 7 Teile mit Fenchelöl versetzter Zucker.

Cortex Frangulae (offiz.) wird von Stamm und Ästen des Faulbaumes, Rhamnus frangula, der im gemäßigten Klima, auch in Mitteleuropa weit verbreitet vorkommt, gewonnen.

Die therapeutisch wichtigen Bestandteile sind ein Emodinglykosid und freie Oxymethylanthrachinone. Beim Lagern der Rinde vermehrt sich die Menge dieser Substanzen, und gleichzeitig verschwindet dabei ein brechenerregender Körper, das Rhamnustoxin, weshalb das DAB vorschreibt, daß die Rinde vor dem Gebrauch mindestens 1 Jahr lang gelagert haben muß.

Extractum Frangulae fluidum (offiz.). Das Rindenpulver wird mit einem Gemisch aus Alkohol und Wasser ausgezogen, der Auszug wird eingeengt, bis 1,0 der rotbraunen Flüssigkeit 1,0 der Droge entspricht.

Extractum Frangulae examaratum fluidum (Erg.B.), entbittertes Faulbaumrindenfluidextrakt.

Cortex Rhamni Purshianae (Erg.B.), *Cascara sagrada* (PI), stammt von einer in den Rocky Mountains Nordamerikas einheimischen Faulbaumart. Sie hat eine sehr ähnliche Zusammensetzung wie die einheimische Faulbaumrinde und muß ebenfalls wegen eines in der frischen Droge enthaltenen brechenerregenden Stoffes mindestens 1 Jahr lagern.

Extractum Cascarae sagradae fluidum (Erg.B.) entspricht dem oben erwähnten Faulbaumfluidextrakt.

Fructus Rhamni catharticae (Erg.B.), Kreuzdornbeeren, werden zur Herstellung des *Sirupus Rhamni catharticae* (offiz.) verwendet. Der Saft der Beeren wird mit Zucker vermischt. Der Sirup hat eine violettrote Farbe und enthält Anthrachinonglykoside.

Folia Sennae (offiz.), Sennesblätter, sind die etwa 3 cm langen schmalen Blättchen des vorwiegend in Vorderindien kultivierten Strauches Cassia angustifolia und C. acutifolia.

Neben den an Zucker gebundenen und den freien Anthrachinonderivaten enthält das Sennesblatt gegen 10% Schleim. Bei der Infusbereitung gehen außerdem geringe Mengen eines reizend wirkenden Harzes in Lösung. Beim Erkalten fällt dieses Harz wieder aus.

Infusum Sennae compositum (offiz.), Wiener Trank, enthält in 10,0 die wirksamen Stoffe aus 1,0 Sennesblättern, daneben 1,0 Seignettesalz, 2,0 Manna sowie

Alkohol und ein wenig Soda. Es ist das einzige offizinelle Infus! Da es nach der Bereitung längere Zeit stehen und dann die klare Flüssigkeit vom Bodensatz abgegossen werden muß, fehlen ihm die oben erwähnten Harzstoffe.

Folliculi Sennae (Erg.B.), Sennesschoten. 10—15 Schoten mit Wasser kalt ansetzen und 12 Std. ziehen lassen.

Pulvis Liquiritiae compositus (offiz.), KURELLAs Brustpulver (1758), ist, was der Name nicht vermuten läßt, ein Sennesblätterpräparat. 10,0 des Pulvers enthalten 1,5 Sennesblätter, 1,5 Süßholzpulver, 1,0 Schwefel und etwas Fenchel neben Zucker.

Electuarium Sennae (offiz.). Die Sennalatwerge wird bereitet, indem 1 Teil der Blätter mit 5 Teilen Tamarindenmus und 4 Teilen Zuckersirup gemischt und erwärmt wird.

Sirupus Sennae (offiz.). Sennesblätter und ein wenig Fenchel werden ausgezogen und durch Zuckerzusatz zum Sirup verarbeitet.

Species laxantes (offiz.) bestehen zu etwa einem Drittel aus Sennesblättern, daneben etwas Kaliumtartrat und Weinsäure, sowie Holunderblüten, Fenchel und Anis.

Aloe (offiz.), Kap-Aloe, ist der eingekochte, getrocknete Saft aus den Blättern verschiedener Aloearten; sie bildet dunkelbraune glänzende Stücke von intensiv bitterem Geschmack, die in kaltem Wasser unlöslich sind. Die Aloe enthält als wichtigsten Bestandteil ungefähr 20% Aloin, ein Anthrachinonglykosid, daneben ungefähr 40% Harze, die an der Wirkung unbeteiligt sind.

Die bei uns offizinelle Aloesorte trägt auch den Handelsnamen Aloe lucida. Sie ist von einer in anderen Ländern offizinellen Sorte, der Aloe hepatica, dadurch unterschieden, daß sie keine Krystallstrukturen zeigt. Beide sind von gleicher Wirksamkeit.

Extractum Aloes (offiz.) wird durch Behandeln der Aloe mit siedendem Wasser, Abtrennen von den beim Erkalten sich abscheidenden Harzen und Eintrocknen gewonnen.

Schicksal im Körper. Die in den genannten Drogen enthaltenen Oxymethylanthrachinone werden nach der Einnahme rasch resorbiert und in den Harn ausgeschieden. Der saure Harn nimmt für etwa 8 Std. eine intensiv gelbbraune Farbe wie bei Ikterus an. Auf Alkalizusatz oder bei ammoniakalischer Harngärung schlägt die Farbe in Rot um. Der gelbe Farbstoff ist in Äther löslich zum Unterschied vom Ausscheidungsprodukt des Santonins (s. S. 262).

Nach der Resorption werden die Oxymethylanthrachinone z. T. wieder in den Darm ausgeschieden. Wahrscheinlich gehen sie auch in die Galle über.

Indikationen. Die Oxymethylanthrachinondrogen und ihre Zubereitungen sind die am meisten verwandten Mittel zur Bekämpfung der akuten und chronischen Obstipation nichtspastischer Entstehung. Alle wirken prinzipiell gleichartig bis auf das Rhabarberrhizom, von dem wegen des hohen Gerbstoffgehaltes kleine Dosen eine leicht obstipierende Wirkung haben, während nach größeren Dosen die abführende Wirkung oft mit nachträglicher stopfender Wirkung verbunden ist.

Da die Wirkung erst 8—12 Std. nach der Einnahme auftritt — bei richtiger Dosierung erfolgt dann einmalige Entleerung unter unbedeutenden Kolikbeschwerden —, sind die hier genannten Drogen und ihre Zubereitungen ungeeignet, wenn der Darm innerhalb kurzer Zeit entleert werden soll (z. B. bei Wurmkuren oder nach Vergiftungen). Durch die intramuskuläre Einspritzung von Anthrachinonglykosiden läßt sich die Latenzzeit auf 3—6 Std. abkürzen.

Nebenwirkungen, Gefahren. Alle Oxymethylanthrachinondrogen machen in hohen Dosen eine Entzündung der Darmschleimhaut. Man verwendet sie also besser nicht bei bestehender Enteritis oder Colitis zur Entleerung des Darmes. Auch Nierenreizwirkungen sind gelegentlich beschrieben worden, besonders nach Aloe.

Seit langem bekannt ist die reizende Wirkung der Drogen auf den Uterus die besonders leicht nach Aloe bei bestehender Gravidität den Abort herbeiführen kann. (Aloe ist ein bekanntes Volksabortivum.) Die Drogen sind also bei Gravidität nicht anzuwenden.

Schwere Allgemeinvergiftungen kommen nach den Mitteln dieser Gruppe nicht vor; für keines ist eine Maximaldosis aufgestellt.

Darreichung, Dosierung. Man kommt mit wenigen Mitteln dieser überflüssig langen Drogenreihe aus und kann sich in der Regel an die Verschreibung der recht zahlreichen Formulae officinales oder magistrales halten. Die früher so beliebten komplizierten Verschreibungen von Kombinationen der verschiedenen Drogen dürften kaum einen Vorzug vor den einfachen Verschreibungen haben.

Rhizoma Rhei wird vorwiegend als Pulver, Tablette oder Pille, seltener als Infus gegeben. Vom Pulver hat 0,5 als Einzeldosis eine obstipierende Wirkung. 1,0—2,0 abends gegeben, führt morgens Stuhlgang herbei (10,0 Rhiz. Rhei = 0,35 DM).

Rp. Rhizomatis Rhei pulv. 1,0
D. t. d. Nr. X
S. Abends 1—2 Pulver.

Rp. Tabul. Rhiz. Rhei 1,0
D. tal. dos. Nr. X
S. Abends 1 Tablette.
(10 Tabletten = 0,35 DM.)

Rp. Infus. Rhiz. Rhei 10,0:100,0
Sirupi Mannae ad 150,0
D.S. Abends 1—2 Eßlöffel.

In der Kinderpraxis beliebt ist das offizinelle „Kinderpulver“:

Rp. Pulv. Magnesiae c. Rheo 20,0
D. ad scat.
S. 1 Messerspitze bis 1/2—1 Teelöffel bei Darmkatarrh der Kinder.
(10,0 = 0,10 DM.)

Zur Pillenbereitung geht man vom Rhiz. Rhei pulv., Extract. Rhei oder Extr. Rhei comp. aus, z. B.:

Rp. Rhiz. Rhei pulv. 6,0
Glycerini 2,2
M. f. pil. Nr. XXX
S. 5 Pillen abends.

Von Extract. Rhei wird etwa 0,5 als Einzeldosis gegeben, von *Extract. Rhei compos.* (offiz.), das neben Rhabarberrhizom Aloeextrakt, Jalapenharz und medizinische Seife enthält, etwas kleinere Mengen.

Rp. Extract. Rhei compos. 6,0
Massae pil. q. s. f. pil. Nr. LX
S. 2—4 Pillen abends.

Cortex Frangulae hat den Nachteil, daß die Einzeldosis der gepulverten Droge sehr groß ist, 5,0—10,0 (10,0 = 0,10 DM).

Man gibt entweder *Extract. Frangulae fluidum* in einer Einzelmenge von 1—2 Teelöffeln, oder man verschreibt ein 10%iges Dekokt, das zur Verminderung der einzunehmenden Flüssigkeitsmenge eingeengt wird:

Rp. Decocti Cort. Frangulae 20,0:200,0
Inspissa (oder coque) ad 100,0
Sirupi simpl. 50,0
M.D.S. 2—4 Eßlöffel (entspr. 2,0—4,0 Cort. Frang.) 2mal zu nehmen.

Eine zweckmäßige Form ist *Frangula Dispert* (Rhenania), ein getrockneter Frangulaauszug in Form von Tabletten; es sind 1—2 Stück zu nehmen (20 Tabletten = 1,65 DM).

Extractum Cascarae sagradae fluidum, etwas stärker wirksam als Extractum Frangulae fluidum, 1/2—1 Teelöffel abends zu nehmen.

(10,0 Extract. Frang. fluid. = 0,20 DM, Extr. Casc. sagr. fluid. = 0,25 DM.)

Sirupus Rhamni catharticae wird vorwiegend in der Kinderpraxis gegeben. Für kleine Kinder 20—40 Tropfen = 1,0—2,0, für Erwachsene 1—4 Teelöffel (10,0 = 0,20 DM).

Folia Sennae ist in der Einzelmenge von 1,0—2,0 als Pulver oder Infus zu geben, die Droge ist billig! (10,0 = 0,10 DM.)

Rp. Infus. Sennae composit. 100,0
[In 2 Teelöffel (10,0) = 1,0
Sennesblätter, 1,0 Seignettesalz,
2,0 Manna]
2 Teelöffel abends zu nehmen.
(100,0 = 0,70 DM.)

oder

Rp. Infusi Fol. Sennae 10,0:100,0
Sirupi Rhei (oder Sir. Mannae) 50,0
M.D.S. 1 Eßlöffel abends zu nehmen.

Pulvis Liquir. compositus (KURELLAs Brustpulver) enthält in dem therapeutisch verwandten Quantum von 1 Teelöffel, das in Wasser verrührt zu geben ist, etwa 0,7 Sennesblätter neben 0,5 Schwefel als wirksame Substanzen (100,0 = 0,55 DM).

Ähnlich zusammengesetzt ist das

Pulvis haemorrhoidalis DRF, in dem gleiche Teile Sennesblätter, Schwefel, Weinstein, Magnesia usta und Zucker gemischt sind. 1—2 Teelöffel zu nehmen.

Species laxantes. 1—2 Teelöffel, zum Tee verarbeitet, einnehmen lassen. Billig! (10,0 = 0,10 DM).

Electuarium Sennae, ein beliebtes Abführmittel für Kinder, die 1—2 Teelöffel voll einnehmen (10,0 = 0,10 DM).

Aloe wird wegen des sehr unangenehmen Geschmackes nur in Pillen gegeben, Einzeldosis 0,1—0,3 (von Extract. Aloes halbe Mengen) (10,0 = 0,15 DM).

Rp. Aloes 3,0
Saponis med. q. s.
f. pil. Nr. XXX
D.S. Abends 1—2 Pillen.

Rp. Aloes 6,0
Tub. Jalap. pulv.
Extr. Faecis āa 3,0
Glycerini q. s.
M. f. pil. Nr. LX (= *Pil. laxantes* DRF)
D.S. 1—2 Pillen abends.

Peristaltin (Ciba) ist ein aus den Glykosiden der Cascara sagrada bereitetes Präparat. 2—5 Tabletten mit 0,1 abends per os oder 1—2 Ampullen mit 0,15 in 1,5 cm^3 subcutan (z. B. bei postoperativer Darmträgheit) (15 Tabletten = 1,85 DM, 5 Ampullen = 3,53 DM).

Sennatin (Helfenberg), in Wasser gelöste Sennesglykoside, 2—6 cm^3 intramuskulär (5 Ampullen zu 3,0 cm^3 = 5,30 DM).

Dioxyanthrachinonum (offiz.), *Isticin* (Bayer). 0,15—0,3 macht meist nach 12—15 Std. eine Entleerung (10 Tabletten zu 0,15 = 0,55 DM).

Anhang. Suppositorien und Klistiere zur Entleerung des Enddarmes.

Den Klistieren setzt man meist lokal reizende Mittel zu wie Seife, Kochsalz, Zucker, Essig oder Glycerin.

Glycerinum (offiz.), $CH_2(OH) \cdot CH(OH) \cdot CH_2(OH)$, eine klare, sirupartige Flüssigkeit, die mit Wasser und Weingeist in jedem Verhältnis mischbar ist, löst, auf die Enddarmschleimhaut gebracht, nach kurzer Zeit eine Kontraktion des Enddarmes aus, die zur Ausstoßung der in ihm liegenden Stuhlmassen führt. Verwendet werden die Glycerinsuppositorien; oder man läßt 1 Teelöffel Glycerin in etwas Wasser als Klistier nehmen; auch kann Glycerin rein in der Menge von 2,0—10,0 mit der Spritze rectal gegeben werden.

Rp. Glycerini 2,0
Gelatinae q. s. f. suppos.
D. tal. dos. Nr. VI
S. 1 Suppos. einzuführen.
(100,0 Glyc. = 1,40 DM.)

Olea carminativa.

Zahlreiche ätherische Öle regen die Darmperistaltik schwach an; man macht von dieser Wirkung besonders dann Gebrauch, wenn der Abgang der Blähungen, z. B. bei Bettlägerigen, erschwert ist.

Verwandt werden:

Flores Chamomillae (offiz.), Kamillen (s. S. 179), als Kamillentee (100,0 = 2,95 DM).

Fructus Foeniculi (offiz.), Fenchelfrucht von dem einheimischen Foeniculum vulgare. Die Früchte enthalten *Oleum Foeniculi* (offiz.). 2—3 Teelöffel der Fruct. Foeniculi als Tee zu nehmen, oder 1—2 Tropfen des Oleum Foenic. als Elaeosaccharum (100,0 Fruct. Foen. = 1,20 DM; 1,0 Ol. Foen. = 0,20 DM).

Fructus Anisi (offiz.), von der russischen Pimpinella anisum mit dem anetholhaltigen *Oleum Anisi* (offiz.) (s. S. 119). Wie Fenchelfrüchte und Fenchelöl (100,0 Fruct. Anisi 0,95 DM; 1,0 Ol. Anisi = 0,10 DM).

Folia Menthae piperitae (offiz.), Pfefferminzblätter von der einheimischen Mentha piperita mit dem mentholhaltigen *Oleum Menthae piperitae* (offiz.). Wie Fenchelfrucht und Fenchelöl (100,0 Fol. Menth. pip. = 2,10 DM; 1,0 Ol. Menth. pip. = 0,25 DM).

Fructus Carvi (offiz.), Kümmel, von dem einheimischen Carum carvi mit etwa 4% des carvonhaltigen *Oleum Carvi* (offiz.) (10,0 Fruct. Carvi = 0,15 DM; 1,0 Ol. Carvi = 0,20 DM).

Über die Verwendung der ätherischen Öle enthaltenden Drogen bei Bronchitis s. S. 119.

m) Mittel bei Darmlähmung.

Hypophysenextrakte. Die Extrakte des Hinterlappens der Hypophyse (s. S. 134 und 176) haben eine recht sichere peristaltikfördernde Wirkung bei postoperativer Darmatonie. Man verwendet entweder den Gesamtextrakt des Hinterlappens oder, wenn die Uteruswirkung unerwünscht ist, diejenige Fraktion, welche von dieser Wirkung nahezu frei ist, z. B. in Form des Tonephins. Zu geben sind 5—10 IE Vasopressin subcutan. Die Wirkung der Hypophysenpräparate auf den Blutdruck und auf die Herztätigkeit (stenokardische Anfälle) macht sich oft unangenehm bemerkbar.

Physostigmin, Prostigmin, Doryl.

Bei postoperativer Darmlähmung gelingt es gelegentlich, den drohenden Ileus durch die subcutane Darreichung von 0,25 mg des *Physostigmin. salicyl.* (s. S. 145) abzuwenden und die Darmbewegungen wieder in Gang zu bringen. Die ungünstigen Nebenwirkungen, besonders die beim Physostigmin oft sehr ausgesprochene Wirkung auf die Herztätigkeit, schränken jedoch die Verwendbarkeit dieses Mittels ein.

Prostigmin (Roche) (s. S. 171) wird zur Erregung der Darm- und Blasenmotorik anderen parasympathicomimetischen Mitteln oft vorgezogen, weil die Wirkungen auf den Kreislauf (Blutdrucksenkung, Bradykardie) schwächer sind bei gleichstarker Erregung des Darms. Bei postoperativer Darmlähmung werden durch Dosen von 0,5—1 mg meist in 10—30 Minuten Darmbewegungen ausgelöst. Nach Operationen, nach denen Darmatonien häufig eintreten, werden oft auch prophylaktisch Dosen von 0,25 mg in Abständen von 4—6 Std. über 2—3 Tage gegeben.

Aus den hier behandelten Indikationen wird Prostigmin ausschließlich subcutan oder intramuskulär injiziert.

Säuglinge erhalten 0,1 mg Prostigmin s.c. injiziert, Kleinkinder 0,2 mg, Schulkinder 0,2—0,3 mg.

Doryl (Merck), *Carbacholum* (PI) ist Carbaminoylcholinchlorid, eine dem Acetylcholin nahe verwandte Substanz, welche aber wegen der weniger leichten Verseifbarkeit eine stärkere und wesentlich längere Wirkung als das Acetylcholin entfaltet. Es wird bei postoperativer Blasen- und Darmatonie in Dosen von 0,25—0,5 mg subcutan verabreicht. Vorsicht bei Kreislauflabilen! Bei Harnverhaltung werden auch 2—3mal täglich 2—4 mg peroral gegeben. Innere Anwendung: EMD 0,004!, TMD 0,012!, subcutan: EMD 0,0004!, TMD 0,0012! (20 Tabletten zu 2 mg = 1,45 DM, Ampullen mit 0,25 mg in 1 cm³ (3 St. = 0,95 DM).

8. Mittel zur Beeinflussung der Funktion der quergestreiften Muskulatur.

Curare, *d*-Tubocurarinchlorid.

Curare wurde Ende des 16. Jahrhunderts von Sir Walter Raleigh aus Südamerika nach England gebracht. Seine Wirkung auf die motorischen Endplatten wurde von Claude Bernard entdeckt. Die therapeutische Anwendung des Curare mußte wegen der geringen therapeutischen Breite immer wieder aufgegeben werden, bis eine Standardisierung der Präparate durch ihre pharmakologische Wirkung durchgeführt wurde. Bennet wandte Curare 1940 in der Schocktherapie an und Knight führte es 1943 zur Muskelerschlaffung bei der chirurgischen Narkose ein. *d*-Tubocurarin wurde 1935 von H. King rein dargestellt.

Drogen und ihre Chemie. Als Curare werden Zubereitungen bezeichnet, die südamerikanische Indianerstämme aus verschiedenen Pflanzen herstellen und als

Pfeilgifte verwenden. Das Curare wurde in verschiedenen Gebieten in verschiedenen Gefäßen aufbewahrt. Nach diesen Behältern wurden die Curarepräparate mangels genauer Kenntnis der verarbeiteten Pflanzen und der Zusammensetzung unterschieden: Tubo-, Calebassen- und Topfcurare.

Als Wirkstoffe sind aus dem *Tubo-Curare*, das am oberen Amazonas wahrscheinlich aus der Rinde von *Chondodendron tomentosum* bereitet wird, das *d-Tubocurarin* und aus dem Calebassen-Curare, das am Orinoko aus der Rinde verschiedener Strychnosarten gewonnen wird, Toxiferin, C-Curarin und mehrere verwandte Alkaloide isoliert worden.

***d*-Tubocurarinchlorid** ist eine quartäre Ammoniumbase komplizierter Struktur, die mit 5 Molekeln Wasser krystallisiert. Ein solches Präparat ist *Internationaler Standard* der Curarewirkung. Als *Internationale Einheit* gilt die Wirkung von 1 mg des Standard-Tubocurarins. Die Wirkung von Curare- und Tubocurarinpräparaten wird durch die Erschlaffung der Nackenmuskeln des Kaninchens gemessen. Von diesem schon vor Festsetzung der Internationalen Einheit geübten Verfahren her ist noch die *head-drop-Einheit* in Gebrauch. Sie entspricht der Wirkung von 0,15 mg des Internationalen Standards.

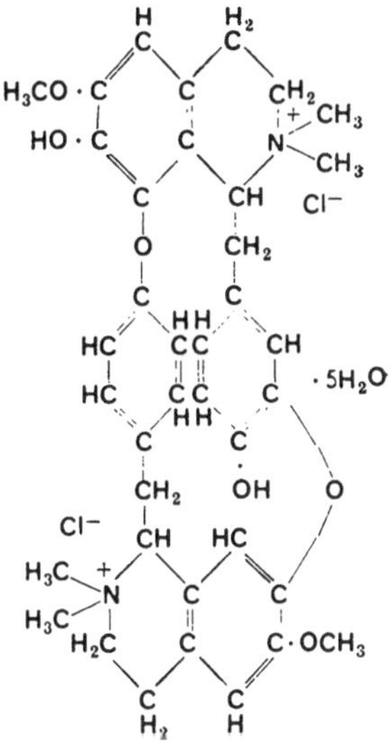

Neben dem d-Tubocurarin ist auch der aus diesem synthetisch gewonnene Dimethyläther, das *Dimethyltubocurarin* im Gebrauch, das eine etwas größere therapeutische Breite hat.

Schicksal im Körper. Tubocurarin wird aus dem Darm nur langsam resorbiert. Seine Verteilung im Organismus ist noch nicht genauer bekannt. Es wird ziemlich schnell durch Ausscheidung im Harn und durch Abbau eliminiert. Die Eliminationsgeschwindigkeit ist bei wirksamen Konzentrationen im erwachsenen Organismus von der Größenordnung 20 mg je Stunde. Das Dimethyltubocurarin ist stärker wirksam und wird langsamer ausgeschieden als Tubocurarin.

***d*-Tubocurarinchlorid**
$C_{38}H_{44}O_6N_2Cl_2 \cdot 5\,H_2O$

Indikationen. Die Wirkung des Tubocurarins wird zur Ausschaltung der Innervation der Skeletmuskulatur aus verschiedenen Anlässen angewandt. Am häufigsten wird es in der Chirurgie zur vollständigen Muskelerschlaffung bei Bauch- und Brustoperationen gebraucht, die sonst nur in einer Narkose von gefährlicher Tiefe durchgeführt werden können (s. S. 71). Für orthopädische Eingriffe bedeutet die Curarewirkung oft ebenfalls eine wesentliche Erleichterung. Durch die Anwendung von Tubocurarin während des Cardiazol- oder Elektroschocks wird die Gefahr der Knochenbrüche wesentlich vermindert. Auch für die Behandlung spastischer Lähmungen hat sich die Curarewirkung zur Erleichterung aktiver Bewegungsübungen nützlich erwiesen. Bei der Beatmung Poliomyelitiskranker in der eisernen Lunge ergeben sich gelegentlich Schwierigkeiten in der Anpassung der Atemfrequenz des Patienten an die der eisernen Lunge, die zu Atmungsstörungen durch Spasmen der Larynx- und Intercostalmuskel führen. Durch Ausschaltung der Innervation mittels Curare können diese Komplikationen beseitigt werden.

Die Muskelspannungen beim Tetanus können durch Curare in befriedigendem Maße nicht gelöst werden; erst Dosen, die auch die Atmung still stellen, sind wirksam. Da Myasthenia-gravis-Kranke für die Curarewirkung außerordentlich empfindlich sind, kann Tubocurarin zur Diagnose der Krankheit angewandt werden; andererseits sind diese Kranken wegen ihrer besonderen Empfindlichkeit von der Anwendung starker Curarewirkungen, etwa in der Narkose, auszuschließen.

Nebenwirkungen, Gefahren. Seit der Einführung des Curare hat die Zahl der tödlichen Narkosezwischenfälle bei sonst sehr sicheren Narkoseverfahren um ein Mehrfaches zugenommen. Die Anwendung des Curare ist also auch heute noch mit erheblichen Gefahren verbunden und ihre Notwendigkeit ist in jedem Falle sorgfältig abzuwägen. Die Hauptgefahr bei der Anwendung von Tubocurarin liegt in der Lähmung der Zwerchfellmuskulatur (Atemstillstand) sowie der Zungen-, Rachen- und Kehlkopfmuskulatur (Verlegung der Atmungswege), deren Empfindlichkeit nur wenig geringer ist als die der übrigen Muskulatur. Durch Blockade autonomer Ganglien verursacht das Tubocurarin manchmal Blutdrucksenkungen. Die Freisetzung von Histamin kann diese Wirkung noch verstärken und auch Spasmen der Bronchialmuskulatur bewirken. Zwar kann die Curarewirkung innerhalb gewisser Grenzen durch Prostigmin (s. S. 171) ausgeschaltet werden, doch sollte Tubocurarin zu starker Muskelerschlaffung nie angewandt werden, ohne daß eine wirksame künstliche Beatmung und Freilegung der Atemwege jederzeit möglich ist.

Bei Zwischenfällen nach Curareanwendung sind künstliche Atmung *und* Injektion von Prostigmin unerläßlich.

Auf die besondere Gefahr bei Myasthenia gravis ist oben schon hingewiesen worden. Größte Vorsicht ist auch bei Störungen der Nierenfunktion und Leberkrankheiten geboten. Schon vor der Einwirkung von Curare bestehende mechanische Störungen der Atmung (Tumoren, Asthma) sowie Lungenkrankheiten schließen die Anwendung von Curare aus. Bei Äthernarkosen und besonders bei Spinalanästhesie sind Zwischenfälle durch Curareanwendung häufiger als bei anderen Arten der Anästhesie, wenn die Tubocurarindosen nicht wesentlich geringer gehalten werden.

Darreichung, Dosierung. Tubocurarin muß zur genauen Dosierung für ausgiebige Muskelerschlaffung intravenös injiziert werden. In leichter Narkose (durch verschiedene Narkotica außer Äther! s. u.) werden je nach Gewicht des Patienten zunächst 5—10 mg *d*-Tubocurarin intravenös injiziert. Meist ist nach 3—5 Minuten noch eine Dosis von 3—5 mg erforderlich. Bei längerdauernden Operationen wird die Curarewirkung durch weitere Injektionen in der erforderlichen Stärke erhalten. Ihre Größe und zeitlichen Abstände sind nach dem Bedarf zu wählen und betragen im allgemeinen etwa 2 mg alle 15—30 Minuten. Bei der Anwendung von Äther als Narkoticum müssen die genannten Anfangsdosen und die späteren Zusatzdosen auf etwa ein Drittel vermindert werden.

Für die Schockbehandlung werden bei der ersten Tubocurarinanwendung 3 mg langsam (im Laufe von 1—2 Minuten) intravenös injiziert. Der Schock kann 3—5 Minuten nach Beendigung der Injektion gegeben werden. Die Tubocurarindosis für weitere Schockbehandlungen wird nach den Erfahrungen bei der ersten Behandlung beibehalten oder verändert.

Zur Differentialdiagnose der Myasthenia gravis werden 0,3—0,5 mg *d*-Tubocurarin intravenös injiziert. Die Verstärkung der Symptome tritt in 2 Minuten ein und sollte dann durch intravenöse Injektion von Prostigmin beseitigt werden.

Die zur Behandlung spastischer Zustände ausreichenden schwachen Wirkungen von längerer Dauer werden am besten durch intramuskuläre Injektion von *d*-Tubocurarin erreicht. Zu Beginn der Behandlung werden 3 mg intramuskulär injiziert und die Dosis allmählich erhöht, bis die optimale Dosis gefunden ist.

Curarin HAF (Remy), krystallines *d*-Tubocurarinchlorid. Ampullen mit 3 mg in 1 cm³ (10 St. = 3,95 DM) und mit 9 mg in 3 cm³ (10 St. = 9,95 DM).

Curarin-Asta, Lösung mit 3 mg *d*-Tubocurarin in 1 cm³. Flaschen mit 5 und 10 cm³ (= 10,05 bzw. 18,40 DM).

Magnesiumsalze.

Geschichtliches. Die lähmende Wirkung der bis dahin nur als Abführmittel verwandten (s. S. 159) Magnesiumsalze erkannte man schon 1867 in Tierversuchen. Aber erst 1906 wurde durch MELTZER und AUER die Magnesiumsalznarkose auch beim Menschen durchgeführt; sie hat sich bei der Behandlung besonders der Wundstarrkrämpfe (nach KOCHER) als brauchbar erwiesen.

Chemie. **Magnesium sulfuricum** (offiz.), $MgSO_4 \cdot 7\,H_2O$, bildet farblose, in 1 Teil Wasser lösliche Krystalle von bitter-salzigem Geschmack.

Magnesium chloratum (Erg.B.), $MgCl_2 \cdot 6\,H_2O$, ist sehr hygroskopisch und sehr leicht wasserlöslich, ebenfalls von bitter-salzigem Geschmack.

Schicksal im Körper. Vom Magendarmkanal werden die Magnesiumsalze so langsam resorbiert und der resorbierte Anteil so rasch in den Harn entfernt, daß es nur ausnahmsweise gelingt, sie im Körper in narkotisch wirksamer Konzentration anzuhäufen. Aber auch vom Unterhautgewebe aus, das nach der Einspritzung etwas gereizt wird, erfolgt die Aufnahme dieser Salze verhältnismäßig langsam. Infolge der sehr raschen Abgabe in den Harn hält die Wirkung nur wenige Stunden lang an.

Indikationen. Magnesiumsalze wurden früher zur Aufhebung von Wundstarrkrämpfen gegeben. Es gelingt aber nur bei geeigneter Dosierung, die Innervation der Skeletmuskulatur mit Ausnahme der Atmungsmuskeln auszuschalten. Auch eklamptische Krämpfe können durch Magnesiumsalze gemildert oder aufgehoben werden. Eine Verwendung zur Lumbalanästhesie kommt nicht mehr in Frage. Durch die Barbitursäurederivate und das Avertin sind die Magnesiumsalze weitgehend aus der Anwendung für die hier genannten Indikationen verdrängt worden.

Nebenwirkungen, Gefahren. Der Magnesiumsalzwirkung haftet eine gewisse Unsicherheit an. Infolge der individuell verschiedenen Resorptions- und Ausscheidungsgeschwindigkeit ist die Wirkungsstärke einer bestimmten Gabe von Fall zu Fall recht verschieden. Zudem ist die lebensbedrohende Menge nur wenig höher als die therapeutisch notwendige, d. h. eine geringe Vermehrung bewirkt, daß auch die Atemmuskulatur stillgestellt wird. Die Magnesiumsalztherapie kommt daher nur da in Frage, wo eine zuverlässige Beaufsichtigung des Patienten möglich ist.

Bei Überdosierung wird die Gefahr des Atemstillstandes dadurch vermindert, daß wir in den wasserlöslichen Calciumsalzen, z. B. im Calcium chloratum, Mittel besitzen, die nach intravenöser Einspritzung (z. B. von 0,5) die Muskellähmungen sofort wieder aufheben, also auch die Atmung wiederkehren lassen.

Der Kreislauf der mit parenteralen Magnesiumsalzeinspritzungen Behandelten muß gut beaufsichtigt werden. Die Herztätigkeit und Blutgefäßspannung wird gelegentlich in bedrohlichem Maße abgeschwächt, so daß die therapeutische Darreichung abgebrochen werden muß.

Darreichung, Dosierung. Bei der subcutanen oder (besser) intramuskulären Behandlung muß die Menge den individuell sehr schwankenden Bedürfnissen angepaßt werden. In den meisten Fällen müssen 10,0—20,0 cm³ einer 20%igen Lösung von Magnesium sulfuric. oder chlorat. alle 3—4 Std. eingespritzt werden, um die Krämpfe zu mildern oder zu beseitigen. (Bei Tetanus neonatorum spritzt man etwa 5 cm³ einer 4%igen Lösung, zunächst 2mal täglich, später seltener ein.)

Rp. Magnesii sulfurici (oder chlorati) 20,0
Aquae dest. ad 100,0
M.D. ad vitr. c. collo amplo. Sterilisa!
S. mehrmals täglich 10,0—20,0 cm³ intramuskulär.

(100,0 Magnes. sulfuric. = 0,15 DM; 100,0 Magnes. chlorat. = 0,20 DM.)

Man vergesse nie, die bei Mg-Vergiftungen lebensrettend wirksame Calciumchloridlösung bereitstellen zu lassen! Von einer 20%igen Lösung sind 5—10 cm³ *langsam* intravenös zu injizieren (s. a. S. 92).

Prostigmin.

MARY B. WALKER beobachtete 1934 die Besserung der Muskelfunktion der Myasthenia-gravis-Kranken durch Physostigmin und erkannte 1935, daß Prostigmin wirksamer ist.

Prostigmin (Roche), *Neostigmini Methylsulfas* bzw. *Bromidum* (PI), ist der Dimethylcarbaminsäureester des m-Oxyphenyltrimethylammonium, eine quartäre Ammoniumbase, die als Methylsulfat (für parenterale Injektion) und als

Bromid (zur inneren Anwendung) in den Handel gebracht wird. Es schmeckt bitter. Das Bromid ist in 1 Teil Wasser und das Methylsulfat in 10 Teilen Wasser löslich. Die Lösungen sind beständig.

Prostigmin wird aus dem Darm resorbiert, doch sind zu gleicher Wirkung 30—50mal größere Dosen erforderlich als bei parenteraler Injektion. Das Prostigmin wird zum Teil im Organismus abgebaut und zum Teil durch die Niere ausgeschieden. Der durch die Niere ausgeschiedene Anteil nimmt zu mit der Zunahme der Plasmakonzentration. Nach einmaligen therapeutischen Dosen sind wirksame Konzentrationen nur 3—6 Std. im Körper vorhanden.

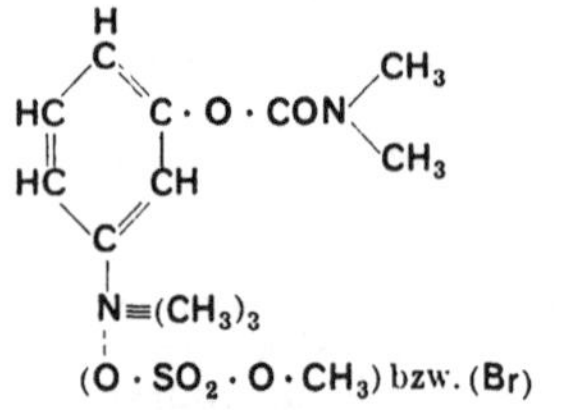

```
     H
     C         CH3
HC      C·O·CON
           
HC      CH     CH3
     C
     |
     N≡(CH3)3
(O·SO2·O·CH3) bzw. (Br)
```

Prostigmin

$C_{12}H_{19}O_2N_2 \cdot (SO_4 \cdot CH_3)$ bzw. Br

Indikationen. Die eindrucksvollsten Erfolge hat die therapeutische Anwendung des Prostigmins bei der Myasthenia gravis. Je nach der Schwere der Erkrankung können die Patienten unter der Prostigminwirkung mehr oder minder normale Leistungsfähigkeit wiedergewinnen. Die Wirkung ist rein symptomatisch; eine Besserung der grundlegenden Störungen oder eine Hemmung ihres Fortschreitens ist durch Prostigmin nicht möglich. Die Prostigminwirkung kann durch gleichzeitige Einwirkung von Ephedrin etwas verstärkt werden. Seit der umfangreichen Anwendung von Tubocurarin hat die „Anticurarewirkung" des Prostigmins (Aufhebung der Blockierung der neuromuskulären Reizübertragung) praktische Bedeutung erlangt. Sie wird bei Curareüberdosierung in der Narkose und zur Verkürzung der Curarewirkung nach dessen diagnostischer (Myasthenie) oder therapeutischer (Elektroschock) Anwendung ausgenutzt. Die Wirksamkeit des Prostigmins gegen die Curarelähmung ist begrenzt, un des ist nicht zu rechtfertigen, sich bei schweren Zwischenfällen ausschließlich auf die Prostigminwirkung zu verlassen; vielmehr muß ebenfalls sofort der Atemweg freigemacht und künstliche Atmung durchgeführt werden.

Die Prostigminwirkung ist auch zur Diagnose der Myotonia congenita, deren Symptome durch Prostigmin verstärkt werden, herangezogen worden.

Über die Anwendung von Prostigmin zur Erregung der Darm- und Blasentätigkeit s. S. 168.

Nebenwirkungen, Gefahren. Bei der Anwendung von Prostigmin treten parasympathicomimetische Wirkungen ein, die manchmal erwünscht sind (s. S. 138 u. 168), aber bei der Behandlung der Myasthenie mit Schweißausbruch, Miose, Darmkrämpfen, Durchfällen, Übelkeit und vereinzelt auch Asthmaanfällen lästige Nebenwirkungen sind. Durch Atropingaben können diese Wirkungen ohne Beeinträchtigung der Wirkung des Prostigmins auf die motorischen Endplatten eingeschränkt werden. Schwere Kreislaufstörungen sind zu befürchten, wenn die Behandlung ohne Kenntnis der Empfindlichkeit des Patienten mit großen Dosen begonnen wird. Die intravenöse Injektion kann schwere Zwischenfälle zur Folge haben und ist, wenn erforderlich, sehr vorsichtig durchzuführen.

Darreichung, Dosierung. Die Behandlung der Myasthenie mit Prostigmin soll wegen der Gefahr von Zwischenfällen mit kleinen Dosen beginnen. Meist werden zunächst Dosen von 15 mg per os 3mal täglich gegeben. Wenn die Wirkung nicht stark genug ist, wird die Zahl der täglichen Dosen vermehrt oder die Einzeldosis auf 30 mg vergrößert. In schwereren Fällen ist der größeren Sicherheit der Dosierung wegen die subcutane oder intramuskuläre Injektion vorzuziehen, für die zunächst Dosen von 0,5 mg gebraucht und bei Bedarf erhöht werden. Die Zahl der Injektionen ist ebenfalls vom Bedarf abhängig. Intravenöse Injektionen von 0,5 mg (oder 1 mg, Vorsicht!) sind allenfalls in Krisen erforderlich.

Zur Unterbrechung der Curarewirkung werden 0,5—1 mg vorsichtig intravenös injiziert.

Prostigmin (Roche), Tabletten mit 15 mg (20 St. = 4,30 DM), Ampullen mit 0,5 mg in 1 cm³ (6 St. = 4,30 DM).

Chinin.

Chininum hydrochloricum (offiz.) (s. S. 253) erkannte WOLF 1936 als ein sehr wirksames Mittel zur symptomatischen Besserung der Muskelfunktionsstörungen bei Myotonia congenita. Durch Dosen von 0,3—0,6 2—3 mal täglich werden die Störungen schnell und manchmal vollständig beseitigt — für die Dauer der Chininwirkung.

Muskelkrämpfe (Crampi) können bei Menschen, die häufig daran leiden, durch regelmäßige Einnahme von Chinin (3 mal täglich 0,2—0,3) verhindert werden. Treten die Krämpfe nur nachts auf, so genügt oft eine Dosis von 0,2 am Abend.

Die Wirkung des Chinins auf den Muskel kann für die Diagnose der Myasthenia gravis im Anfangsstadium herangezogen werden, wenn die Besserung der Muskelstörung durch Prostigmin noch nicht deutlich erkennbar ist. Chinin in Dosen von 0,1—0,2 verstärkt die Symptome der Erkrankung; seine Wirkung kann durch Prostigmin ausgeschaltet werden.

Vitamin E zur Behandlung progressiver Muskeldystrophie s. S. 205.

9. Mittel zur Behandlung der Genitalorgane (ausschließlich der Sexualhormone und der Mittel zur Behandlung der Genitalinfektionen).

Secale cornutum.

Geschichtliches. Die Kenntnis der uteruserregenden Wirkung des Mutterkorns ist bei den früher auch in Mitteleuropa verheerend aufgetretenen Mutterkornepidemien gewonnen worden. Zum formenreichen Krankheitsbild des Ergotismus gehört auch die Fehlgeburt bei schwangeren Frauen. Zur Stillung der Nachgeburtsblutungen ist das Mutterkorn nachweislich schon um 1582 (LONITZER) verwandt worden, zunächst nur als Volksheilmittel durch die Hebammen, während die Ärzte die Anwendung bis gegen 1800 meist für zu gefährlich erklärten, so daß die Mutterkorndarreichung in manchen Staaten behördlich verboten wurde. In die wissenschaftliche Medizin wurde das Mutterkorn 1808 durch J. STEARNS eingeführt.

Die Droge und ihre Chemie. **Secale cornutum** (offiz.) (PI), Mutterkorn, ist die Dauerform (das Sclerotium) eines Pilzes (Claviceps purpurea), dessen Sporen die Getreideblüte, besonders die Roggenblüte befallen und aus dem Fruchtknoten ein hornartig geformtes Gebilde entwickeln. Dessen Länge schwankt zwischen rund 1 und $3^1/_2$ cm, die Dicke zwischen $^1/_4$—$^1/_2$ cm; die Farbe ist dunkelviolett.

Die Droge kommt vorwiegend aus Ländern mit mangelhafter Getreidekultur (Rußland, Spanien), aber auch bei uns sind in manchen Jahren große Mengen zu finden.

Das DAB schreibt einen Gehalt der Droge an wasserunlöslichen Mutterkornalkaloiden von mindestens 0,05% vor. Die PI verlangt einen Gehalt an Gesamtalkaloiden von mindestens 0,15% und einen Gehalt an wasserlöslichen Alkaloiden von mindestens 0,023%.

Die chemische Untersuchung des Mutterkorns begann mit der Isolierung eines wasserunlöslichen, krystallisierten Alkaloids, Ergotinin, durch TANRET (1875) Während sich Ergotinin pharmakologisch nur als wenig wirksam erwies, gelang es, in der Folgezeit eine Reihe weiterer *wasserunlöslicher* Alkaloide zu isolieren, von denen besonders zwei wegen ihrer starken pharmakologischen Wirksamkeit wichtig geworden sind: *Ergotoxin* und *Ergotamin.* Ergotoxin wurde 1906 gleichzeitig von KRAFT und BARGER, Ergotamin 1918 von STOLL isoliert. Das Ergotoxin ist kein einheitliches Alkaloid. STOLL isolierte 1943 daraus das schon 1937 von ihm im Secale aufgefundene *Ergocristin* und zwei neue Alkaloide: *Ergocryptin* und *Ergocornin.* Von SMITH und TIMMIS wurde 1936 ein weiteres wasserunlösliches, im Secale nur in kleinster Menge vorhandenes Alkaloid *Ergosin* isoliert.

Die Beobachtung, daß Secalezubereitungen, die kein Ergotamin und Ergotoxin enthielten, noch Wirkungen auf den Uterus hatten, war der Anlaß zu systematischen pharmakologischen und chemischen Untersuchungen durch DUDLEY und MOIR sowie STOLL, die im Jahre 1935 zur Isolierung eines wasserlöslichen Alkaloids, des *Ergobasins* führten.

Ergotamingruppe:	Ergotamin	$C_{33}H_{35}O_5N_5$,
	Ergosin	$C_{30}H_{37}O_5N_5$.
Ergotoxingruppe:	Ergocristin	$C_{35}H_{39}O_5N_5$,
	Ergocryptin	$C_{32}H_{41}O_5N_5$,
	Ergocornin	$C_{31}H_{39}O_5N_5$.
Ergobasingruppe:	Ergobasin	$C_{19}H_{23}O_2N_3$ (Synonyma: Ergometrin, Ergotocin, Ergostetrin, Ergonovin).

Die chemische Konstitution dieser Secalealkaloide ist aufgeklärt. Sie sind alle Derivate der *Lysergsäure*, deren Konstitution JACOBS 1938 auf Grund der Synthese der Dihydrolysergsäure vorschlug. Ergobasin ist das Oxypropylamid der Lysergsäure (Lysergyl-oxypropylamid). Die wasserunlöslichen Alkaloide sind Verbindungen der Lysergsäure mit Polypeptiden. Das Polypeptid des Ergotamins

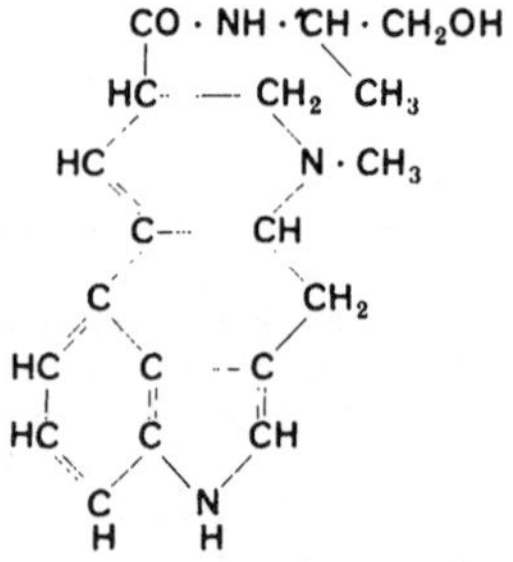

Ergobasin (Ergometrin) $C_{19}H_{23}O_2N_3$

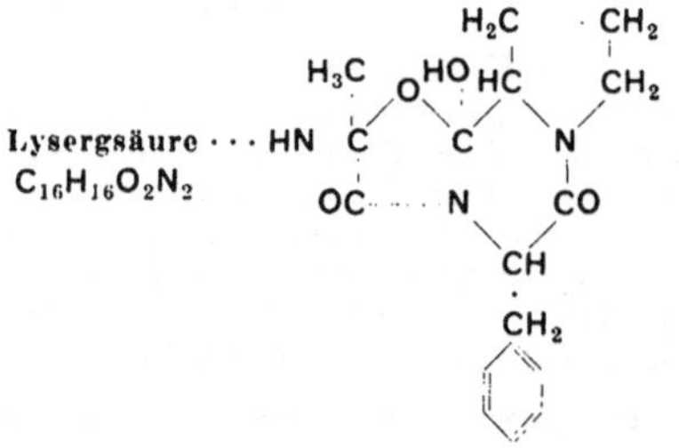

Lysergsäure $C_{16}H_{16}O_2N_2$

Ergotamin $C_{33}H_{35}O_5N_5$

besteht aus α-Oxy-α-aminopropionsäure, *d*-Prolin und *l*-Phenylalanin. Die Cyclolstruktur der Peptidreste der Mutterkornalkaloide wurde 1951 von STOLL aufgeklärt. Die obengenannten Alkaloide sind linksdrehend. Außer ihnen sind ihre rechtsdrehenden Isomeren bekannt, die durch die zusätzliche Silbe „-in" bezeichnet werden (z. B. Ergotamin — Ergotaminin) und die pharmakologisch viel weniger wirksam sind.

Durch Hydrierung einer Doppelbindung in der Lysergsäure sind aus dem Ergotamin das *Dihydroergotamin* und aus den Alkaloiden der Ergotoxingruppe *Dihydroergocristin*, *Dihydroergocryptin* und *Dihydroergocornin* erhalten worden. Das *Hydergin* (Sandoz) ist ein Gemisch aus gleichen Teilen der drei letztgenannten hydrierten Alkaloide.

Methylergobasin ist das Oxybutylamid der Lysergsäure, ein synthetisches Homologes des Ergobasins mit ähnlicher, aber stärkerer Wirkung.

Die Secalealkaloide, besonders die wasserunlöslichen, sind leicht zersetzlich. Der Gehalt der Droge an Alkaloiden schwankt erheblich. Die wasserunlöslichen Gesamtalkaloide sind zu 0,025—0,17% gefunden worden. Der Gehalt an dem wasserlöslichen Alkaloid Ergobasin ist geringer und schwankt zwischen 0,005 und 0,05%. Neben den wirksamen Alkaloiden enthält das Mutterkorn viel Fett und Eiweiß.

Secale cornutum muß in der Apotheke über gebrannten Kalk getrocknet und in gut verschlossenen Gefäßen aufbewahrt werden. Das DAB schreibt vor, daß die Droge nicht über 1 Jahr aufbewahrt werden darf und auf einen Mindestgehalt von 0,05% wasserunlöslicher Mutterkornalkaloide untersucht sein muß; die zuletzt erwähnte Bestimmung berücksichtigt noch nicht die Bedeutung der wasserlöslichen spezifischen Alkaloide.

Das *Secaleinfus* ist die wichtigste Form der Darreichung neben dem Secalepulver. Es ist nach einer Vorschrift des DAB immer frisch zu bereiten und zeigt innerhalb von etwa einer Woche eine erhebliche Abnahme des Gehaltes an Ergotamin und Alkaloiden der Ergotoxingruppe; seine therapeutische Wirksamkeit verliert es jedoch weniger rasch.

Die offizinelle Secalezubereitung ist *Extractum Secalis cornuti fluidum*, eine rotbraune, in Wasser klar lösliche Flüssigkeit, welche durch Auszug mit alkoholhaltigem Wasser gewonnen wird. Wahrscheinlich ist in diesen Auszügen nicht die gesamte wasserunlösliche Alkaloidfraktion der Droge (Ergotamin- und Ergotoxingruppe) enthalten.

Schicksal im Körper. Die wirksamen Alkaloide der Droge werden nach der oralen Einverleibung sicher z. T. unzersetzt resorbiert, denn man erhält die therapeutische Wirkung auch nach der Einnahme in den Magen. Die Wirkung therapeutischer Secalemengen beginnt nach oraler Darreichung nach ungefähr 15 Minuten, nach rectaler Applikation etwas rascher, und dauert 4—8 Std.

Das wasserlösliche Ergobasin wird besonders gut und rasch resorbiert. Die Wirkung ist zuverlässig und beginnt 5—10 Minuten nach oraler und schon innerhalb von 3 Minuten nach rectaler Zufuhr. Die Dauer der Wirkung beträgt 2—4 Std. Die wasserunlöslichen Alkaloide (Ergotamin und Ergotoxingruppe) werden schlechter resorbiert. Das 4—6 fache der intramuskulär wirksamen Dosis hat, per os gegeben, nur eine schwache und unregelmäßige Wirkung, welche nach ungefähr 35 Minuten beginnt. Nach der intramuskulären Injektion tritt der Erfolg sicherer, aber ebenfalls erst nach 20—25 Minuten ein. Die Wirkung hält 4—6 Std. an.

Indikationen. Secale cornutum, seine galenischen Zubereitungen und die reinen Alkaloide werden seit langer Zeit zur Erregung von Kontraktionen des Uterus angewandt, und zwar sowohl bei der Geburtshilfe als auch bei Menorrhagien und Metrorrhagien.

Bisher wurden vor allem die Alkaloide der Ergotamin-Ergotoxingruppe angewandt; durch ihre starke gefäßkontrahierende Wirkung verursachen sie jedoch häufig Ischämien auch des Uterus, der dadurch wieder erschlaffen kann. Da Blutungen nach der Geburt und auch während der Menstruation aber vornehmlich durch Kontraktion der Uterusmuskulatur gestillt werden können, ist die Anwendung des Ergobasins und des Methylergobasins, deren Wirkung auf die Gefäße viel schwächer ist, viel zweckmäßiger. Überdies tritt die Wirkung des Ergobasins schneller ein als die des Ergotamins und Ergotoxins.

Obwohl das Ergobasin zum Unterschied von Ergotamin und Alkaloiden der Ergotoxingruppe rhythmische Uteruskontraktionen auslösen kann, ist von seiner Anwendung vor der Geburt des Kindes und der Placenta im allgemeinen abzuraten, da die Wehenfolge sehr schnell wird. Es sollte vorsichtig nur dann angewandt werden, wenn die Empfindlichkeit des Uterus für Oxytocin gering ist.

Ergotamin und die Alkaloide der Ergotoxingruppe sowie Secale cornutum sind — wenn überhaupt — nicht vor der Geburt der Placenta anzuwenden.

Die hydrierten Secalealkaloide erregen den Uterus nicht, sondern vermindern seinen Tonus und erweitern die Gefäße. Durch diese Wirkung kann der Geburtsablauf erleichtert und beschleunigt werden, wenn er durch einen zu hohen Tonus der Uterusmuskulatur, besonders des unteren Segmentes, gehemmt ist.

Über die Anwendung von Secalealkaloiden bei Migräne und Hypertonie s. S. 101 u. 138.

Nebenwirkungen, Gefahren. Die Allgemeinwirkungen der resorbierten Secalealkaloide äußern sich gelegentlich schon nach den gewöhnlichen therapeutischen Gaben in Übelkeit, Schwindel, Erbrechen oder vasomotorischen Störungen. Schwere Vergiftungen (Kreislaufkollaps) kommen bei ausgebluteten Patientinnen vor. Bei wiederholten Anwendungen, besonders des Ergotamintartrates, wurde die aus früheren Mutterkornepidemien bekannte Gangrän von Zehen oder Fingern beobachtet.

Die Anwendung von Secale cornutum oder Ergotamin sowie Alkaloiden der Ergotoxingruppe unter der Geburt kann durch die Dauerkontraktion des Uterus das Kind stark schädigen oder sogar töten. Bei einem Geburtshindernis kann die Wirkung dieser Alkaloide, die von langer Dauer ist, eine Uterusruptur verursachen.

Ergobasin hat in therapeutischen Dosen praktisch keine Nebenwirkungen auf andere Organe. Die unvorsichtige Anwendung unter der Geburt kann für Kind und Uterus ähnliche Folgen haben wie die Anwendung von Ergotamin und Alkaloiden der Ergotoxingruppe.

Darreichung, Dosierung. Von *Secale cornutum* wird bei Blutungen im Wochenbett und Menorrhagien etwa 0,25—1,0 als Pulver, Infus oder Fluidextrakt gegeben.

Rp. Secalis cornuti 5,0
f. infus. col. 100,0
Sirupi Cinnamomi ad 150,0
M.D.S. 1 Eßlöffel 2mal täglich.
(10,0 des pulv. Secale corn. = 0,50 DM.)

Rp. Extracti Secalis cornuti fluidi 10,0
D. ad vitr. patentat.
S. 15 Tropfen 2mal täglich.
(10,0 = 0,85 DM.)

Partergin (Sandoz), Methylergobasintartrat. Man gibt 0,02—0,05 mg per os, rectal oder subcutan in der Nachgeburtsperiode zur raschen Ausstoßung der Placenta oder zur Verhütung der Nachgeburtsblutung, im Wochenbett bei Lochialstauung sowie bei Menstruationsblutungen.

Zur Wehenerregung unter der Geburt wird mit Rücksicht auf die unbekannte Empfindlichkeit des Uterus zunächst eine kleine Dosis (0,01 mg) angewandt und diese nach Bedarf in Abständen von $^1/_2$—1 Std. wiederholt.

Lösung mit 0,075 mg Methylergobasintartrat in 1 cm³ (= 30 Tropfen) (10,0 = 2,40 DM).

Methergin (Sandoz) ist ebenfalls Methylergobasintartrat. Es unterscheidet sich vom Partergin durch die höhere Konzentration der Lösung. Es wird zur Anwendung größerer Dosen von Methylergobasin im Wochenbett, nach Abort und bei gynäkologischen Blutungen gebraucht.

Tropflösung mit 0,25 mg Methylergobasintartrat in 1 cm³ (10,0 = 4,30 DM), Ampullen mit 0,2 mg Methylergobasintartrat in 1 cm³ (6 St. = 5,90 DM).

Neo-Gynergen (Sandoz) ist eine Lösung von 0,25 mg Ergotamintartrat und 0,125 mg Ergobasintartrat in 1 cm³. Es wird für die gleichen Indikationen verwandt wie Secale oder Ergotamin. Durch den Zusatz von Ergobasin tritt die Uteruswirkung sehr schnell ein. Tropfflasche mit 10 cm³ (= 4,30 DM), Ampullen mit 1 cm³ (6 St. = 5,85 DM).

Secacornin (Roche) enthält mehrere Secalealkaloide und ist auf einen Gehalt von 0,15 mg Ergobasin je Kubikzentimeter eingestellt. 20 Tropfen 3mal täglich per os. Bei postpuerperalen Blutungen wird 0,3—1 cm³ intramuskulär oder subcutan eingespritzt. 10 cm³ (= 5,40 DM) oder in Ampullen zu 1 cm³ (3 Ampullen = 3,20 DM).

Hydergin (Sandoz), Gemisch gleicher Teile Dihydroergocristin, Dihydroergocornin und Dihydroergocryptin. Es wird in Dosen von 0,3—0,5 mg intramuskulär oder intravenös injiziert bei Störungen der Eröffnungsperiode und auch bei ungenügender Kontraktion des Uterus in der Postplacentarperiode. Zubereitungen s. S. 138.

Hypophysis cerebri, Pars posterior. Pituitarium posterius.

Geschichtliches. Im Jahre 1909 wurde die uteruserregende Wirkung der Auszüge aus den Hypophysenhinterlappen im Tierversuch entdeckt. Bald danach empfahlen die Wiener Geburtshelfer FOGES und HOFSTÄDTER die Anwendung bei Wehenschwäche oder Atonie des Uterus.

Chemie. Die Chemie der Wirkstoffe des Hypophysenhinterlappens ist noch nicht völlig geklärt. Schon im Jahre 1928 gelang es, einen Stoff mit erregender Wirkung auf den Uterus, das *Oxytocin*, weitgehend von einem anderen abzutrennen, dem die Wirkung auf Gefäße und die Niere zukommt, dem *Vasopressin*.

Das Oxytocin ist ein Polypeptid; es wurde inzwischen bis zu einer Wirkungsstärke von 865 IE je Milligramm gereinigt.

Die Hypophysenhinterlappenauszüge des Handels müssen eiweißfrei sein und diejenige Menge an wirksamen Stoffen enthalten, die nach der Deklaration zu erwarten ist. Da die Hinterlappen beim Lagern ungemein rasch an Wirksamkeit verlieren, also das zur Bereitung der Extrakte verwandte Ausgangsmaterial von verschiedener Wertigkeit ist, muß der bereitete Auszug auf eine bestimmte Wirksamkeit eingestellt werden, was nur mit pharmakologischer Methode (Einwirkung auf den ausgeschnittenen Uterus) möglich ist. Die uteruserregende Wirksamkeit wird in *Internationalen Einheiten* (IE) ausgedrückt. 1 IE entspricht der Wirksamkeit von 0,5 mg eines in vorgeschriebener Weise bereiteten Hinterlappentrockenpulvers, welches als internationaler Standard anerkannt ist[1]. 1 mg des Standardpulvers entspricht ungefähr 7 mg frischer Hinterlappensubstanz des Rindes.

Die brauchbaren deutschen Handelsauszüge (s. unten) enthalten in 1 cm^3 meist 3 IE oder 10 IE.

Injectio Oxytocini (PI) ist eine sterile, saure (p_H 3—4) Lösung von 10 IE Oxytocin in 1 cm^3. Sie darf nicht mehr als 0,5 IE Vasopressin je cm^3 enthalten.

Schicksal im Körper. Infolge raschen Abbaues im Darm lassen die oral eingenommenen Hypophysenauszüge jede sichere Wirkung vermissen. Nach Schnupfen des Trockenpulvers bzw. nach Aufbringen der Lösung auf die Nasenschleimhaut tritt eine Uteruswirkung auf. Sie ist unzuverlässig, vermutlich weil die Resorptionsbedingungen stark wechseln. Die Hypophysenauszüge werden deshalb subcutan, intramuskulär oder auch intravenös eingespritzt. Die Resorption aus dem Unterhaut- oder Muskelgewebe erfolgt rasch, so daß wenige Minuten nach der Injektion die Wirkung beginnt; sie ist von kurzer Dauer (gegen 2—3 Std.). Nach dem Abklingen der Wirkung darf, ohne daß eine kumulative Giftwirkung zu fürchten wäre, eine neue Einspritzung vorgenommen werden.

Indikationen. Die Hypophysenauszüge verstärken schon bestehende Wehen; sie dienen daher zur Wehenanregung bei Wehenschwäche. Vorzüglich ist die kontraktionserregende Wirkung auf den Uterus in der Austreibungsperiode. Bei postoperativen Blutungen, Nachgeburtsblutungen oder bei Retention der Placenta pflegt prompte Wirkung einzutreten. In vielen Fällen erschwerter Geburt macht die bei der Austreibung gegebene Spritze die Zange überflüssig.

Über die Darreichung bei Kreislaufkollaps s. S. 134, bei Asthma bronchiale S. 148, bei Darmatonie S. 178 und bei Diabetes insipidus S. 184.

Nebenwirkungen, Gefahren. Da größere Mengen von Hinterlappenauszug den Uterus zu tetanischen Dauerkontraktionen erregen können, wenn auch weniger leicht als Secale, ist die Dosierung vor der Austreibungsperiode *sehr vorsichtig* zu wählen, damit die mehrfach beobachtete Asphyxie des Kindes oder eine Uterusruptur nicht eintritt.

Nach den in der geburtshilflichen Praxis üblichen Mengen sind irgendwelche erheblicheren Nebenwirkungen selten zu fürchten; bei starker Überdosierung des Gesamtextraktes können Coronarspasmus und Kreislaufstörungen (Gesichtsblässe, Übelkeit, Gefühl der Enge über der Brust) auftreten.

Darreichung, Dosierung. In der Eröffnungsperiode ist die Wirkung unsicher; man gibt nicht mehr als zunächst $1^1/_2$—2 IE subcutan oder intramuskulär; ist die Wirkung nach $^1/_2$ Std. ungenügend, so kann die gleiche Menge erneut

[1] Das internationale Standardtrockenpulver wird in der deutschen Literatur auch als „Voegtlin-Pulver" bezeichnet; statt Internationale Einheit (IE) wird deshalb häufig der Ausdruck „Voegtlin-Einheit" (VE) angewandt. Um Unklarheiten zu verhindern, ist diese Bezeichnung zu vermeiden.

injiziert werden. Wegen der guten Anpassungsfähigkeit der Dosierung ist die intravenöse Infusion sehr geeignet. Eine Lösung von 1 IE in 300 cm³ 10%iger Traubenzuckerlösung wird im Laufe einer halben Stunde infundiert. Bei Placentarretention, nach dem Kaiserschnitt und bei Blutungen post partum werden 3—6 IE eingespritzt.

Orasthin (Hoechst) enthält Oxytocin und keine wirksamen Mengen Vasopressin. Ampullen mit 3 und 10 IE in 1 cm³ (3 St. = 1,70 bzw. 4,45 DM).

Hypophysin (Hoechst), *Pituglandol* (Roche), *Pituigan* (Hennig), *Partophysin* (Wolff) u. a. enthalten Oxytocin und Vasopressin. Ampullen mit 3 und 10 IE in 1 cm³ (5 St. = 2,45 bzw. 6,95 DM) (s. a. Anm. 2 S. 24).

Rhizoma Hydrastis, Hydrastisalkaloide.

Geschichtliches. Die Kenntnis der therapeutischen Wirkungen des Hydrastiswurzelstockes stammt aus der indianischen Volksmedizin. In Europa findet die Droge erst seit der zweiten Hälfte des 19. Jahrhunderts allgemeinere Verwendung bei Uterusblutungen. Das Hydrastin wurde 1851 von DURAND isoliert.

Chemie. **Rhizoma Hydrastis** (offiz.) stammt von der in den nordamerikanischen Laubwäldern heimischen Pflanze Hydrastis canadensis; sie enthält als wirksame Stoffe einige Alkaloide, unter denen Hydrastin und Berberin an Menge und Bedeutung obenan stehen.

Hydrastin, das nach einer Vorschrift des DAB in dem Rhizom zu mindestens 2,5% vorhanden sein muß, steht dem Narcotin des Opiums, einem Benzylisochinolinderivat, sehr nahe, unterscheidet sich von diesem nur durch das Fehlen der 8-Methoxylgruppe. Die Salze des Hydrastins finden kaum medizinale Verwendung, wohl aber die Salze einer bei der Spaltung des Hydrastins entstehenden, auch aus dem Berberin darstellbaren kleineren Molekel, des Hydrastinins.

Hydrastininium chloratum (offiz.), Hydrastininchlorid, ist ein gelblichweißes, gut wasserlösliches Pulver, dessen wäßrige Lösungen blaue Fluorescenz zeigen. Hydrastinin wird durch oxydative Spaltung von Hydrastin oder synthetisch gewonnen.

Cotarninium chloratum (offiz.), Cotarnin, ist Methoxyhydrastinin und wird bei der Spaltung des Narcotins erhalten: mehrere Salze desselben sind unter geschützten Namen im Handel.

Schicksal im Körper. Die wirksamen Alkaloide des Hydrastiswurzelstocks werden aus dem Magendarmkanal mindestens z. T. unzersetzt resorbiert. Über ihr weiteres Schicksal beim Menschen liegen keine näheren Untersuchungen vor.

Indikationen. Die kontrahierende und blutstillende Wirkung der Hydrastisalkaloide auf den Uterus ist weniger prompt als die des Mutterkorns und des Hypophysenauszuges. Deshalb werden Hydrastisrhizom und Hydrastisalkaloide weniger zur Bekämpfung der nach der Geburt oder nach Uterusoperationen auftretenden starken Blutungen, als zur Minderung profuser Menstruationsblutungen oder endometritischer Blutungen verwandt. Die wehenerregende Wirkung ist zu schwach, um therapeutisch ausgenutzt zu werden.

Nebenwirkungen, Gefahren. Nach den üblichen therapeutischen Mengen werden störende Nebenwirkungen nicht beobachtet.

Darreichung, Dosierung. Rhizoma Hydrastis wird am zweckmäßigsten in der Form des *Extractum Hydrastis fluidum* (offiz.) gegeben. Einzeldosis 20 Tropfen = 0,4 der Droge (10,0 = 0,95 DM).

Von *Hydrastininium chloratum* (nicht abkürzen, sonst kann eine Verwechslung mit Hydrastinum hydrochl. vorkommen!) wird 0,01—0,02 in Lösung oder als Pille gegeben (EMD 0,05!, TMD 0,15!) (0,1 = 0,85 DM).

Cotarninium chloratum, Stypticin (Merck), 0,05—0,1 (0,1 Cotarn. chlorat. = 0,25 DM; 0,1 Stypticin = 0,30 DM). Tabletten mit 0,05 Stypticin (20 St. = 1,55 DM).

Styptol (Knoll) ist phthalsaures Cotarnin; es wird in gleicher Menge gegeben (0,1 = 0,25 DM). Tabletten mit 0,05 (20 St. = 2,20 DM).

Chininum hydrochloricum (Näheres s. S. 252) wird als wehenanregendes Mittel empfohlen. Meist wird in der Eröffnungsperiode 2 mal 0,3 per os oder intramuskulär innerhalb 2 Std. gegeben.

Anhang. Mittel zur Beeinflussung der Geschlechtsfunktionen.

Sexualhormone vermögen einige durch Unterfunktion endokriner Drüsen bedingte Störungen der Geschlechtsfunktion zu bessern. Näheres s. S. 217 f.

Yohimbinum hydrochloricum (offiz.), $C_{21}H_{26}O_3N_2 \cdot HCl$, das Alkaloid der Yohimbe-Rinde von einem zentralafrikanischen Baum. Die Rinde, welche bei den Eingeborenen Kameruns als Aphrodisiacum in Gebrauch ist, kam Mitte der 90er Jahre nach Europa.

Yohimbin hat bei intaktem Erektionsmechanismus eine den Geschlechtstrieb steigernde Wirkung. Die Altersimpotenz und die organischen Störungen der Geschlechtsmechanismen werden dagegen selten günstig beeinflußt.

Man gibt 0,005—0,01 mehrmals täglich per os oder subcutan (EMD 0,03!, TMD 0,1!) (0,1 = 0,25 DM).

In mehreren zur Anregung der Geschlechtsfunktionen dienenden Spezialpräparaten ist Yohimbin enthalten. Zum Teil handelt es sich dabei um kritiklose Mischungen mit Auszügen aus den Geschlechtsdrüsen. Ihr Preis ist meist sehr hoch.

Bei abnorm gesteigertem Geschlechtstrieb haben die leichten Schlafmittel (Bromural, Adalin usw.) und die Bromsalze eine einigermaßen sichere beruhigende Wirkung (s. S. 74 u. 90).

10. Mittel zur Förderung und Hemmung der Schweiß- und Speichelsekretion.

Die bei verschiedenen Krankheiten, auch bei Wasserretention infolge von Nierenerkrankungen, üblichen Schwitzkuren werden im allgemeinen besser mit den leichter in ihrer Wirkungsstärke zu beherrschenden physikalischen Methoden als mit den chemischen Erregungsmitteln der Schweißdrüsen durchgeführt.

Eine Zeitlang wurde besonders bei renaler Hydropsie oder drohendem urämischem Koma häufig mit Pilocarpin eine abundante Wasserabgabe erzwungen. Der unangenehmen und z. T. gefährlichen Nebenwirkungen wegen wird diese Behandlung jetzt viel seltener und nur mit vorsichtig gewählten Dosen durchgeführt.

Um 1860 wurde die schweißtreibende und bald danach auch die miotische Wirkung der Jaborandiauszüge in Europa bekannt. Jetzt werden nur noch die Salze des Pilocarpins verwandt, das 1875 von HARDY isoliert wurde.

Pilocarpinum hydrochloricum (offiz.) ist ein Imidazolderivat; es bildet weiße, gut wasserlösliche Krystalle. Die wäßrige Lösung ist bei saurer Reaktion beständig. Pilocarpin ist das wichtigste der in den *Folia Jaborandi* (offiz.) des brasilianischen Baumes Pilocarpus pennatifolius enthaltenen Alkaloide.

```
                H         H
H3C · N  –  C · CH2 · C   C · C2H5
     |      ‖     |     |
    HC     CH    H2C    CO
      \\   /        \  /
        N             O
```

Pilocarpin $C_{11}H_{16}O_2N_2$

Pilocarpin wird offenbar nur z. T. unzersetzt in den Kreislauf aufgenommen, denn die Subcutaneinspritzung wirkt viel sicherer als die stomachale Einverleibung. Wenige Minuten nach der Einspritzung genügender Mengen setzt ein profuser Speichel- und Schweißfluß ein, der gegen 2 Std. lang anhält; dabei ist die Gesichtsfarbe lebhaft gerötet. Als Nebenwirkungen treten gelegentlich Durchfälle auf. In seltenen Fällen wurde bei Hydropischen ein schwerer Kollaps oder gar tödliches Lungenödem beobachtet. Kontraindiziert ist Pilocarpin bei Gravidität wegen seiner uteruserregenden Wirkung.

(Über die Anwendung bei Glaukom s. S. 146.)

Zur Förderung der Schweiß- und Speichelsekretion sind 0,01—0,015 subcutan nötig; 0,005 ist meist unwirksam. Aber um unliebsame Zwischenfälle zu vermeiden empfiehlt es sich, die Allgemeinempfindlichkeit zunächst mit 0,005 zu prüfen. EMD 0,02!, TMD 0,04!

Rp. Pilocarpini hydrochl. 0,1
Aquae dest. ad 10,0
M.D. Sterilisa! S. $^1/_2$, später 1 bzw. $1^1/_2$ cm^3 subcutan.
(0,1 Piloc. hydrochl. = 0,20 DM.)

Neu-Cesol (Merck), N-Methylpiperidin-3-(carbonsäuremethylester)brommethylat. Seine erregende Wirkung auf die Speichelsekretion findet Anwendung zur Beseitigung des Durstgefühls bei Nephritis, Diabetes insipidus, nach Operationen. 3mal täglich 0,05—0,1. Tabletten mit 0,05 (20 St. = 1,95 DM). Ampullen mit 0,05 in 1 cm^3 (10 St. = 4,45 DM).

Zur Verstärkung der Schweißabgabe bei fieberhaften Infektionskrankheiten werden außer den auf S. 94f. abgehandelten Antipyreticis, besonders den Salicylaten, herangezogen:

Flores Tiliae (offiz.), Lindenblüten, enthalten Zucker, Schleim und etwas ätherisches Öl.

Flores Chamomillae (offiz.), Kamillen, die Blütenköpfchen der einheimischen Matricaria chamomilla mit ätherischem Öl.

Flores Sambuci (offiz.), Holunderblüten, der einheimischen Sambucus nigra, mit ätherischem Öl.

Alle drei Drogen einzeln oder gemischt als Tee: 1—3 Teelöffel auf $^1/_2$ Liter Wasser, heiß zu trinken (100,0 Flor. Til. = 1,60 DM, Flor. Chamom. = 2,95 DM, Flor. Sambuci = 1,45 DM).

Bei den profusen Nachtschweißen des Phthisikers, bei vermehrtem Speichelfluß, gegen die durch Jodzufuhr verursachten Schleimhautentzündungen usw. wirkt am sichersten:

Atropinum sulfuricum (offiz.), das Alkaloid der *Folia Belladonnae* (offiz.) (Näheres s. S. 146).

Da die Atropinempfindlichkeit der Drüsen individuell sehr verschieden ist, muß die Dosierungsgröße und die Häufigkeit der Darreichungen dem einzelnen Falle angepaßt werden. Meist gelingt es, zumal wenn subcutan gespritzt wird, die Sekretion zu hemmen, ohne daß stärkere Nebenwirkungen (s. S. 147) auftreten; lästig pflegt nur die Trockenheit des Halses empfunden zu werden.

Die wirksamen Mengen liegen bei 0,25 mg—0,5 mg (bis 1 mg) Atrop. sulfuric. Natürlich sind auch die diesen Mengen entsprechenden Gaben von *Extract. Belladonnae* (offiz.), das aber nur per os oder rectal gegeben werden kann, wirksam.

Rp. Atropini sulfuric. 0,0075
Massae pil. q. s. f. pil. Nr. XXX
D.S. 1 (—2) oder 3 Pillen (mit je 0,25 mg Atr. sulfuric.) 2mal täglich bzw. abends.
(0,1 Atrop. sulfuric. = 0,40 DM.)
(EMD 0,001!, TMD 0,003!)

Unter den sonstigen atropinartig wirkenden Mitteln entfaltet *Eumydrin* (s. S. 144) eine dem Atropin jedoch unterlegene lähmende Wirkung auf die Schweißdrüsen. 0,001 2mal täglich bzw. abends.

Scopolaminum hydrobromicum (offiz.) (s. S. 87) ist ungeeignet, da die zentralen Nebenwirkungen zu stark sein würden.

Acidum agaricinicum (offiz.), Agaricin, wird als weißes, in kaltem Wasser kaum lösliches Pulver aus dem schon im Mittelalter verwandten, seit 1862 zur Bekämpfung der Phthisikerschweiße benutzten Lärchenschwamm, *Polyporus officinalis*, gewonnen. Agaricin ist α-Cetylcitronensäure $CH_2 \cdot C(OH) \cdot CH \cdot C_{16}H_{33}$. Es lähmt nur die Schweiß-, nicht aber die Speichel-
$$\begin{array}{lll} CH_2 \cdot & C(OH) \cdot & CH \cdot C_{16}H_{33} \\ | & | & | \\ COOH & COOH & COOH \end{array}$$
sekretion, macht also nicht die unangenehme Atropintrockenheit des Halses.

Die Wirkung ist einigermaßen sicher, aber die Patienten gewöhnen sich rasch an das Mittel. Agaricin ist etwa 5 Std. vor der Zeit des Schweißausbruches zu geben. Die störende Nebenwirkung einer Darmreizung äußert sich in Durchfällen, welche durch Opium unterdrückt werden können.

0,01—0,02 in Pulvern oder Pillen (EMD 0,1!).

Rp. Agaricini 0,3
Extr. Faecis 3,0
Glycerini et aq. q. s. f. pil. Nr. XXX
D.S. 3mal täglich 1 Pille (= Pilulae Agaricini DRF).
(1,0 Acid. agaric. = 1,75 DM.)

11. Mittel zur Förderung und Hemmung der Diurese.

Die früheren Verfahren, die Diurese bei Wasserretentionen im Körper zu fördern, erfuhren in den letzten Jahrzehnten sehr wertvolle Bereicherungen. 1885 entdeckte Jendrassik wieder die in Vergessenheit geratene diuretische Wirkung des Kalomels. 1890 führte v. Schröder das dem Coffein nahe verwandte, ihm an harnfördernder Wirksamkeit überlegene Theobromin in die Therapie ein. Der früher selten verwandte Harnstoff wird auf Klemperers Empfehlung seit 1895 häufiger zur Entwässerung des Körpers herangezogen. Eppinger wies 1917 auf die gelegentlich erfolgreiche wasserausschwemmende Wirkung der Schilddrüsenpräparate hin. 1920 bzw. 1924 wurden die organischen Quecksilberverbindungen Novasurol und Salyrgan eingeführt.

Drogen mit ätherischen Ölen sind in der Volksmedizin seit vielen Jahrhunderten zur Diureseförderung benutzt worden, heute sind sie hinter die anderen in diesem Abschnitt beschriebenen Mittel zurückgetreten.

Species diureticae (offiz.) sind ein Gemisch von gleichen Teilen Rad. Liquiritiae mit folgenden drei Drogen:

Fructus Juniperi (offiz.), Wacholderbeeren, die getrockneten runden Beerenzapfen des einheimischen Juniperus communis mit etwa 1% eines ätherischen Öles, des farblosen *Oleum Juniperi*, das auch im *Succus Juniperi inspissatus* (offiz.) enthalten ist.

Radix Levistici (offiz.), Liebstöckelwurzel, von dem einheimischen Levisticum offic., mit $^1/_2$—1% ätherischem Öl.

Radix Ononidis (offiz.), Hauhechelwurzel, von der einheimischen Ononis spinosa.

Oleum Petroselini (Erg.B.), das ätherische Öl aus *Fructus Petroselini* (Erg.B.), Petersilienfrucht.

Die ätherischen Öle bewirken eine vermehrte Diurese; man gibt sie bei Wasserretentionen verschiedenen Ursprungs. Sie wirken erheblich unsicherer als die Purin- oder Quecksilberverbindungen, leisten aber zur Unterstützung derselben wie zur Unterstützung der Scillawirkung (s. S. 128) gelegentlich Brauchbares.

Rp. Succi Junip. inspissati 50,0
D.S. 3mal täglich 1 Teelöffel zu nehmen.
(100,0 = 0,55 DM.)

Rp. Specier. diuret. 100,0
S. 2 Eßlöffel als Teeaufguß 1—2mal täglich zu nehmen.
(10,0 = 0,10 DM.)

Rp. Bulb. Scillae 2,5
Flor. Sambuci 2,0
Fruct. Junip. 5,0
Fruct. Carvi
Fruct. Petros. aa 3,0
M.D.S. 1 Teelöffel als Teeaufguß zu nehmen.

Oleum Juniperi oder Oleum Petroselini werden in der Menge von gutt. I—III zu diuretischen Mixturen zugesetzt (1,0 = 0,05 bzw. 0,15 DM).

Urea pura (Erg.B.), Harnstoff, $CO(NH_2)_2$, bildet farblose, bitter schmeckende Krystalle; er löst sich in 1 Teil Wasser.

Der Harnstoff wird vom Magendarmkanal sehr rasch aufgenommen, so daß schon 2 Std. nach Einnahme von 20,0 die maximale Konzentration im Blute erreicht ist. Diese sinkt dann infolge Ausscheidung durch die Nieren so schnell ab, daß 24 Std. nach der Einnahme jener Dosis der Harnstoff fast restlos entfernt ist. Wesentlich langsamer verläuft die Abgabe bei insuffizienten Nieren mit Stickstoffretention im Blut. Bei täglicher Zufuhr von größeren Harnstoffmengen kann es, zumal bei insuffizienten Nieren, zu einer erheblichen Harnstoffkumulation kommen. Man pflegt deshalb nach achttägiger Zufuhr eine harnstofffreie Phase von einer Woche einzuschieben, oder man gibt den Harnstoff in Perioden von zwei aufeinanderfolgenden Tagen mit je einem harnstofffreien Tag als Pause.

Wie alle diuretischen Mittel wird man auch den Harnstoff erst darreichen, wenn die üblichen (hier nicht näher zu schildernden) diätetischen Maßnahmen nicht zum Schwinden der Ödeme oder der Ergüsse in serösen Höhlen geführt haben. Bei allen Formen von Flüssigkeitsretentionen, also bei kardialen Ödemen, bei hepatogenem Ascites, besonders auch bei chronischen Nephrosen, weniger sicher bei chronischen Nephritiden kann Harnstoff bei seiner Ausscheidung viel Wasser mitnehmen, dem Körper also entziehen. Nebenwirkungen sind im allgemeinen nicht zu fürchten. Aus den obenerwähnten Gründen darf man bei schwerer Insuffizienz der Nieren, besonders bei drohender oder bestehender Urämie, den Harnstoff nicht geben. Selten tritt nach Urea eine Acne auf.

Erwachsene erhalten 20,0—50,0 (selten mehr) pro die in wäßriger Lösung mit Sir. Rubi Idaei als Corrigens, Kinder 5,0—15,0 (10,0 = 0,20 DM).

Als Mittel zur Verbesserung des widerlichen Geschmackes werden besonders saure Stoffe empfohlen:

Rp. Ureae pur. 150,0
Acid. citrici 3,0
Elaeosacch. citri ad 200,0
M.D.S. Eßlöffelweise in Selterswasser zu nehmen
(= Pulvis diureticus DRF).

Ituran (Asta), Tabletten mit 5,0 Harnstoff, 0,9 Kaliumbicarbonat und 0,9 Citronensäure (12 St. = 1,50 DM).

Liquor Kalii acetici (offiz.) enthält 33,3% Kaliumacetat; die Lösung ist schwach alkalisch. Kaliumionen werden vom Darm schnell resorbiert. Ein je nach dem Zustand der Gewebe wechselnder kleiner Teil wird von den Geweben aufgenommen und der größte Teil schnell ausgeschieden. Infolge der schnellen

Ausscheidung durch die Nieren erreicht die Kaliumkonzentration in den Körperflüssigkeiten auch nach innerer Anwendung großer Dosen keine gefährliche Höhe. Bei Funktionsstörungen der Niere sind Kaliumsalze nicht anzuwenden. Die parenterale Injektion ist wegen der Gefahr toxischer Wirkungen nicht zulässig.

Liquor Kalii acetici wird in Dosen von 5,0—25,0 am Tag gegeben.

Rp. Liq. Kalii acet. 100,0
M.D.S. 1 Teelöffel 3mal täglich.
(100,0 Liq. Kal. acet. = 0,60 DM.)

Rp. Mixtur. diuret. DRF 200,0
(enthält Liq. Kal. acet. 30,0
und Ol. Petros. gtt. I)
S. 3mal täglich 1 Eßlöffel.
Vor dem Gebrauch zu schütteln.

Purinderivate.

Coffeinum (offiz.) (s. S. 134), **Coffeinum-Natrium salicyl.** (offiz.) s. S. 134.

Theobrominum s. S. 135.

Theobromino-natrium salicylicum (offiz.), *Diuretin* (Knoll) s. S. 135.

Theobromino-natrium aceticum (Erg.B.) s. S. 135.

Theophyllinum (offiz.) s. S. 135.

Theophyllino-natrium aceticum s. S. 135.

Euphyllin (Byk) s. S. 135.

Deriphyllin (Homburg) s. S. 135.

Über das Schicksal der Purinderivate im Körper, ihre Nebenwirkungen und Gefahren sowie ihre Anwendung in der Kreislauftherapie s. S. 135.

Auch die Purinderivate kommen bei Ödemen und Wasseransammlungen in den serösen Höhlen erst dann in Frage, wenn die üblichen diätetischen Maßnahmen oder die Digitalistherapie die Entwässerung nicht herbeiführen konnten. Sie sind bei allen Formen der Wasserretention im Prinzip wirksam. Aber der Grad der Wirkung unterliegt starken individuellen Schwankungen; auch kann beim Versagen des einen Purins ein anderes noch gute Entwässerung bewirken.

Die Behandlung beginnt mit kleinen Mengen. Denn häufig erweisen sich diese als viel besser wirksam als große Dosen, die sogar nicht selten eine starke Diureschemmung herbeiführen. Besonders ausgesprochen und regelmäßig ist diese Hemmung bei Diabetes insipidus. Die hemmende Wirkung tritt nicht selten erst nach mehrmaligen Gaben auf. Es empfiehlt sich, zur Vermeidung dieser „Wirkungsumkehr", die Purinderivate, besonders das Theophyllin intermittierend zu geben.

Bei akuter Nephritis wird meist auf diuretische Mittel verzichtet. Selbst diejenigen, welche die Purinderivate nicht für direkt kontraindiziert halten, empfehlen vorsichtige Anwendung. Denn obwohl die Purinderivate keine unmittelbare nierenschädigende Wirkung haben, kann die Anregung der Nierenleistung bei akuter Nephritis zu einer Hämaturie führen. Im urämischen Endzustand der Nierenkranken versagen die Diuretica der Purinreihe meistens.

Coffein wird seltener gegeben, da seine diuretische Wirkung relativ schwach ist (0,1—0,2 mehrmals täglich, Coff.-Natr. salicyl. und Coff.-Natr. benz. in doppelter Dosis).

Theobromin wird, wie erwähnt, zunächst in kleinen Mengen, etwa 2mal 0,25 bzw. 0,5 des Doppelsalzes, dann langsam ansteigend in größeren Mengen bis zu 8mal täglich 0,25 der Base bzw. 0,5 des Doppelsalzes gegeben. Bei längerer Behandlung schiebt man Pausen ein. Bei dem etwas kräftiger wirksamen *Theophyllin* (EMD 0,5!, TMD 1,5!) wird von 2mal 0,1 auf 4mal 0,2 gesteigert. Verschreibung s. a. S. 135f.

Vom Theobromin. Natr. Salicylic. erhalten Säuglinge 0,05—0,1, Kleinkinder 0,2—0,3 und Schulkinder 0,3—0,5. Theophyllin. Natr. acetic. wird Säuglingen nicht gegeben; Kleinkinder erhalten 0,05—0,1, Schulkinder 0,1—0,15.

Rp. Theobr.-natr. salic. 10,0
Aquae dest. ad 100,0
M.D.S. 2mal (bis 8mal) täglich
1 Eßlöffel.

(10,0 = 0,30 DM, als Diuretin 2,00 DM.)

Rp. Theophyllino-natrii acet. 2,0
Aquae dest. ad 100,0
M.D.S. 2—4mal täglich
1 Teelöffel (mit je 0,1).

Rp. Theophyll.-natr. acet. 0,2
Ol. Cacao q. s. f. suppos.
D. t. dos. Nr. X
2mal täglich 1 Suppos.

(1,0 Theophyllinum = 0,60 DM; Theoph.-natr. acet. = 0,45 DM).

Die Injektion von Purinen zur Diureseanregung kommt nur dann in Betracht, wenn sich bei einem Patienten die ihnen eigene magenreizende Wirkung besonders stark zeigt oder schwere hepatische Stauung besteht. Meist verwandt wird zur Injektion Euphyllin oder Deriphyllin (s. S. 136).

Quecksilberverbindungen.

Hydrargyrum chloratum (offiz.), Kalomel, Hg_2Cl_2, das kaum wasserlösliche Quecksilber-(I)-chlorid, ist S. 45 näher behandelt. Per os gibt man es *nicht* in der feinkrystallinischen, leichter resorbierbaren Form des Hydr. chlor. vapore parat.

Kalomel wird nach der Einnahme nur langsam und unvollkommen resorbiert. Die Ausscheidung des Quecksilbers im Harn, die pro Tag nur wenige Milligramm beträgt, erstreckt sich nach einigen therapeutischen Dosen über viele Tage; daher hält die Diurese einige Zeit über die Dauer der Darreichung hinaus an. Um kumulative Nierenschädigungen zu vermeiden, wird Kalomel nur *wenige Tage lang* in je 3 Einzelgaben von 0,2 täglich verabreicht, dann wird eine Pause von 8—14 Tagen eingeschoben.

Salyrgan (Hoechst), *Mersalylum* (PI), ist das Natriumsalz der Salicyl-(γ-hydroxymercuri-β-methoxypropyl)-amid-O-essigsäure. Es enthält 40% Quecksilber und ist leicht in Wasser löslich.

Schicksal im Körper. Salyrgan ist im Magen und Darm nicht beständig und wird nur zum kleinen Teil unverändert resorbiert. Aus dem Unterhautgewebe und der Muskulatur wird es schnell resorbiert. Der Zusatz von Theophyllin im Verhältnis von 1 Teil Theophyllin zu 2 Teilen Salyrgan beschleunigt die Resorption aus dem Gewebe und vermindert die lokale Wirkung. Während anorganische Quecksilberverbindungen (z. B. Kalomel) nur sehr langsam und nur zum Teil durch die Niere und zum anderen Teil durch den Darm ausgeschieden werden, erfolgt die Ausscheidung des Salyrgans und ähnlicher organischer Quecksilberverbindungen (Novurit, Esidron s. u.) sehr schnell und fast ausschließlich durch die Niere. Etwa 12 Std. nach der Injektion sind oft schon 90% des Quecksilbers im Harn ausgeschieden.

H
C
HC CH
HC C—O · CH₂ · COONa
C
H O · CH₃
CO · N
CH₂ · CH · CH₂ · HgOH

Salyrgan $C_{13}H_{16}O_6NNaHg$

Indikationen. Das Salyrgan ist ein sehr stark wirksames Diureticum und ist bei allen Fällen von Ödem anwendbar, die nicht durch eine entzündliche Nierenerkrankung bedingt sind. Bei Nephrosen wird es gelegentlich mit Vorsicht angewandt.

Nebenwirkungen, Gefahren. Die Injektion von Salyrganlösungen unter die Haut ist oft schmerzhaft und manchmal entzündungserregend. Durch große Dosen oder langdauernde Anwendungen können Quecksilbervergiftungen verursacht werden, die sich von den durch anorganische Quecksilberverbindungen bewirkten nicht unterscheiden: Nierenschädigung, Stomatitis, Diarrhoen, Kopfschmerz und Schwindel. Unvorsichtige (zu schnelle) intravenöse Injektion kann bei Patienten mit empfindlichem Herzen (Arrhythmien, Herzinfarkt, starke Digitaliswirkung) schwere Schädigung des Herzens bewirken und den Tod durch akute Herzinsuffizienz verursachen.

Nicht immer werden unter der Salyrganwirkung Wasser und Elektrolyte entsprechend der Zusammensetzung der extracellulären Flüssigkeit im Harn ausgeschieden. Vielmehr übersteigt die Chloridausscheidung häufig die Ausscheidung von Natrium, und die Kaliumausscheidung wird gleichzeitig erhöht. Dann tritt Verlust an intracellulärer Flüssigkeit, Verminderung der Chlorid- und Kaliumkonzentration im Plasma und Alkalose ein. Schwäche, Apathie, Erbrechen, Stickstoffretention und verminderte diuretische Wirkung weiterer Salyrgangaben sind die Folge. Durch gleichzeitige Gabe von Ammoniumchlorid (s. S. 118) zusammen mit der Salyrganinjektion können diese Komplikationen vermieden und die Salyrganwirkung verstärkt werden.

Darreichung, Dosierung. Salyrgan wird in 10%iger Lösung mit Zusatz von 5% Theophyllin intramuskulär oder vorsichtig intravenös injiziert. Als erste Dosis wird 0,05—0,1 gewählt. Ist die Verträglichkeit gut und die diuretische Wirkung nicht stark genug, kann die Dosis auf 0,2 erhöht werden. Die Injektionen werden in Abständen von 2—4 Tagen wiederholt, solange Ödeme vorhanden sind. Besteht danach noch Neigung zu Ödembildung, so werden Injektionen in Abständen von 1—2 Wochen gemacht.

Kinder erhalten etwa die halben Dosen.

Salyrgan (Hoechst), 10%ige Lösung mit 5% Theophyllin. Ampullen mit 1 und 2 cm³ (10 St. = 3,95 bzw. 5,80 DM).

Esidron (Ciba) ist das Natriumsalz des Chinolinsäure-oxypropylamid-mercuritheophyllins. Es enthält 31% Quecksilber.

Novurit (Henning) ist eine Quecksilberverbindung eines Camphersäurederivates mit 38% Quecksilber.

Esidron und Novurit verhalten sich ähnlich im Organismus wie Salyrgan; sie haben die gleiche Wirkung, Indikation und Nebenwirkungen.

Esidron (Ciba), Ampullen mit 0,14 in 2 cm³ (5 St. = 3,20 DM).

Novurit (Henning), 10%ige Lösung mit 5% Theophyllin. Ampullen mit 1 und 2 cm³ (5 St. = 2,20 bzw. 3,10 DM).

Thyreoidea-Präparate (Näheres S. 206) können in seltenen Fällen von Wasserretention jeden Ursprungs gelegentlich auch dann noch, wenn die üblichen Diuretica versagten, eine prompte Entwässerung bewirken. Über die Einzelheiten der Dosierung usw. s. S. 208.

Hypophysis cerebri — pars posterior. Pituitarium posterius.

Die diuresehemmende Wirkung von Hinterlappenextrakten bei Diabetes insipdius wurde 1913 von v. d. Velden entdeckt.

Die diuresehemmende Wirkung der Hinterlappenextrakte wird durch deren Gehalt an *Vasopressin* (s. S. 176) bedingt. Sie wird beim Diabetes insipidus zur Einschränkung der Harnflut angewandt

Die innere Anwendung ist wertlos. Von der Nasenschleimhaut aus ist die Resorption ausreichend, um eine deutliche Wirkung erkennen zu lassen. Am sichersten ist die subcutane oder intramuskuläre Injektion. Die Harnflut sinkt schon in der ersten Stunde nach der subcutanen Einspritzung des Hypophysenauszuges stark ab, es kann eine kurzdauernde völlige Anurie auftreten. Nach 5—6 Std. ist die Wirkung abgeklungen, kann aber durch eine weitere Gabe erneut erhalten werden.

Eine Heilung des Diabetes insipidus ist durch die Hypophysenextrakte nicht zu erzielen sondern es kann nur der für die Patienten oft so quälende Zustand der Polydipsie und der Polyurie vorübergehend aufgehoben werden.

Die antidiuretische Wirksamkeit der Extrakte wird im Tierversuch im Vergleich mit einem Standard ausgewertet und in Internationalen Einheiten (IE) deklariert. 1 IE entspricht der antidiuretischen Wirksamkeit von 0,5 mg des internationalen Standardpulvers des Hypophysenhinterlappens.

Zur Resorption von der Nasenschleimhaut aus wird die ungefähr 10 IE entsprechende Einzelmenge entweder in Form des Pulvers (evtl. mit Sacch. lactis vermischt) geschnupft oder in Form der Lösung in einem Tampon auf die Schleimhaut gebracht. Subcutan oder intramuskulär werden 2—5 IE injiziert.

Tonephin (Hoechst) enthält Vasopressin, das weitgehend von Oxytocin befreit ist. Pulver mit 25 IE in 1,0. Ampullen mit 5 IE in 1 cm^3 (5 St. = 4,30 DM).

Hinterlappenpräparate, die Vasopressin und Oxytocin enthalten, s. S. 178.

Auch Purinderivate (*Coffein, Theobromin* und *Theophyllin*) (Näheres S. 134f. u. 182) schränken bei Diabetes insipidus in der Regel die Harnflut ein und werden deshalb bei dieser Erkrankung versucht. Die Dosierung entspricht derjenigen, welche auf S. 182 erwähnt wurde.

12. Mittel zur Behandlung von Stoffwechselerkrankungen einschließlich Avitaminosen.

a) Mittel zur Veränderung des Säuren-Basen-Gleichgewichtes.

Über die zur Bindung von Wasserstoffionen im Magen anzuwendenden Mittel s. S. 150.

Wenn im Verlaufe einer Säurevergiftung die Pufferkapazität der Körpersäfte abnimmt, kann durch Zufuhr von Mitteln, die Wasserstoffionen binden, die Gefahr eines Säurekoma beseitigt oder ein schon bestehendes Koma in kurzer Zeit behoben werden. Hält die Überschwemmung mit Wasserstoffionen weiter an, wie im Coma diabeticum, so ist der Erfolg der Behandlung nur vorübergehend.

Zur Bindung von Wasserstoffionen im Organismus kommt vornehmlich *Natrium bicarbonicum* (offiz.) (s. S. 150) in Frage. Das resorbierte Bicarbonat bildet mit Wasserstoffionen Kohlensäure, die nach Dehydration als Kohlendioxyd durch die Lungen ausgeschieden wird. Überschüssiges Bicarbonat wird durch die Nieren ausgeschieden.

Bei schwerer Acidosis wird Natr. bicarb. in Einzelmengen von etwa 10,0 mehrmals am Tage, bis zu 50,0—100,0 am Tage, gegeben, bis die Reaktion des Harnes nicht mehr stark sauer ist. (Von dem offiz. Kalium bicarbonicum dürften wegen der Kaliumwirkung derartige Mengen nicht gegeben werden!)

Bei lebensbedrohlichem Säurekoma empfiehlt sich die Injektion einer 4%igen Lösung von Natrium bicarbonicum. Beim Sterilisieren durch Kochen wird die Lösung stark alkalisch durch Entweichen von Kohlendioxyd. Deshalb wird nunmehr steril Kohlendioxyd eingeleitet, bis die Lösung gegen Phenolphthalein nicht mehr alkalisch ist. Die Lösung wird langsam intravenös infundiert oder auch subcutan eingespritzt.

In ihrem therapeutischen Wert nicht völlig gesichert ist die Alkalizufuhr bei Arthritis urica und Harnsäurekonkrementen. Soweit nicht alkalische Mineralwässer benutzt werden, gibt man Natr. bicarb. messerspitzenweise bis einige Gramm am Tage. Die Annahme, daß unter den Alkalien das *Lithium carbonicum* (offiz.), Li_2CO_3, ein leichtes, in 80 Teilen Wasser lösliches Pulver, in der Gichttherapie eine Vorzugsstellung verdient, hat sich nicht bestätigt.

Eine Säuerung des Organismus kann bei der Behandlung der Spasmophilie, der Tetanie und der Epilepsie von Nutzen sein. Durch Säurezufuhr können die Krampferscheinungen häufig gemildert oder zum Schwinden gebracht werden.

Spasmophile oder tetanische Kinder erhalten entweder *Acidum hydrochloricum dilutum* (s. S. 151) oder *Ammonium chloratum* (s. S. 118), NH_4Cl, das wie die Einnahme äquivalenter Mengen Salzsäure wirkt, da das Ammoniak im Organismus mit Kohlendioxyd vereinigt, als neutraler Harnstoff entfernt wird. Von Ammonium chloratum werden 0,5—1,0 mehrmals am Tage gegeben.

Über die Behandlung der Tetanie mit Calciumverbindungen s. S. 93.

Manche Cystitiden und Pyelitiden heilen rascher bei Erzwingen einer sauren Harnreaktion. Diese ist zu erzielen durch 2,0—3,0 Ammonium chloratum (s. a. S. 118) 3 mal täglich 3 Tage lang.

Die natürlichen **alkalischen Mineralwässer** enthalten meist nur wenig Alkali (neben wechselnden Mengen freier Kohlensäure). So beträgt der Bicarbonatgehalt im Wasser von *Neuenahr* etwa 0,1%, von Fachingen etwa 0,3%, von *Salzschlirf* (Bonifatiusbrunnen) etwa 0,2%, von *Bilin* (Böhmen) und *Vichy* (Frankreich) etwa 0,5%.

In **alkalisch-muriatischen Wässern** ist neben Natriumbicarbonat Kochsalz enthalten: *Ems* 0,2% bzw. 0,1%; *Selters* 0,12 bzw. 0,23%. Kuren mit diesen Wässern werden vorwiegend bei Gicht, Diabetes und Arthritis durchgeführt.

b) Gichtmittel.

Acidum phenylchinolincarbonicum.

Geschichtliches. Die 1887 von DÖBNER und GIESEKE synthetisierte Phenylchinolincarbonsäure wurde 1908 durch NICOLAIER und DOHRN in die Gichttherapie eingeführt, nachdem ihre harnsäureausschwemmende Wirkung im Stoffwechselversuch erkannt worden war.

Acidum phenylchinolincarbonicum (offiz.), *Atophan* (Schering) ist ein gelblichweißes Pulver mit bitterem Geschmack, das sich in Wasser schlecht löst; löslich sind seine Alkalisalze.

Die Wirkung ist nach oraler Einnahme ziemlich flüchtig; bei therapeutischen Gaben ist der Einfluß auf die Harnsäureabgabe nach 6—8 Std. abgeklungen.

Phenylchinolincarbonsäure $C_{16}H_{11}O_2N$

Indikationen. Acidum phenylchinolincarbonicum hat sich in der Therapie der Gicht bewährt. Akute gichtische Erscheinungen pflegen unter raschem Nachlassen der Schmerzen in kurzer Zeit gemildert zu werden. Ob es bei chronischer Gicht gelingt, die Harnsäureablagerungen zu vermindern und die dadurch bedingten Beschwerden zu beheben, ist fraglich. Nicht anzuwenden ist das Mittel bei Harnsäurekonkrementen in den Harnwegen, da die Harnsäureausscheidung zunimmt und die Harnsäurekonzentration des Urins ansteigt. Wegen seiner antipyretischen und schmerzstillenden Wirkung wird Acidum phenylchinolincarbonicum an Stelle der Antipyretica bei akutem Gelenkrheumatismus gegeben. Chronische Gelenkerkrankungen werden selten günstig beeinflußt. Häufig, aber nicht regelmäßig, wirkt das Mittel schmerzstillend bei Neuralgien (z. B. bei Ischias).

Nebenwirkungen, Gefahren. Bei überempfindlichen Kranken treten an der Haut schon bei therapeutischen Dosen Exantheme auf. Häufig sind Störungen von seiten des Verdauungskanals (Appetitlosigkeit, Übelkeit). Bei langdauernder Darreichung und besonders bei Überdosierung können Leberschädigungen verursacht werden, welche mit Ikterus einhergehen und unter dem bedrohlichen Bilde einer akuten gelben Leberatrophie verlaufen können. Bei Störungen der Leberfunktion ist das Mittel deshalb ganz zu vermeiden.

Darreichung, Dosierung. Bei Gicht gibt man 3—6mal täglich 0,5 Acidum phenylchinolincarbonicum per os 3—4 Tage lang; da das Mittel nicht ganz frei von Kumulation ist, schiebt man danach einige atophanfreie Tage ein, ehe mit der Darreichung fortgefahren wird. Durch gleichzeitige Darreichung von Natrium bicarbonicum können die Magenbeschwerden gemildert werden.

Rp. Tabul. Acidi phenylchinolincarb. 0,5 Nr. XX
S. 3 Tage lang 3 bzw. 6 Tabletten täglich.
(1,0 Acid. phenylchinolincarb. = 0,10 DM; 1,0 Atophan = 0,50 DM.)

Atophanyl (Schering) ist eine Lösung von 0,5 Atophan-Natrium und 0,5 Natr. salicylic. in 5 cm³ Wasser zur intramuskulären Injektion oder in 10 cm³ Wasser zur intravenösen Injektion (5 Ampullen = 4,05 DM).

Semen Colchici, Colchicinum.

Geschichtliches. Die Giftwirkungen der Herbstzeitlose waren schon im Altertum bekannt. Bei der Behandlung der Gicht wurde schon von den griechischen Ärzten des Altertums eine Abart der Herbstzeitlose verwandt. Diese Kenntnis ging später verloren. Seit der Wiederentdeckung der gichtlindernden Wirkung (1814 in Großbritannien) hat die Herbstzeitlose ihre Bedeutung behalten. Das Colchicin wurde 1819 von PELLETIER und CAVENTOU aus der Herbstzeitlose isoliert. Seine mitosehemmende Wirkung entdeckte PERNICE 1889.

Die Droge und ihre Chemie. Das offizinelle *Semen Colchici, Colchici Semen* (PI), von der einheimischen Herbstzeitlose, Colchicum autumnale, rundliche, braune, bitter schmeckende Körner von 2 mm Durchmesser, enthält das Alkaloid Colchicin, dessen Konstitution noch nicht ganz sicher aufgeklärt ist. Der Gehalt an Colchicin in den Samen wechselt stark. Man verwendet die aus den Samen durch Ausziehen mit Alkohol 1:10 bereitete

Tinctura Colchici (offiz.), die eine gelbe, bitter schmeckende Flüssigkeit mit 0,04% Colchicin ist, oder das reine Alkaloid

Colchicinum (offiz.) (PI), ein gelbes, in 20 Teilen Wasser lösliches, bitter schmeckendes Pulver.

Schicksal im Körper. Die Wirkung des Colchicins tritt mit gewisser Latenz auf, weil das stärker wirksame Oxydicolchicin erst im Stoffwechsel gebildet wird. Der weitere Abbau bzw. die Ausscheidung erfolgt nur langsam, denn bei länger anhaltender Darreichung pflegen stets kumulative Giftwirkungen aufzutreten.

Indikationen. Colchicum hat eine sichere schmerzstillende und entzündungshemmende Wirkung bei akuten Gichtanfällen. Ob die Colchicumtherapie Einfluß auf die Harnsäureablagerungen hat, ist noch umstritten. Eine Vermehrung der Harnsäureausscheidung ist nicht sicher nachgewiesen.

Nebenwirkungen, Gefahren. Die erforderliche Dosierung ist hoch und löst meist Nebenwirkungen aus. Schwere Vergiftungen lassen sich aber leicht verhindern, wenn man auf die ersten gastro-enteritischen Erscheinungen achtet und nach ihrem Einsetzen die Darreichungen abbricht.

Darreichung, Dosierung. Von der *Tinctura Colchici* werden einige Tage lang 10—20 Tropfen innerlich gegeben (EMD 2,0!, TMD 6,0!) (10 Tropfen = 0,2; 10,0 = 0,60 DM). *Colchicinum* gibt man am besten in Pillen mit je 0,001, 3—5mal täglich 1 Pille, einige Tage lang (EMD 0,002!, TMD 0,005!) (0,01 Colchicinum = 0,20 DM).

Rp. Colchicini 0,06
Massae pil. q. s. f. pil. Nr. LX
M.D.S. 3mal täglich 1 Pille,
3 Tage lang.

Rp. Colchicini 0,06
f. granulae Nr. LX
S. 3mal täglich 1 Körnchen,
3 Tage lang.

Colchicinum-Compretten MBK mit 0,001 (10 St. = 0,75 DM, 50 St. = 2,55 DM).

Über die Darreichung von Salicylaten und Alkalien bei Gicht s. S. 94 und S. 185.

Hexamethylentetramin, Urotropin (Schering) (Näheres s. S. 242), löst im Reagensglas leicht Harnsäure auf. Der Nutzen dieses Mittels bei Gicht oder Harnsäurekonkrementen ist nicht sicher. Man gibt 0,5 mehrmals täglich.

c) Schwefeltherapie bei Arthritiden.

Die parenterale Einverleibung von Schwefel bei chronischen Arthritiden wurde zuerst in Frankreich (1918) aufgenommen. Sie ist seither in wechselndem Umfange immer wieder versucht worden. Die Wirkung des parenteral injizierten Schwefels hat den Charakter eines „unspezifischen Reizes". Für solche „Reize" bestehen keine klaren Beziehungen zwischen Dosis des Giftes und Wirkungsstärke, so daß eine optimale Dosierung nicht anzugeben ist. Trotz der vielen Versuche ist noch nicht entschieden, welche Fälle von Arthritis mit Wahrscheinlichkeit gebessert werden können und bei welchen durch den „unspezifischen Reiz" eine Verschlechterung zu befürchten ist. Bevorzugt werden subakut verlaufende Arthritiden. Eine günstige Wirkung bessert zwar die subjektiven Beschwerden, nicht aber die pathologischen Veränderungen.

Sulfur depuratum (offiz.) (Näheres s. S. 52) wird, in Glycerin oder Oleum olivarum suspendiert, intraglutäal eingespritzt. Die Injektionen sind schmerzhaft und lösen häufig eine 1—2 Tage lang anhaltende Temperatursteigerung aus.

Man beginnt mit einer kleinen Schwefelgabe, z. B. 0,005. Ist nach dieser die Allgemeinreaktion nicht stark, so wird eine Woche später 0,02—0,05 eingespritzt. Die Kur kann dann mit wöchentlichen Einspritzungen von 0,05 fortgesetzt werden.

Rp. Sulfuris depurati 0,1
Olei olivarum ad 10,0
M.D. Sterilisa. S. Intraglutäal $^1/_2$—5 cm^3 1 mal pro Woche.
(100,0 Sulf. depur. = 0,05 DM.)

d) Unspezifische Reiztherapie mit Proteinen.

Seit ungefähr 1914 werden vielfache therapeutische Versuche gemacht, durch die parenterale Einverleibung von Proteinen tierischer oder pflanzlicher Herkunft die Heilungstendenzen im Körper zu fördern. Wenig geklärt wie die theoretischen Vorstellungen sind auch die Indikationen, und es gilt für diese Therapie das gleiche, was oben zur parenteralen Schwefelinjektion bemerkt wurde. Immerhin hat die Empirie der Praxis gezeigt, daß zumal bei chronisch verlaufenden Leiden die unspezifische Reiztherapie einen Umschwung zur Besserung des Zustandes bringen kann.

Indikationen sind: Chronische rheumatische Muskel- und Gelenkbeschwerden, bei denen die Schmerzen manchmal überraschend gebessert werden und damit die Beweglichkeit der Glieder wiederkehrt. Über gute Erfolge wird weiter berichtet bei Neuralgien, besonders bei Ischias. Nahezu alle chronischen Infektionskrankheiten sind mit unspezifischen Reizmitteln behandelt worden. Günstig reagieren manchmal Pyodermien, Furunkulosen, Adnexerkrankungen.

Als Nebenwirkungen werden häufig Schüttelfröste und Temperatursteigerungen bis über 39° C beobachtet; die Erscheinungen pflegen rasch abzuklingen und nur nach intravenöser Einspritzung zu großer Mengen bedrohlichen Charakter anzunehmen.

Die Zahl der angebotenen Präparate ist übergroß.

Caseosan (Heyden) ist sterile Caseinlösung. $^1/_2$—2 cm³ der 5%igen Lösung intramuskulär (10 Ampullen zu 1 cm³ = 4,90 DM).

Novoprotin (Roche) ist eine sterile Lösung von krystallinem Pflanzeneiweiß, 1 cm³ intramuskulär (6 Ampullen zu 1 cm³ = 2,30 DM).

Das gleiche dürfte leisten:

Kuhmilch. 20 min im Wasserbad sterilisieren, 5—10 cm³ intraglutäal.

Zur therapeutischen *Fiebererzeugung* dient die Injektion von Reizstoffen apathogener Bakterien z. B. bei progressiver Paralyse oder bei chronischem Rheuma im Sinne einer allgemeinen Reiztherapie und „Umstimmung".

Pyrifer (Asta) ist ein derartiges Präparat aus abgetöteten Bakterien der Coligruppe. 1 Million Keime = 1 Einheit. Es wird in steigenden Dosen von 50—5000 Einheiten intravenös injiziert. Verschiedene Packungen zu 2,85—5,55 DM.

Behandlung mit tierischen Giften.

In neuerer Zeit wurde die Injektion von *Schlangengiften* zur Behandlung und Schmerzstillung bei malignen Tumoren, Neuralgie, Rheuma u. a. empfohlen; ein sicherer Erfolg ist nicht erwiesen. Bewährter ist die Behandlung chronischer rheumatischer Leiden mit *Bienengiften.* Die Erfahrungen der Imker, welche gegen Bienenstiche immun werden und selten an Rheuma erkranken, haben diesen Weg gewiesen. Eine gesicherte Erklärung der Heilwirkung gibt es nicht. Es stehen Präparate, deren Gehalt an Bienengift standardisiert ist, zur Verfügung. Die Zufuhr erfolgt intracutan oder auch in Salbenform percutan in vorgeschriebenen Kuren.

Apicosan (Wolff). 5 Ampullen I—III zu 2,25—4,35 DM.

Forapin (Mack). 6 Ampullen A—D = 2,20—5,40 DM.

e) Goldverbindungen.

Einfache anorganische Goldverbindungen wie Chloroaurate oder Cyanoaurate sind für die therapeutische Anwendung ungeeignet. Gebraucht werden schwefelhaltige organische Verbindungen, in denen das Gold an den Schwefel gebunden ist.

Gold wird aus dem Organismus nur sehr langsam ausgeschieden, der größere Teil durch die Nieren. Im Laufe der Behandlung mit Gold, bei der wöchentlich einmal Gold injiziert wird, kommt es also zu einer Anreicherung von Gold im Organismus.

Indikationen. Nach umfangreichen Untersuchungen über die Goldwirkung bei verschiedenen Erkrankungen, besonders auch aller Formen der Tuberkulose, ist für eine Anwendung von Goldverbindungen die Behandlung des Lupus erythematosus geblieben. Umstritten ist die Behandlung von Arthritiden mit Goldverbindungen. Erfolge, deren Größe und Zahl das Risiko der Goldanwendung vielleicht nicht aufwiegen, sind lediglich bei chronisch-rheumatischen Arthritiden zu erzielen, bei denen erhebliche Deformierungen der Gelenke noch nicht eingetreten sind. Bei beiden Erkrankungen ist nicht in jedem Falle mit Erfolg zu rechnen, und dieser ist dann, besonders bei den Arthritiden, oft nur von kurzer Dauer. Aber eine erneute Behandlung kann wieder wirksam sein.

Nebenwirkungen, Gefahren. Auch bei den jetzt gebräuchlichen kleineren Dosen ist mit Nebenwirkungen in vielen Fällen zu rechnen. Unmittelbar nach der Injektion können Kopfschmerzen, Schwindel und Kreislaufstörungen auftreten. Bronchitis, gastrointestinale Störungen, Leber-, Nieren- und Nervenschädigungen sind die häufigeren Nebenwirkungen im

Laufe der Behandlung. Besonders zu achten ist auf den Beginn einer Thrombopenie, Agranulocytose und Dermatitis exfoliativa, die tödlich verlaufen können. Bei der Behandlung der Arthritiden mit Gold tritt im Beginn der Behandlung häufig eine Verstärkung der Entzündung an den Gelenken ein. — Über Entgiftung von Gold durch BAL s. S. 194.

Darreichung, Dosierung. Lösungen der organischen Goldverbindungen werden intramuskulär injiziert. Zu Beginn der Behandlung wird wöchentlich einmal 0,01—0,02 Gold injiziert und die Dosis wird im Laufe der Behandlung auf 0,05 gesteigert. Im ganzen wird 0,5—1,0 Gold verabreicht.

Auro-Detoxin (Wülfing), ein 12% Gold enthaltendes Keratinhydrolysat. Ampullen mit 0,01—0,5 (= 1,65—5,50 DM).

Lopion (Hoechst), auroallylthioharnstoffbenzoesaures Natrium, enthält 40% Gold. Ampullen mit 0,01—0,75 (= 1,35—12,50 DM).

Solganal B (Schering), Aurothioglucose enthält 50% Gold. Ampullen mit 0,01—0,1 (= 1,70—3,65 DM).

f) Mittel zur Behandlung allergischer Reaktionen.

Antihistamine.

Bovet und Staub entdeckten 1937, daß verschiedene Äthylendiaminderivate und Phenoxyäthylaminderivate Wirkungen des Histamins schon in geringen Konzentrationen zu verhindern vermögen. Als erstes praktisch brauchbares Antihistamin stellte Halpern 1942 das Antergan dar.

Chemie. Die Zahl der heute bekannten Stoffe, die schon in geringen sonst wenig wirksamen Konzentrationen die Wirkung des Histamins hemmen, ist sehr groß. Viele von diesen Verbindungen sind von ähnlicher Grundstruktur, nämlich Derivate der Gruppe X—CH_2—CH_2—N<, in der X ein mit aromatischen Resten substituiertes N-, C- oder O-Atom ist und das N meist zwei einfache Alkylreste trägt.

Pyribenzamin $C_{16}H_{21}N_3 \cdot HCl$

Schicksal im Körper. Die Geschwindigkeit der Resorption der Antihistamine aus dem Darm ist für die einzelnen Verbindungen ein wenig verschieden. Doch wird bei allen Antihistaminen die höchste Konzentration im Blut 1—2 Std. nach der Einnahme erreicht. Durch Abbau und Ausscheidung im Harn sinkt die Konzentration nach einmaliger Gabe in wenigen Stunden wieder auf unwirksame Werte, so daß die Wirkung nach mittleren Dosen nur 3—4 Std. anhält. Im Harn wird von den bisher genauer untersuchten Antihistaminen nur ein kleiner Bruchteil (meist weniger als 10%) unverändert ausgeschieden.

Indikationen. Die Antihistamine vermögen Auswirkungen allergischer Reaktionen und einiger anderer ebenfalls von Histaminfreisetzung begleiteter Störungen mehr oder minder vollständig zu hemmen. Am sichersten sind die Erfolge bei leichteren Formen des Heufiebers und der Urticaria. Die wesentlichen Störungen beim anaphylaktischen Schock, bei Serumkrankheit, angioneurotischem Ödem und Rhinitis vasomotorica sind ebenfalls in einem hohen Prozentsatz der Fälle zu beseitigen oder zu vermindern. Überempfindlichkeitsreaktionen gegen Arzneimittel können verhindert werden; eine sonst nicht durchführbare Behandlung (etwa mit Penicillin, Sulfonamiden oder Salvarsan) kann dadurch ermöglicht werden. Bei Pruritus, anderen juckenden Hauterkrankungen und Bienenstichen lindern Antihistamine die Beschwerden. Asthma- und Migräneanfälle werden nur in einzelnen Fällen durch Antihistamine durchbrochen oder verhindert. Chronisch verlaufende Prozesse wie Ekzeme werden durch Antihistamine kaum beeinflußt. Die gewöhnliche Erkältung (Schnupfen) wird durch Antihistamine weder verhindert noch gebessert. Der Wert der Antihistamine zur Behandlung der

Reisekrankheit und einer Reihe anderer Störungen ist noch nicht endgültig zu beurteilen. Doch scheint das Dramamin bei Reisekrankheit die Wirkung des Scopolamins zu übertreffen.

Trotz Unterschieden in der Wirkung im Tierexperiment hat sich eine feinere Differenzierung der Indikation der einzelnen Antihistamine für die Anwendung am kranken Menschen bisher nicht ergeben. So ist der wichtigste Gesichtspunkt bei der Wahl des Antihistamins, die Verbindung mit den geringsten Nebenwirkungen zu finden. Während im Tierversuch im Verhältnis der Antihistaminwirkung zur Toxicität bei den einzelnen Antihistaminen Unterschiede vorhanden sind, werden diese beim Menschen durch individuelle Empfindlichkeit für die Nebenwirkungen stark verwischt.

Nebenwirkungen, Gefahren. Die meisten Antihistamine haben lokale Wirkungen, die ihre Injektion ins Gewebe schmerzhaft machen und bei innerer Anwendung Appetitlosigkeit, Übelkeit, Magenschmerzen und Diarrhoen verursachen können. Am häufigsten und lästigsten sind Wirkungen auf das Zentralnervensystem, die sich meist als Müdigkeit, Unfähigkeit zur Konzentration, Benommenheit, Koordinationsstörungen und tiefer Schlaf auswirken. In anderen Fällen treten jedoch Erregungserscheinungen auf, wie z. B. Nervosität, Schlaflosigkeit, Tremor, Herzklopfen oder gar Krämpfe. Kinder sind für die erregenden Wirkungen der Antihistamine empfindlicher als Erwachsene; Krämpfe sind bei ihnen häufiger beobachtet worden. Gliederschmerzen, Trockenheit im Munde, Akkomodationsstörungen und Störungen des Harnlassens sind meist leichter Art. Ernste Zwischenfälle können der intravenösen Injektion folgen. Auch nach sehr langsamer Injektion wurden Kollaps, langer tiefer Schlaf oder Krämpfe beobachtet. Folge chronischer Einwirkung kann Anämie und Agranulocytose sein. Überempfindlichkeit gegen Antihistamine kommt vor oder kann durch ihre Darreichung verursacht werden. Asthmaanfälle und Ausbrüche von Urticaria sind als Überempfindlichkeitsreaktionen nach Verabreichung von Antihistaminen beobachtet worden.

Darreichung, Dosierung. Im allgemeinen werden Antihistamine per os verabreicht. Da die stärkste Wirkung einer Dosis erst nach einer Stunde erreicht ist und die Wirkung nur 2—4 Std. anhält, ist bei Störungen mit tageszeitlichen Schwankungen ihrer Stärke der Zeitpunkt der Gabe entsprechend zu wählen. Die intravenöse Injektion ist wegen ihrer Gefahren auf ungewöhnliche Fälle zu beschränken. Bei juckenden Hauterkrankungen kann die lokale Einwirkung der Antihistamine aus Salben ausreichend sein; auch beim Heuschnupfen genügt oft die lokale Einwirkung einer Lösung auf die Nasenschleimhaut.

Die anzuwendenden Dosen der einzelnen Antihistamine sind ähnlich und betragen je nach Empfindlichkeit und erforderlicher Wirkungsstärke 0,05—0,2. Tagesdosen über 0,3 sollten nur mit Vorsicht verabreicht werden. In Salben und Trockenpinselungen zur Behandlung von Insektenstichen, Urticaria und juckenden Ekzemen werden Antihistamine in einer Konzentration von 0,2—2,0% angewandt. Zur Einwirkung auf die Nasenschleimhaut werden 3—4 Tropfen einer 0,5%igen Lösung appliziert.

Aus der großen Zahl der Antihistamine seien nur einige von jenen erwähnt, mit denen schon umfangreiche Erfahrungen gesammelt wurden.

Antistin (Ciba). N-Benzyl-N-phenyl-2-imidazolino-methylamin. Tabletten mit 0,1 (20 St. = 4,10 DM); Ampullen mit 0,1 in 2 cm³ (5 St. = 5,10 DM); Creme 2%ig (20 cm³ = 3,00 DM).

Atosil (Bayer) (= Phenergan), N-(β-dimethylamino-propyl)-phenothiazinchlorhydrat. Dragées mit 0,025 (20 St. = 2,40 DM); Ampullen mit 0,05 in 2 cm³ (3 St. = 3,55 DM).

Avil (Hoechst), p-aminosalicylsaures 1-Phenyl-1-α-pyridyl-3-dimethylaminopropan. Tabletten mit 0,05 (20 St. = 4,05 DM); Ampullen mit 0,05 in 2 cm³ (5 St. = 5,00 DM).

Pyribenzamin (Ciba), N-Benzyl-N-(α-pyridyl)-N',N'-dimethyläthylendiaminchlorhydrat. Tabletten mit 0,05 (20 St. = 4,10 DM).

Thephorin (Roche), 2-Methyl-9-phenyl-2,3,4,9-tetrahydro-1-pyridindentartrat. Dragees mit 0,025 (50 St. = 4,00 DM); Salbe mit 5% Thephorin (Tube mit 30,0 = 4,10 DM).

Vomex (Frankf. Arzneimittelfabrik), Dramamin, β-Dimethylaminoäthylbenzhydryläther-(8-chlortheophyllinat) wird besonders bei Reisekrankheit, Hyperemesis gravidarum, Störungen nach Labyrinthoperationen und Röntgenkater angewandt. Tabletten mit 0,05 (6 St. = 1,60 DM).

Weitere Antihistamine s. Anm. 2 S. 24.

Calciumverbindungen sind ebenfalls zur Beeinflussung allergischer Reaktionen anwendbar. Die Erfolge erreichen in den meisten Fällen nicht die der Antihistamine, doch bieten sie bei Unwirksamkeit oder Unverträglichkeit von Antihistaminen weitere Möglichkeiten der Arzneitherapie. Über Dosierung, Nebenwirkungen usw. s. S. 92.

Cortison zur Behandlung allergischer und rheumatischer Erkrankungen s. S. 215.

In vielen Fällen müssen die Auswirkungen allergischer Reaktionen symptomatisch durch andere Wirkungen beeinflußt werden, etwa Asthmaanfälle durch Erschlaffung der glatten Muskulatur (s. S. 146), rheumatische Erkrankungen durch Antiphlogistica (s. S. 94f.).

g) Mittel zur allgemeinen Kräftigung und zur Behandlung von Anämien.

Proteinhydrolysate.

Chemie. Proteinhydrolysate werden durch Säure- oder Enzymhydrolyse von einheitlichen Proteinen, z. B. Casein, oder Proteingemischen wie Blutplasma- oder Milchproteinen gewonnen. Sie enthalten neben freien Aminosäuren Peptide, aber keine Polypeptide mit Antigeneigenschaften. Eine Aufspaltung der Proteine, bis die Hälfte des Stickstoffs als freier Aminostickstoff vorliegt, ist meist ausreichend, um die Hydrolysate auch parenteral injizierbar zu machen. Bei der Hydrolyse werden einige empfindliche vom menschlichen Organismus nicht synthetisierbare Aminosäuren, wie Tryptophan, weitgehend zerstört. Diese werden deshalb den Hydrolysaten nachträglich wieder zugesetzt, um sie vollwertig zu machen. Andererseits werden aus Hydrolysaten, die zur intravenösen Injektion bestimmt sind, Asparaginsäure und Glutaminsäure zum Teil entfernt, da diese mehr als andere Aminosäuren Nebenwirkungen verursachen.

Indikationen. Proteinhydrolysate werden angewandt, um dem Körper ausreichende Mengen Aminosäuren einzuverleiben, wenn deren Aufnahme aus der Nahrung durch Verdauung und Resorption nicht oder nur unzureichend möglich ist. Die innere Anwendung von Proteinhydrolysaten ist angezeigt bei Verdauungsstörungen der Säuglinge, Allergie gegen Proteine der Nahrung, Magengeschwüren, Colitis ulcerosa, Erkrankungen mit starken Proteinverlusten. Die intravenöse Injektion von Proteinhydrolysaten ist erforderlich oder nützlich, wenn bei schwerer Erkrankung von voraussichtlich längerer Dauer oder nach Darmoperationen eine zureichende Nahrungsaufnahme oder innere Anwendung von Proteinhydrolysaten nicht möglich ist. Nur mit großer Vorsicht dürfen Proteinhydrolysate infundiert werden bei Acidosen und schweren Störungen der Leber- oder Nierenfunktion.

Nebenwirkungen, Gefahren. Die innere Anwendung von Proteinhydrolysaten wird meist ohne Nebenwirkungen ertragen. Die Verträglichkeit der intravenösen Injektion ist auch bei Hydrolysaten, die von Zerfallsprodukten bei der Spaltung gut gereinigt sind und keine größeren Polypeptide mehr enthalten, begrenzt. Kopfschmerzen, Schwindel, Erbrechen, Fieber treten nicht selten ein, wenn die für die parenterale Ernährung erforderlichen Mengen injiziert werden. Störungen sind umso häufiger, je schneller die Hydrolysate injiziert werden.

Darreichung, Dosierung. Die anzuwendende Menge Proteinhydrolysat ist nicht genau anzugeben — wenn nicht die Stickstoffausscheidung des Patienten gemessen und die mit der Nahrung aufgenommenen Stickstoffmengen berücksichtigt werden. Für eine Überschlagsrechnung kann man davon ausgehen, daß der gesunde erwachsene Mensch etwa 1,0 Aminosäuren je Kilogramm und Tag braucht. Bei ausschließlich parenteraler Ernährung müssen also zur Erhaltung des Stickstoffgleichgewichtes beim Erwachsenen 60,0 Aminosäuren und im Falle vermehrten Proteinverlustes u. U. wesentlich mehr injiziert werden. Solche Mengen können nicht durch einmalige Injektion verabreicht werden, sondern am besten durch Dauerinfusion mit einer Geschwindigkeit von 20,0—30,0 je Stunde. Die Konzentration der Aminosäuren in der Infusionslösung wird zu 5—10% gewählt.

Aminovit (Boehringer) [= Elamine (Interchem. Corp.)], lyophiliertes Caseinhydrolysat, aus dem Asparagin- und Glutaminsäure z. T. entfernt sind und dem *dl*-Tryptophan zugesetzt ist. Flasche mit 60,0 zur Herstellung 10%iger Lösung für intravenöse Infusion (= 27,50 DM).

Nutramid (Drägerwerk), 25%ige Lösung eines Lactalbuminhydrolysats zur inneren Anwendung.

Zucker.

Chemie. Saccharum amylaceum (offiz.), Traubenzucker, *d*-Glucose s. S. 134.

Invertzucker ist ein Gemisch aus gleichen Teilen Traubenzucker und Fruchtzucker (Lävulose, *d*-Fructose), das durch Hydrolyse von Rohrzucker gewonnen werden kann.

Schicksal im Körper. Glucose und Fructose werden durch den Darm schnell resorbiert und nach der Resorption oder nach parenteraler Injektion „assimiliert", d. h. nach Phosphorylierung teils abgebaut, teils als Glykogen gespeichert. Die Geschwindigkeit der Assimilation ist begrenzt, so daß bei zu schneller intravenöser Injektion ein Teil des Zuckers durch Ausscheidung im Harn dem Körper verlorengeht. Glucose kann vom gesunden Organismus mit einer Geschwindigkeit von 0,5—0,7 je Kilogramm Körpergewicht und Stunde assimiliert werden. Invertzucker wird schneller assimiliert als Glucose. Bei intravenöser Infusion von Invertzucker mit einer Geschwindigkeit von 1,5 je Kilogramm Körpergewicht und Stunde werden nur minimale Mengen von Zucker im Harn ausgeschieden.

1,0 Glucose oder Invertzucker liefert bei der Verbrennung etwa 4 Calorien.

Indikationen. Intravenöse Infusionen von Glucose oder Invertzucker werden bei Patienten vorgenommen, die durch den Darm nur unzureichende Mengen oder gar keine Nahrung aufnehmen können, um eine möglichst ausreichende Aufnahme von Calorien aufrechtzuerhalten. Wegen der schnelleren Verwertung und der dadurch ermöglichten schnelleren Infusion ist der Invertzucker der Glucose vorzuziehen.

Parenterale Injektionen von Zuckerlösungen werden auch zur schnellen Beseitigung einer Hypoglykämie, z. B. nach Insulinüberdosierung vorgenommen. Andere Anwendungen s. S. 134.

Darreichung, Dosierung. Für die parenterale Ernährung werden die Zuckerlösungen vornehmlich intravenös infundiert. Kleinen Kindern werden die Lösungen auch subcutan injiziert unter Anwendung von Hyaluronidase (s. S. 141).

Zur subcutanen Injektion werden 4%ige Lösungen verwandt, zur intravenösen 5—10%ige. Die Menge hängt davon ab, welcher Teil des Calorienbedarfs durch die parenterale Zuckergabe gedeckt werden soll. Bei Hypoglykämien wird der Bedarf durch Kontrolle der Zuckerkonzentration des Blutes ermittelt.

Saccharum amylaceum (offiz.), *Calorose* (Rhenania), Invertzucker und *Multisaccharid* (Homburg) s. S. 134.

Arsenpräparate.

Geschichtliches. Ende des 17. Jahrhunderts wurde der schon längst äußerlich verwandte Arsenik in die Fiebertherapie eingeführt; FOWLER empfahl das Mittel 1776 gegen die Malaria, und etwa 100 Jahre später erkannte man seinen günstigen Einfluß auf die perniziöse Anämie (BRAMWELL 1877).

Chemie. **Acidum arsenicosum** (offiz.), *Arseni Trioxydum* (PI), Anhydrid der arsenigen Säure, Arsenik, As_2O_3, bildet farblose amorphe oder weiße krystallinische Stücke. In Wasser löst sich die krystallinische Form nur etwa 1:55, die amorphe Form etwas besser.

Liquor Kalii arsenicosi (offiz.), *Solutio Kalii Arsenitis* (PI), FOWLERsche Lösung, enthält 1% As_2O_3 in Lavendelspiritus, Weingeist und Wasser. Die klare, farblose Flüssigkeit reagiert schwach alkalisch.

Pilulae asiaticae (offiz.), asiatische Pillen, enthalten je 0,001 Acid. arsenicos. und 0,03 Pfeffer.

Solarson (Bayer), heptinchlorarsensaures Ammonium, wasserlöslich, mit ungefähr 30% As.

Schicksal im Körper. Die Resorptionsgeschwindigkeit des ungelöst per os gegebenen Arseniks hängt sehr von der Korngröße des Pulvers ab; grobe Partikel, zumal des amorphen Arseniks, werden so unvollkommen gelöst und resorbiert, daß der Hauptanteil im Kot erscheinen kann. Gelöster Arsenik wird gut resorbiert und zum Teil in Arsensäure übergeführt. Die Ausscheidung, die in den Harn erfolgt, erstreckt sich nach einmaliger Einnahme über eine Woche, da das resorbierte Arsen lange in Leber, Haut usw. gespeichert wird. Nach einer längeren Arsenikkur dauert es sogar über einen Monat, bis der Harn arsenfrei wird. Arsenik neigt also stark zur Kumulation.

Viele organische Arsen-Verbindungen (s. auch S. 244ff.) werden viel rascher und in der Regel zum größten Teil unverändert in den Harn ausgeschieden. Nur ein Teil der Verbindungen wird im Körper unter Bildung von arseniger Säure abgebaut. Daher können in Form der organischen Verbindungen meist größere Arsen-Mengen gegeben werden als in Form des Arseniks.

Indikationen. Die Arsen-Verbindungen werden vorwiegend zur allgemeinen Kräftigung bei Asthenikern und Nervösen sowie bei Anämien und bei mit Kachexie einhergehenden chronischen Erkrankungen gegeben. Bei Eisenmangelanämien ist Arsenik allein meist wenig wirksam, fördert aber manchmal die Wirkung der Eisengaben. Mit großen Arsendosen können bei der perniziösen Anämie Remissionen erzielt werden. Seit der Entdeckung der Wirkung der Leberextrakte ist diese Anwendung jedoch aufgegeben worden, da sie eine Heilung der Erkrankung des Knochenmarks nicht erreicht.

Arsenik begünstigt den Ansatz der Nahrungsstoffe im Körper; er wird bei mangelhaftem Eiweiß- und Fettansatz, Störungen des Knochenbaues (Osteomalacie usw.) mit oft sehr befriedigendem Erfolge gegeben. Unter den chronischen Leiden, bei denen die Kachexie durch eine Arsen-Kur nicht selten vermindert wird, sind Geschwulstkrankheiten, besonders Leukämien, Lymphogranulomatose und Lungentuberkulose zu nennen.

In der dermatologischen Praxis wird Arsenik bei Psoriasis und Lichen ruber allgemein innerlich gegeben. Auch hartnäckige Ekzeme sprechen gelegentlich darauf an.

Nebenwirkungen, Gefahren. Die lokale gewebszerstörende Wirkung des Arseniks, von der in der Zahnheilkunde bekanntlich viel Gebrauch gemacht wird, (S. 54), äußert sich nach oraler Einverleibung gelegentlich in einer Störung der Magenfunktion.

Die Gefahr der akuten Vergiftung nach einigen hohen Arsenikgaben wird im allgemeinen überschätzt. Man gibt bei bestimmten Krankheiten sehr große Arsenik-Mengen kurze Zeit hindurch, ohne daß Vergiftungen aufzutreten pflegen.

Dagegen findet die bei langer Zeit hindurch fortgeführter Arsenik-Darreichung kumulativ erzeugte chronische Arsenik-Vergiftung vielfach nicht genügende Beachtung. Zunächst pflegen sich Erscheinungen der Schleimhautentzündung einzustellen. Die Veränderung an der Magenschleimhaut äußert sich in Appetitmangel und Übelkeit; der Stuhlgang wird unregelmäßig, oft treten Diarrhoen auf. Eine trockene Conjunctivitis erzeugt Rötung und Brennen der Lider, Schnupfen und Bronchitis stellen sich ein. Das Epithel der Haut neigt zu Verdickung und

Pigmentierung, sich nur schwer zurückbildende Arsenmelanosen treten auf. Weiterhin erkranken die Patienten oft an Neuritiden; am häufigsten sind die Strecker der unteren Extremitäten befallen; oft ist das sensible Nervensystem beteiligt, es treten Parästhesien und Anästhesien auf. Auch Störungen der Durchblutung der Extremitäten werden beobachtet. Bei langanhaltender Arsenikzufuhr können schließlich Verfettungen der parenchymatösen Organe, z. B. des Herzens und der Leber, schwere Gesundheitsstörungen verursachen.

Nach der Einnahme der organischen Arsen-Verbindungen, die ja nur zum Teil in Arsenik übergehen, sind kumulative Arsenikvergiftungen selten. Aber bei manchen von ihnen, besonders bei Atoxyl und Arsacetin ist große Vorsicht geboten, da sie häufig schwere Störungen der Hör- und Sehfunktionen (schwer oder gar nicht zurückgehende Erblindung) bewirkt haben.

Darreichung, Dosierung. Die für eine Arsenikkur, z. B. bei chronischer Anämie verwandten *Tagesmengen* liegen bei etwa 5—10 mg.

Das früher übliche Verfahren, die Arsen-Medikation mit steigenden Dosen und später mit fallenden Dosen durchzuführen, beruht wohl auf irrigen Vorstellungen über die Bedeutung der „Arsengewöhnung". Berechtigt ist lediglich ein vorsichtiges Beginnen mit der Arsenverabreichung, um die Verträglichkeit zu berücksichtigen.

Bei Psoriasis hat man eine viel energischere Behandlung empfohlen, bei der man weit über die EMD 0,005! und die TMD 0,015! des Arseniks und die EMD 0,5! und TMD 1,5! des Liq. Kalii arsenicosi hinausgeht (Tagesmenge bis 100 mg Arsenik). Diese hohen Dosen dürfen natürlich nicht lange Zeit hindurch gegeben werden.

Kleinkinder erhalten 0,5 mg Arsenik, Schulkinder 1 mg Arsenik als Einzeldosis.

Rp. Liquoris Kalii arsenicosi 20,0
D. ad vitr. patentat.
S. 3mal täglich 2 Tropfen (mit 1 mg As_2O_3) langsam ansteigend auf 3mal täglich 5 Tropfen (mit 2,3 mg).
(10,0 Liq. Kalii arsen. = 0,20 DM.)

Rp. Pilul. asiaticarum (offiz.) Nr. LX
S. 3mal täglich 1 bis ansteigend 3 Pillen.
(EMD 5 St., TMD 15 St.)

Die Injektion von arsenhaltigen Lösungen kommt vornehmlich dann in Betracht, wenn Arsenik per os nicht vertragen wird.

Solarson (Bayer). 1 cm³ der 1%igen Lösung (= 30 mg As) wird 7—10 Tage lang 1mal täglich subcutan injiziert. Bei Kindern wird als Einzeldosis gegeben: im Spielalter 0,2 bis 0,5 cm³; im Schulalter 0,5—0,8 cm³. Ampullen mit 1 und 2 cm³ (12 St. = 3,05 bzw. 4,05 DM).

Von den natürlichen **Arsenwässern** wird vorwiegend verwandt:

Dürkheimer Maxquelle. In 60 cm³ ist 1 mg As_2O_3 enthalten. Das Wasser ist wie die FOWLERsche Lösung — aber in entsprechend größeren Mengen — zu verwenden.

Anhang. BAL bei Arsen- und Schwermetallvergiftungen.

BAL (British Anti-Lewisit), 2,3-Dithiopropanol ist eine farblose ölige Flüssigkeit. Es ist in Wasser löslich, aber nicht beständig. In Öl ist es zu 5% löslich, und die Löslichkeit kann durch Zusatz von Benzylbenzoat stark erhöht werden. Ölige Lösungen sind beständig.

H_2C-SH
$HC-SH$
H_2C-OH
BAL
$C_3H_8OS_2$

BAL wird nach parenteraler Injektion in 10—20 Std. durch die Niere ausgeschieden. Ein Teil erscheint unverändert im Harn. Der größere Teil des Schwefels erscheint als Sulfat.

Indikationen. BAL wird zur Entgiftung von Arsen — auch organischer Arsenverbindungen wie Salvarsan u. a. — und Schwermetallen im Organismus gebraucht. Unter den Schwermetallen werden besonders Gold und Quecksilber gut entgiftet und beschleunigt ausgeschieden. Bei Wismut- und Antimonvergiftungen ist die Wirkung des BAL weniger sicher und bei der Bleivergiftung belanglos.

Nebenwirkungen, Gefahren. BAL wirkt auf die Haut reizend, auf Schleimhäute können schon die Dämpfe entzündungserregend wirken. Nach der therapeutischen intramuskulären Injektion treten Nebenwirkungen sehr häufig auf: Tachykardie und Blutdrucksteigerung, Kopfschmerz, Schwindel und Erbrechen, Brennen in Mund und Rachen, Schmerzen in Brust, Bauch und Gliedern, Tränen- und Speichelfluß. Die Symptome entwickeln sich im Laufe einer halben Stunde nach der Injektion und verschwinden nach 1—2 Std. wieder.

Darreichung, Dosierung. BAL in 10%iger Lösung im Gemisch von Öl und Benzylbenzoat wird intramuskulär injiziert. Bei schweren Vergiftungen (Dermatitis und Encephalitis haemorrhagica nach organischen Arsenpräparaten, Golddermatitis) werden an den ersten beiden Tagen Dosen von 0,003 je Kilogramm in Abständen von 4 Std. injiziert. Am 3. Tag werden 4 Injektionen gegeben und an den folgenden Tagen je 2—3 bis zur Heilung. In weniger schweren Fällen sind Dosen von 0,0025 oder 0,002 je Kilogramm ausreichend.

Sulfactin (Homburg), 2,3-Dithiopropanol. Ampullen mit 0,1 in 2 cm³ Öl (10 St. = 8,15 DM).

Eisenpräparate.

Geschichtliches. Die Verwendung von metallischem Eisen war in Ägypten und in der Antike — nicht bei HIPPOKRATES — bekannt. Der Nachweis, daß Eisen ein Bestandteil der Gewebe und besonders der roten Blutkörperchen ist (MENGHINI 1745), lieferte eine Begründung für seine „blutbildende" Wirkung. Seit über 100 Jahren haben die Eisenpräparate in zahllosen Fällen von Chlorose ihre spezifische Heilwirkung erwiesen; besonders nachdrücklich betonten ihren Wert der französische Arzt BLAUD, Anfang des 19. Jahrhunderts, und NIEMEYER.

Chemie. 1. *Metallisches Eisen und Verbindungen mit zweiwertigem Eisen (Ferroverbindungen).*

Ferrum reductum (offiz.) wird durch Reduktion von Eisenverbindungen mit Wasserstoff gewonnen und enthält ungefähr 97% Fe. Es löst sich in verdünnter Mineralsäure unter Entwicklung von Wasserstoff. Nach oraler Zufuhr entsteht im Magen Ferrochlorid, $FeCl_2$.

Ferrum carbonicum cum Saccharo (offiz.) ist ein graugrünes Pulver mit 10% Fe und mit Zuckerzusatz als Oxydationsschutz. Neben Ferrocarbonat, $FeCO_3$, enthält es etwa 25% des Eisens als Ferrihydroxyd.

Pilulae Ferri carbonici Blaudii (offiz.) enthalten Ferrocarbonat, das durch Umsetzen von Ferrosulfat und Pottasche erhalten wird. 1 Pille enthält 0,028 Fe und Zucker als Oxydationsschutz.

Ferrum sulfuricum (offiz.), *Ferrosi Sulfas* (PI), Ferrosulfat, $FeSO_4 \cdot 7\ H_2O$, bildet hellgrüne, in 1,7 Teilen Wasser lösliche Krystalle mit ungefähr 20% Fe.

Ferrum lacticum (offiz.), Ferrolactat $Fe(CH_3CHOH \cdot COO)_2$, ist ein grünlichweißes Pulver. Es enthält 19% Fe und löst sich zu 2,5% in Wasser.

Sirupus Ferri jodati (offiz.) ist eine durch Zuckerzusatz haltbar gemachte 5%ige Lösung von Ferrojodid, FeJ_2.

Extractum Ferri pomati (offiz.) wird bereitet aus Eisenpulver und sauren Äpfeln und ist ein grünschwarzer, wasserlöslicher Extrakt mit 5% Fe.

Tinctura Ferri pomati (offiz.) wird aus dem Extractum Ferri pomati durch Verdünnen mit Aqua Cinnamomi 1:10 hergestellt. Die schwarzbraune Flüssigkeit enthält 0,5% Fe in der Hauptsache in Form des Ferromalonats $Fe(COO \cdot CH_2 \cdot COO)$.

Zahlreiche Spezialitäten enthalten Zubereitungen mit Eisen(II)-Verbindungen und Zusatz eines Mittels zur Erhaltung des Eisens in zweiwertiger Form (s. u.).

2. *Verbindungen mit dreiwertigem Eisen (Ferriverbindungen).*

Ferrum oxydatum cum Saccharo (offiz.) Ferrum oxydatum saccharatum, Eisenzucker, ist ein rotbraunes Pulver mit 3% Fe. Es ist eine Komplexverbindung des Eisens mit dem Zucker und löst sich in 20 Teilen Wasser.

Sirupus Ferri oxydati (offiz.), Eisenzuckersirup, ist eine dunkelbraune Lösung mit aromatischen Zusätzen und enthält 1% Fe.

Die Lösungen des Eisenzuckers sind Lösungen von kolloidalem Eisenoxydhydrat und Eisenkomplexen.

Liquor Ferri sesquichlorati (offiz.) ist eine klare, gelbbraune, stark sauer reagierende, wäßrige Lösung der Ferrichloride mit 10% Fe (s. a. S. 48 und 62).

Ferrum citricum ammoniatum fuscum (Erg.B.), *Ferri et Ammonii Citras* (PI), Ferri-Ammoniumcitrat; dünne durchscheinende Blättchen von rotbrauner Farbe, die sich in Wasser leicht lösen.

Schicksal im Körper. Per os verabreichtes Eisen wird im Darm zum Teil resorbiert. Zweiwertiges Eisen wird leichter resorbiert als dreiwertiges. In dreiwertiger Form verabreichtes Eisen wird im Magen-Darm-Kanal teilweise zu zweiwertigem reduziert und in dieser Form resorbiert. Bei Achylie des Magens ist die Eisenresorption stark verlangsamt. Ascorbinsäure begünstigt die Resorption. Das aus dem Darm resorbierte oder intravenös injizierte Eisen wird im Plasma von einem spezifisch Eisen bindenden Protein, Siderophilin, transportiert und zunächst in Leber und Milz als Ferritin gespeichert. Bei Eisenmangelanämien wird es sehr vollständig zum Aufbau von Hämoglobin verwandt.

Die Eisenausscheidung verläuft sehr langsam. Im Harn werden nur minimale Mengen (etwa 0,5 mg am Tag) ausgeschieden, eine kleine Menge mit den Verdauungssäften, der größte Teil durch die Haut (Epitheldesquamation, Schweiß). Ein Teil des per os verabreichten Eisens kann im Darm unter der Einwirkung des Schwefelwasserstoffes bei alkalischer Reaktion in Schwefeleisen übergeführt werden und verleiht dann dem Kot eine schwarze Farbe.

Indikationen. Eine Förderung der Blutbildung durch Eisengaben ist nur bei Eisenmangelanämien möglich, wenn also die Bildung von Hämoglobin verlangsamt ist, weil dem Knochenmark nicht genügend Eisen zur Verfügung steht. Die perniziöse Anämie ist durch Eisen primär nicht zu beeinflussen. Während der Behandlung mit Vitamin B_{12} (Leberextrakten) kommt es häufig zu einem starken Absinken der Eisenkonzentration im Plasma und einer Verlangsamung der Heilung der Anämie. In diesem Stadium kann die Bildung von Hämoglobin durch Eisengaben beschleunigt werden.

Nebenwirkungen, Gefahren. Obgleich metallisches Eisen und Ferroverbindungen kein Eiweißfällungsvermögen haben, führen sie nicht selten zu Magenbeschwerden. Schädigungen durch resorptive Giftwirkungen kommen nach der oralen Darreichung therapeutisch üblicher Mengen nicht vor. Daß das gut wasserlösliche Ferrichlorid eine starke ätzende Wirkung hat, wurde auf S. 48 erwähnt. Für die hier erörterte Eisentherapie kommt Liquor Ferri sesquichlorati darum auch in starker Verdünnung nicht in Betracht. Die zu einer wirksamen Eisentherapie erforderlichen großen Dosen von Ferrum reductum verursachen gelegentlich Obstipationen.

Die intravenöse Injektion von zweiwertigem Eisen wird nur in sehr kleinen Dosen (0,02—0,04) vertragen. Nach größeren Dosen tritt Übelkeit, Erbrechen und Kollaps ein. Komplexverbindungen des dreiwertigen Eisens mit Zucker werden besser vertragen.

Darreichung, Dosierung. Durch Verabreichung der offizinellen Zubereitungen kann in vielen Fällen ein Eisenmangel beseitigt werden. Diese müssen aber meist in großen Dosen gegeben werden, z. B. Ferrum reductum 3,0—6,0 am Tage, und machen dann Magenbeschwerden. Der Vorteil der Spezialitäten, die Ascorbinsäure enthalten oder den zweiwertigen Zustand des Eisens auf andere Weise stabilisieren, liegt darin, daß ein größerer Anteil des verabreichten Eisens resorbiert wird. Daher können kleinere Eisenmengen (0,3—0,6) gegeben und Magenbeschwerden häufiger vermieden werden. Die verschiedenen offizinellen Eisenzubereitungen werden so dosiert, daß am Tage 0,5—1,0 Eisen verabreicht wird.

Ist die Eisenresorption trotz hoher Dosierung unzureichend oder die innere Anwendung unverträglich, so wird die intravenöse Injektion versucht. Da zur Reparation einer Anämie 1,0—2,0 Eisen erforderlich ist, sind nur solche Verbindungen brauchbar, von denen Dosen mit 0,05—0,1 Eisen vertragen werden. Das sind bisher lediglich einige Komplexe des dreiwertigen Eisens mit Zucker und Oxysäuren.

Kleinkinder erhalten Ferrum reductum in Einzeldosen von 0,1—0,2, Schulkinder in Dosen von 0,2—0,3.

Pulverform.

Rp. Ferri reducti 30,0
Sacchari Lactis ad 100,0
M.D.S. 2—3mal täglich 1 Teelöffel
(mit je etwa 1,5 Fe).

Rp. Ferri carbon. c. Sacch. 50,0
D.S. 3mal täglich 1 Teelöffel
(mit je etwa 0,6 Fe).

(10,0 Ferr. reduct. = 0,15 DM, 10,0 Ferr. lact. = 0,20 DM, 100,0 Ferr. carb. c. Sacch. = 0,65 DM, 100,0 Ferr. oxyd. c. Sacch. = 1,00 DM).

Pillenform.

Eisenpillen enthalten nur kleine Mengen Eisen und müssen darum in großer Zahl oder über lange Zeit gegeben werden. Sie werden leicht hart und gehen dann ungelöst mit dem Stuhl ab, weshalb die BLAUDschen Pillen stets frisch bereitet werden.

Rp. Pil. Ferri carb. Blaudii Nr. LX
S. 3mal täglich 3—5 Pillen (mit je 0,028 Fe).

Rp. Pil. Ferri reducti DRF Nr. LX
S. 3mal täglich 2 Pillen
(in 1 Pille = 0,1 Ferr. red. und Rad. Gent. pulv., Extr. Faecis et Glycerini q. s. f. pil.).

Rp. Pil. Ferri lactici DRF Nr. LX
S. 3mal täglich 4 Pillen
(in 1 Pille = 0,1 Ferr. lact., Rad. Gent. pulv., Extr. Faecis et Glycerini q. s. f. pil.).

Ferrostabil (Schering), stabilisiertes Ferrochlorid. Man gibt 3mal täglich 3 Dragees mit je 0,05 $FeCl_2$ in Wasser (50 Dragees = 1,35 DM).

Ce-Ferro (Nordmark), Ferrosalz mit Zusatz von Ascorbinsäure und Cystein. 3mal täglich 5—6 Pillen (je 0,02 Fe) (50 Pillen = 1,40 DM).

Weitere stabilisierte Ferro-Präparate s. Anm. 2 S. 24.

Lösungen zur Injektion.

Ferri-Amphiolen MBK enthalten in 2 cm^3 0,04 dreiwertiges Eisen in komplexer Bindung an Gluconat und Rohrzucker (5 St. = 1,85 DM).

Ferronascin (Roche) ist das Natriumsalz der Di-(α,γ-dioxy-β,β-dimethyl-butyrato)-ferrisäure. Ampullen mit 0,02 Eisen in 2 cm^3 zur intravenösen Injektion (3 St. = 2,60 DM).

Die meisten **Eisenwässer** enthalten Ferrohydrocarbonat, das bei Anwesenheit freier Kohlensäure bis zu etwa 0,004% Fe löslich ist. Ihr Gehalt an Fe ist also sehr klein. Zu den Ferrohydrocarbonatwässern zählen: *Bad Elster* (0,003% Fe), *Homburger Stahlbrunnen* (0,003% Fe), *Rippoldsau* (0,004% Fe). Viel höher ist der Fe-Gehalt der (kohlensäurefreien) Ferrosulfat- (Vitriol-) Wässer: *Bad Lausick* (0,15% Fe), *Levico* (0,19% Fe).

Mit dem Entweichen der Kohlensäure fällt das Eisen der Ferrohydrocarbonatwässer z. T. als Ferrihydroxyd aus. Das gleiche geschieht beim Altern der Ferrosulfatwässer. Eisenwässer sind deshalb nur wirksam, wenn sie frisch getrunken werden. Die Haltbarkeit beim Versand kann durch eine besondere Technik des Abfüllens erzielt werden.

Leberpräparate. Vitamin B_{12}. Folsäure.

Geschichtliches. Nach der Beschreibung des Krankheitsbildes der perniziösen Anämie durch ADDISON (1856) und BIERMER (1868) wurde wiederholt beobachtet, daß diätetische Maßnahmen zu Remissionen führen können. 1926 entdeckten MINOT und MURPHY, welche systematische Untersuchungen über die Diätbehandlung der Anaemia perniciosa anstellten, die spezifische Wirkung der Leberdiät. Sie stützten sich in diesen Untersuchungen auf Versuche von WHIPPLE, welcher 1925 beobachtet hatte, daß die Aderlaßanämie des Hundes besonders rasch durch Verfütterung von Leber infolge vermehrter Bildung von roten Blutkörperchen gebessert wird. Das Vitamin B_{12}, der Anti-Perniciosa-Faktor der Leber, wurde 1948 von E. L. RICKES, K. FOLKERS und Mitarbeitern sowie E. L. SMITH und L. F. J. PARKER isoliert.

Chemie. Der *Anti-Perniciosa-Stoff* der Leber ist das *Vitamin B_{12}, Cyano-Cobalamin,* ein roter Farbstoff, der krystallisiert erhalten wurde. Das Vitamin B_{12} enthält 4,5% Kobalt; es hat ein Molekulargewicht von etwa 1300 und die Zusammensetzung $C_{61-64}H_{86-92}O_{13}N_{14}PCo$. Die Konstitution des Vitamin B_{12} ist noch nicht aufgeklärt; bei dem Abbau wurden bisher 5,6-Dimethyl-benzimidazol und Pyrrole erhalten, keine Aminosäuren. An das Kobaltatom ist eine Cyanogruppe gebunden, die sich leicht durch eine Hydroxogruppe ersetzen läßt. Die so gebildete Verbindung ist das etwas schwächer wirksame *Vitamin B_{12a}, Hydroxo-Cobalamin.*

Vitamin B_{12} wird von *Streptomyces griseus* gebildet. Die krystallinen Präparate des Vitamins werden aus den Kulturen dieses Pilzes, die auch das Streptomycin enthalten, gewonnen. Leberextrakte enthalten neben dem Vitamin B_{12} noch andere Wirkstoffe, z. B. Vitamine der B-Gruppe. Ihr Gehalt an Vitamin B_{12} wird im Wachstumstest am Lactobacillus lactis bestimmt. Krystallines Vitamin B_{12} ist als Internationaler Standard für Leberextrakte festgesetzt.

Schicksal im Körper. Vitamin B_{12} wird vom Darm des gesunden Menschen gut resorbiert, von dem des Perniciosa-Kranken jedoch nur sehr langsam, so daß es bei innerer Anwendung nur zur Wirkung kommt, wenn das 300—500fache der nach parenteraler Injektion wirksamen Menge verabreicht wird. Durch gleichzeitige Gabe von Magensaft gesunder Menschen wird die Resorption des Vitamin B_{12} im Darm des Perniciosa-Kranken sehr stark beschleunigt, so daß beinahe eine vollständige Resorption des Vitamins erreicht wird. Das weitere Schicksal des Vitamin B_{12} nach der Resorption ist noch unbekannt.

Indikationen. Durch Vitamin B_{12} oder Leberextrakte, in denen es enthalten ist, werden der Allgemeinzustand der Perniciosa-Kranken, die Anämie und die Veränderungen der Zunge schnell gebessert. Die Störungen des Nervensystems heilen viel langsamer und nur soweit sie überhaupt noch reparabel sind. Die Sekretionsstörung der Magenschleimhaut wird nicht beeinflußt.

Die Symptome der perniziösen Anämie treten wieder auf, sobald die Darreichung von Vitamin B_{12} unterbrochen wird.

Außer der perniziösen Anämie werden durch Vitamin B_{12} auch noch andere makrocytäre Anämien günstig beeinflußt, so die bei Sprue, nach Magenresektion, in der Schwangerschaft und die Megaloblastenanämie der Kinder. Bei diesen Anämien ist jedoch die Folsäure meist wirksamer.

Nebenwirkungen werden bei Anwendung des krystallinen Vitamin B_{12} kaum beobachtet. Die Injektion von Leberextrakten löst mitunter starke Reaktionen aus: Erbrechen, Durchfall, Kollaps, Urticaria. Sie werden nicht durch das Vitamin B_{12}, sondern durch andere Stoffe in den Leberextrakten bewirkt, da die gleichen Patienten reines Vitamin B_{12} gut vertragen.

Darreichung, Dosierung. Wegen der schlechten Resorption des Vitamin B_{12} durch den Darm des Perniciosa-Kranken ist die innere Anwendung des reinen Vitamins oder der Leberextrakte unökonomisch. Reines Vitamin B_{12} wird subcutan oder intramuskulär, Leberextrakte werden intramuskulär injiziert. Von den Leberextrakten sollten nur solche verwandt werden, deren Gehalt an Vitamin B_{12} mikrobiologisch bestimmt ist.

Bei leichteren Erkrankungen werden als Anfangsdosierung 0,02—0,03 mg Vitamin B_{12} in Abständen von einer Woche injiziert. Nach Eintritt der Heilung wird durch Verlängerung der Abstände die geeignete Erhaltungsdosis gesucht. Schwere Erkrankungen mit Störungen des Nervensystems erfordern größere Anfangsdosen. 0,05—0,1 mg Vitamin B_{12} wöchentlich, und oft auch größere Erhaltungsdosen.

Cytobion (Merck), *Rubivitan* (Bayer), krystallines Vitamin B_{12}. Ampullen mit 0,015 mg in 1 cm^3 (3 St. = 3,25 DM).

Cytobion forte (Merck), 0,030 mg krystallines Vitamin B_{12} in 1 cm^3.

B_{12} (Siegfried), krystallines Vitamin B_{12}. Ampullen mit 0,01 mg (5 St. = 3,00 DM).

Campolon (Bayer), Leberextrakt mit 0,006 mg Vitamin B_{12} in 1 cm^3. Ampullen mit 2 und 5 cm^3 (5 St. = 6,05 bzw. 14,00 DM).

Pernaemyl forte (Schering), Leberextrakt mit 0,01 mg Vitamin B_{12} in 1 cm^3. Ampullen mit 2 cm^3 (3 St. = 10,10 DM).

Hepsit forte (Promonta), Leberextrakt mit 0,01 mg Vitamin B_{12} in 1 cm^3. Ampullen mit 2 cm^3 (3 St. = 5,55 DM).

Folsäure, Pteroylglutaminsäure, ist N-[4-(2-Amino-4-oxy-6-pteridyl)-methylaminobenzoyl]-glutaminsäure. Sie wurde als Lactobacillus-casei-Faktor der Leber entdeckt und hat Vitamincharakter.

Folsäure vermag tropische Sprue zu heilen und makrocytäre Anämien, die als Folge von Ernährungsschäden während der Schwangerschaft oder bei Pellagra auftreten, zu bessern. Die perniziöse Anämie ist durch Folsäure nicht zu heilen. Zwar bewirkt sie zunächst eine Ausschüttung großer Mengen von roten und weißen Zellen aus dem Knochenmark, kann die Anämie auf die Dauer aber nicht verhindern. Die anderen Symptome der Krankheit werden durch Folsäure auch nicht vorübergehend gebessert oder zum Stillstand gebracht, die Spinalerkrankung oft sogar verschlechtert. Aus diesem Grunde ist darauf zu achten, daß zur Behandlung der perniziösen Anämie nicht Leberextrakte verwandt werden, die wegen eines ungenügenden Gehalts an Vitamin B_{12} durch Zusatz von Folsäure „wirksam" gemacht worden sind.

Folsäure wird in Dosen von 0,005—0,02 täglich per os oder parenteral gegeben.

Folbal (Geigy), *Folsan* (Rhenania), *Folinor* (Nordmark), Folsäure. Tabletten mit 0,005 (20 St. = 5,45 DM); Ampullen mit 0,015 des Na-Salzes in 1 cm³ (5 St. = 5,85 DM).

h) Mittel zur Behandlung von Avitaminosen.

Vitamin A.

Geschichtliches. Während der Kriegs- und Nachkriegsjahre 1914—1920 trat in verschiedenen Teilen Mitteleuropas bei einseitig fettarm ernährten Kindern eine schon früher bei mangelhafter Ernährung beobachtete Augenerkrankung, Xerophthalmie, auf, welche am besten durch Zufuhr von Butter oder Lebertran geheilt werden konnte. McCollum, Osborne und Mendel hatten 1913 die Existenz eines fettlöslichen Stoffes, der im Tierexperiment eine Wachstumswirkung hatte und Xerosis heilte, in Butterfett und Lebertran nachgewiesen. 1921 zeigte McCollum, daß dieser Stoff (Vitamin A) von dem ebenfalls fettlöslichen, antirachitischen Faktor des Lebertrans verschieden ist. Steenbock sprach 1921 die Vermutung aus, daß das Vitamin A ein Carotinderivat sei. In den folgenden Jahren gelang es Kuhn und Karrer, die chemische und biologische Beziehung zwischen den reinen Carotinen und Vitamin A weitgehend aufzuklären. Die Synthese wurde von Kuhn und Morris durchgeführt.

Chemie. **Vitamin A,** Axerophthol, ist in Butter und besonders reichlich in Lebertran enthalten. Es ist ein farbloses Öl, das in Fetten, Ölen und Lipoidlösungsmitteln löslich ist; in Wasser ist es unlöslich. Vitamin A ist ein fünffach ungesättigter Alkohol. In öliger Lösung ist das Vitamin A gegen Erhitzen ziemlich beständig, wird aber bei Temperaturen über 100° C rasch zerstört. Es ist sehr empfindlich gegen Sauerstoff; Ultraviolettbestrahlung vernichtet die Wirksamkeit.

Vitamin A $C_{20}H_{30}O$

Im Pflanzenreich scheint Vitamin A nicht vorzukommen; dagegen enthalten viele pflanzliche Produkte zu der Gruppe der Carotine gehörende Farbstoffe, welche in der Leber in Vitamin A überführt werden können. Das wichtigste dieser Provitamine ist das *β-Carotin* $C_{40}H_{56}$.

Die Wirksamkeit der Vitamin-A-Präparate wird im Tierversuch, z. B. an der Wachstumswirkung bei der vitamin-A-frei ernährten Ratte, eingestellt und in Internationalen Einheiten (IE) angegeben. Internationaler Standard ist krystallines Vitamin-A-Acetat. 1 Internationale Einheit ist die Wirkung von 0,000344 mg dieses Standards.

Oleum Jecoris Aselli (offiz.) (Näheres s. S. 203) enthält in 1 cm³ mindestens 750 IE Vitamin A.

Vogan (Bayer, Merck) ist ein standardisiertes Vitamin-A-Präparat. 1 cm³ der öligen Lösung (ungefähr 25 Tropfen) enthält 120000 IE.

Arovit (Roche) und **Vogan-Neu** (Bayer, Merck) sind synthetisches Vitamin A.

Das Schicksal des Vitamins A im Organismus ist nicht bekannt. Nach der Resorption aus dem Verdauungskanal wird es z. T. in der Leber und im Fettgewebe gespeichert.

Indikationen. Die durch Mangel an Vitamin A bedingte nichterbliche Nachtblindheit, die Xerophthalmie, Keratomalacie und die Ophthalmie bei Skrofulose heilen unter dem Einfluß des Vitamin A, wenn die Behandlung rechtzeitig erfolgt. Bei gewissen Hauterkrankungen (z. B. Hyper- und Parakeratosen) und bei manchen Fällen von chronischer Entzündung der Luftwege sowie bei Kolpokeratose übt Vitamin A einen günstigen Einfluß aus. Dagegen ist nicht erwiesen, daß durch Zufuhr von Vitamin A eine Erhöhung der Resistenz gegen Infektionskrankheiten erzielt werden kann.

Überdosierung von Vitamin A (300000—500000 IE täglich über Monate) kann besonders bei Kindern folgende Schädigungen bewirken: Lebervergrößerung, Knochenbrüchigkeit, Erhöhung des Phosphatasegehalts des Serums, Blutungen. Die Blutungen sind durch Prothrombinmangel bedingt und können durch Vitamin K geheilt werden, die anderen Störungen jedoch nicht.

Darreichung, Dosierung. Um eine therapeutische Wirkung zu erzielen, müssen täglich 20000—50000 IE Vitamin A zugeführt werden. Man gibt z. B. Ol. Jecor. Aselli 1 Eßlöffel 2—4mal täglich oder Vogan täglich 5—15 Tropfen.

Zur Beeinflussung von Hauterkrankungen mit Hyperkeratosen müssen Dosen von 200000—400000 IE täglich über Wochen und Monate verabreicht werden.

Rp. Olei Jecoris Aselli 200,0
D.S. 3mal täglich 1 Teelöffel.

Oleum Jecoris Aselli (offiz.) 100,0 = 0,95 DM. Voganöl OP Tropfglas mit 10 cm^3 = 8,85 DM.

Arovit (Roche), Dragees mit 50000 IE Vitamin-A-Acetat (30 St. = 8,05 DM), Ampullen mit 300000 IE Vitamin-A-Palmitat in 1 cm^3 Öl (3 St. = 6,85 DM).

Vogan-Neu (Bayer, Merck), Vitamin-A-Palmitat, Kapseln mit 50000 IE (20 St. = 5,50 DM).

Vitamin B_1.

Geschichtliches. 1897 entdeckte EIJKMAN in den Reisschalen ein Mittel, mit dem die Geflügelpolyneuritis geheilt werden kann. Er folgerte aus seiner Entdeckung, daß das Fehlen der Reiskleie in der Nahrung der reisessenden Bevölkerung Ostasiens Beri-Beri bedingt. Die Isolierung der antineuritisch wirksamen Substanz (Vitamin B_1) der Reiskleie in krystallisierter Form gelang JANSEN und DONATH 1926. WINDAUS isolierte sie 1932 aus Hefe. Die Synthese wurde 1936 von WILLIAMS sowie ANDERSAG und WESTPHAL durchgeführt.

Chemie. **Aneurin** (Erg.B.), *Thiamini Hydrochloridum* (PI), **Vitamin B_1** ist ein Derivat des Pyrimidins und Thiazols und ist ein primärer Alkohol mit stark basischen Eigenschaften (quartäres Thiazoliumsalz). Es bildet farblose Krystalle, ist löslich in 1 Teil Wasser und in verdünnter Säure, unlöslich in Öl. Vitamin B_1 ist nicht oxydationsempfindlich, dagegen wird es durch Hitze zerstört und ist unbeständig gegen Alkali. Es kommt in vielen pflanzlichen und tierischen Nahrungsmitteln vor, besonders im Pericarp und in den Keimlingen von Weizen und Reis und in der Hefe.

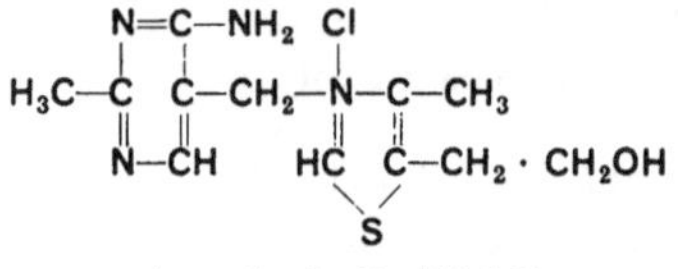

```
    N=C—NH₂ Cl
    |  |    |
H₃C—C  C—CH₂—N—C—CH₃
    ‖  ‖     ‖  ‖
    N—CH    HC  C—CH₂·CH₂OH
             \ /
              S
```

Aneurin $C_{12}H_{17}ON_4SCl$

Die Standardisierung der Vitamin-B_1-Präparate kann z. B. an der polyneuritischen Taube erfolgen und wird in Internationalen Einheiten (IE) angegeben. 1 IE entspricht der Wirksamkeit von 0,003 mg reinem synthetischen Aneurinhydrochlorid. 0,001 krystallisiertes Vitamin B_1 entspricht also 333 IE.

Faex medicinalis (offiz.), medizinische Hefe, ist gewaschene Bierhefe, welche bei einer Temperatur von höchstens 40° C getrocknet ist. 1,0 enthält ungefähr 20 IE Vitamin B_1. Daneben ist eine Reihe von anderen z. T. chemisch bekannten Substanzen darin enthalten, welche zusammen mit Vitamin B_1 früher für das einheitliche Vitamin B gehalten wurden.

Indikationen. Beriberi kann durch Vitamin B_1 geheilt und verhindert werden. Unter den Neuritiden sind — außer der bei Beriberi — nur die bei chronischem Alkoholismus, während der Schwangerschaft und bei Pellagra manchmal durch Vitamin B_1 günstig zu beeinflussen. Gerechtfertigt erscheint die Anwendung von Vitamin B_1 bei Appetitlosigkeit und Verdauungsstörungen als Folge einer unzweckmäßigen Ernährung sowie bei besonderen Zuständen, in denen eine Störung der Vitaminresorption zu vermuten ist.

Der Mindestbedarf eines Erwachsenen an Vitamin B_1 beträgt etwa 0,001 täglich. Zu therapeutischen Zwecken werden etwas größere Dosen (0,003—0,01) verabreicht; Dosen über 0,1 werden selten benötigt.

Benerva (Roche), *Betabion* (Merck), *Betaxin* (Bayer), Aneurin. Tabletten mit 0,003 und 0,05 (20 St. = 0,95 bzw. 4,35 DM); Ampullen mit 0,005, 0,025 und 0,1 in 1 cm³ (3 St. = 1,25 bzw. 3,90 und 5,85 DM).

Bei B_1-Avitaminosen und bei Störungen, welche durch das Fehlen weiterer Faktoren des Vitamin-B-Komplexes bedingt sind (z. B. Pellagra), gibt man Faex medicinalis (offiz.) per os in Mengen von 1—3 Teelöffeln täglich.

Faex medicinalis (offiz.) 10,0 = 0,10 DM.

Vitamin B_2.

Riboflavin, *Lactoflavin*, *Vitamin B_2*, *Riboflavinum* (PI), ist ein wenig wasserlöslicher gelber Farbstoff, dessen biologische Bedeutung von WARBURG und KUHN erkannt wurde. Es ist 6,7-Dimethyl-9-(1'-*d*-ribityl)-isoalloxazin, dessen Synthese von KARRER durchgeführt wurde.

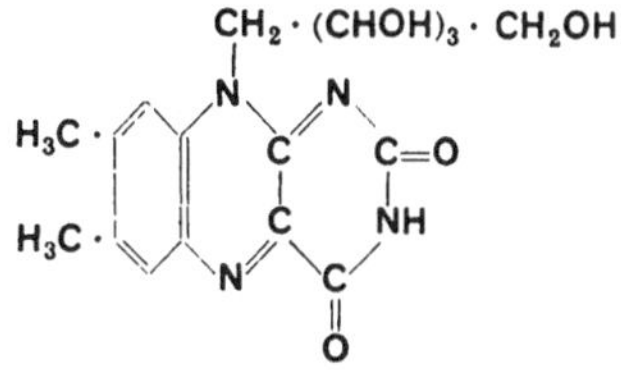

Riboflavin $C_{17}H_{20}O_6N_4$

Spezifische Vitamin-B_2-Mangelerscheinungen beim Menschen sind erst in den letzten Jahren erkannt und als Ariboflavinose beschrieben worden.

Indikationen. Die Symptome der Ariboflavinose (Glossitis, Rötung sowie Maceration und Rhagadenbildung an den Lippen, follikuläre Hyperkeratose der Gesichtshaut, Keratitis) werden durch Riboflavin prompt beseitigt. Öfter als in reiner Form treten sie in Begleitung anderer Mangelerkrankungen auf (z. B. Pellagra), so daß in diesen Fällen Riboflavin zusätzlich zu anderen Vitaminen anzuwenden ist.

Dosen von 0,005—0,05 werden intramuskulär oder intravenös injiziert.

Lactoflavin (Bayer, Merck). Ampullen mit 0,01 in 2 cm³ (3 St. = 1,95 DM).

Beflavin (Roche). Tabletten mit 0,003, Ampullen mit 0,01 in 2 cm³ (6 St. = 3,40 DM).

Nicotinsäureamid.

Pyridinum aminocarbonicum (Erg.B.), *Nicotinamidum* (PI), ist das Amid der Pyridin-3-carbonsäure; es bildet in etwa 1 Teil Wasser lösliche farblose Krystalle. Nicotinsäureamid wurde von ELVEHJEM 1937 als der Anti-Pellagrafaktor der Hefe und Leber erkannt. Nicotinsäure hat die gleiche Wirkung wie Nicotinsäureamid. Sie ist in Magen und Darm beständig und wird leicht resorbiert. Im Organismus wird ein Teil des Nicotinsäureamids methyliert und in dieser Form im Harn ausgeschieden.

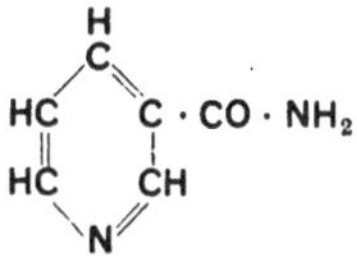

Nicotinsäureamid $C_6H_6ON_2$

Indikationen. Durch Nicotinsäureamid werden alle charakteristischen Symptome der Pellagra an Magendarmkanal, Haut, Knochenmark und anderen Organen beseitigt. Eine Beeinflussung anderer Störungen durch Nicotinsäureamid ist nicht sicher erwiesen. Patienten, die an Nicotinsäureamidmangel leiden, weisen oft auch Symptome auf, die durch Nicotinsäureamid nicht beseitigt werden (Polyneuritis, Fissuren der Lippen). Diese sind durch Mangel an anderen Vitaminen (B_1 und B_2) bedingt und können nur durch deren zusätzliche Gabe beseitigt werden.

Zur Heilung der Mangelerscheinungen muß Nicotinsäureamid in Dosen verabreicht werden, die den normalen täglichen Bedarf von 0,01—0,02 weit überschreiten. 0,1—0,3 werden per os oder parenteral verabreicht. EMD 0,5!, TMD 1,0!

Benicot (Roche), *Nicobion* (Merck), *Nicotinsäureamid* (Bayer). Tabletten mit 0,25 (10 St. = 5,45 DM); Ampullen mit 0,1 in 2 cm³ (10 St. = 4,55 DM).

Vitamin C.

Geschichtliches. Seit der Mitte des 18. Jahrhunderts ist es bekannt, daß Citronensaft (bzw. der Genuß frischer Früchte) Skorbut zu heilen und zu verhindern vermag. 1912 wiesen HOLST und FRÖHLICH nach, daß auch der experimentelle Skorbut des Meerschweinchens durch Fruchtsäfte und frische Gemüse heilbar ist. 1932 wurde die antiskorbutisch wirksame Substanz in krystallisierter Form aus Citronensaft isoliert. Sie erwies sich identisch mit einer Hexuronsäure, welche v. SZENT GYÖRGYI 1928 aus Nebenniere gewonnen hatte. Die Synthese gelang REICHSTEIN.

Chemie. **Acidum ascorbicum** (Erg.B.) (PI), **Vitamin C, *l*-Ascorbinsäure**, ist ein Derivat der Hexose *l*-Gulose. Die farblosen Krystalle lösen sich mit saurer Reaktion in 4 Teilen Wasser; sie sind unlöslich in Öl. Die wäßrige Lösung ist nicht kochbeständig; sie wirkt stark reduzierend. Die *l*-Ascorbinsäure wird in neutraler oder alkalischer Lösung besonders leicht durch den Luftsauerstoff zerstört; durch Bestrahlung mit Ultraviolettlicht wird sie unwirksam. Die *l*-Ascorbinsäure ist enthalten in vielen Früchten und frischen Gemüsen, besonders reichlich in ungarischem Paprika, Citronen und Apfelsinen; sie kann auch synthetisch gewonnen werden. Die *d*-Ascorbinsäure hat keine antiskorbutische Wirksamkeit.

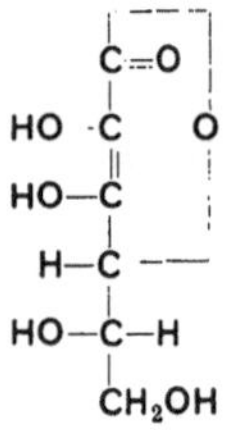

l-Ascorbinsäure
$C_6H_8O_6$

Die Standardisierung der Vitamin-C-Präparate erfolgt am skorbutkranken Meerschweinchen und wird in Internationalen Einheiten (IE) angegeben. 1 IE entspricht der Wirksamkeit von 0,05 mg *l*-Ascorbinsäure. 0,1 *l*-Ascorbinsäure enthält demnach 2000 IE.

Schicksal im Körper. Nach der Aufnahme in den Verdauungskanal wird ein Teil der *l*-Ascorbinsäure vor der Resorption zerstört. Das genaue Schicksal des resorbierten Anteils ist unbekannt. Im Harn wird um so mehr von der resorbierten Ascorbinsäure ausgeschieden, je vollständiger der Bedarf des Organismus an Ascorbinsäure befriedigt ist.

Indikationen. Durch Zufuhr von Vitamin C lassen sich die Symptome des Skorbuts und der ihm nahestehenden MÖLLER-BARLOWschen Erkrankung der Kinder verhindern oder heilen. Auch bei hämorrhagischen Diathesen anderen Ursprunges sind z. T. gute hämostyptische Wirkungen erzielt worden.

Bei schweren Infektionskrankheiten soll der tägliche Vitamin-C-Bedarf größer sein als normal. Die Ascorbinsäure soll ferner die Widerstandsfähigkeit des Organismus bei Infekten steigern. Aus diesem Grunde wird Ascorbinsäure auch zur Behandlung von Diphtherie und Pneumonie, sogar von Grippe und Erkältungskrankheiten empfohlen. Ein günstiger Einfluß der zusätzlichen Gabe von Ascorbinsäure ist nur dann zu erwarten, wenn die Patienten an Ascorbinsäuremangel leiden, der an einer verminderten Ausscheidung von Ascorbinsäure im Harn erkennbar ist.

Nebenwirkungen sind auch bei Dosen bis zu 1,0 *l*-Ascorbinsäure, welche erheblich über der therapeutischen Tagesgabe liegen, nicht beobachtet worden.

Darreichung, Dosierung. Zur Prophylaxe oder bei leichten skorbutischen Erscheinungen regelt man die Vitamin-C-Zufuhr zweckmäßig durch diätetische Maßnahmen. 1 cm^3 Citronen- oder Orangensaft enthält etwa 0,5 mg Ascorbinsäure. Der Bedarf an Ascorbinsäure beträgt beim Kinde etwa 30 mg, beim Erwachsenen etwa 75 mg am Tage; während der Schwangerschaft ist er etwas größer (100—150 mg). Die Darreichung der reinen *l*-Ascorbinsäure ist dann angezeigt, wenn die orale Zufuhr in Form von geeigneten Nahrungsmitteln unzweckmäßig ist oder wenn schwere Krankheitserscheinungen die parenterale Zufuhr notwendig machen. Um eine therapeutische Wirkung zu erzielen, muß ungefähr 0,1 *l*-Ascorbinsäure täglich per os gegeben werden. In schweren Fällen kann bis zu 0,3 täglich intramuskulär oder intravenös injiziert werden.

Die reine *l*-Ascorbinsäure ist in folgenden Handelspräparaten enthalten:

Cantan (Hoechst), *Cebion* (Merck), *Redoxon* (Roche). Tabletten mit 0,05 (20 St. = 0,90 DM) Ampullen mit 0,1 (5 St. = 1,80 DM), Ampullen mit 0,5 (3 St. = 2,25 DM).

Vitamin D.

Geschichtliches. Seit Jahrzehnten macht man von der spezifischen Heilwirkung des schon seit 1800 ärztlich verwandten Lebertrans bei Rachitis Gebrauch. MELLANBY wies 1918 im Tierversuch nach, daß ein fettlösliches Vitamin, das auch im Lebertran vorhanden ist, für Entstehung und Heilung der Rachitis von Bedeutung ist. 1919 entdeckte HULDSCHINSKY den antirachitischen Einfluß der Ultraviolettbestrahlung beim Kinde. HESS und STEENBOCK gelang es, unwirksame pflanzliche und tierische Produkte durch Ultraviolettbestrahlung antirachitisch wirksam zu machen. Auf der Suche nach Substanzen, welche durch photochemische Umwandlung gegen Rachitis wirksam werden, entdeckte WINDAUS im Ergosterin der Hefe und des Mutterkornes ein Provitamin D. Die erste 1926 von ihm aus bestrahltem Ergosterin hergestellte krystallisierte, antirachitisch wirksame Substanz (Vitamin D_1) erwies sich als nicht einheitlich. WINDAUS und gleichzeitig CALLOW gelang es 1931, das reine antirachitische Vitamin, welches bei der Ultraviolettbestrahlung des Ergosterins entsteht, krystallisiert zu gewinnen. Die Konstitution des Vitamins wurde 1934 von WINDAUS aufgeklärt. Aus vergleichenden Tierversuchen ergab sich, daß die antirachitische Wirkung des Lebertrans nicht mit derjenigen des aus Ergosterin gewonnenen Vitamins übereinstimmte. 1936 wurde im WINDAUSschen Institut das antirachitische Vitamin des Lebertrans künstlich hergestellt und kurze Zeit später aus Thunfischlebertran von BROCKMANN in krystallisierter Form isoliert.

Chemie. Die antirachitische Wirksamkeit kommt mehreren voneinander verschiedenen Substanzen zu, von denen zwei gegenwärtig von praktischer Bedeutung sind: Vitamin D_2 (Calciferol) und Vitamin D_3.

Vitamin D_2, *Calciferolum* (PI), ist ein Isomeres des Ergosterins. Es ist ein vierfach ungesättigter Alkohol und entsteht bei der Ultraviolettlichtbestrahlung des Ergosterins neben anderen nicht gegen Rachitis wirksamen Bestrahlungsprodukten, von welchen es abgetrennt werden kann. Da Ergosterin im Pflanzenreich vorkommt, entsteht Vitamin D_2 bei der Bestrahlung bestimmten Pflanzenmaterials (z. B. Hefe, Mutterkorn).

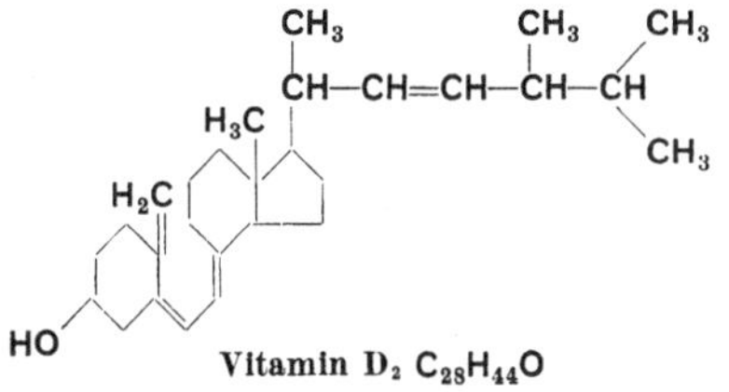

Vitamin D_2 $C_{28}H_{44}O$

Vitamin D_3 entsteht durch Ultraviolettbestrahlung des 7,8-Dehydrocholesterins. Es ist ein sekundärer, dreifach ungesättigter Alkohol und unterscheidet sich vom Vitamin D_2 nur durch die Natur der Seitenkette (Mindergehalt einer Doppelbindung und einer Methylgruppe). Die reichste natürliche Quelle des Vitamins D_3 ist der Lebertran bestimmter Fischarten.

Vitamin D_2 und Vitamin D_3 sind löslich in Fetten und Ölen, sie sind hitzebeständig und ziemlich beständig gegen Sauerstoff. Ölige Lösungen sind mindestens 1 Jahr haltbar.

Die Vitamin-D-Präparate werden biologisch an Ratten auf ihre Rachitisschutzwirkung eingestellt. Die Wirksamkeit wird in Internationalen Einheiten (IE) angegeben. 1 IE entspricht der Wirksamkeit von 0,025 γ krystallinem Vitamin D_3, gelöst in Olivenöl. 1 mg Vitamin D_3 entspricht demnach 40000 IE.

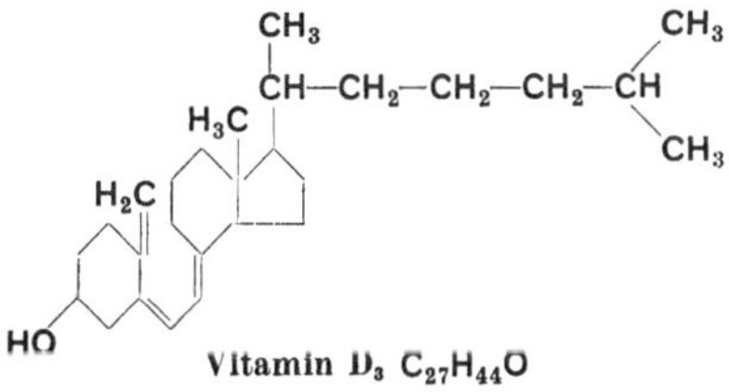

Oleum Jecoris Aselli (offiz.) (PI) ist das Öl der Leber verschiedener Gadus-(Dorsch-) Arten; die Gewinnung des Lebertrans wird vorwiegend in Norwegen durchgeführt. In den letzten Jahrzehnten hat man durch Verhinderung der Oxydationen, die zuvor den Lebertran ranzig und damit übelriechend machten, viel angenehmer zu nehmende Präparate gewonnen, welche ebenso wirksam sind.

Vitamin D_3 $C_{27}H_{44}O$

Das blaßgelbe Öl des Lebertrans enthält Vitamin D_3 in wechselnden Mengen (0,04—0,4 mg in 100,0), außerdem wechselnde Mengen von Vitamin A. Ferner enthält der Lebertran Jod in einer Menge von 0,35—1,5 mg-% (vgl. S. 209). Der offizinelle Lebertran enthält in 1 cm^3 mindestens 0,002 mg (= 80 IE) Vitamin D_3 und 750 IE Vitamin A. Gereinigte Handelspräparate sind vitaminarm.

Emulsio Olei Jecoris Aselli composita (offiz.) enthält 40% Lebertran, 5% Calcium hypophosphit und Geschmackskorrigentien. Durch das Emulgieren geht leicht ein Teil des Vitamingehaltes verloren.

Oleum Jecoris Aselli aromaticum (Erg.B.) enthält 0,5 Saccharin, 0,1 Vanillin, 0,4 Zimtöl, 9,0 Alkohol auf 990 Teile Lebertran.

Vigantol (Bayer, Merck) ist durch Ultraviolettbestrahlung von Ergosterin hergestelltes Vitamin D_2. Die ölige Lösung enthält in 1 cm^3 0,5 mg krystallines Vitamin D_2 (= 20000 IE). Vigantol-Dragees enthalten je 0,1 mg krystallines Vitamin D_2.

Vigantol forte (Bayer, Merck) enthält in 1 cm^3 10 mg krystallines Vitamin D_2.

Vigantol-Lebertran (Bayer, Merck) ist Lebertran mit einem durch Zusatz von Vigantol eingestellten Vitamin-D-Gehalt. Die Wirksamkeit von 1 cm^3 entspricht 0,015 mg Vitamin D_2 (= 600 IE).

Trivitan (Bayer, Merck) enthält in 1 cm^3 der öligen Lösung 0,5 mg krystallines Vitamin D_3.

Schicksal im Körper. Die antirachitischen Vitamine werden vom Magendarmkanal aus resorbiert. Ihr Schicksal im Körper ist nicht genau bekannt; zum Teil werden sie in einzelnen Organen (z. B. Gehirn, Leber, Niere) und im Fettgewebe gespeichert.

Indikationen. Vitamin D_2 und D_3 haben eine prophylaktische und heilende Wirkung bei allen Formen der Rachitis. Bei Spasmophilie vermindern sie die motorische Erregbarkeit und beseitigen die tetaniformen Krämpfe. Sie werden mit Erfolg verwandt bei der Osteomalacie, besonders bei der Schwangerschaftsosteomalacie. Große Dosen von Vitamin D fördern in vielen Fällen die Heilung des Lupus vulgaris. Bei anderen Formen der Tuberkulose wird Vitamin D ebenfalls angewandt, doch ist ein Erfolg der Anwendung noch nicht eindeutig erwiesen. Die unsichere Wirkung sehr großer Dosen bei chronischen Arthritiden scheint die Gefährdung des Patienten durch toxische Wirkungen nicht zu rechtfertigen. Zur Behandlung der Nebenschilddrüseninsuffizienz ist Dihydrotachysterin (s. S. 212) besser geeignet als Vitamin D_2.

Nebenwirkungen, Gefahren. Bei lange fortgesetzter, ununterbrochener Vitamin-D-Zufuhr kommt es zu übermäßig starken Calciumeinlagerungen in den Knorpelknochengrenzen. Starke Überdosierung bewirkt Appetitlosigkeit, Müdigkeit, Kopfschmerzen, Schwindel, Erbrechen, Durchfälle, Gewichtsabnahme, Depression, Stupor. Die dabei bestehende Hypercalcämie kann zu Verkalkungen der Gefäße und zu Kalkablagerungen in inneren Organen (Herz, Leber, Nieren) führen und in schweren Fällen tödlich sein. Da beim nicht an Rachitis leidenden Organismus toxische Erscheinungen besonders leicht auftreten, ist die Darreichung von Vitamin D_2 und D_3 bei Stoffwechselstörungen und Krankheitssymptomen, welche nicht durch Rachitis bedingt sind, nur unter genauer Kontrolle zulässig.

Darreichung, Dosierung. Der tägliche Bedarf an Vitamin D beträgt beim Kinde wie beim Erwachsenen etwa 0,01 mg (= 400 IE). Die antirachitische Wirkung von Vitamin D_2 und D_3 ist beim Menschen praktisch gleich. Zur Rachitisprophylaxe gibt man per os einige Wochen lang beim Säugling täglich 0,01—0,02 mg Vitamin D, beim Kleinkind von 2—5 Jahren täglich 0,02 mg. Nach 4wöchentlicher Darreichung ist eine Pause von 8 Tagen einzuschieben.

Bei leichter Rachitis erhält der Säugling 0,05—0,1 mg, das Kleinkind 0,1 mg. Bei florider Rachitis des Säuglings kann während der ersten 10 Behandlungstage täglich 0,1—0,15 mg Vitamin D_2 gegeben werden, danach täglich 0,05 mg.

Statt der langdauernden Behandlung mit täglichen kleinen Dosen kann sowohl zur Prophylaxe wie zur Heilung der Rhachitis eine einmalige große Dosis per os oder parenteral gegeben werden. 15 mg (600000 IE) Vitamin D versorgen einen Säugling für 4 Monate ausreichend mit Vitamin D. Eine zusätzliche Gabe kleiner Dosen muß dann unterbleiben. Der „Vitamin-D-Stoß“ bietet den Vorteil, daß die erforderliche Dosis sicher einverleibt wird und daß eine schwere Rachitis schneller ausheilt als unter täglichen Gaben kleiner Dosen. Zur Behandlung des

Lupus vulgaris werden 1—3 mg (40000—120000 IE) Vitamin D täglich über mehrere Monate gegeben. (EMD 0,015!, TMD 0,015!)

Die Dosierung der Lebertranpräparate ergibt sich aus dem Vitamin-D-Gehalt. Um die unter dem Einfluß des Vitamin D bzw. des Lebertrans einsetzende Kalkablagerung im rachitischen Knochen zu begünstigen, wird gerne gleichzeitig ein Calciumphosphat gegeben. Man verschreibt Emulsio Olei Jecoris Aselli composita (offiz.) oder die folgende Zubereitung:

Rp. Calcii phosphorici tribasici 10,0
Olei Jecoris Aselli ad 100,0
M.D.S. Umschütteln! 2—3mal täglich 1 Teelöffel.

Rp. Olei Jecoris cum Calcio DRF 200,0
D.S. 3mal täglich 1 Teelöffel
Vor Gebrauch zu schütteln. (3,34 DM.)
(Enthält Calc. phosphoric. tribas. 20,0, Vigantol 5,0, Ol. Jecoris Aselli ad 200,0).

Oleum Jecoris Aselli 100,0 = 0,95 DM, Vigantol-Lebertran OP mit 125 cm³ = 2,55 DM. Vigantol-Öl OP Tropfglas mit 10 cm³ = 1,30 DM, Vigantol-Dragees OP mit 50 Stück = 1,70 DM. Vigantol forte, Röhrchen mit 1 cm³ = 1,80 DM, Röhrchen mit 1,5 cm³ = 2,55 DM. Tabletten mit 5 mg (3 St. = 1,80 DM). Vigantol forte pro injectione, ölige Lösung zur intramuskulären Injektion, Ampulle mit 15 mg Vitamin D_2 (= 600000 IE) in 1 cm³ (=2,40DM) Trivitan, Tropfglas mit 10 cm³ = 2,30 DM.

Über die Verwendung von **Dihydrotachysterin** zur Behandlung der Tetanie bei Unterfunktion der Nebenschilddrüsen s. S. 212.

Vitamin E.

Vitamin E wurde 1925 von Evans als ein zur normalen Fortpflanzung der Ratten erforderlicher Faktor in der Nahrung entdeckt.

Vitamin-E-Wirkung besitzt eine Gruppe von Tocopherolen, unter denen das α-**Tocopherol** am wirksamsten ist. Die Tocopherole sind in Wasser schlecht löslich und werden aus dem Darm sehr unvollständig resorbiert. Internationaler Standard für Vitamin-E-Wirkung ist α-Tocopherolacetat.

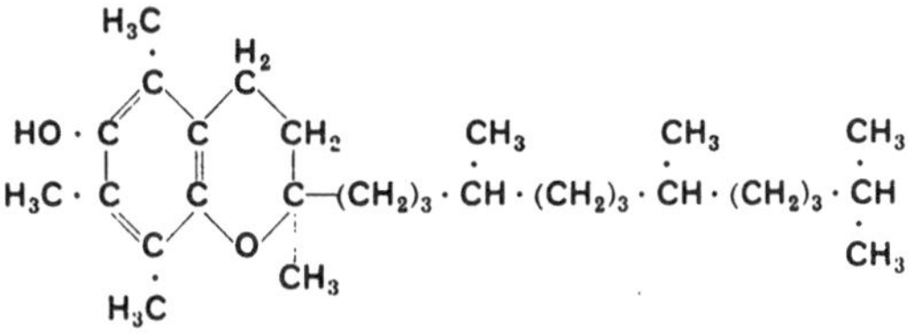

Die Bedeutung des Vitamins, der Vitaminbedarf, Häufigkeit und Bedingungen des Vitaminmangels sind für den Menschen noch nicht völlig geklärt. Doch ist das α-Tocopherol bei habituellem Abort und progressiver Muskeldystrophie mit Erfolg angewandt worden; auch Dupuytrensche Kontrakturen sind durch Tocopherolgaben zu bessern.

α-Tocopherol $C_{29}H_{50}O_2$

Bei habituellem Abort werden möglichst schon vor Beginn der Schwangerschaft bis 1 Monat über den Aborttermin täglich 0,02—0,04 α-Tocopherol gegeben. Zur Behandlung der Muskeldystrophie sind tägliche Dosen von 0,2—0,4 erforderlich, die wegen der schlechten Resorption des Tocopherols parenteral injiziert werden müssen.

Ephynal (Roche) und *Evion* (Merck), synthetisches *d,l*,α-Tocopherolacetat. Dragees mit 0,01 (20 St. = 3,00 DM); Ampullen mit 0,03 und 0,3 in 1 cm³ Öl (5 St. = 3,35 bzw. 16,00 DM).

Vitamin K.

1935 wurde von Dam ein antihämorrhagisch wirksamer Faktor entdeckt, dessen Mangel bei Hühnern Ernährungsstörungen mit Blutungsneigung verursacht. Dieser Stoff kommt besonders in grünen Blättern und verschiedenen Bakterien vor. Er ist zur Bildung des Prothrombins im Organismus erforderlich.

Karrer isolierte 1939 den antihämorrhagischen Faktor der grünen Pflanzen aus Alfalfa (Vitamin K_1); den Faktor der Bakterien isolierte Doisy aus faulendem Fischmehl (Vitamin K_2).

Chemie. **Vitamin K_1**, Phyllochinon, ist 2-Methyl-3-phytylnaphthochinon(1,4), ein gelbes viscöses Öl, unlöslich in Wasser. Es ist sehr empfindlich gegen Licht und Alkali. Das **Vitamin K_2** ist ebenfalls ein Naphthochinonderivat. Es enthält an Stelle des Phytolrestes im Vitamin K_1 eine 6fach ungesättigte Seitenkette mit 30 C-Atomen.

Vitamin-K-Wirkung besitzen auch das 2-*Methylnaphthochinon*-(1,4), *Menadionum* (PI), sowie dessen Hydrochinon und deren einfache Derivate. 2-*Methylnaphthohydrochinon*-1,4-*dibutyrat* und -*diphosphat* sowie 2-*Methylnaphthochinon*-(1,4)-*bisulfit* sind in Wasser gut löslich und beständig gegen Licht.

```
        O
   H    ‖
    C   C
HC    C   C—CH3     CH3          CH3            CH3            CH3
|     ‖   ‖
HC    C   C—CH2·CH=C·(CH2)3·CH·(CH2)3·CH·(CH2)3·CH
    C   C                                                     CH3
   H    ‖
        O
```

Vitamin K_1 (Phyllochinon) $C_{31}H_{46}O_2$

Vitamin K_1 und K_2 sowie Methylnaphthochinon werden nur bei Anwesenheit von Gallensäuren im Darm resorbiert. Das wasserlösliche Methylnaphthochinonbisulfit und Methylnaphthohydrochinonbutyrat werden auch bei Abwesenheit von Gallensäuren vom Darm resorbiert.

Indikationen. Durch Vitamin-K-Mangel bedingte Verminderung des Prothrombingehaltes des Plasma und deren Auswirkungen (Hämorrhagien) können durch Verabreichung von Vitamin K oder Methylnaphthochinonen mit gleichartiger Wirkung beseitigt werden. Ursache des Vitamin-K-Mangels ist nur selten ein unzureichender Vitamingehalt der Nahrung, zumal auch die Darmbakterien Vitamin K_2 synthetisieren können, sondern meist eine ungenügende Resorption bei Gallengangsverschluß, Enterocolitis oder Sprue. Bei Verminderung des Prothrombingehaltes infolge einer Schädigung der Leberzellen ist Vitamin K meist nur wenig oder gar nicht wirksam. Die Hemmung der Prothrombinbildung durch Dicumarol (s. S. 143) kann jedoch durch Vitamin K aufgehoben werden.

Die physiologische Hypoprothrombinämie des Neugeborenen kann durch Vitamin-K-Verabreichung an die Mutter bei Beginn der Geburt oder unmittelbar nach der Geburt an das Kind verhindert werden.

Durch sehr große Dosen Vitamin K kann der Prothrombingehalt des Blutes erheblich über physiologische Werte erhöht werden. Diese Veränderung hält im allgemeinen nur 1—2 Tage an. Die Erhöhung der Prothrombinkonzentration über längere Zeit durch wiederholte Überdosierungen kann die Thrombenbildung begünstigen.

Darreichung, Dosierung. Die wasserlöslichen einfachen Methylnaphthochinone können auch bei Gallengangsverschluß per os gegeben werden. Für sichere schnelle Wirkung ist die parenterale Injektion vorzuziehen. Zur Verhinderung der Hypoprothrombinämie des Neugeborenen genügen Dosen von 0,002—0,003 (an Mutter oder Kind). Bei ausgeprägten K-Avitaminosen des Erwachsenen werden Dosen von 0,005—0,02 angewandt. Die Dosierung ist unter Kontrolle des Prothrombingehaltes des Blutes zu wählen. Die K-Vitamine selbst sind weniger wirksam und müssen in 3—4facher Dosis gebraucht werden.

Hemodal (Hoechst). Tabletten mit 0,01 Dimethylaminoacetylmethylnaphthohydrochinonchlormethylat (20 St. = 2,55 DM); Ampullen mit 0,01 Methylnaphthochinonbisulfit in 1 cm³ (5 St. = 2,30 DM).

Karanum (Merck), 2-Methylnaphthohydrochinon-1,4-dibutyrat. Tabletten mit 0,015 (20 St. = 2,55 DM); Ampullen mit 0,01 in 1 cm³ Öl (5 St. = 2,30 DM).

Synka-Vit (Roche), 2-Methylnaphthohydrochinondiphosphat. Tabletten mit 0,01 (10 St. = 1,45 DM); Ampullen mit 0,01 in 1 cm³ (3 St. = 1,70 DM).

13. Mittel zur Behandlung von Störungen der inneren Sekretion.

Schilddrüse, Glandulae Thyreoideae siccatae; Thyroxin.

Geschichtliches. Nachdem der Zusammenhang zwischen Schilddrüsenausfall und Myxödem an den Folgeerscheinungen der totalen Schilddrüsenentfernung bei Kropf erkannt worden war (J. L. und A. REVERDIN 1882), setzten um 1890 die Versuche ein, das Myxödem und andere Formen der Hypothyreose durch Zufuhr von Schilddrüsensubstanz zu heilen. 1895 entdeckte BAUMANN den hohen Jodgehalt der Schilddrüse, und OSWALD erkannte 1896 die Bindung des Jodes an Schilddrüsenprotein. 1914 gelang es KENDALL, krystallisiertes Thyroxin aus Schilddrüse zu isolieren. 1927 stellten HARINGTON und BARGER das Thyroxin synthetisch her.

Chemie. **Glandulae Thyreoideae siccatae** (offiz.) sind getrocknete und pulverisierte Schilddrüsen von Rindern oder Schafen. Das mittelfeine Pulver hat einen schwachen fleischähnlichen Geruch und besitzt einen Jodgehalt von mindestens 0,18%, welcher nur dem Schilddrüsengewebe entstammen darf. Das Jod ist in der Schilddrüse fast ausschließlich in organischer Bindung vorhanden. In der Schilddrüse sind mehrere Substanzen vorhanden, die „Schilddrüsenhormonwirkung" besitzen. Sie alle enthalten Jod, ihre jodfreien Analogen sind unwirksam. Neben einem *Thyreoglobulin* vom Molekulargewicht 630000, das wahrscheinlich eine Speicherform der Wirkstoffe ist, sind jodhaltige Polypeptide von viel kleinerem Molekulargewicht vorhanden. Alle wirksamen Verbindungen enthalten das *Thyroxin*, das nur in sehr kleiner Menge in der Schilddrüse frei vorhanden ist. Da das Jod in der Schilddrüse ganz überwiegend als Thyroxin vorhanden ist, entspricht die Wirksamkeit des Schilddrüsenpulvers ungefähr dem Jodgehalt.

Thyroxin ist der 3,5-Dijod-4-oxyphenyläther des Dijodtyrosins und kann aus der Schilddrüse oder synthetisch gewonnen werden. Es enthält ungefähr 65% Jod. Die weißen Krystalle lösen sich nicht in Wasser, dagegen in verdünntem Alkali. Thyroxin ist optisch aktiv. Aus der Schilddrüse läßt sich *l*-Thyroxin isolieren; das *d*-Thyroxin ist weniger wirksam als die *l*-Form. Das Mono-Natriumsalz des Thyroxins ist schlecht wasserlöslich; es löst sich besser in verdünnter Natronlauge oder Sodalösung. Das Di-Natriumsalz ist ungefähr zu 4% wasserlöslich. Die alkalischen Thyroxinlösungen sind nicht haltbar.

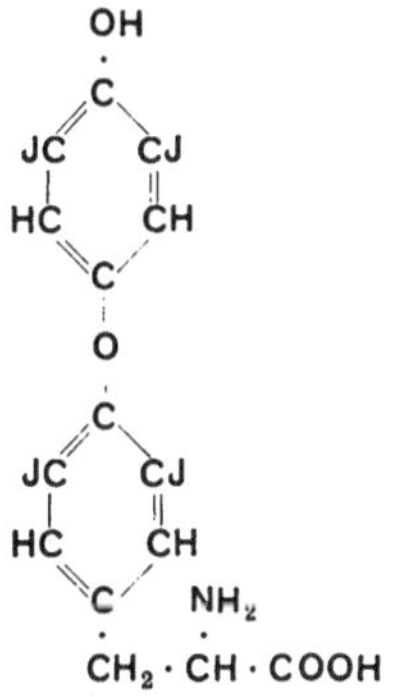

OH
C
JC CJ
HC CH
C
O
C
JC CJ
HC CH
C NH₂
$CH_2 \cdot CH \cdot COOH$

Thyroxin $C_{15}H_{11}O_4NJ_4$

Die *Standardisierung* der Schilddrüsenpräparate (mit Ausnahme des Thyroxins) ist notwendig, da der Gehalt an wirksamer Substanz in den Schilddrüsen der Tiere in weiten Grenzen schwankt. Da die Wirksamkeit annähernd dem Jodgehalt parallel geht, genügt die Konstanthaltung des Jodgehaltes mit Hilfe der Bestimmung des organisch gebundenen Gesamtjodes den praktischen Anforderungen. Sie ist der Bestimmung des Thyroxingehaltes überlegen. Es wäre besser, wenn nicht nur der Mindestgehalt, sondern auch die obere Grenze des Jodgehaltes des offizinellen Schilddrüsenpulvers festgelegt wäre.

Die biologischen Methoden der Wertbestimmung haben, vorausgesetzt, daß die Gewinnung und Verarbeitung der Schilddrüse ordnungsgemäß erfolgt, vor der Jodbestimmung des DAB keinen wesentlichen Vorteil. Verwandt wird z. B. die Acetonitrilreaktion (REID HUNT). Sie beruht auf der durch Schilddrüsenverfütterung erzielbaren Resistenzsteigerung der Maus gegen die Vergiftung mit Acetonitril. In anderen Verfahren wird die Wirksamkeit gemessen an der Steigerung des Gas-Stoffwechsels oder an der Gewichtsabnahme von Meerschweinchen. Einen Internationalen Standard, nach dem alle Handelspräparate standardisiert werden, gibt es nicht.

Schicksal im Körper. Die wirksame Substanz des Schilddrüsenpulvers wird aus dem Verdauungskanal gut resorbiert. Thyroxin ist, innerlich gegeben, weniger wirksam als nach parenteraler Zufuhr. Die widersprechenden Angaben über seine Wirksamkeit nach oraler Einnahme beruhen vermutlich darauf, daß Thyroxin in verdünnter alkalischer Lösung und entsprechend das Dinatriumthyroxin ungefähr $^1/_2$, Mononatriumthyroxin ungefähr $^1/_4$ und die freie wasserunlösliche Aminosäure Thyroxin selbst (in Wasser suspendiert verabreicht) nur $^1/_{150}$ der

Wirkung einer gleich großen, in alkalischer Lösung intravenös gegebenen Thyroxinmenge haben. Die wirksame, im Körper zirkulierende Form des Schilddrüsenhormons ist das *l*-Thyroxin. Im Blutplasma ist es locker an Proteine gebunden. In Form von Schilddrüsensubstanz oder als reines Thyroxin zugeführt, wird dieses auf die Organe ziemlich gleichmäßig verteilt. Innerhalb 1—2 Tagen wird das Thyroxin zerstört und das Jod zum größten Teil in anorganischer Form ausgeschieden. Beim Myxödematösen verläßt der größte Teil des Jodes den Körper durch die Niere, ein geringer Anteil wird mit der Galle in den Darm geleitet. Wenn keine Hypothyreose besteht, wird nur ein kleiner Teil des Jodes durch die Niere ausgeschieden, ein größerer Teil gelangt durch die Gallenwege in den Darm.

Nach intravenöser Injektion einer therapeutischen Dosis Thyroxin, ebenso wie nach oraler Zufuhr des Schilddrüsenhormons, wird das Maximum der Stoffwechselwirkung erst ungefähr nach 10—20 Std. erreicht; die Wirkung einer einmaligen Gabe hält mehrere Tage lang an. So kommt es bei fortgesetzter Zufuhr notwendig zu einer kumulativen Verstärkung der Wirkung, wenn die Einzeldosis zu hoch gewählt oder in zu kurzen Abständen gegeben wird.

Indikationen. Die Erfolge einer systematischen Schilddrüsentherapie sind ausgezeichnet bei den verschiedenen Formen der Hypothyreose. Bei kretinoiden Zuständen, welche mit Mangel oder Entartung der Schilddrüse verbunden sind, gelingt es meist nur, die geistigen und körperlichen Ausfallserscheinungen zu bessern, aber nicht, sie ganz zu beseitigen.

Da die Schilddrüsenzufuhr auch beim Gesunden den Stoffwechsel stark erhöht, kann dadurch bei Fettsucht Abmagerung erzwungen werden. Bei gewissen Fällen von Sterilität oder habituellem Abort, welche auf einer Unterentwicklung der Geschlechtsorgane beruhen, kann durch Schilddrüsenbehandlung die Sterilität beseitigt und der Verlauf der Schwangerschaft gesichert werden. Hauterkrankungen, besonders im Alter, welche sich durch Trockenheit auszeichnen und zur Verhornung neigen, lassen sich manchmal durch Schilddrüsenbehandlung bessern.

Die Wirkung auf Wasserretentionen wurde auf S. 184 erwähnt.

Nebenwirkungen, Gefahren. Die Behandlung der Hypothyreosen darf nicht mit hohen Dosen begonnen werden. Eine einmalige Injektion einer großen Dosis von Thyroxin (10 mg) führt beim Myxödematösen zu einer starken Stoffwechselsteigerung, welche erst nach Tagen das Maximum erreicht und monatelang anhält. Dabei und auch bei oraler Zufuhr großer Dosen von Schilddrüsenpulver kann die Veränderung der Stoffwechselvorgänge so stürmisch erfolgen, daß Vergiftungssymptome auftreten. Sie äußern sich in Schmerzen, Empfindlichkeit der Muskeln, Haarausfall, Abstoßung der Haut. Während der ersten Tage besteht oft Fieber, gelegentlich Nausea, selten Erbrechen. Bei jeder Schilddrüsentherapie kann es leicht durch Kumulation zu Vergiftungen kommen, die im allgemeinen unter dem Bilde einer Hyperthyreose verlaufen und, wenn sie nicht rechtzeitig beachtet werden, zum Tode führen können. Die wichtigsten Erscheinungen, die zur Dosenverminderung oder zur Beendigung der Darreichung Anlaß geben müssen, sind: Abmagerung, Nervosität, Präkordialangst, Hitzegefühl, Schweißausbrüche, Durchfälle, Pulsbeschleunigung mit Extrasystolie. Es muß also jeder mit Schilddrüse behandelte Patient unter Kontrolle des Grundumsatzes gut beobachtet werden, zumal wenn er bei Beginn der Behandlung keine Hypothyreose hatte (Nephrose, Fettsucht).

Darreichung, Dosierung. Die Dauerbehandlung der Hypothyreosen wird mit kleinen Mengen begonnen; man steigt langsam an, bis gerade die minimale Dosis für die Dauerbehandlung erreicht ist. Das Auffinden der richtigen Dosis kann monatelang dauern. Es ist, um kumulative Giftwirkung zu verhindern, häufig notwendig, mit der täglichen Dosis unter die anfängliche therapeutische Dosis herabzugehen, wenn die normale Stoffwechsellage erreicht ist. Plötzlicher Wechsel der Dosierung ist, besonders bei Kreislaufkranken (Angina pectoris), zu vermeiden. Die Menge eines zuverlässigen Schilddrüsenpulvers mit einem Jodgehalt von ungefähr 0,2%, welche den Kranken von Symptomen freihält, beträgt selten mehr als 0,05—0,15 täglich für den Erwachsenen.

Bei kretinischen Kindern gibt man täglich ungefähr folgende Mengen;

Vom 2. bis 4. Monat	0,005
„ 4. „ 8. „	0,01
„ 8. „ 12. „	0,015
„ 1. „ 2. Jahr	0,02—0,03
„ 2. „ 4. „	0,03—0,05
„ 5. „ 12. „	0,05—0,15

Auch wenn Schilddrüse zu anderen Zwecken als zur Substitution bei Hypo- oder Athyreosen verwandt wird, ist die Dosierung vorsichtig auszuprobieren. Die Tagesmenge liegt in der Regel zwischen 0,1—0,5 des (offiz.) Schilddrüsenpulvers.

Die orale Zufuhr des Schilddrüsenpulvers genügt allen praktischen Anforderungen der Schilddrüsentherapie. Die zahlreichen Handelspräparate haben keinen Vorteil vor dem offizinellen Präparat: Glandulae Thyreoideae siccatae (EMD 0,5!, TMD 1,0!).

Mit Thyroxin läßt sich der Stoffwechsel nach totaler Schilddrüsenentfernung beim Erwachsenen auf normaler Höhe halten, wenn täglich 0,25—0,35 mg intravenös oder subcutan injiziert wird. Soll Thyroxin oral gegeben werden, so ist das wasserunlösliche (in Wasser suspendierte), krystallisierte, reine Thyroxin zu vermeiden, da es wenig und unsicher wirksam ist. Man gibt am besten die mit verdünnter Natronlauge hergestellte alkalische Lösung des Thyroxins, welche dem Dinatriumthyroxin entspricht, in einer Tagesdosis von 0,5 mg bis 1 mg oder das etwa halb so stark wirksame Mononatriumthyroxin in Form der Tabletten.

Glandulae Thyreoideae siccatae (offiz.) 1,0 = 0,30 DM.

Thyroxin (Roche, Schering). Tabletten mit 1 mg (30 St. = 4,05 DM), Ampullen mit 1 mg in 1 cm^3 (6 St. = 4,05 DM).

Behandlung und Prophylaxe des Kropfes mit Jodverbindungen.

Geschichtliches. Die erste Erwähnung der jodhaltigen Asche der Seeschwämme als Mittel gegen Kropf stammt aus dem 13. Jahrhundert. Auch das Wasser gewisser Quellen, welche sich später als jodhaltig erwiesen, und Seewasser wurden als Mittel gegen Kropf benutzt. Wenige Jahre nach der Entdeckung des Jods verwandte ein Genfer Arzt 1819 mit auffallendem Erfolg das Jod selbst gegen Kropf. Zur Kropfverhütung wurde Jodzusatz zu Speisesalz bereits von CHATIN um die Mitte des 19. Jahrhunderts vorgeschlagen. Systematische Versuche der Kropfprophylaxe wurden zuerst 1917 in Amerika und 1918 in der Schweiz durchgeführt.

Zur Verhinderung der Kropfbildung wird in kropfgefährdeten Gegenden entweder täglich eine kleine Menge Jod zugeführt, z. B. indem man ein Jodsalz zum Speisesalz zusetzt, oder man gibt, besonders bei Kindern, jede Woche einmal eine Jodgabe. Welche Jodverbindung gewählt wird, ist belanglos. Die notwendige Joddosis hängt von verschiedenen Faktoren ab, z. B. von Gegend, Klima, Diät, Lebensalter.

Der tägliche Bedarf der Schilddrüse des Erwachsenen an Jod läßt sich auf ungefähr 0,2 mg schätzen. Für Kropfgegenden wird empfohlen, 5—10 mg Kalium jodatum zu 1 kg Speisesalz zuzusetzen. Wenn kein jodiertes Speisesalz (Vollsalz) verwendet wird, kann bei gefährdeten Kindern jede Woche einmal ungefähr 1 mg Kalium jodatum gegeben werden.

Die kropfverhindernde Wirkung des Lebertranes beruht vermutlich allein auf seinem Jodgehalt (s. S. 203). Mit 100 cm^3 Lebertran werden durchschnittlich 0,8 mg Jod eingenommen.

Die Berichte über den Erfolg der Maßnahmen zur Verhütung des Kropfes erwähnen übereinstimmend die gute Wirksamkeit und die geringe Gefährlichkeit der Jodzufuhr. Aber selbst bei solchen kleinen Mengen muß darauf geachtet werden, daß keine Zeichen der Hyperthyreose auftreten. Diese Gefahr liegt besonders nahe, wenn Kropfträger ohne die gebotene Aufsicht Jodverbindungen innerlich einnehmen, lokal Jodtinktur aufpinseln oder jodhaltige Salben einreiben.

Jodverbindungen bei der BASEDOWschen Krankheit.

Die von NEISSER 1920 festgestellte Besserung bei Hyperthyreosen unter dem Einfluß von Kaliumjodid führte zu der zuerst von PLUMMER 1923 systematisch angewandten Jodbehandlung der BASEDOWschen Krankheit. Diese Therapie beeinflußt weder das Fortschreiten noch die Dauer der Erkrankung; sie ermöglicht aber in der Mehrzahl der Fälle, einen Teil der Krankheitssymptome zu mildern und unter Kontrolle zu halten. Der günstige Einfluß erscheint gewöhnlich erst im Verlaufe von 10—14 Tagen nach Beginn der Behandlung und verschwindet nicht sofort nach deren Aussetzen. Die intermittierende Jodzufuhr hat sich als ungünstig erwiesen. Es ist belanglos, welches Mittel und welcher Zufuhrweg gewählt wird. Entsprechende Mengen Jod in Form des Kalium- oder Natriumjodids oder der LUGOLschen Lösung oder einer organischen Verbindung sind gleich wirksam.

Die Höhe der Dosierung ist in verschiedenen Gegenden verschieden, wechselt bei verschiedenen Kranken und ändert sich oft bei dem einzelnen Kranken im Verlaufe der Krankheit. In vielen Fällen ist eine Dosis von 0,005 —0,03 Jod 1 mal täglich ausreichend, in anderen ist es notwendig, 0,1—0,25 Jod täglich zu geben. Zur Vorbereitung der chirurgischen Behandlung (subtotale Thyreoidektomie), deren Gefahren durch die Jodvorbehandlung in der Mehrzahl der Fälle vermindert werden, verwendet man die größeren Dosen. Man beginnt mit der Jodzufuhr 10—14 Tage vor der Operation und gibt täglich 0,2—0,4 Kalium jodatum. Auch bei Basedow muß die Jodbehandlung mit großer Vorsicht und unter guter Beobachtung durchgeführt werden.

Kalium jodatum, Natrium jodatum. Näheres s. S. 251.

Solutio Jodi „Lugol“ DRF, Kalii jodat. 5,0, Tinct. Jodi 20,0, Aq. dest. ad 200,0. 1 Tropfen entspricht ungefähr 0,001 Jod. LUGOLsche Lösung hat einen unangenehmen Geschmack.

Thiouracil.

Thiouracil wurde 1943 von E. B. ASTWOOD zur Behandlung des Morbus BASEDOW eingeführt.

2-Thiouracil und **4-Methyl-2-thiouracil** bilden farblose Krystalle, die sich in Wasser schlecht lösen. Sie werden im Darm resorbiert und aus dem Organismus durch Abbau und Ausscheidung schnell eliminiert. Methylthiouracil ist wirksamer als Thiouracil.

```
H · N—C : O
    |
S : C   C · H
    |   ||
H · N—C—CH3
```

Methylthiouracil
$C_5H_6ON_2S$

Indikationen. Die hemmende Wirkung des Thiouracils und Methylthiouracils auf die Jodierung von Thyrosin in einem Protein der Schilddrüse und damit auf die Bildung von Schilddrüsenhormon wird zur Behandlung des Morbus Basedow angewandt. Die besten Erfolge werden bei mittelschweren und schweren Erkrankungen, die erst kurze Zeit bestehen und starke Steigerungen des Grundumsatzes sowie eine diffuse parenchymatöse Struma aufweisen, erzielt. In Fällen, in denen durch Jodgaben keine ausreichende Besserung erreicht wird, um eine Operation durchzuführen, kann die Vorbereitung zur Operation durch Methylthiouracilgaben noch Erfolg haben. Vorherige Jodgaben verlangsamen oft die Auswirkung der Thiouracilanwendung. Jedoch wird die Vorbereitung zur Operation trotzdem oft durch gleichzeitige Anwendung von Methylthiouracil und Jod durchgeführt, da dieses die starke Hyperämie der Schilddrüse, die durch Methylthiouracil bewirkt wird, verhindert. Leichte Formen der Hyperthyreose, die mit weniger gefährlichen Mitteln geheilt werden können, werden nicht mit Thiouracil behandelt.

Nebenwirkungen, Gefahren. Die Anwendung therapeutischer Dosen von Thiouracil löst in 15% der Fälle Nebenwirkungen aus. Die therapeutischen Dosen des Methylthiouracils sind besser verträglich. Am häufigsten werden Fieber und Hautreaktionen, Kopfschmerzen, Übelkeit, Erbrechen und Durchfälle beobachtet. Diese Störungen, sowie Milzschwellungen und leichte Albuminurien verschwinden nach Beendigung der Behandlung meist schnell. Gefährlicher sind Leukopenie und Thrombopenie; sie machen die sofortige Unterbrechung der Thiouracilgabe erforderlich. Durch die Thiouracilwirkung wird die Schilddrüse häufig vergrößert.

Während der Schwangerschaft kann Thiouracil angewandt werden; jedoch ist darauf zu achten, daß keine Hypothyreose auftritt.

Darreichung, Dosierung. Wegen der besseren Verträglichkeit wird das Methylthiouracil dem Thiouracil vorgezogen. Eine anhaltende Remission der Erkrankung ist nur dann zu erwarten, wenn das Methylthiouracil so dosiert wird, daß die Überfunktion der Schilddrüse völlig beseitigt ist. Zu Beginn der Behandlung werden 0,4—0,6 Methylthiouracil, in Einzeldosen von 0,1—0,2, täglich per os gegeben. Sobald der Grundumsatz auf normale Werte absinkt, wird die Dosis auf eine individuell zu ermittelnde Erhaltungsdosis vermindert. Da das Methylthiouracil nur die Bildung von Schilddrüsenhormon hemmt, bereits vorhandenes aber nicht beeinflußt, sind die Auswirkungen meist erst nach 1—2 Wochen zu beobachten. Während der Zeit der großen Dosen ist genauest auf Nebenwirkungen, besonders auf Veränderungen des Blutbildes zu achten.

Methicil (Merck), *MTU* (Bayer, Boehringer-Mannheim) Methylthiouracil. Tabletten mit 0,025 und 0,1 (20 St. = 0,70 bzw. 1,95 DM).

Glandula parathyreoidea, Nebenschilddrüse. AT 10.

Geschichtliches. Der Zusammenhang zwischen der Funktion der Nebenschilddrüse und der Tetanie wurde 1891 von GLEY erkannt. Die Substitutionstherapie durch Transplantation frischer menschlicher Nebenschilddrüsen wurde seit 1892 immer wieder geübt und brachte oft langanhaltende Besserung. 1923 gelang es BERMAN und später besonders COLLIP, wirksame Extrakte aus Nebenschilddrüsen zu bereiten.

Chemie. Aus den Nebenschilddrüsen der Schlachttiere können wirksame Extrakte durch Säurehydrolyse bereitet werden. Die Isolierung des reinen Hormons ist noch nicht gelungen. Die reinsten Extrakte sind wasserlösliche Proteine. Die wäßrige Lösung ist nicht unbegrenzt haltbar. Die Wirksamkeit geht besonders bei alkalischer Reaktion rasch verloren.

Zur Standardisierung wird der Einfluß auf den Calciumstoffwechsel herangezogen. Die Deklarierung der Extrakte ist nicht einheitlich geregelt. Ein internationales Standardpräparat für die vergleichende Auswertung gibt es nicht. 1 COLLIP-Einheit ist $^1/_{100}$ der Menge Extrakt, welche innerhalb von 15 Std. nach subcutaner oder intramuskulärer Injektion den Calciumgehalt in 100 cm^3 Serum normaler Hunde (20 kg) um 5 mg erhöht.

Schicksal im Körper. Die orale Darreichung ist wertlos, da die Wirksamkeit der Nebenschilddrüsenpräparate durch die peptische und tryptische Verdauung vernichtet wird. Nach subcutaner oder intramuskulärer Injektion beginnt die Wirkung erst nach einer Latenzzeit von ungefähr 4 Std., erreicht das Maximum innerhalb von 8—16 Std. und klingt im Laufe von 20 Std. ab. Auch nach intravenöser Injektion wird das Maximum der Wirkung erst im Verlaufe von 5—9 Std. erreicht. Nach wochenlanger Zufuhr tritt, bei den einzelnen Kranken verschieden rasch und intensiv, eine Gewöhnung ein, so daß z. B. die Injektion des 15fachen einer ursprünglich gut wirksamen Dosis unwirksam bleibt. Der Verbleib des Nebenschilddrüsenhormons im Organismus ist unbekannt.

Indikationen. Bei allen mit einem niedrigen Calciumgehalt im Serum einhergehenden Formen der Tetanie, in erster Linie bei der durch Unterfunktion oder Ausfall der Nebenschilddrüsen bedingten Tetanie, ist die Darreichung der Nebenschilddrüsenextrakte erfolgreich. Sie ist erfolglos bei der gastrischen Tetanie und bei der Hyperventilationstetanie. Es ist nicht möglich, pathologische Kalkeinlagerungen, wie sie bei Myositis ossificans, Otosklerose oder Arteriosklerose entstehen, durch Nebenschilddrüsenhormon zu beeinflussen.

Nebenwirkungen, Gefahren. Die charakteristischen Vergiftungserscheinungen begleiten die bei Überdosierung auftretende Hypercalcämie und zeigen sich, sobald der Calciumgehalt des Serums den Wert von 14 mg-% erreicht. Die ersten Zeichen sind Schwäche und Müdigkeit, Appetitlosigkeit und Übelkeit. Die stärkere Vergiftung äußert sich in Erbrechen und Durchfällen. Eine Schädigung der Nierenfunktion führt zum Anstieg des Phosphat- und Reststickstoffgehaltes im Blute. Es bilden sich Steine in den Nierenwegen, und es kommt zu Kalkablagerungen in den Weichteilen des Körpers.

Darreichung, Dosierung. Bei der thyreopriven Tetanie des Erwachsenen werden im Beginn subcutan oder intramuskulär ungefähr 15 COLLIP-Einheiten täglich injiziert. Die Wirkung ist stärker und gleichmäßiger, wenn die Dosis nicht auf einmal, sondern auf 2 oder 3 Dosen verteilt, in Abständen von mehreren Stunden gegeben wird. Da die Empfindlichkeit der Kranken sehr stark schwankt und infolge der Gewöhnung im Laufe der Behandlung abnimmt, muß die richtige Dosis für den einzelnen Kranken empirisch aufgesucht werden. Zur Kontrolle der Dosierung und zur Verhinderung toxischer Erscheinungen ist es notwendig, die

Veränderungen des Calciumgehaltes des Serums sorgfältig zu überwachen; der Calciumgehalt des Serums darf nicht über 12—13 mg-% ansteigen.

Parathyreoidea (Henning). OP mit 3 Ampullen zu je 1 cm³ (20 Collip-Einheiten) = 3,70 DM, mit 12 Ampullen = 12,50 DM.

Paratotal (Labopharma). OP mit 5 Ampullen zu je 1 cm³ (60 Collip-Einheiten) = 5,90 DM.

Parathormon (Wolff). Ampullen mit 40 Collip-Einheiten in 1 cm³ (3 St. = 5,35 DM).

Die *Calciumverbindungen* (Näheres s. S. 92) wirken sofort nach der Zufuhr. Die Wirkung einer einmaligen Gabe hält ungefähr 2 Std. an. Fortgesetzte Anwendung führt nicht zur Gewöhnung.

Dihydrotachysterin, AT 10, wird bei der Ultraviolettbestrahlung des Ergosterins neben Vitamin D_2 und anderen Derivaten gebildet. Es wird vom Darm leicht resorbiert und ist im Organismus nicht ganz so beständig wie Vitamin D_2. In der Wirkung auf den Calciumgehalt des Blutes ist es diesem überlegen. Dihydrotachysterin wird zur Erhöhung des Calciumgehaltes des Blutes bei Unterfunktion oder Ausfall der Nebenschilddrüsen (Tetanie) angewandt. Gegenüber dem Nebenschilddrüsenhormon bietet es den Vorteil der inneren Anwendung und der längeren Wirkungsdauer. In dieser und dem verzögerten Eintritt der vollen Wirkung liegen andererseits die Gefahren bei seiner Anwendung. Durch zu hohe Dosen werden die gleichen Störungen wie durch Überdosierung des Nebenschilddrüsenhormons oder Vitamin D_2 bewirkt.

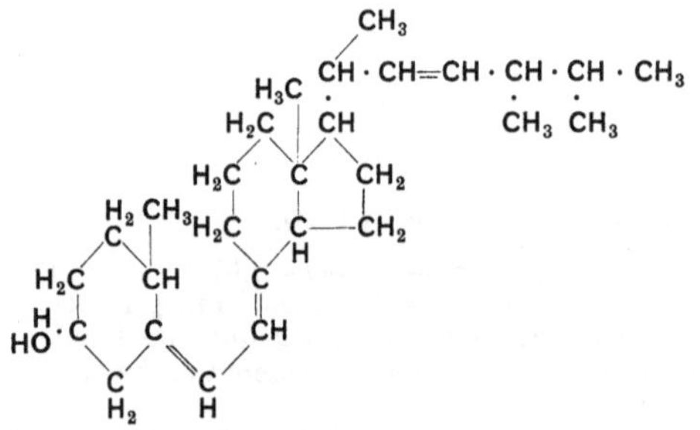

Dihydrotachysterin $C_{28}H_{46}O$

Die Dosierung muß darum dem individuellen Bedarf genau angepaßt werden. Dies ist nur unter Kontrolle des Calciumgehaltes des Blutes möglich. Zu Beginn der Behandlung werden meist Dosen von 0,002—0,008 gegeben. Danach wird die geeignete Erhaltungsdosis gesucht, die in Abständen von 7—14 Tagen verabreicht wird.

AT 10 (Bayer, Merck) ist eine 0,5%ige Lösung von Dihydrotachysterin, das noch einige Verunreinigungen wie Dihydrovitamin D_2 enthält. Flasche mit 15 cm³ (= 11,10 DM).

Insulin.

Geschichtliches. Die Entdeckung von Minkowski und v. Mering (1889), daß die Entfernung des Pankreas durch Fortfall eines inneren Sekretes beim Tiere einen Diabetes mellitus erzeugt, und die bei der Zuckerharnruhr des Menschen zu findenden Veränderungen in den Langerhansschen Inseln des Pankreas legten den Versuch nahe, durch Zufuhr von Pankreasgewebe den Diabetes mellitus zu beeinflussen. Solange man sich auf die seit 1895 geübte Verfütterung des Pankreasgewebes beschränkte, blieben Erfolge aus. 1908 kam Zuelzer der Lösung des Problems nahe, als er trypsinfreie Pankreasauszüge subcutan zuführte. Das Verdienst, ein für die Therapie brauchbares Präparat geliefert zu haben, gebührt Banting und Best, welche 1921 ihr Insulin in die Therapie einführten. 1925 gelang es Abel, Insulin zu krystallisieren.

Chemie. Insulin wird durch salzsauren Alkohol aus dem Pankreas extrahiert und durch fraktionierte Fällungen gereinigt. Es ist ein Protein vom Molekulargewicht 48000. Zwischen p_H 4,5 und 7,0 ist es stabil und zerfällt außerhalb dieses Bereiches reversibel in Molekeln vom Molekulargewicht 12000. Reines Insulin kann zur Krystallisation gebracht werden; besonders leicht krystallisiert es als Zink- oder Kadmiumverbindung. Das *Zink-Insulin* ist schlechter löslich in Wasser als das zinkfreie Insulin, nämlich nur zu etwa 0,001%. Mit Globin, dem Protein des Blutfarbstoffs, und mit Protamin aus Fischsperma bildet Insulin ebenfalls Verbindungen. In Wasser sind diese Verbindungen, besonders bei p_H 7, sehr schlecht löslich. Die wäßrige Suspension des Protamin-Insulin ist nicht beständig. Durch Zusatz von Zinksalz wird die Beständigkeit erhöht und die Löslichkeit noch vermindert. Solche Präparate werden als „Depot-Insulin" verwendet.

Die Standardisierung der Insulinpräparate geschieht im Tierversuch, indem man ihre den Blutzucker senkende Wirkung beim Kaninchen oder ihre Krämpfe auslösende Wirkung bei der Maus mit der Wirkung des krystallinen Insulins, welches als Internationaler Standard anerkannt ist, vergleicht. Die Wirksamkeit der Insuline wird in Internationalen Einheiten (IE) angegeben. Als 1 IE wurde die Wirksamkeit von 0,0455 mg des krystallinen Standardinsulins festgesetzt. Das deutsche Insulinkomitee legt seinen Anforderungen an die Qualität der Insulinpräparate die United States Pharmacopeia zugrunde, nach der der N-Gehalt von 100 Einheiten bei krystallinem Insulin nicht über 0,65 mg und bei amorphem nicht über 0,85 mg betragen darf. Amorphes Insulin soll mindestens 18 IE und krystallines 21 IE in 1 mg enthalten.

Schicksal im Körper. Da die Verdauungsfermente das Insulin größtenteils zerstören, wird Insulin nach der oralen Zufuhr so unvollkommen resorbiert, daß höchstens eine geringe Wirkung eintritt. Auch perlingual geht nicht genug in den Organismus über, um eine wirksame Therapie zu treiben, und rectal sind ebenfalls viel größere Mengen nötig als bei subcutaner Injektion. Nach der Einspritzung unter die Haut wird Insulin gut und vollständig resorbiert. Zink-Insulin und Protamin-Zink-Insulin werden aus dem Unterhautgewebe viel langsamer resorbiert als Insulin. Auch durch andere Zusätze, z. B. Surfen, kann die Insulinresorption verzögert werden. Insulin erreicht nach subcutaner Injektion sein Wirkungsmaximum in 2—3 Std. Aus dem Protamin-Zink-Insulin wird Insulin so langsam resorbiert, daß der Zuckergehalt des Blutes erst nach 8—12 Std. den niedrigsten Wert erreicht. Infolge der gleichmäßigen langsamen Resorption des Insulins nach Injektion von Protamin-Zink-Insulin ist seine Wirkung ökonomischer als die Injektion der gleichen Insulinmenge als einfaches Insulin in 2 bis 3 Einzeldosen.

Insulin wird im Körper schnell zerstört, nur ein sehr kleiner Teil wird im Harn ausgeschieden. Nach intravenöser Injektion von 3 IE Insulin erreicht dessen Wirkung in 30 Minuten das Maximum und ist nach 60 Minuten bereits vollständig beendet.

Indikationen. Insulin wird zur Behandlung des Diabetes mellitus gebraucht. Der durch große Insulindosen eintretende Schockzustand mit Hypoglykämie, Bewußtlosigkeit und Krämpfen wird zur Behandlung der Schizophrenie und depressiver Zustände angewandt.

Die manchmal mit Insulin durchgeführte „Leberschutztherapie" ist unzweckmäßig, da Insulin bei einem physiologisch ausreichend mit Insulin versorgten Organismus eher einen Glykogenzerfall in der Leber als eine Glykogenanreicherung bewirkt.

Nebenwirkungen, Gefahren. Unreine Insulinpräparate wirken oft am Injektionsort schmerz- oder entzündungserregend oder sensibilisieren für die als Verunreinigung enthaltenen Proteine. Lösungen des krystallinen Insulins sowie die aus diesem hergestellten Depot-Insuline haben im allgemeinen keine oder nur geringe lokale Wirkung. Insulin selbst hat keine Antigeneigenschaft.

Die Gefahren der Insulintherapie können vermieden werden, wenn man auf die ersten Erscheinungen der Hypoglykämie achtet. Diese beginnen in der Regel nicht vor Ablauf von 1—2 Std. nach der Injektion; aber sie treten sehr plötzlich auf, und das Vergiftungsbild entwickelt sich im Verlaufe von wenigen Minuten, besonders dann, wenn viel Insulin und relativ wenig Nahrung aufgenommen wird. Der Kranke wird bleich, fühlt sich schwach oder schwindlig, ist reizbar oder apathisch. Es besteht Doppeltsehen und häufig Tremor. Sehr charakteristisch und häufig ist ein extremes Hungergefühl, dagegen kein Durst. Übelkeit und Erbrechen werden selten beobachtet. Plötzlich können starke Erregungszustände mit Krämpfen auftreten oder der Kranke kann rasch in einen Zustand tiefer Bewußtlosigkeit fallen. Unter der Wirkung des Depot-Insulins treten hypoglykämische Zustände allmählicher ein und halten länger an.

Zuckerzufuhr, welche oral, rectal, subcutan oder intravenös erfolgen kann, behebt die hypoglykämischen Symptome innerhalb von Minuten. Außer durch Zuckerzufuhr kann auch durch subcutane Einspritzung von Suprarenin, wenn die Leber nicht vollkommen glykogenfrei ist, die Hypoglykämie vorübergehend wirksam bekämpft werden. Die Suprarenininjektion macht die Zuckerzufuhr *nicht* überflüssig.

Darreichung, Dosierung. Insulin wird im allgemeinen subcutan injiziert. Lediglich zur Behandlung des diabetischen Coma wird Insulin intravenös injiziert wegen der schnelleren Wirkung und der leichteren Anpassungsmöglichkeit der Insulinkonzentration im Organismus an den Bedarf.

Für die Größe und Zahl der Insulindosen zur Behandlung des Diabetes mellitus können keine allgemeingültigen Regeln aufgestellt werden. Sie hängen von der Diät, der Insulinempfindlichkeit des Patienten, seinem Beruf u. a. ab und liegen meist zwischen 20 und 100 IE am Tag. Daher muß ein Diabetiker unter Kontrolle von Blutzucker und Zuckerausscheidung im Harn auf seine Diät und Insulindosierung eingestellt werden. Körperliche Arbeit, Infektionskrankheiten, Narkosen und manchmal auch die Menstruation verändern den Insulinbedarf.

Da die Insulinwirkung von kurzer Dauer ist, müssen die Zeitpunkte der Injektion so gewählt werden, daß zur Zeit der stärksten Zuckerresorption die höchste Insulinkonzentration im Körper ist. Die Anwendung eines Depot-Insulins bedeutet für die Behandlung vieler Diabetiker eine große Erleichterung, da vor allem auch über die Nacht bei schwerem Diabetes eine ausreichende Insulinkonzentration erhalten werden kann. Leichtere Fälle von Diabetes können oft mit *einer* Dosis Depot-Insulin am Tage auskommen. Bei schweren Fällen ist oft der beste Erfolg zu erreichen, wenn zur Dauerwirkung des Insulindepots für die Zeiten besonderen Bedarfs noch zusätzlich Dosen des einfachen Insulins gegeben werden.

Zur therapeutischen Anwendung des Insulinschocks werden den Patienten morgens nüchtern zunächst 15—20 IE subcutan injiziert und diese Dosis täglich um 5 oder 10 IE erhöht, bis eine Wirkungsstärke erreicht ist, die etwa 3 Std. nach der Injektion Bewußtlosigkeit und nach 4—5 Std. tiefes Coma bewirkt. Das Coma wird nach 30—45 Minuten durch intravenöse Injektion von Glucose unterbrochen.

Präparate. Inselzellpräparate, welche bei Diabetes mellitus wirksam sind, dürfen nur dann die Bezeichnung „Insulin" führen, wenn Herstellung und biologische Einstellung gewissen Vorschriften entsprechen, deren Einhaltung in verschiedenen Ländern von Insulinkomitees überwacht wird. Insulin ist in Deutschland stets pharmakologisch und klinisch auf seine Wirksamkeit geprüft und nach Internationalen Einheiten deklariert. Die folgenden Präparate entsprechen den Anforderungen des deutschen Insulinkomitees:

Insulin (Brunnengräber, Hoechst, Novo, Wolff).
Protamin-Zink-Insulin (Novo).
Depot-Insulin (Hoechst) enthält Insulin und zur Resorptionsverzögerung Surfen, 2-Methyl-4-aminochinolyl-6-carbamidhydrochlorid.
Komb-Insulin (Hoechst) ist ein Gemisch von 1 Teil Insulin und 3 Teilen Depot-Insulin. Flasche mit 400 IE in 10 cm³ (= 5,85 DM).

Nebennierenrindenhormone.

Geschichtliches. In der Beschreibung der nach ihm benannten Erkrankung wies ADDISON 1855 auf deren Zusammenhang mit den Nebennieren hin. STEWART und ROGOFF sowie SWINGLE und PFIFFNER stellten als erste 1930 Nebennierenextrakte her, mit denen sie nebennierenlose Tiere am Leben erhalten konnten. Die Isolierung der ersten wirksamen Steroide, darunter auch „Compound E", Cortison, gelang REICHSTEIN und KENDALL 1934—1936. Die Synthese des Desoxycorticosterons führte REICHSTEIN 1937 durch. Die Wirkung des Cortisons bei Rheumakranken wurde 1948 von HENCH und KENDALL entdeckt.

Chemie. Bisher wurden 28 Steroide aus der Nebennierenrinde isoliert. Sie sind alle Derivate des Kohlenwasserstoffs Pregnan $C_{21}H_{36}$. Nicht alle sind in ihren Wirkungen schon genau untersucht. Die wichtigsten, die auch zur therapeutischen Anwendung verfügbar sind, sind folgende:

Corticosteron Δ_4-Pregnen-11,21-diol-3,20-dion, *Desoxycorticosteron* Δ_4-Pregnen-21-ol-3,20-dion (11-Desoxycorticosteron) und *Cortison* Δ_4-Pregnen-17,21-diol-3,11,20-trion (17-Oxy-11-dehydrocorticosteron). Die reinen Nebennierenrinden-Steroide werden vornehmlich als Acetate angewandt, z. B. Desoxycorticosteronacetat, *Desoxycortoni Acetas* (PI).

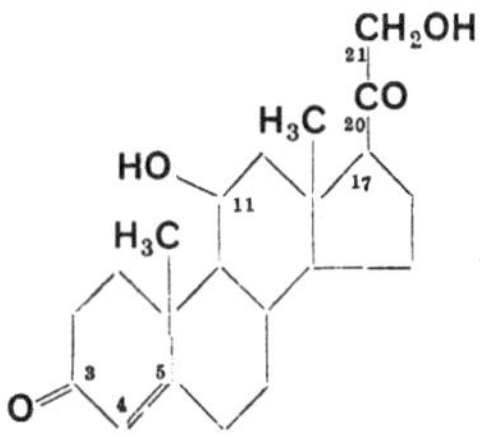

Corticosteron $C_{21}H_{30}O_4$ 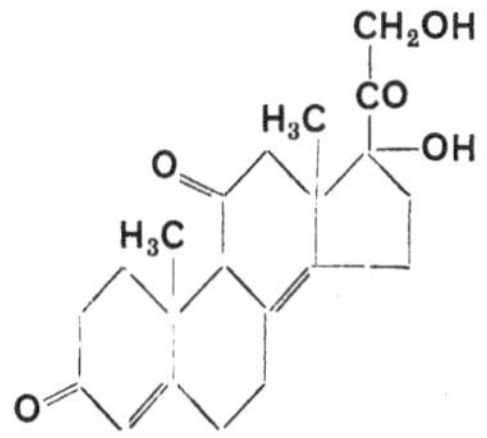 Cortison $C_{21}H_{28}O_5$

In Wasser sind die Steroide sämtlich schlecht löslich, doch ist ein wasserlösliches Glucosid des Desoxycorticosterons dargestellt worden. Die einzelnen Steroide sind in ihrer Wirkung qualitativ und quantitativ verschieden. Desoxycorticosteron bewirkt Natrium- und Wasserretention und beschleunigt die Ausscheidung von Kalium und Phosphat, es beeinflußt den Kohlenhydratstoffwechsel nicht. 11,17-Dioxycorticosteroide wie Cortison erhöhen die Zuckerkonzentration im Blut und den Glykogengehalt der Leber.

Einige Steroide der Nebennierenrinde gelangen nach innerer Anwendung nur zu einem wechselnden Teil in wirksamer Form in den allgemeinen Kreislauf. Von der Mundschleimhaut werden sie schnell resorbiert. Cortison ist bei innerer Anwendung und parenteraler Injektion etwa gleich stark wirksam. Die Rinden-Steroide sind im Organismus nur kurze Zeit wirksam, da sie schnell abgebaut werden. Der in unveränderter Form im Harn ausgeschiedene Anteil ist gering.

Indikationen. Nebennierenrindenhormone werden hauptsächlich bei unzureichender Funktion der Nebennierenrinde angewandt, so bei der ADDISONschen Krankheit. Schock, schwere Verbrennungs- und Kälteschäden, Schwangerschaftstoxikosen und intensive Röntgenbestrahlungen schädigen sehr häufig die Nebennierenrinde. Ihre Auswirkungen können, soweit sie durch Mangel an Rindenhormonen bedingt sind, ebenfalls durch Anwendung von Rindenhormonen gebessert werden. Oft ist in solchen Fällen die Wirkung des Desoxycorticosterons allein ausreichend, doch müssen bei schwerer akuter Nebennierenrindeninsuffizienz, besonders wenn Hypoglykämien auftreten, auch Rindensteroide mit Wirkung auf den Kohlenhydratstoffwechsel angewandt werden. Bei Exsiccosen nach Operationen wird die Ansammlung extracellulärer Flüssigkeit durch mineralotrope Rindenhormone beschleunigt.

Cortison hat neben der Fähigkeit, den Ausfall der physiologischen Rindeninkretion zu substituieren, noch besondere Wirkungen bei rheumatischer Arthritis, generalisiertem Lupus erythematosus, Pemphigus, Periarteriitis nodosa. Die Beeinflussung chronisch rheumatischer Erkrankungen hält nur solange an, als das Cortison wirkt. Beim akuten Rheumatismus kann während der Cortisonwirkung bleibende Besserung eintreten. Mehrere Monate anhaltende Remissionen werden nach der Behandlung des Lupus erythematosus und Pemphigus beobachtet. Cortison hat sich auch als wirksam erwiesen in der Behandlung allergischer Reaktionen (Serumkrankheit, schwerem Asthma und anderer Behandlung widerstehendem Heufieber) sowie der Dermatitis exfoliativa. Entzündliche

Erkrankungen verschiedener Gewebe des Auges sind oft besser durch Cortison als durch andere Mittel zu beeinflussen. Die hemmende Wirkung auf das lymphatische System vermag in einzelnen Fällen von lymphatischer Leukämie und Lymphogranulom vorübergehende Besserungen zu erzielen.

Nebenwirkungen, Gefahren. Bei der Anwendung großer Dosen von Rindenhormonen sind verschiedene Nebenwirkungen zu beachten, die die Dauer der Behandlung begrenzen bzw. im Falle einer Substitutionstherapie zur Verminderung der Dosis zwingen. Neben Ödembildungen durch Natriumretention, Störung der Wund- und Knochenheilungen sowie trophischen Störungen sind vor allem die dem CUSHING-Syndrom eigenen Veränderungen zu beobachten (Hypertrichose, Pigmentation, Acne, Striae, abnorme Fettverteilung, Menstruationsstörungen). Wirkungen auf das Zentralnervensystem äußern sich in psychischen Störungen verschiedener Art, meist in manischen und depressiven Zuständen, gelegentlich auch in Krämpfen. Auf elementare Schädigungen deuten Veränderungen des Elektroencephalogramms.

Durch die Behandlung mit Cortison ist in einer Reihe von Fällen eine völlig inaktive Lungentuberkulose aktiviert worden, z. T. mit tödlichem Ausgang. Auch die Widerstandsfähigkeit gegen andere Erreger wird durch Cortison vermindert.

Unter Rindenhormonwirkung wird die Bildung von adrenocorticotropem Hormon gehemmt, so daß bei längerer Dauer der Wirkung eine Atrophie der Nebennierenrinde eintritt. Die Unterbrechung der Cortisondarreichung nach Anwendung größerer Dosen über längere Zeit kann daher den Zustand starken Rindenhormonmangels schaffen.

Darreichung, Dosierung. Die Gesamtwirkung der Nebennierenrindeninkretion kann nicht durch ein einzelnes Rindenhormon erreicht werden. Durch das leicht zugängliche und zur therapeutischen Anwendung verfügbare Desoxycorticosteron können Ausfallerscheinungen verschiedenen Grades hinreichend beseitigt werden. Die innere Anwendung ist unsicher in der Wirkung. Sind nur kleine Dosen erforderlich, so können diese durch die Mundschleimhaut resorbiert werden, indem der Patient Lingualtabletten unter der Zunge zergehen läßt. Zur sicheren Wirkung ist die parenterale Injektion erforderlich. Wenn Desoxycorticosteronwirkung über längere Zeit erforderlich ist, werden Depots in Form von Krystallsuspensionen oder Implantationstabletten der Injektion öliger Lösung vorgezogen. Größe, Zahl und Häufigkeit der Anlegung von Depots beim Morbus ADDISON muß nach der beobachteten Wirkung bemessen werden. Ist in Krisen der ADDISON-Kranken oder im Schock eine möglichst schnelle Wirkung erwünscht, so kann das wasserlösliche Desoxycorticosteronglucosid in Dosen von 0,02—0,05 intravenös injiziert werden. Bei vorübergehendem Bedarf an zusätzlichem Rindenhormon (Schwangerschaftstoxikosen, Röntgenkater) werden Dosen von 0,005—0,015 in öliger Lösung intramuskulär injiziert oder perlingual einverleibt.

Cortison wird beim Morbus ADDISON in Dosen von 0,005—0,02 per os oder parenteral gegeben und meist mit Desoxycorticosteron kombiniert. Für die Behandlung rheumatischer Erkrankungen und die anderen genannten Indikationen sind größere Dosen erforderlich. In der Regel wird am ersten Tag 0,3, am zweiten Tag 0,2 und dann täglich 0,1 gegeben. Diese Tagesdosen werden zu innerer Anwendung auf 3—4 Einzeldosen verteilt. In akut bedrohlichen Zuständen, wie Status asthmaticus, Krisen des Lupus erythematosus, Pemphigus u. a., werden gelegentlich Tagesdosen bis 2,0 angewandt. Sobald wie möglich werden die Dosen auf das für die gewünschte Wirkung erforderliche Minimum herabgesetzt. Zur Vermeidung von Nebenwirkungen wird die Behandlung nach längstens 6 Wochen unterbrochen und nicht vor 2—3 Wochen wieder fortgesetzt. Es ist zweckmäßig, bei dieser Behandlung mit großen Dosen von Cortison die Natriumchloridaufnahme auf 1,0 am Tage zu beschränken und gleichzeitig Kalium chloratum (KCl) zu verabreichen.

Cortenil (Hoechst), *Cortiron* (Schering), *Percorten* (Ciba), Desoxycorticosteronacetat. Ampullen mit 0,005 und 0,01 in 1 cm³ Öl (4 St. = 8,10 bzw. 13,60 DM); Lingualtabletten mit 0,001 (40 St. = 3,85 DM); Implantationstablette mit 0,1 (= 29,00 DM).

Percorten wasserlöslich (Ciba), Desoxycorticosteronglucosid. Ampulle mit 0,05 in 5 cm³ (= 9,85 DM).

Cortone (Merck-Rahway), Cortisonacetat. Tabletten mit 0,025. Ampullen mit 0,3 als Suspension in 12 cm³ einer Salzlösung mit 1,5% Benzylalkohol.

Cortison-Ciba, Krystallampulle mit 0,5 Cortisonacetat in 20 cm³ (= 81.55 DM).

Cortidyn (Promonta), Nebennierenrindenextrakt, nach Mäuseeinheiten standardisiert. Ampullen mit 1 cm³ (3 St. = 8,15 DM).

Follikelhormone.

Geschichtliches. Die Isolierung des Follikelhormons, welches für das Wachstum des Uterus, für die Proliferationsphase des Endometriums und für die Ausbildung der sekundären weiblichen Geschlechtsmerkmale verantwortlich ist, wurde dadurch möglich, daß die von E. ALLEN und DOISY entdeckte, durch das Follikelhormon bedingte Veränderung an der Scheidenschleimhaut kastrierter Mäuse als Erkennungsreaktion bei der chemischen Aufarbeitung benutzt werden konnte. Reines krystallisiertes Follikelhormon, Oestron, wurde 1929 von DOISY und von BUTENANDT aus Schwangerenharn dargestellt. 1935 isolierte DOISY Oestradiol aus Ovarien.

Chemie. Im tierischen Organismus wurden bisher 7 Substanzen mit oestrogener Wirkung gefunden: Oestron und sein Hydrat, das Oestriol, im Harn schwangerer Frauen, das „α"- und „β"-Oestradiol im Ovar und Equilin, Equilinin sowie Hippulin im Harn schwangerer Stuten. Wahrscheinlich ist das Oestradiol das eigentliche Follikelhormon. Die Verbindungen sind alle Steroide, und zwar Derivate des Kohlenwasserstoffs Oestran $C_{18}H_{30}$.

Oestron, Oestronum (PI), ist $\Delta_{1,3,5}$-Oestratrien-3-ol-17-on und *Oestradiol, Oestradiolum* (PI), $\Delta_{1,3,5}$-Oestratrien-3,17-diol (Dihydrooestron).

17-Äthinyloestradiol ist ein synthetisches Oestradiolderivat mit stärkerer Wirkung.

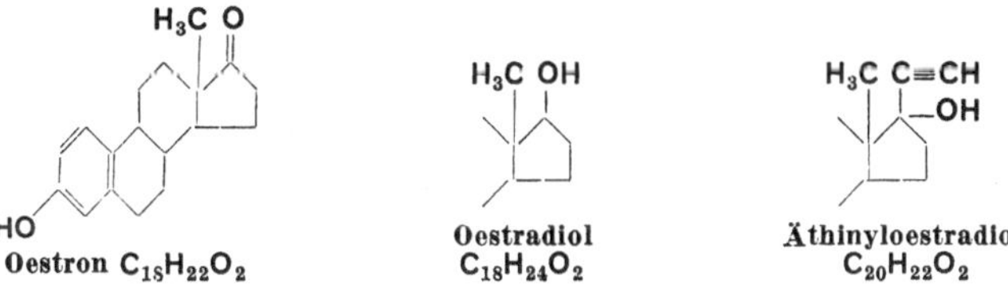

Oestron $C_{18}H_{22}O_2$ Oestradiol $C_{18}H_{24}O_2$ Äthinyloestradiol $C_{20}H_{22}O_2$

Die oestrogenen Steroide sind schlecht löslich in Wasser und gut löslich in Öl. Im Magen und Darm sind sie beständig.

Oestradiolester sind 5mal und Äthinyloestradiol etwa 100mal so stark wirksam wie Oestron.

Einen Internationalen Standard für oestrogene Stoffe gibt es seit 1. Januar 1951 nicht mehr, da sie in reinem Zustand erhältlich sind und nur reine Substanzen angewandt werden sollen.

Schicksal im Körper. Oestron und Oestradiol werden durch die Mundschleimhaut in wirksamer Form gut resorbiert, auch durch die Haut werden sie aufgenommen. Vom Darm aus kommt nur ein kleiner Teil zur Wirkung, da beim Durchgang durch die Leber schon Verluste durch Abbau, Paarung und Ausscheidung eintreten. Äthinyloestradiol kommt vom Darm aus voll zur Wirkung. Aus dem Gewebe werden die Ester des Oestradiols langsamer resorbiert als das Oestradiol. Sie werden auch langsamer eliminiert; so wird durch die Veresterung die Ausbeute an Wirkung erhöht.

Die oestrogenen Hormone verschwinden nach der Resorption sehr schnell aus dem Blut und werden in verschiedenen Organen, besonders in der Leber, verändert. Oestron und Oestradiol können ineinander und beide können in Oestriol übergeführt werden. Alle drei unterliegen z. T. Veränderungen am Cyclopentanring oder am aromatischen Ring, z. T. werden sie als Sulfat oder Glucuronid ausgeschieden. Im Harn werden nur bis 20% der aufgenommenen oestrogenen Hormone wiedergefunden. Ein größerer Teil verläßt den Körper in der Galle. Der Verbleib der Abbauprodukte ist noch nicht bekannt.

Indikationen. Durch die Wirkung von Follikelhormonen können Ausfallserscheinungen der Menopause beseitigt werden. Die atrophische Kolpitis in der Menopause ist durch kleine Dosen Follikelhormon sicher zu heilen. Bei Amenorrhoen vor der Menopause, die auf andere Weise nicht zu beeinflussen sind, kann entweder schon durch eine einmalige Follikelhormondosis eine Blutung herbeigeführt werden oder, wenn das nicht gelingt, durch eine längere Verabreichung von Follikelhormon und anschließende Gabe von Progesteron (s. S. 220). Bei Blutungen infolge Hyperproliferation ist manchmal die Anwendung von Progesteron erfolgreicher, wenn diese mit der Zufuhr von Follikelhormon kombiniert wird. Hypoplasie des Uterus und der sekundären Geschlechtsmerkmale ist durch Follikelhormon nicht sicher zu beeinflussen. In der Behandlung des Fluor vaginalis und der infantilen Gonorrhoe ist die Follikelhormonwirkung oft eine wichtige Hilfe. Beim Abstillen werden die Schwellung der Brüste und subjektive Beschwerden durch Follikelhormon gemildert. Durch Follikelhormone kann das Wachstum des Prostatacarcinoms und des Mammacarcinoms alter Frauen sowie deren Metastasen gehemmt werden. Eine Vernichtung der Tumoren ist nicht möglich, doch werden neben der Hemmung des Wachstums vor allem die durch die Tumoren oder Metastasen verursachten Schmerzen gelindert und der Allgemeinzustand gebessert. Die Erfolge beim Mammacarcinom sind um so günstiger, je älter die Patientin ist. Frauen vor oder während der Menopause dürfen nicht mit Oestrogenen behandelt werden, da unter diesen Bedingungen Oestrogene das Tumorwachstum sogar fördern können.

Die Wirkung der Follikelhormone auf die Gefäße wird bei der lokalen Behandlung von Erfrierungen ausgenutzt.

Nebenwirkungen, Gefahren. Schon durch kleine über zu lange Zeit verabreichte Dosen von Follikelhormon können infolge Hyperproliferation der Uterusschleimhaut übermäßige und auch unregelmäßige Blutungen und schmerzhafte Schwellung der Brüste bewirkt werden. Bei der Anwendung zur Behandlung von Ausfallserscheinungen ist mit dem Auftreten von Blutungen zu rechnen. Nach großen Dosen kommt es zu Ödemen; Schwindel und Erbrechen treten auf; die Calciumkonzentration des Blutes ist erhöht.

Wenn auch Follikelhormone nicht unmittelbar cancerogen wirken, so ist doch zu beachten, daß durch eine Erhaltung der Aktivität des Epithels der Brustdrüse und der Uterussschleimhaut längere Zeit nach der Menopause bei gegebener Anlage die Wahrscheinlichkeit für die Entwicklung eines Carcinoms vergrößert wird.

Darreichung, Dosierung. Follikelhormone können für kleine, aber nicht ganz zuverlässige Dosierungen als Lingualtabletten zur Resorption durch die Mundschleimhaut verabreicht werden. Für die innere Anwendung ist nur das Äthinyloestradiol brauchbar. Die parenterale Injektion kleiner Dosen erfolgt als ölige Lösung, die großer als Krystallsuspension. Aus Implantationstabletten ist die Resorption unkontrollierbar.

Bei Amenorrhoen vor der Menopause sind als einmalige Dosis 10 mg Oestradiol oder eine entsprechende Dosis anderer Oestrogene geeignet. Tritt die Blutung nicht ein, so wird im Laufe von 3 Wochen 6mal 5 mg injiziert und 2 Wochen nach Beginn 50 mg Progesteron gegeben. Die Dosis von 10 mg Oestradiol wird in Abständen von 3—4 Monaten bei Ausfallserscheinungen nach Kastration oder Menopause gebraucht. Bei atrophischer Kolpitis sowie Fluor vaginalis sind Dosen von 1—5 mg und bei infantiler Gonorrhoe solche von 0,1—0,2 mg meist ausreichend. Für die Behandlung des Prostata- und Mammacarcinoms sind Gesamtdosen von 100 mg bzw. 300—500 mg Oestradiol, die über 3—6 Monate verteilt werden, erforderlich.

Ovocyclin (Ciba), Oestradioldipropionat, *Progynon* (Schering), Oestradiolbenzoat. Ampullen mit 1 mg und 5 mg in 1 cm^3 Öl (5 St. = 3,55 bzw. 8,80 DM); Lingualtabletten mit 0,1 mg und 1 mg (30 St. = 2,95 bzw. 13,50 DM); Krystallampulle mit 10 mg (= 10,70 DM).

Eticyclin (Ciba), *Progynon C* (Schering), Äthinyloestradiol. Tabletten mit 0,02 mg (30 St. = 1,95 DM) (s. a. Anm. 2 S. 24).

Oestrogene Stilbene.

Die oestrogene Wirkung einer Gruppe von Stilbenen wurde 1938 von DODDS entdeckt.

4,4'-Dioxy-α,β-diäthylstilben, *Diethylstilboestrolum* (PI), ist eine krystalline Verbindung, die schlecht in Wasser und gut in Öl löslich ist. Es ist nicht wie die Follikelhormone ein Derivat des Cyclopentanophenanthrens, weist aber gewisse strukturelle Ähnlichkeiten mit diesen auf. Unter den oestrogenen Stilbenen ist das Dioxydiäthylstilben das wirksamste. In Magen und Darm ist es beständig, wird auch von der Leber nicht schnell verändert und ist daher bei innerer Anwendung gut wirksam. Ester der Stilbene werden im Darm gespalten. Nach parenteraler Injektion sind sie von längerer Wirkung als die freien Stilbene.

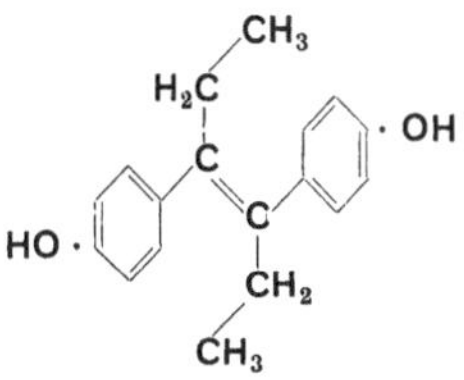

Dioxydiäthylstilben
$C_{18}H_{20}O_2$

Da die Wirkung des Dioxydiäthylstilbens derjenigen der Follikelhormone außerordentlich ähnlich ist, kann es bei deren Indikation angewandt werden.

Nebenwirkungen werden bei Anwendung des Dioxydiäthylstilbens häufiger beobachtet als bei Follikelhormonen: Schwindel, Erbrechen, Diarrhoen, Oberbauchschmerzen, Lebervergrößerung und -schädigung. Die Proliferation der Brustdrüse unter der Stilbenwirkung ist stärker und birgt eine erhöhte Gefahr der Entstehung von Mammacarcinomen.

Für die Dosierung des Dioxydiäthylstilbens ist zu berücksichtigen, daß es nach parenteraler Injektion 2—4mal so stark wirksam ist wie das Oestron, aber etwas schwächer als Oestradiol.

Durch Veresterung wird ebenso wie beim Oestradiol eine größere Ausbeute an Wirkung erzielt. Dies gilt — ebenfalls in Übereinstimmung mit den Follikelhormonen — in besonderem Maße für die Anwendung von Krystallsuspensionen und Implantaten.

Cyren A (Bayer), Dioxydiäthylstilben. Preßlinge zur Implantation mit 0,01 und 0,025 (5 St. = 6,65 bzw. 12,50 DM).

Oestromon (Merck), Dioxydiäthylstilben. Tabletten mit 1 mg (20 St. = 1,70 DM); Ampullen mit 1 mg und 3 mg in 1 cm^3 (5 St. = 2,30 bzw. 3,45 DM); Salbe 0,1%ig (20,0 = 2,20 DM).

Depot-Cyren (Bayer), *Depot-Oestromon* (Merck), Dimethyläther des Dioxydiäthylstilbens. Ampullen mit 15 mg bzw. 12 mg in 2 cm^3 Öl (3 St. = 3,10 DM).

Cyren B (Bayer), Propionsäureester des Dioxydiäthylstilbens. Tabletten mit 0,25 mg und 0,5 mg (20 St. = 1,60 bzw. 3,05 DM); Ampullen mit 0,5 mg und 2,5 mg in 1 cm^3 Öl (5 St. = 2,75 bzw. 4,05 DM); Salbe 0,1%ig (20,0 = 2,20 DM); Krystallsuspensionen mit 2,5 mg und 5 mg in 2 cm^3 (= 3,00 bzw. 5,75 DM).

Cyren S (Bayer), Propionsäureester des Dioxydiäthylstilbens. Tabletten mit 10 mg.

Oestrogene Stoffe sind auch im schwefelreichen Ölschiefer enthalten und werden mit Ichthyol durch lokale Anwendung in der Scheide bei Fluor vaginalis zur Wirkung gebracht im

Ichthoestren (Cordes, Herrmanni & Co.), Vaginalzäpfchen mit oestrogener Wirkung entsprechend 0,3 γ Oestradiol (10 St. = 2,75 DM).

Hormon des Corpus luteum.

Geschichtliches. L. FRÄNKEL wies 1901 nach, daß das Corpus luteum für die Einbettung des Eies und für den erfolgreichen Verlauf der Schwangerschaft notwendig ist. 1928 gelang es CORNER und W. M. ALLEN zu zeigen, daß Extrakte aus Corpus luteum die Umwandlung der Schleimhaut des Uterus aus der Proliferationsphase in die Sekretionsphase verursachen. Die Darstellung des reinen krystallisierten Hormons des Gelbkörpers gelang BUTENANDT, ALLEN, SLOTTA u. a. 1934.

Chemie. Das Hormon des Corpus luteum ist das *Progesteron, Progesteronum* (PI). Es ist ein Derivat des Pregnans, und zwar Δ_4-Pregnen-3,20-dion. Ein synthetisches Derivat des Progesterons, das ebenfalls therapeutisch angewandt wird, ist das *Anhydro-17-oxy-progesteron* (Äthinyltestosteron), *Aethisteronum* (PI); es besitzt nur ein Drittel der Wirkungsstärke des Progesterons.

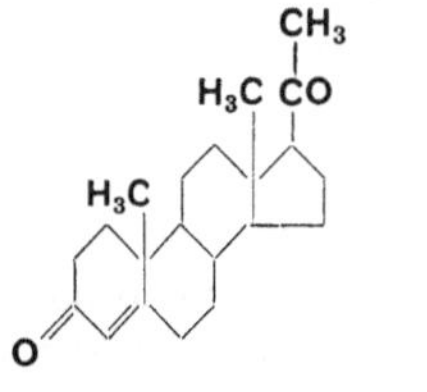

Progesteron $C_{21}H_{30}O_2$

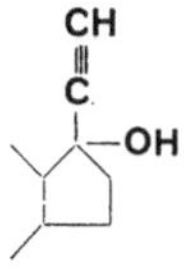

Anhydro-17-oxy-progesteron (Äthinyltesteron) $C_{21}H_{28}O_2$

Die biologische Standardisierung von Progesteronpräparaten erfolgt am Kaninchen. Man benützt den Übergang der Uterusschleimhaut aus der Proliferationsphase in die Sekretionsphase. Internationale Einheit ist die Wirkung von 0,001 eines Internationalen Standards.

Schicksal im Körper. Nach innerer Anwendung gelangt das Progesteron nicht in wirksamer Form zur Uterusschleimhaut. Wohl aber ist das Anhydro-17-oxyprogesteron nach innerer Anwendung wirksam. Da unter verschiedenen C_{21}-Steroiden nur das Progesteron an der Uterusschleimhaut wirksam ist, müssen andere Steroide im Körper in Progesteron umgewandelt werden können. Das Progesteron erfährt im Körper schnell Veränderungen. Ein Teil wird zu Pregnandiol hydriert und dieses als Glucuronid im Harn ausgeschieden. Von anderen Umwandlungsprodukten wurden Pregnanolone im Harn gefunden. Wahrscheinlich kann das Progesteron im Körper auch wieder aus einigen Umwandlungsprodukten regeneriert werden.

Indikationen. Durch Progesteron können die bei Hyperproliferation der Uterusschleimhaut infolge Überfollikulinisierung auftretenden Blutungen gestillt werden. Bei Amenorrhoen vor der Menopause können durch Progesteron allein oder nach vorheriger Behandlung mit Oestrogenen Blutungen ausgelöst werden. In der ersten Hälfte der Schwangerschaft eintretende Blutungen lassen sich durch die hemmende Wirkung des Progesterons auf die Uterusmuskulatur oft beenden, und die Schwangerschaft kann erhalten werden.

Darreichung, Dosierung. Zur zuverlässigen Erzielung stärkerer Wirkungen ist Progesteron subcutan zu injizieren, entweder als ölige Lösung oder als Krystallsuspension. Für schwächere Wirkungen ist auch die innere Anwendung des Anhydrooxyprogesterons geeignet, es muß dann in etwa der 7fachen Dosis gegeben werden, die als Progesteron subcutan injiziert werden müßte. Bei funktionellen Blutungen werden Dosen von 0,02—0,1, zur Behandlung der Amenorrhoe 0,05 als Krystallsuspension injiziert. Blutungen in der ersten Hälfte der Schwangerschaft erfordern große Dosen Progesteron, entweder tägliche Injektion von 0,05—0,1 oder die doppelte Dosis als Krystallsuspension in Abständen von 8—14 Tagen. Die gleichen Dosen sind bei habituellem Abort möglichst bald nach Feststellung der Schwangerschaft über lange Zeit, oft bis in den 6. Monat zu injizieren.

Luteocyclin (Ciba), *Lutren* (Hoechst), *Proluton* (Schering), Progesteron. Ampullen mit 0,005 und 0,01 in 1 cm³ Öl (3 St. = 6,65 bzw. 11,80 DM); Krystallampulle mit 0,05 in 2 cm³ (= 14,75 DM); Implantat mit 0,1 (= 22,75 DM).

Proluton C (Schering), Anhydro-17-oxyprogesteron. Dragees mit 0,005 (25 St. = 9,50 DM).

Männliche Geschlechtshormone.

Geschichtliches. Die innersekretorische Leistung des Hodens wurde bereits 1849 von BERTHOLD bewiesen. 1889 teilte BROWN-SÉQUARD mit, daß die Injektion von Testikelextrakten die Beschwerden des Alters beheben könne. Er hatte damit die Ära der Behandlung mit inneren Sekreten eingeleitet, wenn sich auch seine Versuche später als unzureichend erwiesen. 1927 gelang es F. C. KOCH, welcher die Anregung des Kammwachstums beim Kapaunen als Erkennungsreaktion benützte, wirksame Extrakte aus Hoden herzustellen. Krystallines Androsteron wurde von BUTENANDT 1931 aus Männerharn isoliert. 1934 gelang RUZICKA die künstliche Darstellung und die vollständige Aufklärung der Konstitution. LAQUEUR isolierte 1935 ein dem Androsteron nahe verwandtes Hormon, Testosteron, aus Hoden, das im gleichen Jahre von RUZICKA und BUTENANDT durch partielle Synthese dargestellt werden konnte.

Chemie. Androsteron (aus dem Männerharn) und das stärker wirksame *Testosteron* (aus dem Hoden) sind Derivate des Kohlenwasserstoffs Androstan (10-Methyloestran). Androsteron ist Androstan-3-ol-17-on und Testosteron Δ_4-Androsten-3-on-17-ol. Außer dem Androsteron wurde im Männerharn noch ein *Dehydroandrosteron,* Δ_5-Androsten-3-ol-17-on, gefunden. Ein Steroid mit schwächerer androgener Wirkung ist aus der Nebennierenrinde isoliert worden, das *Adrenosteron,* Δ_4-Androsten-3,11,17-trion. Das *17-Methyltestosteron, Methyltestosteronum* (PI), ist synthetisch gewonnen worden.

Durch die Veresterung mit organischen Säuren werden Wirkungsstärke und Wirkungsdauer des Androsterons und Testosterons erhöht. In der Therapie werden nur solche Ester verwendet, z. B. *Testosteronpropionat, Testosteroni Propionas* (PI).

Testosteron und Androsteron sind wenig in Wasser löslich, dagegen leicht in Lipoidlösungsmitteln und Ölen. Chemisch sind sie relativ beständig.

Schicksal im Körper. Nach innerer Anwendung gelangt vom Androsteron und Testosteron nur etwa ein Fünftel der verabreichten Dosis zur Wirkung. Von der Mundschleimhaut aus erfolgt die Resorption mit geringeren Verlusten. Das Methyltestosteron ist nach innerer Anwendung nur wenig schwächer wirksam als nach parenteraler Injektion.

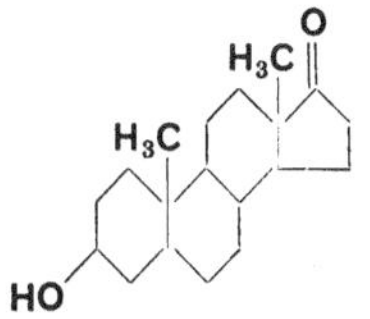

Androsteron $C_{19}H_{30}O_2$

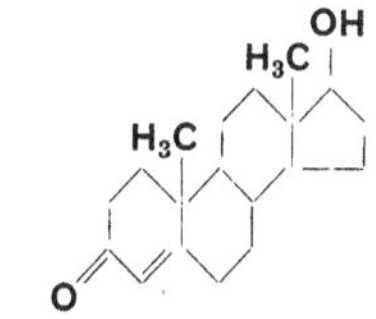

Testosteron $C_{19}H_{28}O_2$

Das Schicksal der androgenen Stoffe ist nur z. T. bekannt. Die Leber vermag Testosteron zu Δ_4-Androsten-3,17-dion zu dehydrieren; aus diesem wiederum kann Androstandion und Ätiocholandion gebildet werden. Im Harn wird vom injizierten Testosteron nur ein kleiner Teil, etwa 5%, in Form bekannter Abbauprodukte — darunter auch Androsteron — wiedergefunden.

Indikationen. Beim postpuberalen Eunuchoidismus kann die Substitution des fehlenden Testosterons die männliche Prägung wieder herstellen. Geringer ist der Erfolg beim präpuberalen Eunuchoidismus, wenn die Substitution erst längere Zeit nach dem Ausfall der Hodeninkretion beginnt. Kryptorchismus kann durch Testosteron günstig beeinflußt werden. Impotenz ist nur bei den nicht häufigen Fällen, bei denen sie durch Mangel an Testosteron bedingt ist, durch Testosteron zu heilen. Störungen der Spermiogenese sind durch Testosteron nicht zu bessern.

Bei der Frau wird Testosteron mit Erfolg bei funktionellen Blutungen statt Progesteron angewandt; es vermag auch die durch Endometriose bedingten Dysmenorrhoen zu bessern. Das Wachstum inoperabler Mammacarcinome und deren Metastasen wird auch vor der Menopause durch Testosteron gehemmt. Schmerzen, die durch Metastasen in verschiedenen Geweben verursacht sind, werden gelindert.

Nebenwirkungen, Gefahren. Testosteron fördert das Wachstum von Prostatatumoren, darf also bei Patienten mit solchen Tumoren nicht angewandt werden. Die Bildung von Testosteron und von Spermien im Hoden wird durch Testosteronzufuhr gehemmt und kann bei großer Stärke und Dauer der Einwirkung einen nur langsam wieder zu reparierenden Ausfall zur Folge haben. Unvorsichtige Anwendung von Testosteron verursacht beim Knaben eine überschnelle Reifung. Große Dosen über längere Zeit verabreicht — etwa bei der Behandlung des Mammacarcinoms — verursachen Ödeme durch Retention von Natrium und Erhöhung der Calciumkonzentration im Blute mit allen ihren manchmal gefährlichen Folgen. Beim Weibe ist bei solchen Dosierungen mit Hirsutismus, Steigerung der Libido, Vertiefung der Stimme, Acne und Verlust von Kopfhaar zu rechnen.

Darreichung, Dosierung. Testosteronpropionat wird parenteral verabreicht als ölige Lösung, Krystallsuspension oder Implantat. Für die Resorption durch die Mundschleimhaut wird Methyltestosteron verwandt.

Der Kastrat erhält zur Substitution 0,05 als Krystallsuspension oder 0,1 als Implantat in Abständen von mehreren Wochen. Zur Behandlung der Dysmenorrhoe und der Endometriose werden 0,05 mehrfach in Abständen von 2—3 Wochen gebraucht. Die Hemmung inoperabler Mammacarcinome erfordert große Dosen: 0,15—0,3 je Woche in 2 oder 3 Einzeldosen unterteilt. Eine langdauernde Behandlung (3—6 Monate) ist notwendig und ist durch Vergrößerung der Dosen nicht zu ersetzen.

Anertan (Boehringer), *Perandren* (Ciba), *Testoviron* (Schering), Testosteronpropionat. Ampullen mit 0,01 und 0,025 in 1 cm³ Öl (4 St. = 4,95 bzw. 9,90 DM); Krystallampulle mit 0,05 in 2 cm³ (= 5,70 DM); Implantat mit 0,1 (= 11,95 DM); Lingualtabletten mit 0,005 Methyltestosteron (20 St. = 3,10 DM).

Hypophysis cerebri — Pars anterior, Vorderlappen der Hypophyse.

Im Vorderlappen der Hypophyse konnten bisher mindestens 6 Hormone als individuelle Substanzen nachgewiesen werden: Follikelreifungs-, Luteinisierungs-, lactogenes, thyreotropes, adrenocorticotropes und Wachstumshormon. Vier der Hormone konnten bereits chemisch rein und zwei in krystalliner Form (lactogenes und Wachstumshormon) erhalten werden. Das Follikelreifungshormon ist frei von anderen Wirkstoffen dargestellt, während das thyreotrope Hormon von solchen noch nicht völlig befreit werden konnte. Die Hormone sind Proteine mit Molekulargewichten von 20000—70000.

Bisher stehen Präparate der reinen Hormone zur praktischen Anwendung nur vom adrenocorticotropen Hormon zur Verfügung. Mit den Hypophysenextrakten, die Gemische verschiedener Hormone enthalten, können die therapeutischen Möglichkeiten, die die Anwendung von Vorderlappenhormonen bietet, nur beschränkt ausgenutzt werden, da die Mitwirkung nicht benötigter Hormone (z. B. des thyreotropen) sehr bedenkliche Folgen haben kann.

Andererseits sind Präparate mit möglichst vielen Vorderlappenhormonen gut brauchbar beim Ausfall mehrerer oder aller Hormone wie im Falle der SIMMONDSschen Krankheit. Hier wird auch die Transplantation von Kalbshypophysen mit Erfolg angewandt.

Wachstumshormon wurde als einheitliches Protein vom Molekulargewicht 44000 krystallin erhalten. Seine Wirkung kann bei hypophysärem Zwergwuchs das Wachstum wieder in Gang bringen. Bei Anwendung von Hypophysenpräparaten, die auch noch andere Hormone enthalten, ist durch die Wirkung des thyreotropen und gonadotropen Hormons mit vorzeitiger Pubertät zu rechnen.

Gonadotrope Hormone. Das *Follikelreifungshormon* und *Luteinierungshormon* sind Proteine von einem Molekulargewicht von 70000 bzw. 40000. Im Serum trächtiger Stuten sind Hormone aufgefunden worden, die nach ihrer Wirkung mit den aus der Hypophyse isolierten identisch sind.

Die Anwendung der Hormone bei Dystrophia adiposogenitalis und anderen Formen des Hypogenitalismus ist noch nicht sicher zu beurteilen.

Anteron (Schering), gonadotropes Hormon aus Serum trächtiger Stuten. Ampullen mit 1000 und 5000 IE (2 St. = 10,10 bzw. 36,40 DM).

Adrenocorticotropes Hormon, ACTH, Adrenocorticotropin. Als adrenocorticotropes Hormon der Hypophyse wird eine aus der Hypophyse isolierte gereinigte Substanz bezeichnet, die die Inkretproduktion der Nebennierenrinde steigert. Sie ist ein Protein mit einem Molekulargewicht von etwa 20000. Als Internationale Einheit ist die Wirkung von 0,001 eines Internationalen Standardpräparates von ACTH festgesetzt worden. Aus der Hypophyse und ebenso durch partielle Hydrolyse des ACTH mit Säure oder Pepsin wurden niedermolekulare Peptide isoliert, die je Gewichtseinheit stärker wirksam sind als ACTH. So ist die Chemie der Stoffe, durch welche die Hypophyse auf die Nebenniere wirkt, noch unklar. Das ACTH wird im Magendarmkanal zerstört. Es ist auch im Organismus wenig beständig und wird nach einigen Stunden wirkungslos. Im Harn wird es nicht ausgeschieden.

Soweit bisher bekannt, sind die Anwendungsmöglichkeiten für das ACTH die gleichen wie für Cortison (s. S. 215), wenn eine funktionsfähige Nebennierenrinde vorhanden ist. Die Funktionssteigerung der Nebennierenrinde erreicht nach der Injektion von ACTH in 2—4 Std. ihren Höchstwert, und die Wirkung der vermehrt ausgeschütteten Rindenhormone ist in etwa 3 weiteren Stunden zu beobachten.

Die Nebenwirkungen der ACTH-Anwendung sind im wesentlichen durch die Erhöhung der Konzentration von Rindenhormonen im Organismus bedingt und entsprechen denjenigen dieser Hormone (s. S. 216). Ebenso wie bei der Anwendung von Cortison ist mit einer Hemmung der Funktion der Hypophyse zu rechnen, und bei Beendigung der Behandlung kann sehr plötzlich ein Zustand stark verminderter Rindenhormonproduktion eintreten.

Die längere Anwendung von ACTH kann zu Sensibilisierung gegen die Substanz und zu Verminderung ihrer spezifischen Wirkung führen.

Zur Anregung der Nebennierenrindenfunktion werden Dosen von 0,02—0,03 3—4 mal täglich intramuskulär injiziert. Eine um das 10fache bessere Ausbeute an Wirkung wird mit der kontinuierlichen oder intermittierenden intravenösen Infusion erzielt.

ACTH (Schering, Uvocal), *Cortiphyson* (Promonta), adrenocorticotropes Hormon des Hypophysenvorderlappens. Ampullen mit 10 und 25 IE in 1 cm^3 zur intramuskulären Injektion (3 St. = 20,00 bzw. 46,80 DM).

Gonadotrope Substanz des Schwangerenharnes. Aschheim und Zondek fanden 1928, daß der Urin der schwangeren Frau eine gonadotrope Substanz, Prolan, enthält. Auf dem Auftreten dieser Substanz, schon während der ersten Wochen der Schwangerschaft, beruht die Schwangerschaftsreaktion von Aschheim und Zondek. Die Bildungsstätte des Prolans ist die Placenta.

Aus menschlichen Placenten ist gonadotrope Substanz krystallin als ein einheitliches Protein vom Molekulargewicht 10000 und mit einer Wirksamkeit von 6000—8000 IE je Milligramm erhalten worden. Die Wirkung des Prolans ist geschlechtsunspezifisch wie die der gonadotropen Hypophysenhormone, ist aber von der Wirkung der Hypophysenhormone verschieden. Beim Menschen fördert es Follikelwachstum und Luteinisierung nicht, sondern hemmt sie sogar.

Die Wirkung der Präparate gonadotroper Harnsubstanz wird mit einem Internationalen Standard gemessen, von dem 0,1 mg einer Internationalen Einheit entspricht.

Die Anwendung der gonadotropen Harnsubstanz bei Menstruationsstörungen hat noch keine rationelle Grundlage. Die erregende Wirkung auf die Bildung androgener Substanzen in den interstitiellen Zellen des Hodens wird zur Behandlung des Kryptorchismus angewandt. 200—500 IE werden 2—3 mal wöchentlich 6 Wochen lang injiziert. Die innere Anwendung ist ebenso wie bei den Hypophysenhormonen unwirksam.

Prolan (Bayer), *Pregnyl* (Schering), gonadotropes Hormon der Placenta. Ampullen mit 100, 300, 500, 1000 und 2000 IE (3 St. = 3,80—21,75 DM).

14. Cytostatisch wirkende Mittel.

Die hemmende Wirkung des Urethans auf Tumoren bei Tieren wurde 1946 von HADDOW und SEXTON beschrieben. Die Hemmung des Wachstums von Tumoren durch Stickstoff-Lost wurde 1942 von DOUGHERTY, GILMAN und GOODMAN nachgewiesen.

Urethanum (offiz.), Äthylurethan, Carbaminsäureäthylester, $H_2N \cdot COOC_2H_5$, bildet weiße, hygroskopische, in 1 Teil Wasser lösliche Krystalle. Es wurde früher als Schlafmittel verwendet.

Indikationen. Von den bösartigen Geschwulsterkrankungen des Menschen haben sich lediglich die Leukämien und die Lymphogranulomatose für die cytostatische Urethanwirkung empfindlich erwiesen. Die chronische myeloische Leukämie bietet die besten Aussichten für eine Besserung, während die akut verlaufenden Myeloblastosen und Lymphoblastosen nur in vereinzelten Fällen und wenig beeinflußt werden können. Lymphosarkome und Lymphogranulomatosen sind in ihrer Empfindlichkeit für Urethan von Fall zu Fall sehr verschieden. Die Urethanbehandlung bewirkt keine Dauerheilung der Leukosen; 1—3 Monate nach der Behandlung — bei Gabe einer Erhaltungsdosis nach 3—12 Monaten — rezidiviert die Erkrankung, ist aber meist durch Urethan wiederum beeinflußbar.

Nebenwirkungen, Gefahren. Appetitlosigkeit, Übelkeit, Erbrechen, Durchfälle und Müdigkeit sind sehr regelmäßige Nebenwirkungen der Urethanbehandlung. Sie treten bei innerer Anwendung häufiger auf als bei rectaler oder intravenöser. Oft schwinden diese Störungen mehrere Tage nach Beginn der Behandlung. Eine sehr gefährliche Komplikation ist das Auftreten einer Agranulocytose oder Panmyelophthise. Sie kann durch eine zu lange Dauer der Urethanbehandlung bedingt sein, tritt aber auch ein, wenn die Urethangabe zum gebotenen Zeitpunkt unterbrochen wurde. Mit erhöhter Empfindlichkeit für Infektionen ist in vielen Fällen zu rechnen. Ein manchmal sehr intensiver Ikterus geht meist ohne Unterbrechung der Behandlung vorüber.

Darreichung, Dosierung. Im allgemeinen werden 4,0—6,0 Urethan am Tage in mehreren Einzeldosen verabreicht, bis die Zahl der weißen Zellen in 1 mm³ Blut auf 20—30000 abgesunken ist. Bei myeloischen Leukämien wird diese Wirkung meist mit einer Dosis von etwa 100,0 erreicht, bei lymphatischen mit 100,0—150,0. Die Behandlung kann mit einer Erhaltungsdosis von 1,0—2,0 täglich unter Kontrolle der Leukocytenzahl fortgesetzt werden.

Wenn die innere Anwendung vertragen wird, empfiehlt sie sich durch ihre Einfachheit. Die Einzeldosis von 1,0—2,0 wird in Substanz oder in 1 Glas Wasser gelöst nach der Mahlzeit gegeben. Für die rectale Zufuhr, die oft gleichzeitig mit der inneren angewandt wird, ist das Klysma mit Mucilago Salep dem Suppositorium wegen geringerer Reizwirkung vorzuziehen. Die intravenöse Injektion kommt in Frage, wenn sowohl die innere als auch die rectale Verabreichung unverträglich sind. Die Konzentration der Urethanlösung soll 5% nicht übersteigen, da höhere Konzentrationen häufig Thrombosen verursachen.

Rp. Urethan. 4,0
Mucilag. Salep 20,0
Aqua dest. ad 200,0
M.D.S. Die Hälfte der Lösung als Einlauf 2mal täglich.

Stickstoff-Lost.

Chemie. Mit dem Namen Stickstoff-Lost werden Chloräthylalkylamine bezeichnet, vor allem *Di-(chloräthyl)-methylamin* und *Tri-(chloräthyl)-amin.* Die Verbindungen bilden in Wasser gut lösliche Salze, die in saurer Lösung ziemlich beständig sind. Die freien Basen bilden in wäßriger Lösung unter Abgabe von Chlorid Äthylenimoniumionen, $\begin{matrix} R \\ R \end{matrix} \overset{+}{N} \begin{matrix} CH_2 \\ | \\ CH_2 \end{matrix}$ denen die charakteristische Wirkung zukommt.

Indikationen. Praktische Bedeutung hat die Anwendung der cytostatischen Wirkung des Stickstoff-Lost bisher lediglich bei der Lymphogranulomatose gewonnen. Die Leukosen und das Lymphosarkom sind meist für verträgliche Dosen ungenügend empfindlich. Durch die Lostwirkung kann die Lymphogranulomatose nicht geheilt, sondern es kann nur eine vorübergehende Besserung erzielt werden. Nach Wochen oder Monaten schreitet die Erkrankung wieder fort und ist dann durch Lost oft weniger zu beeinflussen als durch die erste Behandlung.

$$H_3C{-}N\begin{matrix} CH_2{-}CH_2Cl \\ CH_2{-}CH_2Cl \end{matrix}$$

Dichloräthylmethylamin

$C_5H_{11}NCl_2$

Nebenwirkungen, Gefahren. Einwirkung des Lost auf die Haut oder Injektion ins Gewebe bewirkt Gewebsschädigungen mit mehr oder minder ausgedehnten Nekrosen. Kurze Zeit nach intravenöser Injektion tritt oft Übelkeit und Erbrechen ein. Cytostatisch wirksame Dosen schädigen das Knochenmark, so daß Anämie, Leukopenie oder Thrombopenie regelmäßige Folgen der Behandlung sind und ihre Beendigung notwendig machen.

Darreichung, Dosierung. Wegen der starken gewebsschädigenden Wirkung darf Stickstoff-Lost nur intravenös verabreicht werden. Dosen von 0,1 mg je Kilogramm werden in 20—30 cm³ isotoner Kochsalzlösung täglich oder jeden zweiten Tag intravenös injiziert. Die Dauer der Behandlung wird vom Erfolg oder von den Nebenwirkungen (Blut) bestimmt und kann meist nicht länger als 6 bis 8 Wochen fortgesetzt werden.

Dichloren (Ciba), Dichloräthylmethylamin. Trockenampullen mit 5 mg (10 St. = 22,05 DM).
Sinalost (Nordmark), Trichloräthylaminchlorhydrat. Ampullen mit 5 mg in 10 cm³ (5 St. = 18,70 DM).
Über die Anwendung von Sexualhormonen bei Tumorerkrankungen s. S. 218 u. 221.

15. Mittel zur Behandlung von Infektionskrankheiten.

a) Chemotherapie.

Der Begriff „Chemotherapie" wurde von PAUL EHRLICH im Zusammenhang mit seinen Untersuchungen über die Heilung von Protozoeninfektionen durch organische Arsenverbindungen (1905—1915) geprägt und bedeutet die Beeinflussung (Tötung, Wachstumshemmung) eines spezifischen Infektionserregers oder Parasiten durch eine auf diesen spezifisch wirkende körperfremde Substanz im infizierten Organismus.

Sulfonamide.

Geschichtliches. Abgesehen von einzelnen besonderen Fällen der lokalen Anwendung antibakteriell wirksamer Stoffe gab es keine Chemotherapie bakterieller Infektionen, bis DOMAGK im Jahre 1935 die chemotherapeutische Wirkung des von MIETZSCH und KLARER synthetisierten 2′,4′-Diamino-azobenzol-4-sulfonamids (Prontosil) an der Streptokokkeninfektion der Maus entdeckte. J. und J. TRÉFOUËL, NITTI und BOVET fanden im Jahre 1935, daß im Organismus aus dem Prontosil durch Spaltung der Azobindung Sulfanilamid gebildet wird. Zusammen mit FOURNEAU beobachteten sie im Jahre 1936, daß das Sulfanilamid, das schon im Jahre 1908 von GELMO dargestellt wurde, ebenso wie Prontosil chemotherapeutisch wirksam ist.

Chemie. Die unter dem Namen Sulfonamide zusammengefaßten chemotherapeutisch wirksamen Verbindungen sind mit wenigen Ausnahmen Derivate des 4-Aminobenzol-1-sulfonamid (*Sulfanilamidum* (PI), Sulfanilamid), das selbst auch die charakteristische antibakterielle Wirkung dieser Gruppe von Verbindungen besitzt. Die Sulfanilamidderivate haben eine freie Aminogruppe am Benzolring und unterscheiden sich durch ihre Substituenten am Stickstoff der Sulfonamidgruppe. In seiner vereinfachten chemischen Bezeichnungsweise wird der 4-Aminobenzol-1-Sulfonamid-Anteil der Verbindungen durch die Silben „Sulfa-" gekennzeichnet und danach der Substituent am Stickstoff genannt, z. B. Sulfapyrimidin.

Mit Ausnahme des Chrysoidinsulfonamids (Prontosil) sind die Sulfonamide farblose Verbindungen. Abgesehen von den Verbindungen, die durch zusätzliche Gruppen (Zuckerreste) wasserlöslich gemacht sind, sind sie schlecht in Wasser löslich. Sie sind schwache Säuren und bilden in Wasser gut lösliche, aber stark hydrolysierende Natriumsalze.

Den Sulfanilamidderivaten ähnliche Wirkung besitzen das 4-Aminomethylbenzolsulfonamid (Marfanil) und das Galaktosid des 4,4'-Diaminodiphenylsulfons (Tibatin). Dieses ist in Wasser gut löslich.

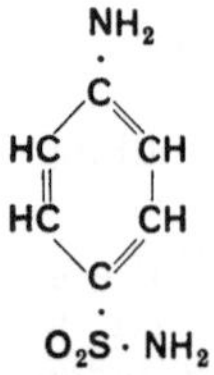

Sulfanilamid (Prontalbin) $C_6H_8O_2N_2S$

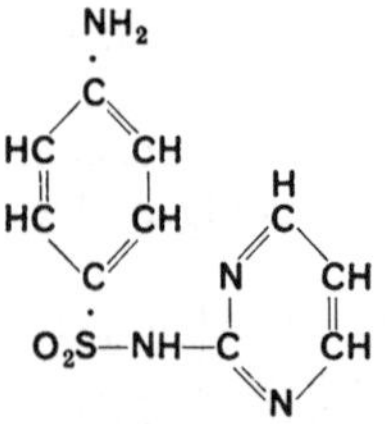

Sulfapyrimidin (Debenal) $C_{10}H_{10}O_2N_4S$

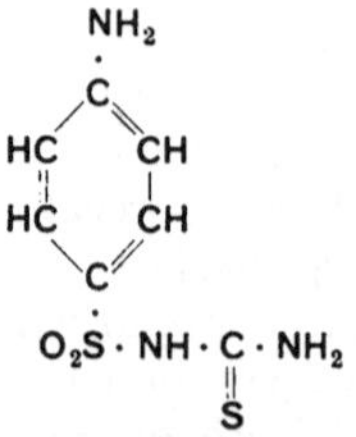

Sulfathiocarbamid (Badional) $C_7H_9O_2N_3S_2$

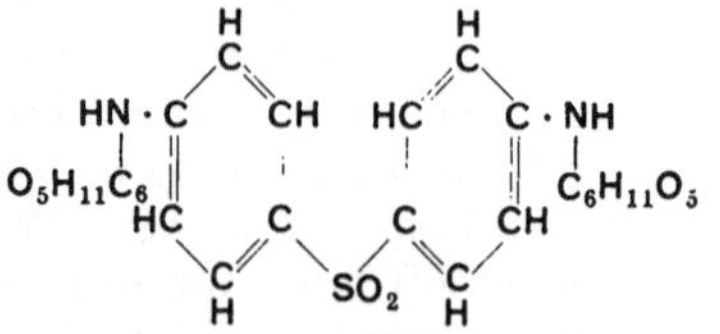

Diaminodiphenylsulfondigalaktosid (Tibatin) $C_{24}H_{32}O_{12}N_2S$

Schicksal im Körper. Im Magendarmkanal sind Sulfonamide beständig mit Ausnahme der Glykoside, die z. T. gespalten werden. Die meisten Sulfonamide werden aus dem Darm ziemlich schnell resorbiert, so daß 3—4 Std. nach einer Gabe die höchste Konzentration im Blut erreicht ist. Das Phthaloylsulfathiazol und das Sulfaguanidin werden viel langsamer resorbiert als die anderen Sulfonamide; bei diesen sind jedoch ebenfalls geringe Unterschiede in der Resorptionsgeschwindigkeit vorhanden. Die Sulfamethylpyrimidine und Sulfathiocarbamid werden am schnellsten resorbiert. Im Blute werden die Sulfonamide zu einem bei den einzelnen Verbindungen wechselnden Anteil reversibel an Plasmaproteine gebunden. Die Verteilung auf die Gewebe, die ziemlich gleichmäßig ist, wird durch diese Bindung nicht beeinträchtigt. Der Übergang in den Liquor cerebrospinalis erfolgt verschieden schnell: Die Sulfamethylpyrimidine erreichen im Liquor etwa die halbe Konzentration des Plasmas, Sulfathiazol, Sulfapyridin und Diaminodiphenylsulfongalaktosid (Tibatin) noch geringere Konzentrationen. In verschiedenen Organen werden Sulfanilamidderivate am N_4 acetyliert, Sulfanilamid, Sulfathiazol und besonders Sulfapyridin in größerem Umfange als Sulfapyrimidin und Sulfathiocarbamid. Im allgemeinen sind die N_4-Acetylsulfanilamide weniger löslich als die entsprechenden Sulfanilamide; besonders gering ist die Löslichkeit des Acetylsulfapyridins und Acetylsulfapyrimidins; die Acetylsulfamethylpyrimidine sind besser löslich als Acetylsulfapyrimidin. Die N_4-Acetylsulfanilamide sind nur sehr schwach oder gar nicht antibakteriell wirksam.

In geringerem Umfange werden Sulfanilamide zu Phenolen oxydiert und dann als Sulfate oder Glucuronide ausgeschieden. Vom Aminomethylbenzolsulfonamid (Marfanil) wird ein größerer Teil schnell oxydativ desaminiert. Die Azogruppe des Chrysoidinsulfonamids (Prontosil) wird im Organismus gespalten, so daß daraus Sulfanilamid entsteht.

Die Ausscheidung der Sulfonamide erfolgt durch die Nieren, teils in unveränderter Form, teils acetyliert oder oxydiert. Die Ausscheidungsgeschwindigkeit ist sehr ungleich. Sulfathiocarbamid, Sulfadimethylisoxazol, Sulfacarbamid, Sulfathiazole und Sulfapyrimidin werden schnell ausgeschieden; nach einer einmaligen Dosis ist die Ausscheidung nach 24—36 Std. vollständig. Die Sulfamethylpyrimidine werden langsamer ausgeschieden und noch langsamer Sulfapyridin und Sulfadimethylbenzoyl.

Indikationen. Die Sulfonamide sind nur bei einer beschränkten Zahl von Infektionskrankheiten chemotherapeutisch wirksam. Abgesehen von Infektionen mit sulfonamidresistenten Stämmen sind Sulfonamide gegen folgende Erreger in vivo bakteriostatisch wirksam: Streptokokken, Pneumokokken, Gonokokken, Meningokokken. Auch die Infektion mit Haemophilus ducreyi (Ulcus molle) ist durch Sulfonamide in den meisten Fällen heilbar. Weniger erfolgreich ist die Anwendung bei Staphylokokkeninfektionen, bakterieller Ruhr, Coliinfektionen, infektiösen Gastroenteritiden und Infektionen mit Anaerobiern. Von den durch Virusinfektionen verursachten Erkrankungen sprechen das Trachom, die follikuläre Conjunctivitis, das Lymphogranuloma venereum und das Molluscum contagiosum auf Sulfonamide günstig an. Unter den Pilzerkrankungen scheint die Aktinomykose durch Sulfonamide beeinflußbar zu sein.

Nicht alle Sulfonamide sind bei allen grundsätzlich mit Sulfonamiden heilbaren Infektionskrankheiten gleich wirksam; für bestimmte Infektionen haben sich bestimmte Sulfonamide als den anderen überlegen erwiesen. Solche Unterschiede beruhen z. T. auf der unmittelbaren antibakteriellen Wirkung, z. T. aber auch auf ihrem Verhalten im Organismus. Das ausreichend lösliche (1 : 1000), aber nur sehr langsam resorbierte Sulfaguanidin kann auf Infektionserreger im Darm länger einwirken als die schnell resorbierten Sulfonamide. Es ist aus dem gleichen Grunde für chemotherapeutische Wirkungen im Gewebe ungeeignet. Für die Heilung bakterieller Meningitiden kann der Übergang des Sulfonamids in den Liquor cerebrospinalis wichtig sein. Zur Chemotherapie der Infektionen der Harnwege sind Sulfonamide erforderlich, die schnell und zum großen Teil unverändert ausgeschieden werden, wie Sulfacarbamid, Sulfathiocarbamid und Sulfadimethylisoxazol (Gantrisin).

Eine zureichende Empfindlichkeit des Erregers vorausgesetzt, sind für die Wahl des anzuwendenden Sulfonamids seine Wirkungen auf den Wirtsorganismus von Bedeutung. Wegen der Häufigkeit von Nebenwirkungen antibakteriell wirksamer Konzentrationen sind mehrere früher viel gebrauchte Sulfonamide ganz außer Gebrauch gekommen oder nur wenigen speziellen Zwecken vorbehalten.

Die neuere Entwicklung der Sulfonamidtherapie nützt Vorteile aus, die in der gleichzeitigen Anwendung verschiedener Sulfonamide liegen. Das einzelne Sulfonamid ist bei Anwendung eines Gemisches im Organismus in geringerer Konzentration vorhanden; demgemäß sind seine besonderen Nebenwirkungen schwächer. Die antibakterielle Wirkung ist additiv, bei ungleichem Wirkungsmechanismus sogar stärker. Im Supronal und Protocid liegen solche Kombinationen gut verträglicher und wirksamer Sulfonamide vor.

Es gibt nur wenige Infektionen, bei denen nicht andere Mittel chemotherapeutisch wirksamer sind als Sulfonamide. Diese sind aber in sehr vielen Fällen ausreichend wirksam. Die gleichzeitige Anwendung von Sulfonamiden und anderen Chemotherapeutica ist in manchen Fällen wirksamer als die Anwendung nur eines Mittels.

In der folgenden Zusammenstellung sind die Erkrankungen genannt, die durch Sulfonamide beeinflußbar sind; es sind jeweils diejenigen Sulfonamide genannt, die sich in der Therapie am besten bewährt haben.

Über die lokale Anwendung von Sulfonamiden s. S. 41.

Streptokokkeninfektionen: Sulfapyrimidine, Sulfathiocarbamid, Diaminodiphenylsulfongalaktosid (Chrysoidinsulfonamid, Sulfanilamid).

Pneumokokkeninfektionen: Sulfapyrimidine (Sulfathioazole, Sulfadimethylbenzoyl).

Gonokokkeninfektionen: Sulfapyrimidine (Sulfathiazole).

Meningokokkeninfektionen: Sulfapyrimidine (Sulfathiazole, Sulfanilamid).

Staphylokokkeninfektionen: Sulfathiocarbamid, Sulfapyrimidine (Sulfathiazole).

Anaerobierinfektionen: Aminomethylbenzolsulfonamid (Sulfapyrimidine).

Infektionen der Harnwege: Sulfadimethylisoxazol, Sulfathiocarbamid, Sulfamethylpyrimidine, Sulfacarbamid.

Infektionen des Darmes (Bakterienruhr): Sulfaguanidin, Phthaloylsulfathiazol, Sulfapyrimidine, Formocibazol.

Nebenwirkungen, Gefahren. Die Nebenwirkungen der Sulfonamide sind qualitativ sehr ähnlich, aber quantitativ verschieden. Während chemotherapeutische Konzentrationen des Chrysoidinsulfonamid, Sulfanilamid, Acetylsulfanilamid, Sulfapyridin und Sulfathiazol häufig Nebenwirkungen auslösen, sind solche bei den Sulfapyrimidinen, dem Sulfathiocarbamid und deren Kombinationen viel seltener. Diese haben daher jene in der Chemotherapie weitgehend verdrängt. Am seltensten sind Nebenwirkungen bei der Anwendung von Sulfaguanidin, da es nur langsam resorbiert wird.

Schlechtes Allgemeinbefinden, Schwindel, Erbrechen, ausgelöst durch lokale Wirkungen auf die Magenschleimhaut oder unmittelbare Wirkungen auf das Zentralnervensystem, gehören zu den häufigsten Nebenwirkungen der Sulfonamide. Überempfindlichkeitsreaktionen der Haut und Fieber, Cyanose infolge Hämiglobinbildung und durch HEINZ-Körperbildung verursachte Anämie sind ebenfalls im allgemeinen weniger gefährliche Wirkungen, die in dringenden Fällen noch nicht zur Unterbrechung der Behandlung zwingen. Leberschäden, Neuritiden, Thrombopenien und Agranulocytosen sind insbesondere bei den Sulfapyrimidinen sehr selten. Bei ihrem Auftreten muß die Verabreichung von Sulfonamiden immer unterbrochen und deren Ausscheidung durch reichliche Flüssigkeitszufuhr beschleunigt werden.

Krystallbildungen der schlecht löslichen Acetylderivate des Sulfapyridins, Sulfathiazols und Sulfapyrimidins in den Harnkanälchen der Niere können Ursache von Hämaturien werden und, wenn sie sehr reichlich sind, durch Verstopfungen die Harnbildung bis zur Anurie beeinträchtigen. Durch ausreichende Flüssigkeitsgaben ist solchen Zwischenfällen vorzubeugen. Tritt Hämaturie ein, so ist durch Gaben von Natriumbicarbonat (2,0—4,0 mehrmals täglich) der Harn alkalisch zu machen, um auch dadurch die Löslichkeit der Acetylsulfonamide zu erhöhen.

Nebenwirkungen sind häufiger zu erwarten, wenn infolge Niereninsuffizienz die Ausscheidung der Sulfonamide verlangsamt ist. Vor allem bei Anwendung der sonst schnell ausgeschiedenen Sulfonamide werden durch die üblichen Dosen dann toxische Konzentrationen im Organismus erreicht.

Das Diaminodiphenylsulfondigalaktosid (Tibatin) darf nicht per os gegeben werden, da die Zucker im Magen abgespalten werden und das Diaminodiphenylsulfon sehr schnell Hämiglobin bildet.

Durch die gleichzeitige Gabe von Sulfonamiden wird die Toxicität einiger anderer Pharmaca erhöht, z. B. die des Papaverins, Morphins, Dolantins, Novocains und Suprarenins.

Gefahren der Sulfonamidanwendung liegen nicht nur in der Wirkung großer Dosen auf den Wirtsorganismus. Durch unzureichende Dosierung oder Wahl eines ungeeigneten Sulfonamids kann die Entwicklung sulfonamidresistenter Erreger begünstigt werden. Bei der Gonorrhoe sind die Erfolge der Sulfonamidtherapie seit ihrer Einführung durch die Entwicklung sulfonamidresistenter Stämme erheblich geringer geworden: während anfangs etwa 90% aller Gonorrhoen durch Sulfonamide geheilt werden konnten, gelingt dies jetzt nur noch bei 30—40%. Sulfonamide sollten darum nur bei Unverträglichkeit von Penicillin und Aureomycin zur Behandlung der Gonorrhoe gebraucht werden, und dann nur Sulfapyrimidine. Beim akuten Gelenkrheumatismus sind Sulfonamide nicht anzuwenden, da sie den Krankheitsprozeß sehr ungünstig beeinflussen.

Durch p-Aminobenzoesäure wird die antibakterielle Wirkung der Sulfonamide gehemmt. Daher dürfen Novocain und verwandte Verbindungen, aus denen im Organismus p-Aminobenzoesäure frei wird, während der Sulfonamidbehandlung nicht angewandt werden.

Darreichung, Dosierung. Größe und Häufigkeit der Sulfonamidgaben müssen so gewählt werden, daß antibakteriell wirksame Konzentrationen bis zur Überwindung des Infektes in Blut und Geweben vorhanden sind. Gemessen an der Konzentration im Blute sind diese bei den einzelnen Sulfonamiden etwas verschieden und betragen zwischen 5 und 20 mg-%. Von den Sulfapyrimidinen sind zur Behandlung schwerer Infektionen Konzentrationen von 10—15 mg-% im Blut erforderlich, bei leichteren 5—10 mg-%. Höhere Konzentrationen sollten vermieden werden, da sie mit großer Wahrscheinlichkeit Nebenwirkungen auslösen. Die gute Verträglichkeit bestimmter Sulfonamidkombinationen ermöglicht z. B. vom Supronal Konzentrationen von 30 mg-% ohne wesentliche Nebenwirkungen.

Die wirksamen Konzentrationen müssen im Beginn der Behandlung möglichst schnell erreicht werden. Dosen von 15,0—30,0 werden in 3—4 Tagen durch 4—6stündliche Einzelgaben verabreicht. Oft wird zu Beginn der Behandlung eine Dosis von 2,0—4,0 intravenös injiziert. Ist nach 3 Tagen noch keine befriedigende Besserung eingetreten, werden die Gaben von 1,0 alle 4 Std. Tag und Nacht noch fortgesetzt unter genauester Beachtung etwaiger Nebenwirkungen. In den meisten Fällen kann die Dosis aber nach 4 Tagen auf etwa die Hälfte vermindert werden. Mit diesen Dosen wird die Behandlung noch mehrere Tage nach der Entfieberung fortgesetzt.

Kinder erhalten eine Anfangsdosis von 0,1—0,15 je Kilogramm Körpergewicht und anschließend ein Viertel dieser Dosis alle 6 Std.

Für die Behandlung der Bacillenruhr mit Sulfaguanidin genügen Dosen von 3,0—6,0 am Tage.

Zur Injektion sind die meisten Sulfonamide wegen ihrer geringen Löslichkeit nicht geeignet, sondern nur ihre Natriumsalze. Deren konzentrierte Lösungen sind stark alkalisch und können nur intravenös injiziert werden; intramuskulär sind nur kleine Mengen verdünnter Lösungen verträglich. Gut löslich in annähernd neutraler Lösung sind die beiden Glykoside Diaminodiphenylsulfongalaktosid (Tibatin) und das Natriumsalz der Aminobenzolsulfonoxymethylamidglykosidsulfonsäure (Ladogal).

Prontosil (Erg.B.) (Bayer), Chrysoidinsulfonamid. Tabletten mit 0,5 (20 St. = 2,90 DM).

Prontalbin (Erg.B.) (Bayer), *Gombardol* (Boehringer), Sulfanilamid. Tabletten mit 0,5 (20 St. = 2,10 DM).

Cibazol (Ciba), *Eleudron* (Bayer), *Sulfathiazolum* (PI), Sulfathiazol. Tabletten mit 0,5 (20 St. = 2,60 DM). Ampullen mit 1,0 Na-Salz in 5 cm^3 (5 St. = 4,35 DM).

Globucid (Schering), Sulfaäthylthiodiazol. Tabletten mit 0,5 (20 St. = 3,05 DM); Ampullen mit 2,0 Na-Salz in 10 cm^3 (5 St. = 5,90 DM).

Gantrisin (Roche), Sulfa-3,4-dimethylisoxazol. Tabletten mit 0,5 (20 St. = 3,85 DM); Ampullen mit 2,0 als Diäthanolaminsalz in 5 cm^3 (3 St. = 4,40 DM).

Irgafen (Geigy), Sulfadimethylbenzoyl. Tabletten mit 0,5, Ampullen mit 0,5 Na-Salz in 10 cm^3.

Aristamid (Nordmark), *Elkosin* (Ciba), Sulfa-2,4-dimethylpyrimidin. Tabletten mit 0,5 (20 St. = 3,45 DM). Ampullen mit 1,0 Na-Salz in 5 cm³ (5 St. = 5,50 DM).

Badional (Bayer), Sulfathiocarbamid. Tabletten mit 0,5 (20 St. = 3,75 DM); Ampullen mit 3,0 Na-Salz in 6 cm³ (6 St. = 7,65 DM).

Resulfon (Nordmark), *Ruocid* (Homburg), *Sulfaguanidinum* (PI), Sulfaguanidin. Tabletten mit 0,5 (20 St. = 2,60 DM).

Taleudron (Bayer), N_4-Phthaloylsulfathiazol. Tabletten mit 0,5 (20 St. = 2,90 DM).

Formo-Cibazol (Ciba), Kondensationsprodukt von Sulfathiazol und Formaldehyd. Tabletten mit 0,5 (20 St. = 2,55 DM).

Euvernil (Heyden), Sulfacarbamid. Tabletten mit 0,5 (20 St. = 2,75 DM); Ampullen mit 0,5 in 10 cm³ (5 St. = 6,80 DM).

Tibatin (Bayer), Diaminodiphenylsulfongalaktosid. Ampullen mit 2,0 in 5 cm³ (5 St. = 8,05 DM).

Ladogal (Boehringer), aminobenzolsulfonoxymethylamid-glykosidsulfonsaures Natrium. Ampullen mit 8,0 in 20 cm³ (3 St. = 6,10 DM).

Supronal (Bayer), Gemisch von gleichen Teilen Sulfa-4-methylpyrimidin [*Sulfameracinum* (PI)] und Sulfathiocarbamidsalz des Aminomethylbenzolsulfonamids. Tabletten mit 0,5 (20 St. = 3,85 DM); Ampullen mit 2,0 in 10 cm³ (5 St. = 6,40 DM).

Protocid (Schering), Gemisch von gleichen Teilen Sulfamethylpyrimidin und Sulfaäthylthiodiazol. Tabletten mit 0,5 (20 St. = 3,00 DM). Ampullen mit 2,0 in 10 cm³ (5 St. = 5,90 DM).

Penicillin.

Im Jahre 1929 entdeckte FLEMING das Penicillin im Nährboden eines Stammes des Schimmelpilzes Penicillium notatum als einen Stoff, der das Wachstum verschiedener pathogener Bakterien hemmte. FLOREY und CHAIN reinigten 1939 Penicillin weitgehend von störenden Substanzen des Kulturmediums und erkannten durch experimentelle und klinische Untersuchungen die hervorragende chemotherapeutische Wirkung des Penicillins. Die chemische Analyse des Penicillins wurde in enger Zusammenarbeit von mehreren angloamerikanischen Laboratorien durchgeführt und seine Struktur 1945 von CROWFOOT und ROGERS-LOW endgültig aufgeklärt.

Chemie. Vom *Penicillium notatum* werden mehrere Penicilline gebildet, die ein gemeinsames Ringsystem besitzen und sich durch die Natur einer Seitenkette unterscheiden. Bisher sind 5 Penicilline rein dargestellt

$(H_3C)_2C$ — CH · COOH
S — N
HC — CO
CH
HN · COR

Penicillin

R = $CH_3 \cdot CH_2 \cdot CH = CH \cdot CH_2$. Δ-$\beta\gamma$-Pentenylpenicillin, *Penicillin F.*

$CH_3 \cdot CH = CH \cdot CH_2 \cdot CH_2$. Δ-$\gamma\delta$-Pentenylpenicillin.

$CH_3 \cdot (CH_2)_6$. n-Heptylpenicillin, *Penicillin K.*

$C_6H_5 \cdot CH_2$. Benzylpenicillin, *Penicillin G.*

$HO \cdot C_6H_4 \cdot CH_2$. p-Oxybenzylpenicillin, *Penicillin X.*

und ihre Struktur ist ermittelt worden. Durch einfache chemische Umsetzungen wie auch auf biosynthetischem Wege durch Zusatz bestimmter Substanzen zum Nährboden des Penicillium notatum ist außerdem eine größere Zahl von Penicillinen mit anderen Seitenketten gewonnen worden.

Die Penicilline sind als freie Säuren in Wasser wenig löslich und verlieren in wäßriger Lösung sehr schnell ihre antibakterielle Wirkung. Sie sind stark hygroskopisch und auch in völlig trockenem Zustande bei Zimmertemperatur nur mehrere Stunden beständig. Die Alkalisalze der Penicilline sind sehr leicht in Wasser löslich und in Lösung beständiger. Unreine Präparate der Alkalisalze sind stark hygroskopisch, die krystallinen dagegen nicht. Die Calciumsalze sind nicht hygroskopisch. Nicht krystalline Penicilline sind nur bei tiefen Temperaturen längere Zeit haltbar, während krystalline im trockenen Zustand auch bei gewöhnlichen Temperaturen mehrere Jahre beständig sind. In wäßriger Lösung sind die Penicilline für Wasserstoff- und Hydroxylionen sehr empfindlich und nur zwischen p_H 5 und 8 beständig; durch Zusatz von Phosphat- oder Citratpuffern wird die Haltbarkeit der Lösungen erhöht. Primäre Alkohole und Amine sowie Schwermetalle (Zn, Cu, Hg, Cd) inaktivieren Penicilline. Mit äquimolaren Mengen Novocain bildet Penicillin G ein Salz, das weniger als 0,7% in Wasser löslich und beständig ist.

Die antibakterielle Wirksamkeit von Penicillinpräparaten wird biologisch gemessen. Als Internationaler Standard gilt ein Präparat des krystallinen Natriumsalzes des Penicillin G. Die Internationale Einheit ist die Wirkung von 0,0006 mg des Internationalen Standards; diese entspricht ungefähr der früher gebrauchten Oxford-Einheit. Die Wirksamkeit von 1 mg reinem krystallinen Penicillin-G-Natrium beträgt also 1667 IE.

Schicksal im Körper. Penicilline werden im Magen schnell inaktiviert. Werden sie gegen die Säure des Magensaftes geschützt, so gelangen sie im Dünndarm langsam zur Resorption. Aus dem Unterhautgewebe und der Muskulatur diffundieren Penicilline schnell ins Blut und werden von den Organen aufgenommen. Sie durchdringen leicht die Placenta. Nur in das Zentralnervensystem und in den Liquor cerebrospinalis gelangen sie lediglich in sehr niedriger Konzentration. In den Organen werden Penicilline länger festgehalten als im Blut. Die Penicilline F, G und X werden im Organismus nur zu einem Teil chemisch verändert und zu 50—80% in wirksamer Form durch die Niere ausgeschieden. Das Penicillin K wird in einer noch nicht genau bekannten Weise inaktiviert.

Die Ausscheidung der Penicilline erfolgt sehr schnell. 3—4 Std. nach Injektion großer Dosen sind im Blut wirksame Konzentrationen nicht mehr vorhanden. Die tubuläre Ausscheidung kann durch Benzoesäure, p-Aminohippursäure und vor allem durch Caronamid (4'-Carboxyphenylmethansulfonanilid) gehemmt werden.

Indikationen. Für eine optimale chemotherapeutische Behandlung ist Penicillin vor anderen Mitteln bei Infektionen mit folgenden Erregern anzuwenden: hämolytischen Streptokokken, Pneumokokken, Gonokokken, Meningokokken, Chlostridium Welchii, Actinomyces. Sehr gut wirksam ist Penicillin ferner bei Infektionen mit Spirochäten, Staphylococcus aureus und Anthrax. Voraussetzung für einen Erfolg der Penicillinbehandlung ist in jedem Fall die Penicillinempfindlichkeit des Erregers. Diese wechselt auch bei den penicillinempfindlichen Bakterien von Stamm zu Stamm erheblich, und von jeder Art gibt es Stämme, deren Empfindlichkeit so gering ist, daß sie nur durch sehr hohe Penicillinkonzentrationen oder gar nicht gehemmt werden können. Bei Staphylokokkeninfektionen werden mit zunehmender Häufigkeit Stämme angetroffen, die Penicillase bilden und daher unempfindlich für Penicillin sind. Ebenso scheint auch bei Infektionen mit Streptococcus faecalis die Zahl der resistenten Stämme zuzunehmen.

Der Verlauf der Diphtherie ist durch Penicillin nicht zu beeinflussen, aber durch Penicillinanwendung verschwinden die Bakterien im Ablauf der Erkrankung schneller aus dem Rachen.

Die Behandlung der Syphilis mit Penicillin ist ebenso wirksam oder wirksamer als die Behandlung mit Salvarsan (s. S. 244) und ist viel seltener als diese mit ernsten Nebenwirkungen verbunden. HERXHEIMERsche Reaktionen können auch bei der Behandlung mit Penicillin auftreten. Oft wird die Anwendung von Penicillin mit der von Salvarsan oder Wismut kombiniert.

Die antibakterielle Wirkungsstärke der einzelnen Penicilline ist etwas verschieden. In reiner Form ist bisher lediglich das Penicillin G (Benzylpenicillin) verfügbar, das auf viele Erreger die stärkste bakteriostatische Wirkung hat. In den heute kaum noch angewandten nicht krystallinen Penicillinpräparaten ist meist ebenfalls Penicillin G überwiegend vorhanden. Penicillin K ist wegen seiner schnellen Inaktivierung ohne Interesse für die praktische Chemotherapie.

Die Anwendung von Penicillin wird gelegentlich mit der von Sulfonamiden oder Streptomycin kombiniert. Dadurch können sowohl bei Infektionen mit einer Art von Erregern (z. B. durch Penicillin + Streptomycin bei Infektionen mit Streptococcus faecalis) als auch besonders bei Mischinfektionen bessere Heilerfolge erzielt werden. Aureomycin, Chloramphenicol und Terramycin können jedoch gegen Penicillin antagonistisch wirken.

Nebenwirkungen, Gefahren. Die Allgemeingiftigkeit des Penicillins ist außerordentlich gering, und als Nebenwirkungen werden lediglich Überempfindlichkeitsreaktionen beobachtet. Verhältnismäßig oft treten Temperatursteigerungen und Exantheme verschiedener Form auf. Diese können durch Antihistamine (s. S. 189) meist unterdrückt werden. Gelegentlich können auch Asthmaanfälle oder schwerer anaphylaktischer Schock der Penicillinanwendung folgen. Dermatitis exfoliativa ist selten. Die Sensibilisierung für Penicillin erfolgt leichter durch die lokale Anwendung auf der Haut als durch Injektion.

Die Penicilline haben lokale Wirkungen. Die subcutane Injektion wäßriger Lösungen ist immer und die intramuskuläre Injektion öliger Depots gelegentlich etwas schmerzhaft. Schnelle intravenöse Injektion konzentrierter Lösungen schädigt die Intima der Gefäße, so daß Thrombophlebitiden verursacht werden können. Werden große Mengen Penicillin intralumbal injiziert, so treten Krämpfe auf, sobald die Penicillinkonzentration 300 IE je Kubikzentimeter Liquor übersteigt. Diese Konzentration liegt jedoch weit über derjenigen, welche im allgemeinen bei therapeutischer intralumbaler Injektion erreicht wird.

Nach Inhalation von Penicillin oder dem Lutschen von Penicillintabletten sind an der Mund- und Rachenschleimhaut entzündliche Reizungen zu beobachten.

Unzureichende Dosen von Penicillin fördern die Entwicklung penicillinresistenter Stämme.

Darreichung, Dosierung. Die praktische Durchführung der Chemotherapie mit Penicillin wurde bisher ausschließlich von dem Ziel bestimmt, eine bakteriostatische Konzentration (etwa 0,03 IE je Kubikzentimeter) für eine zureichende Zeit ununterbrochen im Blute aufrecht zu erhalten. Wegen der schnellen Ausscheidung der Penicilline durch die Nieren und ihrer langsamen Resorption aus dem Dünndarm sind bei innerer Anwendung sehr große Dosen Penicillin erforderlich. Mit den relativ geringsten Penicillinmengen ist durch intravenöse Dauerinfusion eine erforderliche Konzentration im Blut aufrecht zu erhalten. Einfacher ist jedoch die jetzt meist angewandte intramuskuläre Injektion. Wäßrige Penicillinlösungen werden in Abständen von 3—4 Std. injiziert. Werden intramuskuläre Depots angelegt, so können die Intervalle auf 8—24 Std. verlängert werden. Als Depots werden Suspensionen von Penicillinsalzen oder Novocain-Penicillin in Gemischen von Öl mit 2% Aluminiumstearat sowie Suspensionen von Novocain-Penicillin in isotoner Salzlösung injiziert. Diese sind verträglicher als die früher verwandten Öl-Wachs-Zubereitungen, die lokale Beschwerden machen und die Sensibilisierung begünstigen.

In den letzten Jahren wurde erkannt, daß die bakteriostatische Wirkung der Penicilline nach einer einmaligen Dosis auch noch anhält, wenn im Blut bakteriostatische Konzentrationen nicht mehr nachzuweisen sind. Durch die Anwendung weniger, großer Dosen wird in Wunden und Exsudaten eine höhere Penicillinkonzentration erreicht als bei häufiger Injektion kleiner Dosen. Jedoch ist die häufige Injektion kleiner Dosen ökonomischer als die Injektion großer Dosen in großen Zeitabständen.

Für die innere Anwendung wird Penicillin am besten in Geloduratkapseln verabreicht, damit es nicht der Einwirkung des Magensaftes ausgesetzt wird.

Die Kapseln werden jeweils etwa eine Stunde vor den Malzeiten eingenommen. Die Penicillindosis muß das Drei- bis Vierfache der im gegebenen Falle parenteral zu injizierenden Dosis betragen.

Die erforderlichen Dosen sind von der Penicillinempfindlichkeit des Erregers sowie der besonderen Art und Schwere der Erkrankung abhängig. Die Tagesdosis wird für die verschiedenen parenteralen Applikationen (intravenöse Dauerinfusion, intramuskuläre Injektion wäßriger Lösung und Depot) ungefähr gleich groß gewählt.

Die Gonorrhoe ist meist mit 200000—300000 IE an einem Tag zu heilen. Andere Infektionskrankheiten mit Erregern mittlerer Empfindlichkeit werden mit Tagesdosen von 300000—600000 IE behandelt, größere Dosen sind oft bei bakterieller Endokarditis und manchmal auch bei Sepsis erforderlich.

Syphiliskranke im Primär- und im Sekundärstadium erhalten als erste Dosis 2400000 IE und danach 4mal in Abständen von 4 Tagen je 600000 IE. Zur Behandlung späterer Stadien werden täglich 500000—600000 IE über 10 Tage (bei Neurosyphilis bis zu 20 Tagen) injiziert. Zur Prophylaxe wird einmal eine Dosis von 1200000 IE injiziert. Die Behandlung der Syphilis wird ausschließlich mit Depot-Penicillin durchgeführt.

Zur Behandlung von Meningitiden muß Penicillin in den Liquor cerebrospinalis injiziert werden. Dafür werden Lösungen mit 1000 IE je Kubikzentimeter angewandt. Die Einzeldosis soll 20000 IE nicht überschreiten.

Bei Bildung größerer infizierter Exsudate in Pleura- oder Gelenkräumen sowie bei Bildung von Absceßhöhlen ist die Injektion von Penicillin in diese Infektionsherde wirksam. Dazu müssen die in diesen Räumen vorhandenen Flüssigkeiten aspiriert und dann 10000—20000 IE Penicillin in wäßriger Lösung injiziert werden.

Die Wirksamkeit der Einatmung von Penicillinstaub oder von vernebelter Penicillinlösung bei Nebenhöhleninfektionen und Bronchiektasen im Vergleich zur parenteralen Anwendung ist noch nicht geklärt.

Die Penicillingaben müssen fortgesetzt werden, bis die klinischen Symptome und der bakteriologische Befund anzeigen, daß die Infektion überwunden ist. Die erforderliche Dauer der Penicillinbehandlung ist sehr verschieden und wechselt zwischen *einem* Behandlungstag bei der Gonorrhoe und mehreren Wochen, z. B. bei bakterieller Endokarditis.

Schulkinder erhalten etwa gleichgroße Dosen Penicillin wie Erwachsene, Säuglinge etwa halb so große. Bei Lues connatalis werden Säuglingen 500000—600000 IE je Kilogramm im Laufe von 10 Tagen injiziert.

Penicillin (Bayer, Hoechst, Grünenthal, Pasing), krystallines Kaliumsalz des Penicillin G. Flaschen mit 200000 und 500000 IE (= 2,40 bzw. 5,20 DM).

Novocain-Penicillin „susp.“ (Hoechst), *Solucillin* (Bayer), *Novocillin* (Pasing). 300000 IE krystallines Novocain-Penicillin in 1 cm³ Pufferlösung suspendiert (= 4,05 DM).

Paracillin (Grünenthal). 400000 IE krystallines Novocain-Penicillin in 1 cm³ Pufferlösung suspendiert (= 5,30 DM).

Aquacillin (Bayer), *Depocillin A* (Grünenthal), *Novocain-Penicillin „aqua“* (Hoechst), *Novocillin B* (Pasing). 300000 IE krystallines Novocain-Penicillin suspendiert in 1 cm³ Lösung von 100000 IE Penicillin G (= 5,30 DM).

Depocillin O (Grünenthal), *Novocain-Penicillin „ol“* (Hoechst), *Oleocillin* (Bayer). 300000 IE krystallines Novocain-Penicillin in 1 cm³ Sesamöl mit 2% Aluminiumstearat (= 4,00 DM).

Gelacillin (Pohl), Geloduratkapseln mit je 50000 IE Kaliumsalz des Penicillin G zur inneren Anwendung.

Aureomycin.

Aureomycin wurde 1948 von DUGGAR aus dem Kulturmedium von *Streptomyces aureofaciens* isoliert.

Aureomycin bildet goldgelbe Krystalle von der Zusammensetzung $C_{22}H_{27-29}O_8N_2Cl$. Seine Struktur ist noch nicht aufgeklärt. Es ist in Wasser wenig löslich, bildet aber ein gut lösliches Hydrochlorid. In alkalischer Lösung ist es ebenfalls löslich, aber nicht beständig.

Schicksal im Körper. Im Magen und Darm ist Aureomycin beständig und wird schnell resorbiert. Seine Verteilung auf die einzelnen Organe ist noch nicht genau bekannt. Es passiert die Placenta und geht — sehr schnell bei Meningitis — in den Liquor sowie in die serösen Höhlen über. Ein großer Teil des Aureomycins wird im Körper abgebaut. Seine Ausscheidung verläuft langsam. Ein kleiner Teil wird in die Galle ausgeschieden. Im Harn werden im Laufe von 72 Std. nach der Aufnahme 10—15% wiedergefunden.

Indikationen. Für die antibakterielle Wirkung des Aureomycins ist eine große Zahl von Erregern empfindlich: außer gram-positiven und -negativen Bakterien auch Protozoen, sowie Rickettsien und einige Virusarten. Es kann zur Behandlung der Infektionen, die im allgemeinen mit Penicillin behandelt werden, verwandt werden, wenn der Erreger unempfindlich oder der Patient überempfindlich für Penicillin ist. Anderen Mitteln überlegen ist das Aureomycin in der Behandlung von Infektionen mit Staphylococcus aureus, Streptococcus faecalis, Leptospira icterohaemorrhagiae, in der Behandlung von Infektionen der Harnwege mit Escherichia coli, Staphylokokken und Streptokokken, in der Behandlung der Viruspneumonie, der Psittacose, des Lymphogranuloma venereum und des Herpes zoster. Schließlich ist es das wirksamste Mittel zur Sterilisierung des Darmes, aus dem es außer Proteus und Pseudomonas alle physiologischen Mikroben entfernt.

Bei Brucellosen, Bakterienruhr und Rickettsieninfektionen ist Aureomycin gleich gut wirksam wie Chloramphenicol und Terramycin.

Bei der Tularämie ist das Aureomycin nicht ganz so stark wirksam wie das Streptomycin, doch ist es diesem wegen seiner geringeren Nebenwirkungen vorzuziehen.

Die starke Wirkung des Aureomycins gegen die häufigsten Erreger eitriger Peritonitis macht es zum besten Mittel für die Behandlung dieser Erkrankung.

Obwohl das Penicillin gegen Pneumokokken wirksamer ist als Aureomycin, wird dieses vielfach dem Penicillin zur Behandlung der Pneumonie vorgezogen, da es — abgesehen von Sonderfällen wie Pest u. a. — gegen alle Pneumonieerreger (einschließlich Viruspneumonie) wirksam ist und eine genaue bakteriologische Differenzierung oft erübrigt.

Nebenwirkungen, Gefahren. Starke Nebenwirkungen sind bei der Anwendung von Aureomycin sehr selten. Am häufigsten sind Störungen durch lokale Wirkung in Magen und Darm: Appetitlosigkeit, Leibschmerzen, Durchfälle, Schwindel, Erbrechen. Exantheme und Temperatursteigerungen sind selten. An den Schleimhäuten von Vulva, Mund und Rachen können vesicopapulöse Eruptionen auftreten. Sensibilisierungen für Aureomycin sind seltener als für Penicillin. Durch tägliche intravenöse Injektion von Dosen über 2,0 können reversible Schädigungen der Leber verursacht werden.

Die physiologische Mund-, Darm- und Vaginalflora werden beseitigt, und es erfolgt eine manchmal störende Besiedlung mit aureomycinunempfindlichen Mikroben.

Bei der Behandlung von Brucellosen treten manchmal „HERXHEIMERsche Reaktionen" auf.

Die Entwicklung der Resistenz der Erreger unter der Aureomycinbehandlung entspricht nach Häufigkeit und Ausmaß etwa der bei Sulfonamid- oder Penicillinbehandlung im allgemeinen beobachteten. Aureomycinresistente Erreger sind meist auch gegen Chloramphenicol und Terramycin resistent.

Darreichung, Dosierung. Aureomycin wird in Dosen von 2,0 je Tag bei leichteren und 4,0 bei schweren Erkrankungen per os in 4—8 Einzeldosen gegeben.

Für die Behandlung der Viruspneumonie wird anfänglich 3mal 0,2 in 1stündigen Abständen, dann 0,2 alle 2 Std. bis zur Entfieberung empfohlen. Wie andere Mittel wird auch Aureomycin noch 2—3 Tage über die Entfieberung hinaus gegeben.

Die Magen- und Darmbeschwerden können durch Gaben von Milch gleichzeitig mit dem Aureomycin oft gemildert werden. Die Verabreichung von Aluminiumoxyd ist nicht zu empfehlen, weil es die Resorption des Aureomycins verzögert. Sind die Beschwerden bei innerer Anwendung zu stark, so wird Aureomycin intravenös injiziert.

Aureomycin (Lederle). Kapseln mit 0,25 (16 St. = 41,50 DM), mit 0,05 (25 St. = 15,60 DM), Ampulle mit 0,1 (= 7,60 DM).

Chloramphenicol (Chloromycetin).

Das Chloramphenicol wurde 1947 von EHRLICH und Mitarbeitern aus dem Kulturmedium von *Streptomyces Venezuelae* isoliert. Es ist die erste Nitroverbindung, die in der Natur entdeckt wurde und die erste antibakterielle Pilzsubstanz mit therapeutischer Bedeutung, die fabrikmäßig synthetisiert wird.

Chloramphenicol, Chloromycetin, ist 1-(p-Nitrophenyl)-2-dichloracetamido-propan-1,3-diol. Es bildet farblose Krystalle von bitterem Geschmack, die in Wasser schlecht löslich sind. In Säuren ist Chloramphenicol etwas besser löslich als in Wasser und beständig, in alkalischer Lösung ist es unbeständig.

Schicksal im Körper. Chloramphenicol ist im Darm nicht völlig beständig; ein kleiner Teil wird durch Bakterien verändert. Es wird schnell resorbiert. Im Organismus wird es ungleichmäßig verteilt. Während es in Leber und Niere angereichert wird, erreicht es im Zentralnervensystem nur eine geringe Konzentration. Innerhalb 24 Std. werden 90% des aufgenommenen Chloramphenicols im Harn ausgeschieden. Nur 10% der ausgeschiedenen Substanz sind unverändertes Chloramphenicol. Ein großer Teil wird als Chloramphenicol-glucuronid ausgeschieden. Als Abbauprodukte sind Arylamine und 1-(p-Nitrophenyl)-2-aminopropan-1,3-diol im Harn nachgewiesen worden. Sowohl diese als auch das Glucuronid sind bakteriostatisch unwirksam. Chloramphenicol wird auch in der Galle ausgeschieden, und zwar zum großen Teil in inaktiver Form.

NO_2 — C — HC=CH, HC=CH — C — CH(OH) · CH($NH \cdot COCHCl_2$) · CH_2OH

Chloramphenicol
$C_{11}H_{12}O_5N_2Cl_2$

Indikationen. Chloramphenicol ist das einzige Mittel, das beim Typhus chemotherapeutisch wirksam ist. Die Bakterienträger vermag es nicht von den Bakterien zu befreien, jedoch scheint eine genügende Behandlung mit Chloramphenicol den Kranken davor zu bewahren, daß er Bakterienträger wird. Bei Brucellosen, Tularämie, Infektion mit Escherichia coli, Pneumobacterium Friedländer, Bakterienruhr und Rickettsienerkrankungen entspricht seine Wirkung etwa der des Aureomycins.

Nebenwirkungen, Gefahren. Große Dosen von Chloramphenicol bewirken gelegentlich Schwindel und Erbrechen. Sensibilisierungen scheinen selten zu sein. Die Entwicklung der Resistenz der Erreger ist ähnlich wie beim Penicillin. Chloramphenicolresistente Erreger sind meist auch gegen Aureomycin und Terramycin resistent.

Darreichung, Dosierung. Chloramphenicol wird ausschließlich per os verabreicht. Als Anfangsdosis werden 3,5—4,5 am ersten Tag und an den folgenden Tagen 2,0—2,5 gegeben. Die Tagesdosis wird in 6—8 Einzeldosen unterteilt, die in gleichen Zeitabständen eingenommen werden. Bei Typhus muß die Behandlung mindestens 8 Tage lang durchgeführt werden.

Chloromycetin (Bayer, Grünenthal, Parke, Davis & Co.), Chloramphenicol. Kapseln mit 0,25 (12 St. = 46,50 DM) und 0,05 (25 St. = 23,55 DM).

Terramycin.

Terramycin wurde 1950 von FINLAY und Mitarbeitern aus dem Kulturmedium von *Streptomyces rimosus* isoliert.

Terramycin bildet farblose Krystalle von der Zusammensetzung $C_{22}H_{24}O_9N_2$. seine Struktur ist noch nicht ermittelt. Es ist eine amphotere Verbindung von bitterem Geschmack, die in Wasser schlecht löslich ist (0,03%). Das Hydrochlorid und das Natriumsalz sind sehr gut in Wasser löslich. Das Natriumsalz ist in Lösung nicht beständig.

Schicksal im Körper. Terramycin ist im Darm beständig und wird resorbiert, doch scheint die Resorption großer Dosen unvollständig zu sein, denn die Konzentration im Blut nimmt nach großen Dosen nicht mehr der Dosis proportional zu und im Kot werden nach großen Dosen größere Mengen wiedergefunden. Das Terramycin geht in seröse Höhlen und in den Liquor über. Es erscheint in ziemlich hoher Konzentration in wirksamer Form in der Galle. Die Ausscheidung erstreckt sich über mehr als 24 Std. 20—30% der aufgenommenen Dosis werden im Harn in wirksamer Form wiedergefunden.

Indikationen. Die bisherigen Erfahrungen lassen eine endgültige Bewertung des Terramycins noch nicht zu. Für Terraymcin scheinen im wesentlichen die gleichen Erreger empfindlich zu sein wie für Aureomycin. Auch die Erfolge seiner Anwendung entsprechen etwa denen des Aureomycins. So ist es anzuwenden bei Rickettsieninfektionen, Brucellosen, Pneumonien mit verschiedenen Erregern, Infektionen der Harnwege, Bakterien- und Amöbenruhr, Lymphogranuloma inguinale.

Nebenwirkungen, Gefahren. Schwindel, Erbrechen, Durchfälle, Hautreaktionen und Temperaturanstiege sind vereinzelt während der Terramycinbehandlung beobachtet worden. Größere Dosen von Terramycin haben diuretische Wirkung. Ähnlich dem Aureomycin beseitigt Terramycin Escherichia coli und Streptococcus faecalis aus dem Darm.

Die Entwicklung der Resistenz gegen Terramycin verläuft ähnlich wie beim Penicillin. Erreger, die gegen Terramycin resistent geworden sind, sind meist auch gegen Aureomycin und Chloramphenicol resistent.

Darreichung, Dosierung. Terramycin wird in Einzeldosen von 0,5—1,0 per os in Abständen von 6 Std. verabreicht. Die Tagesdosis beträgt 2,0—4,0 je nach der Schwere der Erkrankung. Die Magen-Darm-Störungen können durch Verabreichung des Terramycins zusammen mit Milch verhindert oder gemildert werden.

Terramycin (Pfitzer-Boehringer). Kapseln mit 0,25 (16 St. = 42,00 DM). Trockenampulle mit 0,5 (= 24,30 DM).

Streptomycin und Dihydrostreptomycin.

Streptomycin wurde 1944 von WAKSMAN aus dem Nährboden von *Streptomyces griseus* isoliert. Seine Konstitution wurde von FOLKERS, WINTERSTEINER und WOLFROM aufgeklärt.

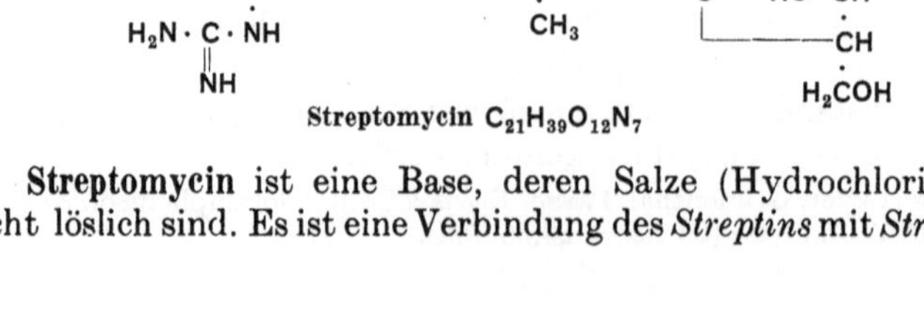

```
                  H
                  C——————————O————C·H              ┌————————CH
H2N·C·NH·CH  HC·OH               H·C————O—┘       H.
     ‖                          O                  H3C·N·C·H
    NH     HOCH  HC·OH          O H·C·C·OH             H·C·OH
                 C                 CH              O   HO·CH
          H2N·C·NH                 CH3                  CH
              ‖                                         H2COH
             NH
```

Streptomycin $C_{21}H_{39}O_{12}N_7$

Chemie. **Streptomycin** ist eine Base, deren Salze (Hydrochlorid, Sulfat) in Wasser leicht löslich sind. Es ist eine Verbindung des *Streptins* mit *Streptobiosamin*.

Dieses ist ein Glykosid aus N-Methylglucosamin und Streptonose (3-C-Formyl-5-desoxyl-l-lykose), jenes ist 1,3-Diguanido-2,4,5,6-tetraoxycyclohexan. Streptomycin kommt in zwei oder mehreren tautomeren Formen vor. Durch Hydrierung der Formylgruppe der Streptonose entsteht *Dihydrostreptomycin.*

Schicksal im Körper. Streptomycin ist im Magendarmkanal beständig, wird aber nur sehr langsam resorbiert. Nach intramuskulärer Injektion gelangt es schnell ins Blut und wird von den meisten Organen aufgenommen, vom Zentralnervensystem aber nur in sehr geringer Konzentration. Ein kleiner Teil des Streptomycins wird von der Leber in die Galle ausgeschieden und verläßt den Organismus mit dem Kot. Der größte Teil wird durch die Nieren ausgeschieden. Die Ausscheidung verläuft langsamer als die des Penicillins, so daß 2 Injektionen am Tage zur Aufrechterhaltung bakteriostatischer Konzentrationen genügen.

Indikationen. Das Streptomycin wird wegen der Häufigkeit stärkerer Nebenwirkungen nur bei Infektionen angewandt, deren Erreger für andere Mittel nicht ausreichend empfindlich sind. Dies sind Infektionen mit folgenden gram-negativen Erregern: Escherichia coli, Proteus vulgaris, Haemophilus influencae, Pseudomonas aeruginosa, Pasteurella tularensis. Die antibakterielle Wirkung des Streptomycins bei anderen Infektionen (mit Staphylokokken, Streptokokken, Pneumokokken, Milzbrandbacillen und Diphtheriebakterien) wird nur angewandt, wenn diese Erreger für Penicillin und Aureomycin unempfindlich sind.

Eine besondere Bedeutung hat das Streptomycin für die Behandlung der Tuberkulose gewonnen. Miliartuberkulose und tuberkulöse Meningitis können in etwa der Hälfte der Fälle klinisch geheilt werden. Ebenso sind Haut-, Kehlkopf-, Darm- und Peritonealtuberkulose sowie beginnende Lungentuberkulosen oft gut zu beeinflussen. Bei größeren Infiltraten, Verkäsungen und Kavernen, in die wegen der schlechten Vascularisierung Streptomycin nur in geringer Konzentration oder gar nicht hineingelangt, ist die Erfolgsaussicht wesentlich geringer.

Statt des Streptomycins wird jetzt bei dessen Indikationen Dihydrostreptomycin versucht, das weniger stark auf den Wirtsorganismus wirksam ist. Zur Unterstützung der Streptomycinwirkung bei der Tuberkulose werden sehr oft p-Aminosalicylsäure (s. S. 241), Conteben (s. S. 239) oder Jodid (s. S. 251) angewandt.

Nebenwirkungen, Gefahren. Im Gegensatz zur Penicillinanwendung ist bei der Therapie mit großen Dosen (über 2,0 pro Tag) Streptomycin mit unangenehmen Nebenwirkungen zu rechnen. Deren ernsteste ist die Schädigung des 8. Hirnnerven, die Störungen der Labyrinthfunktion und Verminderung des Hörvermögens bis zur Taubheit bewirkt. Die Häufigkeit der Störungen hängt von der Größe der täglichen Dosis und der Dauer der Behandlung ab. Bei einer täglichen Gabe von 2,0 über 4 Monate ist bei 80% der Patienten mit Labyrinthstörungen zu rechnen, bei einer täglichen Dosis von 1,0 bei 10% der Patienten. Dihydrostreptomycin scheint häufiger den N. acusticus als den N. vestibularis zu schädigen, während Streptomycin den N. vestibularis bevorzugt schädigt. Die Schädigungen sind meist nur langsam oder gar nicht reversibel. Nierenschäden mit Albuminurie und Hämaturie sind meist leichter Art; Leberschäden sind selten. Schädigung des Knochenmarks mit Thrombopenie oder Agranulocytose und Anämie ist nicht häufig, aber mit ihrer Möglichkeit ist zu rechnen. Überempfindlichkeitsreaktionen mit Exanthemen, Fieber und Eosinophilie sind häufiger. Infolge lokaler Wirkungen ist die intramuskuläre und subcutane Injektion von Streptomycinlösungen oft schmerzhaft. Gefährliche Wirkungen können durch die intralumbale Injektion von Streptomycin verursacht werden. Unmittelbar nach der Injektion oder 4—6 Std. später kann ein schockartiger Zustand eintreten. Atemlähmung, Krämpfe, cerebellare Störungen und hoher Temperaturanstieg können folgen. Tödlicher Ausgang solcher Vergiftungen ist nicht selten. Die intralumbale Injektion von Streptomycin sollte darum nur in dringenden Fällen (bei tuberkulöser Meningitis) angewandt werden.

Bei der Behandlung der tuberkulösen Meningitis wird der chemotherapeutische Erfolg in seinem Wert oft durch andere Wirkungen sehr vermindert wie z. B. Endarteriitis des Zentralnervensystems mit schweren Schädigungen der Hirnrinde, Verlegung des Liquorabflusses und Hydrocephalusbildung.

Größer als bei anderen Chemotherapeuticis ist die Beeinträchtigung des therapeutischen Erfolges durch die Entwicklung streptomycinresistenter Erreger. Die Resistenz der Erreger tritt manchmal sehr schnell und in einem Ausmaß ein, daß die Infektion einer Beeinflussung durch Streptomycin vollständig entzogen wird. In zunehmender Zahl werden heute bei Infektionen bereits streptomycinresistente Stämme angetroffen. Tuberkelbakterien werden auch bei der mehrwöchigen Behandlung seltener resistent als andere Erreger, wie z. B. Colibakterien. Sowohl durch 2 mal wöchentliche statt tägliche Gabe von Streptomycin als auch durch die gleichzeitige Anwendung von p-Aminosalicylsäure (s. S. 241) kann die Entwicklung der Resistenz der Tuberkelbakterien gegen Streptomycin verzögert werden.

Darreichung, Dosierung. Die Gefahr der Entwicklung resistenter Erreger macht beim Streptomycin die Einwirkung hoher Konzentrationen zur schnellen Überwindung eines Infektes besonders notwendig. Bei empfindlichen Erregern werden 1,0—2,0 Streptomycin, bei weniger empfindlichen 3,0—4,0 auf 3 Dosen verteilt am Tage injiziert. Die Dosierung muß in jedem Falle so gewählt werden, daß — abgesehen von der Tuberkulose — die Infektion in 72—96 Std. überwunden ist. Wird das nicht erreicht, so ist der Wettlauf mit der Entwicklung streptomycinresistenter Stämme meist verloren. Die Behandlung wird 2—3 Tage über die Entfieberung hinaus fortgesetzt.

Zur Behandlung der Tuberkulose wird Streptomycin über viele Wochen angewandt. Mit Rücksicht auf die Gefahr des Auftretens von Nebenwirkungen, die unter Umständen zu einer vorzeitigen Unterbrechung der Behandlung zwingen, soll die Dosis möglichst nur 1,0 betragen und soll 2,0 je Tag nicht überschreiten. Für viele Fälle scheint sogar die Injektion von 1,0 2mal wöchentlich bei gleichzeitiger Anwendung von p-Aminosalicylsäure ausreichend zu sein, und die Gefahr einer Störung langdauernder Behandlung durch Nebenwirkungen ist sehr gering.

Im allgemeinen wird Streptomycin als Hydrochlorid oder Sulfat in 10—20%iger Lösung in Abständen von 6—12 Std. intramuskulär injiziert. Zur subcutanen Injektion sind weniger konzentrierte Lösungen zu verwenden. Sind die Injektionen schmerzhaft, so kann der Lösung ein Lokalanästheticum zugesetzt werden. Intravenöse Dauerinfusionen von isotoner Kochsalzlösung mit 1,0—2,0 Streptomycin je Liter werden selten durchgeführt. Bei Meningitiden werden zur intramuskulär verabreichten Dosis täglich noch 0,05—0,1 Streptomycin in 5—10 cm^3 isotoner Kochsalzlösung intralumbal injiziert. Die gleiche Dosis wird zur Injektion in Gelenkhöhlen angewandt. In die Pleurahöhle werden nach Aspiration des Exsudats 0,5—1,0 Streptomycin in 15 cm^3 25%iger Natriumcitratlösung in Abständen von 4—10 Tagen injiziert, oder 0,05—0,1 Streptomycin werden in etwa 50 cm^3 isotoner Natriumchloridlösung gelöst täglich injiziert.

Streptomycinsulfat (Bayer). Flaschen mit 1,0 und 5,0 (= 6,65 bzw. 30,20 DM).

Dihydrostreptomycinsulfat (Bayer, Grünenthal). Flaschen mit 1,0 und 5,0 (= 6,65 bzw. 30,20 DM).

Übersicht über die bei Infektionen zu wählenden antibakteriellen Pilzsubstanzen und Sulfonamide.

++ Mittel, mit denen die z. Z. maximal erreichbaren chemotherapeutischen Erfolge erzielt werden können.

+ Mittel, die bei den betreffenden Infektionen wirksam sind und bei Mangel oder Unverträglichkeit der anderen angewandt werden können.

Erreger	Penicillin	Aureomycin	Chloramphenicol	Terramycin	Streptomycin Dihydrostreptomycin	Sulfonamide
Gram-positive Erreger						
Streptococcus haemolyticus und viridans	++	+		+		+
Streptococcus faecalis	+	++	+	++		+
Diplococcus pneumoniae	++	+		+		+
Staphylococcus aureus	+	++		+		
Corynebacterium diphtheriae	+					
Mycobacterium tuberculosis					++	
Bacillus anthracis	+					+
Clostridium welchii, botulinum, tetani	++	+				+
Actinomyces bovis	++					
Gram-negative Erreger						
Neisseria gonorrhoeae	++	+		+		
Neisseria intracellularis	++	+				+
Haemophilus influencae		+	++			
Haemophilus ducreyi		++	++	++		+
Haemophilus pertussis		+		+		
Klebsiella pneumoniae		++	++	++		
Escherichia coli		++	++	++	+	+
Proteus vulgaris			+		++	+
Salmonella typhosa			++			
Pseudomonas aeruginosa				+	++	
Aerobacter aerogenes		+	+	+	+	
Brucella abortus, melitensis, suis		++	++	++		
Shigella dysenteriae		++	++	++		+
Pasteurella tularensis		++	+	+	+	
Spirochäten						
Borrelia vincentii	++	+				
Leptospira icterohaemorrhagiae		++				
Treponema pallidum	++	+	+	+		
Rickettsien						
Rickettsia prowazeki, burneti		++	++	++		
Virus						
Lymphogranuloma inguinale		++	+	+		+
Pneumonitis, Psittacose		++	+	+		
Trachom						++
Herpes zoster		+				
Trichomonas vaginalis		++				

Conteben.

Conteben wurde von BEHNISCH, MIETZSCH und SCHMIDT dargestellt. Seine chemotherapeutische Wirkung bei Tuberkulose wurde 1946 von DOMAGK im Tierversuch erkannt.

Chemie. **Conteben** (Bayer), Tb 1/698, ist 4-Acetylaminobenzaldehydthiosemicarbazon, ein gelbes mikrokrystallines Pulver von stark bitterem Geschmack. Es ist in Wasser sehr schlecht und in organischen Lösungsmitteln nur wenig löslich. Durch Zusatz von Antipyrin wird es in Wasser löslich.

Schicksal im Körper. Conteben ist im Magendarmkanal beständig und wird vom Darm resorbiert. Im Organismus wird nur ein kleiner Teil des Contebens chemisch verändert, 70—80% der eingenommenen Menge werden im Harn wiedergefunden und nur ein kleiner Teil im Kot. Die Ausscheidung verläuft langsam. In den ersten 24 Std. wird etwa die Hälfte ausgeschieden, und am dritten Tag sind noch Spuren im Harn nachweisbar.

Indikationen. Bisher hat sich das Conteben lediglich bei Infektionen mit Tuberkelbakterien und Leprabakterien chemotherapeutisch wirksam erwiesen. Nicht bei allen Formen und Lokalisationen der Tuberkulose ist die Contebenanwendung von gleichem Erfolge. Frisch entzündliche Lungentuberkulosen, Haut- und Schleimhauttuberkulosen sind oft gut zu beeinflussen, während die allgemeine Miliartuberkulose und tuberkulöse Meningitis sowie Nieren-, Genital-, Lymphknoten-, Knochen- und Gelenktuberkulose nur geringe Erfolgsaussichten bieten. Im allgemeinen werden durch Conteben nicht die gleichen Erfolge erzielt wie durch Streptomycin.

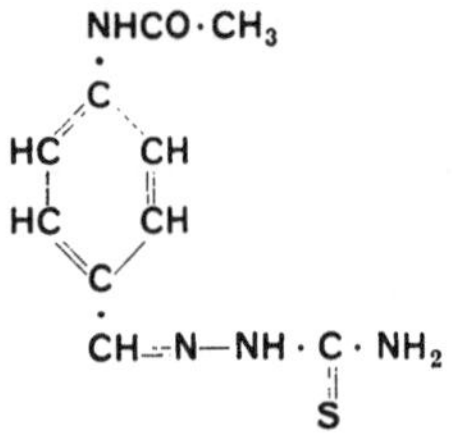

```
      NHCO·CH3
      ·
      C
   //   \
HC       CH
 |       ||
HC       CH
   \\   /
      C
      ·
      CH=N—NH·C·NH2
              ||
              S
```

Conteben $C_{10}H_{12}ON_4S$

Nebenwirkungen, Gefahren. Durch die Contebenbehandlung werden häufig Magenbeschwerden mit Appetitlosigkeit, Übelkeit und Brechreiz verursacht. Am Beginn der Behandlung sind diese Störungen meist nicht sehr bedenklich und schwinden oft ohne Unterbrechung der Contebengaben. Bei ihrem Auftreten nach längerer Verabreichung von Conteben muß die Behandlung unterbrochen werden, da die weitere Gabe von Conteben zu schwereren Vergiftungen (Hirnödem, Somnolenz) führt. Exantheme sind sowohl im Beginn wie in späteren Stadien der Behandlung zu erwarten. Während Agranulocytosen nur selten durch Conteben bewirkt werden, treten häufiger Anämien durch hämolytische Krisen auf. Sehr regelmäßig vermindert Conteben schon im Beginn der Behandlung die Senkungsgeschwindigkeit der roten Zellen und verändert die Konzentration der Plasmaproteine; die Konzentration der α-Globuline wird vermindert, die der γ-Globuline vermehrt. Störungen der Leberfunktion sind durch entsprechende Proben gelegentlich nachzuweisen, erreichen aber meist nur bei Kindern ein gefährliches Ausmaß. Schädigungen der Niere mit Albuminurie und gelegentlich auch mit Ödemen sind nicht häufig und leicht reparabel. Neben diesen Wirkungen auf den Organismus kann das Conteben auch den tuberkulösen Prozeß selbst ungünstig beeinflussen. So bewirken zu hohe Dosen, wohl durch einen zu schnellen Zerfall von Tuberkelbakterien, Verkäsungen und Einschmelzungen tuberkulösen Gewebes.

Tuberkelbakterien können im Laufe der Behandlung mit Conteben gegen dieses zunehmend resistent werden.

Darreichung, Dosierung. Die innere Anwendung von Conteben wird in geeigneten Fällen mit der lokalen kombiniert, indem auf Schleimhäuten oder in Kavernen Pulver verstäubt oder Suspensionen in Fisteln, in Empyeme oder in die Blase injiziert werden. Es wird etwa die Tagesdosis auf diesem Wege appliziert.

Für die Dosierung kann ein Schema nicht gegeben werden. Als Richtdosis können 0,002 je Kilogramm Körpergewicht täglich angenommen werden. Dosen von 0,2 am Tag sollen im allgemeinen nicht überschritten und Dosen bis 0,3 nur in Ausnahmefällen angewandt werden. Zur Prüfung der Verträglichkeit und der Reaktion des tuberkulösen Prozesses hat sich die Gabe kleiner Dosen (etwa 0,02) zu Beginn der Behandlung als zweckmäßig erwiesen. Je nach Verträglichkeit und Bedarf wird die Dosis dann erhöht. Wenn nicht besondere Gründe zum Abbruch der Behandlung zwingen, wird die Verabreichung von Conteben über das Verschwinden der klinischen Symptome hinaus fortgesetzt.

Conteben (Bayer), Pulver (5,0 = 8,30 DM). Tabletten mit 0,025 und 0,05 (100 St. = 4,65 bzw. 8,10 DM).

Solvoteben (Bayer) ist das Diäthanolaminsalz des Thiosemicarbazons der Benzaldehyd-4-carbonsäure. Es ist leicht löslich in Wasser. Seine chemotherapeutische Wirkung ist der des Contebens ähnlich. Solvotebenlösungen können parenteral injiziert und lokal (intrapleural, intravesical usw.) appliziert werden.

10%ige Lösung: Ampullen mit 1 und 3 cm³ (10 St. = 4,05 bzw. 6,75 DM).

20%ige Lösung: Ampullen mit 2 cm³ (10 St. = 7,05 DM).

p-Aminosalicylsäure.

Die bakteriostatische Wirkung der p-Aminosalicylsäure auf Tuberkelbacillen wurde 1946 von LEHMANN entdeckt.

p-Aminosalicylsäure, 2-Oxy-4-aminobenzoesäure, ist in Wasser beschränkt löslich, sehr gut löslich ist ihr Natriumsalz.

Schicksal im Körper. p-Aminosalicylsäure wird vom Darm schnell resorbiert. Ihre Verteilung auf die Organe ist ziemlich gleichmäßig. Der Übergang in den Liquor erfolgt sehr langsam. Ein großer Teil der p-Aminosalicylsäure (etwa 60%) wird im Organismus acetyliert. Nur etwa 20% werden unverändert, 10—15% werden als p-Aminosalicylursäure ausgeschieden. Paarung mit Glucuronsäure oder Schwefelsäure scheint nicht einzutreten. Die p-Acetylaminosalicylsäure ist viel weniger bakteriostatisch wirksam als p-Aminosalicylsäure. Die Ausscheidung durch die Nieren erfolgt sehr schnell. Der größte Teil wird durch die Tubuli sezerniert. 6 Std. nach einer Gabe von p-Aminosalicylsäure sind schon etwa 70% im Harn ausgeschieden.

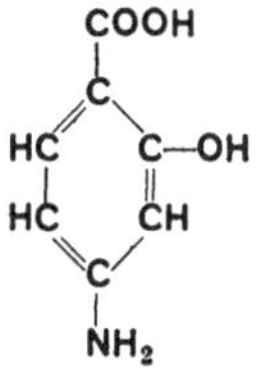

p-Aminosalicylsäure
$C_7H_7O_3N$

Indikationen. p-Aminosalicylsäure wird zur Behandlung der Tuberkulose angewandt. Ihre Wirkung ist schwächer als die des Streptomycins und Contebens. Die p-Aminosalicylsäure ist nur bei frischer exsudativer Lungentuberkulose und bei Schleimhaut- und Drüsentuberkulose wirksam. Sie wird meist gleichzeitig mit Conteben oder Streptomycin und selten allein angewandt. Während die antibakteriellen Wirkungen additiv sind, kommt der gleichzeitigen Anwendung von Streptomycin mit p-Aminosalicylsäure noch dadurch eine besondere Bedeutung zu, daß diese die schnelle Entwicklung der Resistenz der Tuberkelbakterien gegen Streptomycin hemmt.

Nebenwirkungen, Gefahren. Die sehr großen Dosen von p-Aminosalicylsäure, die zur Behandlung der Tuberkulose erforderlich sind, werden meist ohne gefährliche Nebenwirkungen ertragen. Schmerzen im Oberleib, Appetitlosigkeit, Schwindel, Erbrechen, Durchfälle sind allerdings häufig. Gelegentlich werden Fieber und Exantheme beobachtet. Diese Nebenwirkungen können die langdauernde Behandlung empfindlich stören und manchmal zu deren Unterbrechung zwingen.

Durch die Gaben von p-Aminosalicylsäure wird der Harn stark sauer, so daß die gleichzeitige Gabe von Natrium bicarbonicum oft ratsam ist.

Darreichung, Dosierung. Als durchschnittliche Tagesdosis gilt 12,0, die im allgemeinen per os in 4 Einzeldosen verabreicht wird. Bei sehr akutem Verlauf der Tuberkulose werden auch größere Dosen, bis 18,0, versucht. Kinder über 6 Jahre erhalten 9,0 und Kinder unter 6 Jahren 4,5. Durch den Beginn der Behandlung mit kleineren Dosen können Magen-Darm-Störungen oft vermieden werden.

Zur Behandlung von Empyemen, Kavernen und Fisteln wird p-Aminosalicylsäure in Lösungen von 5—20% auch lokal angewandt.

Aminox (Hoechst), *Parasal* (Pfleger), *Pasalon* (Bayer), p-aminosalicylsaures Natrium. Tabletten 0,4 (200 St. = 9,80 DM); Trockenampullen mit 2,0 (10 St. = 6,90 DM).

Anhang. Mittel zur Desinfektion der Harnwege.

Hexamethylentetraminum.

Geschichtliches. NICOLAIER führte das Hexamethylentetramin 1894 als Harndesinfizenz und harnsäurelösendes Mittel ein.

Chemie. **Hexamethylentetraminum** (offiz.), Urotropin (Schering) bildet sich als farbloser krystallisierter Körper beim Eindampfen von Formaldehyd und Ammoniak. Es löst sich in 1,5 Teilen Wasser.

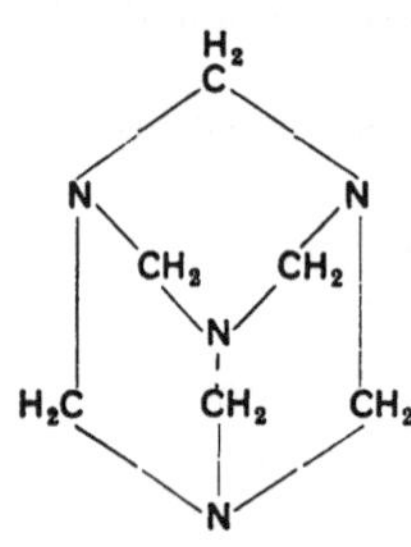

Hexamethylentetramin
$C_6H_{12}N_4$

Die desinfizierenden Eigenschaften, die dem Hexamethylentetramin selbst fehlen, treten bei der Spaltung in Formaldehyd (und Ammoniak) auf. Diese Spaltung geht in stärkerem Maße nur bei saurer Reaktion, in sehr geringem Umfang auch noch bei neutraler Reaktion, kaum noch im schwach alkalischen Gebiet, nicht mehr bei stärker alkalischer Reaktion vor sich. Während z. B. bei der Acidität des normalen Magensaftes innerhalb einer Stunde etwa 50% der Substanz zerlegt wird, beträgt der im Harn bei stark saurer Reaktion in der gleichen Zeit zerlegte Anteil nur wenige Prozent und bei neutraler Reaktion des Harns weniger als 1%.

Hexamethylentetramin bildet mit Harnsäure im Reagensglas relativ gut wasserlösliche Verbindungen.

Schicksal im Körper. Das eingenommene Hexamethylentetramin wird sehr rasch resorbiert; schon wenige Minuten nach der Einnahme ist es im Harn nachweisbar, und das Maximum der Konzentration im Blute wird schon vor Ablauf der ersten Stunde erreicht. Ein wechselnder Anteil der eingeführten Menge wird im sauren Mageninhalt zerlegt. Der Rest — zwischen 30 und 80% — wird in den Harn ausgeschieden. Daß in den Körperflüssigkeiten, abgesehen von Harn und Magensaft, aus der Substanz Formaldehyd abgespalten wird, ist nicht erwiesen und nach dem oben Gesagten auch nicht zu erwarten. Gegen eine stärkere Formaldehydabspaltung in den Geweben spricht auch die Tatsache, daß die Ameisensäure im Harn nach Hexamethylentetramin kaum vermehrt ist.

Der Harn gibt nach Hexamethylentetramingebrauch mit Pikrinsäure (ESBACHscher Lösung) eine Eiweiß vortäuschende Fällung!

Indikationen. Bei Cystitis und (weniger sicher) bei Pyelitis kann Hexamethylentetramin innerhalb weniger Tage wirksam werden, wenn der Harn lackmussauer reagiert, also Formaldehyd in reichlicher Menge abgespalten wird. Dagegen versagt das Mittel vollkommen bei Blasenentzündungen, die mit starker ammoniakalischer Harngärung verbunden sind. Die Anwendung von Sulfonamiden (Sulfadimethylisoxazol) (s. S. 225), Penicillin (s. S. 230), Aureomycin (s. S. 233) und Streptomycin (s. S. 236) ist oft erfolgreicher als die Behandlung mit Hexamethylentetramin.

Nach postoperativer Harnverhaltung bewirkt Hexamethylentetramin, intravenös eingespritzt, oft prompte Harnentleerung.

Über die Anwendung bei harnsaurer Diathese oder Harnsäurekonkrementen s. S. 187.

Nebenwirkungen, Gefahren. Hexamethylentetramin kann im allgemeinen als unschädliches Heilmittel bezeichnet werden. Nach längerer Darreichung größerer Mengen treten häufig Harndrang und gelegentlich Zeichen von Nierenschädigung (Albuminurie, Hämaturie) auf, die aber nach Aussetzen des Mittels innerhalb weniger Tage abheilen. Die Harnmenge ist nach Hexamethylentetramin meist erheblich vermehrt. Gelegentlich stellen sich schmerzhafte Blasentenesmen ein.

Darreichung, Dosierung. Bei Cystitis und Pyelitis mit saurer Harnreaktion wird 0,5—1,0 mehrmals am Tage, evtl. wochenlang, gegeben.

Säuglinge erhalten pro die 0,5—1,0 Hexamethylentetramin, größere Kinder 1,5—2,0.

Rp. Tabul. Hexamethylentetramini 0,5
D. tal. dos. Nr. XX
S. 4mal täglich 1 Tablette zu nehmen.
(10 Tabletten = 0,25 DM. Urotropin ist viel teurer: 1,0 = 0,35 DM gegen 0,15 DM für 10,0 Hexamethylent.)

Ist die Reaktion nicht lackmussauer, so gibt man neben dem Hexamethylentetramin entweder 3mal täglich 5,0 *Natrium biphosphoricum* (s. S. 159) oder 1,0 *Ammonium chloratum* (s. S. 118), damit der Harn sauer wird. (Bei starker ammoniakalischer Harngärung gelingt dies nicht.

Wenn es gilt, bei wiederholten Katheterisationen die Infektion der Harnblase zu verhindern, kommt die orale Darreichung von Hexamethylentetramin und die gleichzeitige Injektion von 50 cm³ einer 5%igen Lösung von Natr. biphosphoricum (reagiert sauer!) in die Harnblase in Betracht.

Von den zahlreichen Hexamethylentetraminderivaten seien genannt:

Neohexal (Erg.B.) (Riedel), neutrales sulfosalizylsaures Hexamethylentetramin. Tabletten mit 0,5 (20 Stck. = 1,15 DM).

Helmitol (Erg.B.) (Bayer), anhydromethylencitronensaures Hexamethylentetramin (1,0 = 0,20 DM). Tabletten mit 0,5 (20 St. = 1,55 DM).

Cylotropin (Schering) enthält Urotropin, Natrium salicyl. und Coffeinum natr. salic. in wäßriger Lösung zur intravenösen Injektion (5 Ampullen zu 5 cm³ = 4,15 DM).

Alle genannten Handelspräparate werden in der bei Hexamethylentetramin genannten Menge gegeben, haben aber ebenfalls bei Cystitis mit ammoniakalischer Harngärung keine sichere Wirkung.

Folia Uvae Ursi.

Geschichtliches. Der Gebrauch der Bärentraubenblätter bei Erkrankung der Harnwege ist aus der nordischen Volksmedizin übernommen. In Mitteleuropa hat er sich erst gegen Mitte des 18. Jahrhunderts durchgesetzt.

Die Droge und ihre Chemie. Arctostaphylos uva ursi ist ein weitverbreiteter, auch bei uns vorkommender Strauch mit Blättern, welche denen der Heidelbeere etwas ähneln. Der wichtigste Bestandteil der *Folia Uvae Ursi* (offiz.), Bärentraubenblätter, ist ein zu 1—4 % in ihnen enthaltenes Glykosid, *Arbutin*, und dessen Methylderivat. Daneben findet sich in den Blättern bis über 30% Gerbstoff, der ihnen und ihren Auszügen einen bitter-zusammenziehenden Geschmack verleiht. Arbutin ist ein Hydrochinonglucoseäther. Unter dem Einfluß eines im Blatte vorkommenden Fermentes können die Glykoside zerlegt werden, so daß Hydrochinon und Methylhydrochinon frei werden, welche als Phenole eine erhebliche antibakterielle Wirkung entfalten.

Schicksal im Körper. Das Arbutin wird z. T. schon vor der Resorption im Darmkanal aufgespalten, der Rest in den Harnwegen. Die Spaltung erfolgt vorwiegend bei alkalischer Reaktion. Auch das an Schwefelsäure gepaart ausgeschiedene Hydrochinon kann hier wieder abgespalten werden; der Harn nimmt beim Stehen die für die Phenole typische graugrüne bis dunkelgrüne Farbe an, besonders intensiv an der Oberfläche.

Indikationen. Die Bärentraubenblätter werden bei Cystitis, auch bei solcher mit ammoniakalischer Harngärung, zur Desinfizierung des Blaseninhaltes gegeben, ebenso prophylaktisch bei wiederholt ausgeführten Katheterisationen. Bei Cystitis mit saurer Harnreaktion scheint aber Hexamethylentetramin überlegen zu sein.

Nebenwirkungen, Gefahren. In den üblichen Dosierungen sind die Bärentraubenblätter, von einer leichten diuresefördernden Wirkung abgesehen, frei von Nebenwirkungen.

Darreichung, Dosierung. Folia Uvae Ursi werden in der Menge von 1,0—2,0 gegeben, am besten in Form eines zur Teebereitung zu verwendenden Pulvers oder in Form eines fertigen Dekoktes.

Rp. Folior. Uvae Ursi pulv. 20,0
S. 1/2 Teelöffel als Tee 2mal täglich zu nehmen.

Rp. Decoct. Folior. Uvae Ursi 10,0:100,0
M.D.S. 2mal täglich 1 Eßlöffel (je etwa 1,5 Fol. Uv. Ursi) zu nehmen.

Billiger im Handverkauf: Fol. Uvae Ursi 100,0 (100,0 Fol. Uv. Ursi = 0,75 DM).

Phenylum salicylicum (offiz.), *Salol* (Bayer), ist der Ester der Salicylsäure mit Phenol. Es wurde 1860 von Nencki synthetisiert, um diese beiden desinfizierenden Mittel in einer im Mageninhalt unlöslichen, also nicht reizenden, im Darm aber spaltbaren und resorbierbaren Form eingeben zu können. Phenylsalicylat ist ein weißes, in Wasser fast unlösliches Pulver, das bei der Verseifung rund 60% Salicylsäure und 40% Phenol frei macht.

Nach der Einnahme passiert das Phenylum salicylicum den Magen unzerlegt, da es bei saurer Reaktion beständig ist. Im Darm wird es langsam verseift. Die abgespaltenen Bestandteile gelangen z. T. in den Harn, der dadurch schwach antibakterielle Eigenschaften annimmt und wegen des Gehaltes an Phenol an der Luft dunkel verfärbt wird. Die Verseifung im Darme scheint mit individuell sehr schwankender Geschwindigkeit vor sich zu gehen. Einerseits wurde nämlich mehrfach nach länger anhaltender Einnahme von Phenylsalicylat die Bildung sog. Salolsteine im Darme beobachtet, die mechanische Verlegung verursachten, andererseits traten gelegentlich nach verhältnismäßig kleinen Mengen schwere Vergiftungen nach Art der Salicylsäurevergiftung (s. S. 95) und der Phenolvergiftung (s. S. 35) auf.

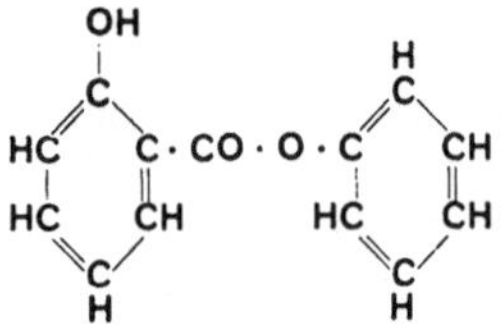

Man gibt bei Cystitis mehrmals am Tage 0,5—1,0, am besten als Pulver in Wasser aufgeschwemmt. Die Darreichung bei infektiösen Darmkatarrhen hat sich als unwirksam auf den Ablauf der Infektion erwiesen und ist fast ganz aufgegeben.

Rp. Phenyli salicylici 0,5
D. tal. dos. Nr. XX
S. 2 (—3) mal täglich 1 Pulver zu nehmen.
(10,0 Phenylum salicylicum oder 10,0 Salol = 0,30 DM.)

Mandelsäure wird im Organismus nicht abgebaut. In den Harnwegen wirkt bei genügend saurer Reaktion des Harnes die ausgeschiedene freie Säure antibakteriell. Es werden 3—4mal täglich 3,0 des Ammoniumsalzes verabreicht.

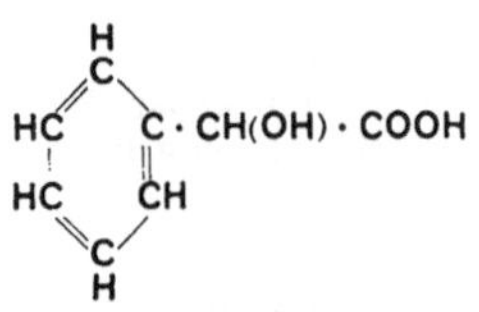

Mandelsäure $C_8H_8O_3$

Ammonium-Mandelat (Asta) enthält 40% des Salzes (100 cm³ = 3,25 DM).

Mandelsaures Äthanolamin (Asta) zur intravenösen Injektion, 2mal täglich 5,0. Ampullen mit 5,0 in 20 cm³ (3 St. = 3,25 DM).

Mancitrop (Ifah) enthält mandelsaures Natrium und Urotropin. Zur intravenösen Injektion. Ampullen mit 10 cm³ (3 St. = 2,70 DM).

Pyridium (Boehringer) ist 2,6-diamino-3-phenylazopyridin-Chlorhydrat. Die ziegelroten Krystalle lösen sich leicht in warmem Wasser. Nach innerlichen Gaben von 3 mal täglich 1—2 Tabletten zu 0,1 wird Pyridium im Harn ausgeschieden und wirkt dort antibakteriell gegen gram-positive Kokken, z. B. bei Cystopyelitiden (12 Tabletten zu 0,1 = 2,30 DM).

Zur Behandlung der Infektionen der Harnwege s. a. S. 225 ff.

Salvarsan und andere organische Arsen-Verbindungen.

Geschichtliches. Als Ergebnis langwieriger systematischer Versuche, organische Arsen-Verbindungen mit möglichst hoher „parasitotroper" Wirkung bei möglichst geringer „organotroper" Wirkung zu synthetisieren, gelang Paul Ehrlich 1907 die Darstellung des Salvarsans. Seine chemotherapeutische Wirkung und sein günstiger „therapeutischer Koeffizient" wurden von Ehrlich und Hata 1909 durch umfangreiche Tierversuche erkannt. Die klinische Erprobung ließ bald erkennen, daß zwar die ursprünglichen Hoffnungen auf eine Therapia sterilisans magna wenigstens bei der Luesbekämpfung sich nicht erfüllten, daß das Salvarsan jedoch bei Lues und einigen anderen Krankheiten einen hohen Heilwert hatte.

Ehrlich hatte auch schon das m-Amino-p-oxyphenylarsinoxyd (Mapharsen) dargestellt und untersucht, es aber wegen seiner hohen Toxicität verworfen. Tatum führte es nach umfangreichen Untersuchungen, die seine Brauchbarkeit erwiesen hatten, 1932 in die Therapie ein.

Chemie. **Salvarsan** (offiz.) (Hoechst) ist das Dihydrochlorid des 3,3'-Diamino-4,4'-dioxyarsenobenzols; es ist ein intensiv gelbes, in Wasser leicht lösliches Pulver. Die wäßrige Lösung hat eine *stark* saure Reaktion; beim Versuch, die Acidität mit Natronlauge abzustumpfen, fällt das in Wasser schlecht lösliche Dioxydiaminoarsenobenzol aus, um bei weiterem Laugenzusatz wieder in Lösung zu gehen. Es hat sich das gut wasserlösliche Dinatriumsalz gebildet, das

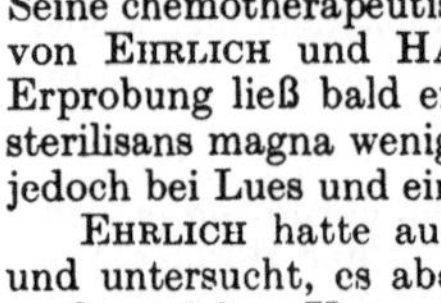

Salvarsan
$C_{12}H_{12}O_2N_2As_2 \cdot 2HCl$

Salvarsan-Natrium (offiz.) (Hoechst). Das 20% Arsen enthaltende goldgelbe Pulver ist in Wasser mit stark alkalischer Reaktion löslich; bei Säurezusatz fällt das Dioxydiaminoarsenobenzol aus.

Neosalvarsan (offiz.) (Hoechst), *Neoarsphenaminum* (PI), ist 3,3'-Diamino-4,4'-dioxyarsenobenzol-N-methylensulfoxylsaures Na (mit 21,7% As), ein intensiv gelbes Pulver, das sich in Wasser sehr leicht mit *neutraler Reaktion* löst.

Myosalvarsan (Hoechst), *Sulfarsphenaminum* (PI), ist salvarsandimethansulfonsaures Natrium, mit 19% As. Es kann intramuskulär eingespritzt werden.

Solusalvarsan (Hoechst) ist eine 10%ige Lösung des 3,4'-Diacetylamino-4-oxyarsenobenzol-2'-natriumglykolats.

Alle diese Verbindungen sind außerordentlich sauerstoffempfindlich. Sie werden deshalb in Glasampullen, deren Luft durch Ätherdampf verdrängt wurde, eingeschmolzen geliefert. Bei der oxydativen Zersetzung der drei erstgenannten Präparate geht deren rein gelbe Farbe in Gelbbraun und Braun über: bräunliche Präparate (Sprung im Glas!) sind notwendig zu verwerfen!

Auch in den wäßrigen Lösungen werden Salvarsan und die erwähnten Derivate sehr rasch oxydiert; in einer Neosalvarsanlösung ist z. B., nachdem man 10 Minuten lang bei Körpertemperatur Luft durchgeleitet hat, 50% der Substanz oxydiert. Die Oxydation führt zu stärker wirksamen Produkten. Deshalb dürfen die Lösungen erst unmittelbar vor dem Gebrauch hergestellt und nicht aufbewahrt werden. Dem Apotheker ist die Herstellung von Salvarsanlösungen zur Injektion untersagt.

Alle diese Verbindungen enthalten gewisse Mengen von nicht entfernbaren Nebenprodukten und unterliegen deshalb einer staatlichen Prüfung auf Reinheit, Löslichkeit, Giftigkeit und spirillocide Wirksamkeit im Tierversuch sowie auf Ungiftigkeit am Menschen.

Mapharsen, Oxophenarsinhydrochlorid, Salvarsanoxyd, ist das Hydrochlorid des m-Amino-p-oxyphenylarsinoxyd. Es ist eine reine einheitliche Verbindung, die in Wasser löslich ist. Höchstwahrscheinlich beruht die Salvarsanwirkung auf der Bildung von Mapharsen im Organismus. Jedenfalls hat das Mapharsen unmittelbar spirocide Wirkung. In vivo ist es etwa 10mal so stark wirksam wie Salvarsan.

Schicksal im Körper. Salvarsan und Neosalvarsan werden nach intravenöser Einspritzung nur zu einem Bruchteil in der unveränderten Form ausgeschieden. Die für die koppelnde Bindung typische Reaktion ist im Harne nur während der ersten 5—6 Std., oft noch kürzer oder gar nicht zu erhalten, während die Ausscheidung des Arsens sich viel länger hinzieht. Die Salvarsanmolekel wird oxydativ abgebaut. Dabei treten etwa 10% der injizierten Menge als *m-Amino-p-oxyphenylarsinoxyd* (Salvarsanoxyd, Mapharsen) auf. Ein Teil des Salvarsans wird als m-Amino-p-oxyphenylarsensäure ausgeschieden. Mapharsen wird schneller eliminiert als Salvarsan. Ein anderer Teil des Salvarsans wird im Körper zu anorganischen Arsen-Verbindungen abgebaut; so ist das gelegentliche Auftreten von Arsenikvergiftungen nach Salvarsankuren verständlich. Die Arsenmengen des Harnes sinken nur sehr allmählich ab; noch nach Monaten sind die letzten Spuren nachzuweisen. Ein die Arsenmengen des Harnes noch übersteigender Anteil des Arsens geht durch die Galle in den Kot über.

AsO
NH_2
OH

m-Amino-p-oxyphenylarsinoxyd (Salvarsanoxyd, Mapharsen) $C_6H_6O_2As$

Indikationen. Der hervorragende Wert des Salvarsans bei der Behandlung der *Lues* wird allgemein anerkannt. Salvarsan übertrifft an Schnelligkeit und Zuverlässigkeit der Wirkung das Quecksilber und das Wismut. Im besonderen sind die Heilungsaussichten dann sehr günstige, wenn die Behandlung frühzeitig nach der Infektion einsetzt. Da die Spirochäten der Papeln nach 1—2 Tagen verschwinden, wird die Infektionsgefahr erheblich vermindert. Die frühzeitige

Behandlung luischer Gravider verringert die Gefahr der connatalen luischen Erkrankung des Kindes sehr erheblich. Bei veralteten Fällen beweist das häufige Auftreten von Rezidiven, daß hier die Therapia sterilisans magna meist nicht mehr gelingt. Während bei Hirnlues und Tabes z. T. gute Erfolge erzielt wurden, ist die Behandlung der Paralyse mit Salvarsan aufgegeben. Sehr wertvoll ist das Mittel bei Aortenlues.

Viel günstiger noch als bei der Lues liegen die Heilungsaussichten bei der tropischen *Framboesie*, die fast mit Sicherheit durch eine oder wenige Salvarsaneinspritzungen geheilt wird. Ähnlich günstige Erfolge wurden auch bei der tropischen *Aleppobeule* erzielt.

Vorzüglich ist weiter die Wirkung bei *Febris recurrens*; die Spirillen verschwinden meist nach einer oder wenigen Einspritzungen für dauernd, das Fieber fällt prompt ab.

Bei der *Angina Plaut-Vincenti* gelingt es mit großer Sicherheit, die Krankheit in kurzer Zeit zur Ausheilung zu bringen (durch Aufblasen von Neosalvarsanpulver). Es ist nicht erforderlich, hier Salvarsanpräparate intravenös zu injizieren. Man bedenke immer, daß Salvarsan kein harmloses Heilmittel ist und nur in dringenden Fällen injiziert werden darf.

Durch lokale Anwendung von Salvarsan kann auch die Trichomonas vaginalis-vaginitis zur Heilung gebracht werden.

Die genannten Indikationen gelten in gleichem Maße für Salvarsan und Neosalvarsan. Dieses wird dem Salvarsan wegen seiner besseren Verträglichkeit meist vorgezogen, doch ist es in den frühen Stadien der Syphilis nicht so stark wirksam wie Salvarsan.

Nebenwirkungen, Gefahren. Außer dem Myosalvarsan und Solusalvarsan haben alle Salvarsanpräparate sehr starke lokale Wirkungen, so daß die Einspritzung ins Gewebe statt in die Vene starke Gewebsschädigungen bis zur Nekrose bewirken kann. Lediglich bei Kleinkindern ist die Injektion tief in die Glutäalmuskulatur im Notfall angängig.

Die Toxicität *therapeutischer* Dosen der einzelnen Salvarsanderivate ist verschieden. Am geringsten ist die des Mapharsens: Nach mehr als 1 Million Injektionen von Mapharsen wurde 1 Todesfall auf 160000 Injektionen beobachtet und nach Neosalvarsan 1 Todesfall auf 35000 Injektionen. Häufigkeit und Stärke nicht lebensbedrohender Nebenwirkungen ist am größten beim Salvarsan, geringer beim Neosalvarsan und am geringsten beim Mapharsen. Es ist jedoch zu beachten, daß das Mapharsen je Gewichtseinheit etwa 10mal so stark wirksam ist wie Salvarsan oder Neosalvarsan. Aus Versehen sind mehrfach vom Mapharsen die für Salvarsan bzw. Neosalvarsan üblichen Dosen injiziert und dadurch schwere, z. T. tödliche Vergiftungen verursacht worden.

Die Anwendung des Salvarsans, d. i. des Diamino-dioxy-arsenobenzolhydrochlorids ist höchst gefährlich, und die intravenöse Injektion ist oft tödlich. Nur das Natriumsalz des Diamino-dioxy-arsenobenzols, das Salvarsan-Natrium, darf injiziert werden.

Auch bei kunstgerechter Anwendung können kurz nach der Injektion der verschiedenen Salvarsanderivate Störungen auftreten. Am häufigsten sind Kopfschmerzen, Schwindel, Erbrechen, Durchfälle.

Seltener, aber viel unangenehmer sind die Wirkungen, die als „angioneurotischer Symptomenkomplex" bezeichnet werden: Rötung des Gesichts mit ödematösen Schwellungen, besonders der Augenlider, Cyanose, Atemnot, Herzklopfen und Oppressionsgefühl. Die Reaktion tritt leichter ein, wenn die Injektion zu schnell erfolgt. Sie ist durch intramuskuläre Injektion von Suprarenin (s. S. 130) zu bessern oder zu verhüten. Auch ein schwerer Schock kann sich im Laufe einiger Stunden nach der Salvarsaninjektion entwickeln.

Andere Schädigungen entwickeln sich meist erst im Laufe der Behandlung. Mannigfaltig und häufig sind die Reaktionen der Haut; unter ihnen ist die Dermatitis exfoliativa am meisten zu fürchten. Die Encephalitis haemorrhagica ist selten. Sie tritt schon frühzeitig im Beginn der Behandlung auf und ist häufiger als Agranulocytose und Dermatitis exfoliativa Ursache des Todes durch Salvarsanbehandlung. Während Thrombopenien meist nicht gefährlich sind, sind Agranulocytosen oder aplastische Anämien zwar seltene, aber sehr ernste Komplikationen. Die Häufigkeit von Leberschädigungen ist noch nicht sicher anzugeben, nachdem viele früher als „Salvarsanikterus" klassifizierte Fälle sicher Fälle von homologem Serumikterus waren. Neuritiden und andere mehr durch Arsenik als durch Salvarsan selbst verursachte Wirkungen sind selten.

Nur beim syphilitisch Infizierten kommen noch zwei Reaktionen vor: die HERXHEIMERsche Reaktion bei sehr intensiver Behandlung und das Neurorezidiv bei unzureichender Behandlung mit Salvarsan.

Vergiftungen durch Salvarsanpräparate können durch Dithiopropanol (BAL) (s. S. 194) in vielen Fällen ziemlich schnell in ihrer Entwicklung aufgehalten werden. Sofern nicht schwer reparable Wirkungen aufgetreten waren (Encephalitis, Leberschädigung, Agranulocytose), folgt die Erholung schnell.

Darreichung, Dosierung. Salvarsan, also das Dihydrochlorid des Diaminodioxyarsenbenzols, intravenös zu injizieren, ist höchst gefährlich. Es muß als Natriumsalz des Diaminodioxyarsenobenzols angewandt werden. Dazu wird zunächst das der Ampulle entnommene Pulver in destilliertem Wasser gelöst, dann wird so viel Liquor Natrii caustici, der 15% NaOH enthält, zugetropft, bis der gebildete Niederschlag sich soeben wieder löst. Für 0,4 Substanz sind etwa 15 Tropfen erforderlich. Man füllt dann mit 0,5%iger steriler NaCl-Lösung auf 160 cm³ auf und infundiert *sofort* langsam in die Vene.

Einfacher ist die Anwendung des *Salvarsan-Natriums*. Sofort nach dem Öffnen des Röhrchens wird das gewünschte therapeutische Quantum in 10 cm³ sterilen Wassers aufgenommen und sofort langsam intravenös injiziert. Ebenso wird das etwas schwächer wirksame *Neosalvarsan* gehandhabt.

Die eingespritzten Mengen werden je nach der Schwere des Falles, dem Kräftezustand usw. variiert. Die für Erwachsene meist gebräuchlichen Mengen sind 0,3—0,4, in seltenen Fällen 0,6 Salvarsan-Natrium. Neosalvarsan wird entsprechend seiner schwächeren Wirkung etwas höher dosiert, nämlich 0,45—0,6, evtl. 0,9. EMD und TMD 0,9! Die Einspritzungen werden zunächst 1 mal, dann 2mal in der Woche ausgeführt, bis im ganzen 4,0—5,0 verabreicht sind.

Myosalvarsan und *Solusalvarsan* werden in gleicher Dosis wie Neosalvarsan angewandt und können intramuskulär injiziert werden. Vom *Mapharsen* werden anfangs Dosen von 0,03—0,04 und später 0,04—0,06 zweimal wöchentlich intravenös injiziert. Die Gesamtdosis einer Kur beträgt 0,4—0,6.

Zur Behandlung der Frühsyphilis wird die Neosalvarsan- bzw. Mapharsenbehandlung mit der Anwendung von Penicillin oder Wismut kombiniert und zwischen die einzelnen Salvarsankuren werden solche mit Wismut, Quecksilber oder Penicillin eingeschaltet.

Kleinkinder und Schulkinder erhalten als Einzeldosis 0,1—0,3 Neosalvarsan oder Myosalvarsan, insgesamt 3,0—4,0. Säuglinge erhalten als Einzeldosis 0,02—0,03 Myosalvarsan. Sie werden jedoch oft mit Spirocid (s. u.) und vor allem mit Penicillin (s. S. 230) behandelt.

Salvarsan-Natrium (Hoechst), Ampullen mit 0,15—0,9 (= 1,10—2,50 DM).
Neosalvarsan (Hoechst), Ampullen mit 0,045—0,9 (= 0,85—2,55 DM).
Myosalvarsan (Hoechst), Ampullen mit 0,01—0,6 (= 0,75—1,90 DM).
Solusalvarsan (Hoechst), 10%ige Lösung. Ampullen mit 1—6 cm³ (= 1,05—1,95 DM).
Mapharsen (Parke, Davis & Co.), Ampullen mit 0,04 und 0,06.

Spirocid (Hoechst), *Acetarsolum* (PI), 3-Acetamino-4-oxyphenylarsinsäure, wurde von LEVADITI in die Luestherapie eingeführt. Das Mittel hat vor Salvarsan den Vorzug, daß es per os gegeben werden kann. Die Wirkung scheint aber beim Erwachsenen hinter der des Salvarsans weit zurückzustehen.

Spirocid wird viel verwandt bei Lues des Säuglings und Kleinkindes. Man beginnt mit 2mal täglich 0,05 und steigt, wenn das Mittel vertragen wird, allmählich auf 0,25—0,5 täglich. Eine Kur dauert 4—6 Wochen. Etwa alle 5 Tage müssen einige spirocidfreie Tage eingeschoben werden, um die Gefahr der kumulativen Giftwirkung zu vermindern. Auf Zeichen einer Nierenschädigung muß sorgfältig geachtet werden. Gelegentlich treten Exantheme auf.

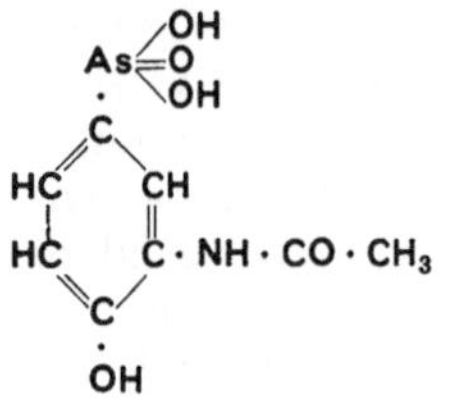

Spirocid $C_8H_{10}O_5NAs$

Zuverlässiger als bei der Syphilis scheint die Wirkung des Spirocids bei der Amöbenruhr und — lokal angewandt — bei Trichomonas-Vaginitis zu sein.

EMD 0,25!, TMD 1,0!

Tabletten mit 0,01 (50 St. = 2,40 DM), mit 0,25 (30 St. = 4,35 DM).

Devegan (Hoechst), 3-Acetylamino-4-oxyphenylarsinsäure mit Borsäure und aufgeschlossenen Kohlenhydraten. Tabletten zur Anwendung in der Vagina (15 St. = 1,75 DM).

Wismutpräparate.

Geschichtliches. Die Behandlung der Syphilis mit Wismutverbindungen war schon 1889 versucht, aber wieder aufgegeben worden. 1918 entdeckte Kolle die heilende Wirkung des Wismuts auf die Kaninchensyphilis; 1921 wurde das Wismut von Levaditi in die Behandlung der Syphilis des Menschen eingeführt.

Chemie. Zur Wismutbehandlung werden verschiedene Wismutverbindungen verwandt, vornehmlich wasserunlösliche, so *Wismuthydroxyd, Wismutsalicylat, Wismutphenylcinchonat* u. a. Sie werden, in Öl oder Wasser suspendiert, praktisch ausschließlich in Form der auf dem Markte befindlichen Spezialitäten (s. u.) angewandt.

Schicksal im Körper. Die Resorption des Wismuts aus den zur Syphilisbehandlung intramuskulär angelegten, meist öligen Depots hängt von der Löslichkeit der angewandten Verbindung ab; wasserlösliche werden schneller resorbiert als die unlöslichen (z. B. Wismuthydroxyd und Wismutsalicylat). Wismut wird in den Organen fest gebunden und nur langsam im Harn ausgeschieden. Mehrere Wochen nach einer Wismutgabe ist es noch im Harn nachzuweisen. Vom Darm wird nur ein kleiner Bruchteil der im Harn erscheinenden Mengen ausgeschieden.

Indikationen. Wismut ist dem Quecksilber in der antisyphilitischen Wirkung überlegen und hat es weitgehend verdrängt. Es ist besonders in den frühen Stadien der Syphilis nicht so wirksam wie Salvarsan oder Penicillin und wird daher meist mit diesen zusammen angewendet, entweder gleichzeitig oder alternierend. Allein wurde Wismut früher zur Behandlung der Frühstadien nur gebraucht, wenn Salvarsan aus irgendeinem Grunde nicht angewandt werden konnte; jetzt wird man in diesen Fällen die Kombination mit Penicillin seiner alleinigen Anwendung vorziehen. Eine Behandlung mit Wismut allein über längere Zeit kann bei latenter Syphilis und zur Einleitung einer intensiveren Behandlung bei spätsyphilitischen Erkrankungen durchgeführt werden.

Nebenwirkungen, Gefahren. Nebenwirkungen sind bei der Wismutbehandlung seltener und leichter als bei der Behandlung mit Quecksilber. Gelegentlich verursacht die Injektion leichte Schmerzen. Ziemlich regelmäßig tritt nach mehrmaliger Injektion eine Dunkelfärbung der Mundschleimhaut (Wismutsaum am Zahnfleisch) ein, die harmlos ist. Beim Auftreten einer ulcerösen Stomatitis muß die Wismutgabe abgebrochen werden. Störungen des Allgemeinbefindens, auch mit Fieber („Wismutgrippe"), können bald nach Beginn der Behandlung eintreten. Geringe Leberschädigungen können vom Wismut verursacht sein, doch ist unter den Fällen von Ikterus bei Wismutbehandlung sicher ein Teil als homologer Serumikterus anzunehmen. Nierenschädigungen sind an der Eiweißausscheidung erkennbar und meist leichter Art. Sie verschwinden bei Unterbrechung der Behandlung. Überempfindlichkeitsreaktionen werden selten beobachtet.

Darreichung, Dosierung. Die Behandlung der Syphilis mit Wismut wird in Form von Kuren durchgeführt. Die Dosierung beabsichtigt eine wirksame Konzentration für längere Zeit in den Körpersäften aufrecht zu erhalten. Dazu werden wöchentlich 2mal etwa 0,1 Wismut als öliges Depot intraglutäal injiziert, die Behandlung 6—8 Wochen durchgeführt und meist mehrmals mit Intervallen wiederholt.

Bismogenol (Tosse), 10%ige ölige Suspension von Wismutsalicylat. 1 cm^3 = 0,05—0,06 Bi (15 cm^3 = 2,20 DM).

Casbis (Hoechst), Wismuthydroxyd suspendiert in Öl. 1 cm^3 mit 0,1 Bi (15 cm^3 = 2,20 DM).

Bismophanol (Riedel) ist phenylcinchoninsaures Bi mit 26% Bi in 10%iger Suspension. 1 cm^3 = 0,025 Bi (11 cm^3 = 2,90 DM).

Spirobismol (Homburg) enthält wasserlösliches K-Na-Bismutyltartrat + wasserunlösliches Wismutchininjodid in Öl suspendiert. In 1 cm^3 0,03 Bi, 0,037 J, 0,015 Chinin. Ampullen mit 2 cm^3 (5 St. = 3,50 DM).

Quecksilberpräparate.

Geschichtliches. Aus der arabischen Medizin wurde im Mittelalter das in der Antike wenig beachtete Quecksilber zur äußeren Anwendung gegen Ungeziefer und bei Hautleiden übernommen. Seit dem Auftreten der Lues am Ende des 15. Jahrhunderts kam die Quecksilberschmierkur besonders in Gebrauch. Nach einer längeren Zeit der Ablehnung der zu energisch betriebenen Quecksilberkuren hat sich die vorsichtiger durchgeführte Quecksilbertherapie bis zum Beginn des 20. Jahrhunderts in der Luestherapie behauptet. Durch die Einführung des Wismuts 1921 wurde das Quecksilber weitgehend verdrängt. Die Einführung des Penicillins hat seine Bedeutung noch weiter eingeschränkt.

Chemie. Die wichtigsten Quecksilberverbindungen, die gegen Lues zur Anwendung kommen, sind folgende:

Anorganische Lösungen, wasserlösliche Verbindungen.

Hydrargyrum bichloratum (offiz.), Sublimat, $HgCl_2$ (Näheres s. S. 43), in Wasser gut lösliche weiße Krystalle.

Hydrargyrum oxycyanatum (offiz.), $Hg(CN)_2 \cdot HgO$ (Näheres S. 44), ebenfalls gut wasserlöslich.

Hydrargyrum cyanatum (offiz.), Quecksilbercyanid $Hg(CN)_2$.

Metallisches Quecksilber und schwer wasserlösliche Verbindungen.

Hydrargyrum wird in Form der Verreibung in Salbe oder Öl verwandt. Offizinell ist

Unguentum Hydrargyri cinereum (Näheres S. 45), die Graue Salbe, die 30% Hg-Metall in einer gut streichbaren Salbenmasse enthält.

Hydrargyrum chloratum vapore paratum (offiz.) (Näheres S. 45), feinkörniger Kalomel, Hg_2Cl_2, in Wasser und Öl unlöslich.

Hydrargyrum salicylicum (offiz.), Anhydro-hydroxymercurisalicylsäure, Quecksilber-Verbindung der Salicylsäure von nicht genau bekannter und ungleichmäßiger Struktur, in der Quecksilber sowohl an die Säuregruppe als auch an den Kohlenstoff des Ringes gebunden ist; ein weißes, in (nicht alkalischem) Wasser und in Öl unlösliches Pulver.

Organische, wasserlösliche Verbindungen (vgl. S. 183).

Schicksal im Körper. Nach der Einreibung der therapeutischen Mengen grauer Salbe wird nur ein Bruchteil des verriebenen Quecksilbers resorbiert, und zwar hauptsächlich durch die Haut, zum kleinen Teil auch als Quecksilberdampf durch die Lungen. Die Tagesausscheidung beträgt im Verlaufe der Schmierkur nur einige Milligramm Quecksilber, der Hauptanteil erscheint im Kot, der Rest im Harn. Ein Teil des resorbierten Quecksilbers wird in den Organen gespeichert, denn es dauert nach Beendigung einer Schmierkur monatelang, bis der Harn quecksilberfrei wird.

Nach der intramuskulären Einspritzung eines Depots schwer löslicher Quecksilberverbindungen (Kalomel, Quecksilbersalicylsäure) wird das übliche therapeutische Quantum im Verlauf etwa einer Woche resorbiert. Quecksilbersalicylsäure wird hierbei rascher aufgenommen als Kalomel oder als Quecksilber in Form des grauen Öles. Auch bei dieser Darreichung wird im Laufe der Zeit viel Quecksilber gespeichert; es dauert nach Beendigung der Kur monatelang, bis der Organismus quecksilberfrei ist. Die leichtlöslichen Quecksilberverbindungen, besonders Sublimat, werden aus dem Muskelgewebe weit schneller resorbiert. Es muß deshalb in dieser Form eine viel kleinere Quecksilbermenge injiziert werden als in Form der schwer löslichen Verbindungen!

Indikationen. Der Wert der Quecksilbertherapie bei allen Frühformen der Lues wird allseitig anerkannt; doch sind Penicillin, Salvarsan und Wismut an Sicherheit und besonders Geschwindigkeit der Wirkung überlegen. So wird heute zur Behandlung der Frühstadien der Syphilis Quecksilber nur noch in Kombination mit anderen Mitteln herangezogen, teils gleichzeitig, teils mit diesen alternierend. In der Behandlung der latenten Syphilis hat die für den Patienten angenehmere Anwendung von Penicillin und Wismut die des Quecksilbers weitgehend verdrängt. Die vorsichtige langdauernde Anwendung von Quecksilber wird noch manchmal anderen Verfahren zur Behandlung der luischen Aortitis vorgezogen.

Nebenwirkungen, Gefahren. Bei der Schmierkur wirkt das Auftreten einer durch örtliche Reizung bedingten Folliculitis häufig störend. Alle genannten Verbindungen machen nach der intramuskulären Einspritzung eine örtliche Gewebsschädigung; sie ist am stärksten nach Sublimat, das die Muskeln nekrotisiert; aber auch nach Kalomel-, Salicylquecksilber- und Quecksilber-Ölinjektionen treten mehr oder weniger schmerzhafte Infiltrate auf.

Bei allen Formen der Quecksilberkur können *resorptive* Giftwirkungen leicht eintreten, da ja in allen Fällen Quecksilber im Körper gespeichert wird. Die schweren Formen der Quecksilbervergiftung lassen sich aber durch gute Beobachtung und rechtzeitiges Abbrechen der Kur fast sicher verhindern. Die ersten Anzeichen sind eine Gingivitis mit Speichelfluß und Stomatitis (ist sie nur leicht, so kann weiter behandelt werden); ihr folgt dann eine Entzündung des Darmes, die bedrohliche Formen annehmen kann. Häufig werden die Nieren geschädigt. Die anfangs gesteigerte Harnmenge nimmt unter Auftreten von Cylindern und Eiweiß bis zur Anurie ab; die schweren degenerativen Nierenepithelveränderungen können zur Urämie führen. Der Harn ist also regelmäßig zu kontrollieren! Gelegentlich erscheinen bei der resorptiven Quecksilbervergiftung starke Erytheme.

Wird vor der Quecksilberkur eine Zahnbehandlung durchgeführt und während derselben gute Mundpflege eingehalten, so läßt sich eine Stomatitis meist vermeiden.

Gleichzeitig mit der Quecksilber-Depotbehandlung darf kein Jodkalium gegeben werden; es würden sich leichter lösliche Quecksilberverbindungen bilden, die örtliche Schädigungen oder allgemeine Vergiftung bewirken können.

Darreichung, Dosierung. Seit Fournier wird fast allgemein nur noch die intermittierende Quecksilberbehandlung durchgeführt, d. h. man wechselt Perioden der Quecksilberzufuhr mit langen quecksilberfreien Perioden ab und setzt die Behandlung, wenn es notwendig ist, jahrelang fort. In den Frühstadien wird zwischen den Quecksilberanwendungen die Behandlung mit Penicillin oder Salvarsan durchgeführt.

a) Die *Schmierkur* gilt als besonders zuverlässig. Von dem *Unguent. Hydrarg. ciner.* werden täglich 3,0—5,0 in die Haut eingerieben. Um die Folliculitis möglichst zu vermeiden, werden in 6 tägigem Turnus verschiedene Hautgebiete (jeweils 20—30 Minuten lang) eingerieben, z. B. linker Unterschenkel, linker Oberschenkel und Hüfte, linker Oberarm und Brust, dann rechts ebenso. Am 7. Tag folgt ein Bad. Diese Einreibungen werden 4—6 Wochen lang fortgesetzt, dann wird vor Beginn der nächsten Kur eine längere Pause eingeschoben.

Rp. Ung. Hydrarg. ciner. (3,0—)5,0
D. ad chart. cerat. t. dos. Nr. XI.
(10,0 graue Salbe = 0,25 DM)
S. Äußerlich zur Schmierkur

(oder billiger: Caps. gelat. c. Ung. Hydrarg. ciner. 5,0, 10 St. = 2,05 DM).

b) Zur *Injektion eines Depots* schwer löslicher Präparate werden vorwiegend verwandt: *Hydrarg. chlorat. vap. parat.*, das besonders energisch wirkt, aber auch relativ leicht Vergiftungen bewirkt; *Hydrarg. salicyl.* und die Suspension des metallischen Quecksilbers in Öl.

Kalomel und Quecksilbersalicylat werden in 10%iger oder besser in 40%iger Suspension in Öl intraglutäal eingespritzt. Die Einzelmenge beträgt 0,05—0,1; die Injektion wird jeden 4. bis 5. Tag wiederholt, bis etwa 15 Injektionen ausgeführt sind. (Die 40%ige Suspension muß fertig vom Handel bezogen werden.)

Rp. Hydrarg. chlorat. vap. parat. (oder Hydr. salicyl.) 1,0
Olei Oliv. (oder Olei Amygd. oder Paraff. liquid.) ad 10,0 *cm*³
M.D. Sterilisa. S. Nach kräftigem Schütteln 1,0 *cm*³ (= 0,1 der Hg-Verbindung) intraglutäal einzuspritzen.

Die EMD des Hydr. salic. ist 0,15!, die des Hydr. chlorat. bei Injektion 0,1! (1,0 Hydr. chlor. vap. par. und Hydr. salicyl. = 0,05 DM).

c) *Wasserlösliche, anorganische Verbindungen* werden seltener eingespritzt. Nur bei der Behandlung von Säuglingen werden sie bevorzugt. Von *Hydrarg. bichloratum* (EMD 0,02!, TMD 0,06!) und *Hydrarg. oxycyanatum* (EMD 0,01!, TMD 0,03!) erhalten Erwachsene alle 2 Tage 0,01—0,02 (also viel weniger, als von den schwer löslichen Präparaten zu geben ist!), und zwar etwa 20mal intraglutäal. Bei Säuglingen wird alle 8 Tage, im ganzen 10mal, 0,002 intraglutäal gespritzt.

Rp. Hydrarg. bichlor. 0,3
Natrii chlorati 1,0
Aquae dest. ad 30,0
M.D. Sterilisa.
S. Alle 2 Tage 1 cm³ intraglutäal, bei Säuglingen alle 8 Tage 0,2 cm³.

Rp. Hydrarg. oxycyanat. 0,3
Natrii chlorati 1,0
Aquae dest. ad 30,0
M.D. Sterilisa.
S. Wie nebenstehend.
(1,0 Hydr. bichl. und Hydr. oxycyan. = 0,05 DM).

Jodverbindungen bei Lues.

Geschichtliches. Seitdem 1836 ein irischer Arzt auf die spezifische Wirkung der Salze des 1811 entdeckten Jodes auf die tertiär-syphilitischen Krankheitsprozesse aufmerksam gemacht hatte, werden die Jodsalze allgemein verwandt, um die Zurückbildung jener Krankheitserscheinungen herbeizuführen.

Chemie. **Kalium jodatum** (offiz.), *Kalii Jodidum* (PI), KJ, Kaliumjodid, in 0,7 Teilen Wasser lösliche farblose Krystalle mit 76,5% J, von bitterem Geschmack.

Natrium jodatum (offiz.), *Natrii Jodidum* (PI), NaJ, Natriumjodid, ebenfalls in weniger als ein Teil Wasser lösliches hygroskopisches Pulver mit etwa 80% J, schlecht schmeckend.

Schicksal im Körper. Vom Magendarmkanal aus werden die anorganischen Jodsalze so rasch resorbiert, daß die ersten Jodspuren schon wenige Minuten nach der Einnahme im Harn nachzuweisen sind und die maximale Konzentration im Blute schon nach $^1/_2$—1 Std. erreicht ist. Meist werden insgesamt gegen 80% des eingegebenen Jods im Harn wiedergefunden; die Abgabe ist erst nach recht anger Zeit beendet, so daß der Harn nach Gabe von 0,5—1,0 erst in 30—60 Std.

jodfrei wird. Bei wiederholten Darreichungen muß es also zu Kumulation kommen; sie ist besonders ausgesprochen bei Niereninsuffizienz.

Indikationen. Die Jodtherapie der *Syphilis* kann zwar die Lues im Tertiärstadium nicht heilen, wohl aber die mannigfaltigen Erscheinungsformen derselben (Gummaknoten, Periostitis, Aortitis usw.) rasch zur Rückbildung bringen. Eine spezifische Wirkung auf den Erreger besitzt sie nicht. Die WASSERMANNsche Reaktion bleibt trotz der Behandlung positiv.

Weniger sicher sind die Erfolge bei *Actinomykose*; die Jodtherapie konnte daher die chirurgische Therapie nicht verdrängen. Auch bei *Skrofulose* wird Jod herangezogen, um die Drüsenschwellungen zu rascherem Schwinden zu bringen.

(Über die Darreichung bei Bronchitis s. S. 118, Arteriosklerose s. S. 139, Struma und BASEDOWscher Krankheit s. S. 210.)

Nebenwirkungen, Gefahren. Alle diese Jodverbindungen können bei längere Zeit hindurch fortgesetzter Einnahme durch Kumulation Jodismus erzeugen. Es stellen sich besonders bei Überempfindlichen starker Schnupfen, Conjunctivitis, Stirnhöhlenkatarrh, Gastritis, Bronchitis und in seltenen Fällen sogar Glottisödem ein; daneben zeigen sich auf der Haut Erytheme und Acneeruptionen. Weit ernster sind die durch vermehrte Bildung von Schilddrüsensekret bewirkten thyreotoxischen Vergiftungserscheinungen zu beurteilen, die wie der Jodismus individuell sehr verschieden rasch auftreten, oft schon nach sehr kleinen Dosen. Die Patienten werden nervös, schlaflos, sie magern stark ab, ihr Puls wird frequent und zeigt Extrasystolen — kurz das Bild einer Hyperthyreose tritt auf. Jeder Patient, der Jodpräparate erhält, ist besonders auf diese Symptome hin zu beobachten.

Darreichung, Dosierung. Bei Tertiärlues werden von den Jodsalzen 0,5—1,0 2—3mal täglich, in hartnäckigen Fällen bis 10,0 am Tage, gegeben. EMD 2,0!, TMD 6,0!

Kinder erhalten bei Skrofulose im Säuglingsalter 0,05, im Spielalter 0,1, im Schulalter 0,25 Kal. jodat.

Rp. Kalii (oder Natrii) jodati 10,0
Aquae dest. ad 50,0
M.D.S. 2—3mal täglich 1 Teelöffel (mit je 1,0) zu nehmen.
(10,0 Kal. jodat. = 0,80 DM; 10,0 Natr. jodat. = 1,00 DM).

Cortex Chinae, Chininum hydrochloricum.

Geschichtliches. Erst über 100 Jahre nach dem Einrücken der Spanier in Peru tauchten die ersten Nachrichten über die Verwendung der Chinarinde bei Wechselfieber durch die dortigen Eingeborenen auf. Allgemeinere Beachtung fand die Rinde nach der erfolgreichen Behandlung der Gattin des spanischen Vizekönigs (1618), der Gräfin CINCHON, der späteren Taufpatin des Chinabaumes. Durch Vermittlung der Jesuiten kam die Rinde als Jesuitenrinde um 1640 nach Spanien, ein Jahrzehnt später auch nach Deutschland. Ende des 17. Jahrhunderts, nachdem die Chinarinde vorher längere Zeit als Geheimmittel eines Engländers Verwendung gefunden hatte und zu sicherem therapeutischen Ansehen gekommen war, setzte sich ihre Anwendung bei Wechselfieber endgültig durch. Sehr bald nach der Darstellung des Chinins aus der Rinde (durch PELLETIER und CAVENTOU 1820) trat dieses bei der Malariabehandlung an die Stelle der Rinde. Die Konstitution des Chinins wurde 1907 von RABE aufgeklärt und die Synthese 1944 von WOODWARD und DOERING durchgeführt.

Die Droge und ihre Chemie. Im Andengebiet Perus wächst eine ganze Reihe von Cinchonaarten wild, deren Rinde die wirksamen Alkaloide enthält. Als die Versorgung des Drogenmarktes mit Rinde infolge des Raubbaues im Heimatlande der Chinabäume auf Schwierigkeiten zu stoßen begann, legte man in Bolivien und besonders in Britisch- und Holländisch-Indien (seit etwa 1850) Kulturen der Chinabäume an. Durch rationelle Zuchtverfahren ist es gelungen, den Alkaloidreichtum der Rinden der kultivierten Cinchonaarten sehr stark zu erhöhen. Zur Zeit liefert Indonesien rund 9 Zehntel der Chinarindenweltproduktion, die etwa 12 Millionen Kilo Rinden pro Jahr beträgt. Offizinell ist nicht die Rinde der ertragreichsten Cinchonaarten, sondern die relativ alkaloidarme Rinde von *Cinchona succirubra*, die an bestimmten Zeichen besonders leicht zu identifizieren ist. In den Plantagen werden vorwiegend Cinchona Ledgeriana und calisaya gezogen.

Cortex Chinae (offiz.) enthält mindestens 6,5% Alkaloide, oft wesentlich mehr, bis 8% und darüber. In den Cinchonaarten der indischen Plantagen können bis 15% Alkaloide enthalten sein.

Das wichtigste Alkaloid der Chinarinde ist das *Chinin*; die an Menge es z. T. noch übertreffenden minderwichtigen Nebenalkaloide sind *Chinidin*, Cinchonin und Cinchonidin, denen sich einige weitere in unbedeutenden Mengen vorhandene Alkaloide anschließen. Das Mengenverhältnis der einzelnen Alkaloide wechselt in den verschiedenen Rindenarten sehr stark.

Die Rinden der zur Chiningewinnung kultivierten Arten enthalten vorwiegend Chinin, während in der Succirubrarinde meist mehr Cinchonin und Cinchonidin vorkommt. Die Alkaloide sind in der Rinde z. T. an Gerbsäure gebunden. Die offizinelle Rinde ist besonders gerbstoffreich.

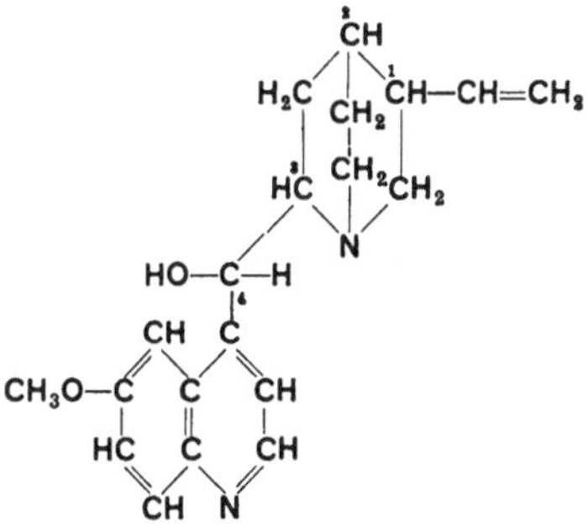

Chinin $C_{20}H_{24}N_2O_2$

Die Konstitution des Chinins ist aufgeklärt. Es ist der Methyläther des aus 2 N-haltigen Ringsystemen aufgebauten Cupreins. Das Chinin enthält vier asymmetrische Kohlenstoffatome. Das Chinidin unterscheidet sich vom Chinin nur durch die räumliche Ausbildung am asymmetrischen Kohlenstoffatom 3.

Die Rinde und die offizinellen Zubereitungen derselben finden bei der Therapie der Malaria, der Pneumonie usw. keine Anwendung, sie dienen als Stomachica (s. S. 152).

In Europa verwendet man bei den unten genannten Infektionskrankheiten stets die Salze des Chinins, in den Tropen z. T. auch Mischungen der Gesamtalkaloide, z. B. Totaquin, Quinetum.

Chininum hydrochloricum (offiz.), *Quinini Hydrochloridum* (PI), mit 82% Chinin bildet weiße, sehr bitter schmeckende Krystallnadeln, die sich in etwa 25 Teilen Wasser mit neutraler Reaktion lösen.

Chininum sulfuricum (offiz.), *Quinini Sulfas* (PI), mit 83% Chinin. Weiße, ebenfalls sehr bitter schmeckende Krystalle, sind in kaltem Wasser nur 1:800 löslich, bei Zusatz von etwas Schwefelsäure tritt starke blaue Fluorescenz auf.

Von den zahlreichen Präparaten, in denen Chinin in schwächer oder kaum bitter schmeckende Verbindungen übergeführt wurde, die alle in der gleichen Indikation wie Chinin. hydrochloric. gegeben werden, seien genannt:

Chinin. tannicum (offiz.), ein gelbliches Pulver mit ganz geringer Wasserlöslichkeit und schwach bitterem Geschmack. Enthält nur etwa 30% Chinin.

Euchinin (Erg.B.) (Zimmer) ist der Chininkohlensäureäthylester. Die weißen Nadeln sind fast unlöslich in Wasser und schmecken nur wenig bitter.

Schicksal im Körper. Chinin ist in Magen und Darm beständig und wird durch diesen schnell resorbiert. Im Organismus wird es sehr ungleich verteilt; Leber, Milz, Lunge und Niere nehmen am meisten Chinin auf. Durch enzymische Oxydation wird das Chinin in verschiedener Weise und in verschiedenem Ausmaß verändert. In größter Menge wurde unter diesen Derivaten das Carbostyril gefunden.

Das Chinin und seine Derivate werden schnell im Harn ausgeschieden, die Hauptmenge in den ersten 8 Std. Nur 10% des aufgenommenen Chinins erscheinen unverändert im Harn.

Indikationen. Die hervorragenden Leistungen des Chinins bei der Bekämpfung der *Malaria* stehen endgültig fest. Die Sicherheit, mit der z. B. die experimentell bei Paralyse erzeugte Malariaerkrankung durch Chinin coupiert werden kann, die vorzüglichen Erfolge der prophylaktischen Chinindarreichungen in malariaverseuchten Gebieten lassen den hohen Wert des Chinins sicher erkennen, wenn auch nicht verkannt werden darf, daß das Mittel seit manchen Enttäuschungen, die besonders bei der Behandlung der Balkanmalaria während des Krieges 1914—1918 sich einstellten, wesentlich skeptischer beurteilt wird als früher. Chinin wirkt auf die ungeschlechtlichen Formen der Parasiten viel sicherer als auf die geschlechtlichen und ist ohne Wirkung auf die extraerythrocytären Formen. Daher kann es in den meisten Fällen zwar die Malariaerkrankung verhüten und heilen, nicht aber die Infektion.

Im allgemeinen sind die Aussichten für eine Heilung bei allen Malariaformen um so günstiger, je früher sie wirksam mit Chinin behandelt werden. Doch ist der Erfolg der Behandlung und die Häufigkeit von Rückfällen auch von der Art des Infektionserregers abhängig. So ist die durch Plasmodium vivax verursachte Erkrankung leicht zu heilen, rezidiviert aber häufig. Andererseits sind Erkrankungen bei Infektion mit Plasmodium falciparum schwer zu heilen, weisen aber weniger Rezidive auf, wenn die Heilung gelungen ist. (Über die Anwendung von Plasmochin und Atebrin s. S. 256f.).

Bei anderen Infektionskrankheiten wirkt Chinin nicht annähernd so sicher wie bei der Malaria. Zwar gelingt es in der Regel, die erhöhten Temperaturen zu senken — zu diesem Zwecke werden jedoch heute andere Antipyretica bevorzugt —, aber eine sichere Heilung oder auch nur Abkürzung der Krankheitsdauer tritt nicht ein. Widerspruchsvoll lauten die Berichte über den Einfluß der Chininbehandlung auf die *Pneumonie* der Erwachsenen und die Bronchopneumonie der Kinder, so daß bei diesen Krankheiten heute die Behandlung mit anderen Chemotherapeuticis bevorzugt wird (vgl. S. 225f.).

Ganz unsicher ist der Einfluß auf den Verlauf des *Keuchhustens*, aber angesichts der nicht besseren Erfolge der anderen bei dieser Krankheit gebräuchlichen Mittel wird Chinin auch bei Keuchhusten noch oft versucht.

Die *antineuralgische Wirkung* des Chinins kann bei manchen Neuralgien und bei Migräne Nutzen bringen. Auch bei MENIÈRE*scher Krankheit* wird von günstigem Einfluß berichtet.

Über die Verwendung der Chinarinde, ihrer zahlreichen Zubereitungen und ihrer Salze als Roborantien und Stomachica wurde S. 152 Näheres mitgeteilt.

Über die Verwendung des Chinins und des (in der Malariatherapie kaum verwandten) Chinidins bei Herzrhythmusstörungen s. S. 129. Über die Verwendung der Chininsalze bei Wehenschwäche s. S. 178 und bei Muskelerkrankungen s. S. 173.

Nebenwirkungen, Gefahren. Schädigungen der Patienten durch Chinintherapie lassen sich, abgesehen vom Ausbruch des Schwarzwasserfiebers (s. weiter unten) in der Regel leicht vermeiden, da vor den lebensbedrohlichen Erscheinungen kaum zu übersehende Vorboten auftreten.

Nach einmaligen mittleren und größeren Mengen oder wenn kleine Dosen längere Zeit hindurch genommen werden, stellt sich in 1—2 Std. der Chininrausch ein; die Patienten werden leicht benommen und schwindelig, haben Schlafsucht, oft treten Übelkeit und Erbrechen ein und fast immer ein unangenehmes Ohrensausen, gelegentlich auch Schwerhörigkeit, Händezittern und Unruhe. Diese Beschwerden, die oft mit Durchfällen einhergehen, pflegen bald vorüberzugehen, wenn mit der Chinindarreichung aufgehört wird. Andernfalls können sie sich zu völliger Taubheit und tiefem Koma steigern, nicht selten wird dann auch das Sehvermögen gestört. Völlige Erblindung ist öfters beobachtet worden; sie geht jedoch, ebenso wie die übrigen Erscheinungen, nahezu ausnahmslos in wenigen Tagen nach Beendigung der Chininzufuhr vorüber.

Manche Menschen besitzen eine so starke Überempfindlichkeit gegen Chinin, daß schon nach kleinen Mengen ein besonders starker Chininrausch oder sehr heftige Hautreaktionen auftreten. Urticaria, Ödeme und Purpura können so stark und quälend sein, daß sie zum Abbrechen der Chininbehandlung zwingen.

Während also die Chininbehandlung im allgemeinen mit wenig ernsten Gefahren verbunden ist — die tödliche Menge liegt weit über der therapeutisch gebräuchlichen —, stellt sich bei Tropica-Kranken manchmal ohne Vorboten ein sehr schwerer Krankheitszustand ein. Der Harn verfärbt sich dunkelrot durch Blutfarbstoff, der durch Hämolyse in das Plasma austritt. Durch Mangel an roten Zellen und Verstopfung der Harnkanälchen der Niere mit Blutfarbstoff (Anurie, Urämie) kann sich diese Schädigung manchmal tödlich auswirken. Sichere Verfahren zur Verhinderung des Schwarzwasserfiebers bestehen nicht. Es empfiehlt sich aber, bei Tropica-Kranken mit kleinen Chinindosen zu beginnen, da diese meist nur einen leichten Anfall auslösen, der überwunden wird. In ganz seltenen Fällen wurde Schwarzwasserfieber auch dann beobachtet, wenn keine Malaria tropica oder überhaupt keine Malaria vorlag.

Bei Schwangeren kann durch Chinin Abort bewirkt werden.

Darreichung, Dosierung. Malaria. Zur *Prophylaxe der Malaria* sind verschiedene Verfahren empfohlen. Bei malariagefährdeten Truppenteilen wurden im letzten Kriege täglich 0,3 Chinin. hydrochloric. verabreicht.

Die bei der *Malariatherapie* üblichen Chininsalzmengen liegen bei 1,0—2,0 pro die. Es sind viele angeblich besonders wirksame Verfahren der Chinindarreichungen empfohlen. Die meisten derselben beabsichtigen, z. Z. des Anfalles, also des Ausschwärmens der Parasiten aus den Blutkörperchen, möglichst viel Chinin im Blute anzureichern. Es wird deshalb empfohlen, etwa 2—3 Std. vor dem zu erwartenden Anfall reichlich Chinin zu geben. Angesichts der Geschwindigkeit der Chininausscheidung ist es aber nicht sehr wahrscheinlich, daß dieses Verfahren vor der meist angewandten Darreichung kleiner Einzelmengen in kurzen Zeitabständen wirklich besondere Vorzüge besitzt.

Nocht empfiehlt, über die Zeit der Entfieberung hinaus täglich 4—5mal 0,2—0,3 Chininum hydrochloricum zu geben und noch mehrere Wochen — bei eingeschobenen, immer ausgedehnteren chininfreien Intervallen — mit täglich 1,0 Chininum hydrochloricum anzuschließen.

Des schlechten Geschmackes wegen, der durch Zusatz von Korrigentien nicht zu beheben ist, läßt man die Pulver in Oblaten oder (besser) in Gelatinekapseln einnehmen.

Rp. Chinini hydrochlor. 0,5
D. tal. dos. Nr. XX cum oblat.
S. 2mal täglich 1 Pulver zu nehmen.
(1,0 Chinin. hydrochlor. = 0,30 DM).

Rp. Tabul. Chinini hydrochlor. 0,3
D. tal. dos. Nr. XX
S. 4—5mal täglich 1 Tablette.
(10 Tabletten = 1,00 DM).

Rp. Capsul. gelat. c. Chinino hydrochlor. 0,3
D. tal. dos. Nr. XX
S. 3—5mal täglich 1 Kapsel zu nehmen.
(10 Kapseln = 1,50 DM).

Pneumonie. Auch bei Pneumonie wird etwa 1,0 Chininum hydrochloricum pro die eingenommen. EMD 0,5!, TMD 2,0!

Kinder (Bronchopneumonie, Keuchhusten) erhalten im Säuglingsalter 0,1—0,15, im Alter von 5 Jahren 0,25, im Alter von 14 Jahren gegen 0,5 als Tagesmenge, und zwar im Klysma oder als Suppositorium.

Chininum tannicum enthält nur 30% Chinin. Bei Keuchhusten 0,5—1,0 in Pulvern (1,0 = 0,20 DM).

Euchinin mit 90% Chinin, bei Keuchhusten in den gleichen Mengen wie Chininum hydrochloricum. Teuer! (1,0 = 1,00 DM.)

Zur *Injektionsbehandlung* mit Chinin, z. B. gelegentlich bei Malaria, muß das Chininum hydrochl., welches nur etwa 1:25 wasserlöslich ist, durch Zusätze von Äthylurethan oder Antipyrin (Phenyldimethylpyrazolon) in Lösung gebracht werden (vgl. folgende Rezeptbeispiele). Subcutan dürfen solche Lösungen nicht injiziert werden, denn sie verursachen schmerzhafte Infiltrate und Gewebsnekrosen; auch intramuskuläre Injektionen sind meist schmerzhaft.

Für die intravenöse Injektion stehen auch einige Fertigpräparate zur Verfügung:

Chininum dihydrochl. carbamidatum (Erg.B.) (Ingelheim) mit 57% Chinin. 5 Ampullen zu 0,1 = 0,65 DM, 5 Ampullen zu 0,3 = 0,85 DM.

Solvochin (Homburg) mit 0,5 Chinin. hydrochloric. und 0,4 Antipyrin in 2 cm³ gelöst. 3 Ampullen = 2,75 DM.

Rp. Chinini hydrochlorici 10,0
Aethylurethani 5,0
Aquae dest. ebull. ad 30,0
M. f. sol. D. Sterilisa.
S. Nach Erwärmen 1—2 cm³ (mit 0,3—0,6 Chinin. hydrochlor.) intramuskulär.
(Das Erwärmen ist zur Auflösung des in der Kälte Niedergeschlagenen nötig.)

Rp. Chinini hydrochlorici
Pyrazoloni phenyldimethylici $\overline{\text{aa}}$ 2,0
Aquae dest. ad 10,0
M. D. Sterilisa.
S. 2 cm³ (= 0,4 Chinin. hydrochlor.) intramuskulär.
[Entspricht dem (teuren!) Solvochin.]

Atebrin.

Das Atebrin wurde von Mauss und Mietzsch dargestellt. Seine chemotherapeutische Wirkung wurde 1932 von Kikuth bei der Vogelmalaria erkannt.

Atebrin (Bayer), *Mepacrini Hydrochloridum* (PI), ist das Dichlorhydrat des 2-Methoxy-6-chlor-9-(1′-methyl-4′-diäthylaminobutyl)-aminoacridins. Es ist ein gelber Farbstoff, der sich in etwa 40 Teilen Wasser mit neutraler Reaktion löst. Besser löslich in Wasser (in 0,7 Teilen) ist das Dimethansulfonat, *Mepacrini Methanosulfonas* (PI).

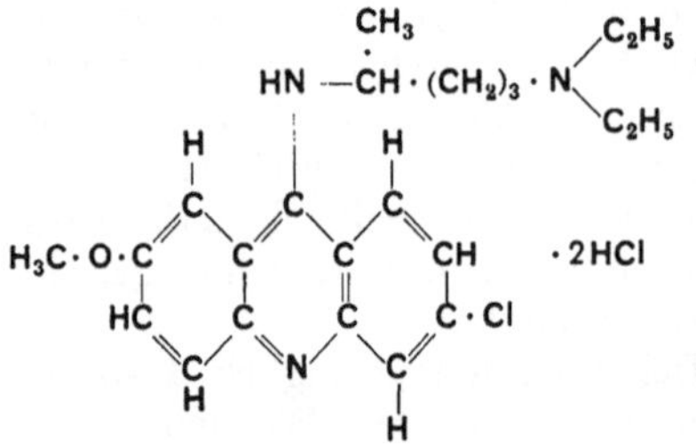

Atebrin $C_{23}H_{30}ON_3Cl \cdot 2HCl$

Schicksal im Körper. Atebrin wird durch den Darm schnell resorbiert. Es wird in den Organen stark angereichert; in der Leber kann die Konzentration das 20000fache der Plasmakonzentration erreichen. Die Anreicherung in der Haut verleiht dieser eine Färbung ähnlich der bei Ikterus, doch wird die Sklera der Augen durch Atebrin nur wenig oder gar nicht angefärbt. Ein Teil des Atebrins wird im Organismus verändert. Sowohl die 2-Methylgruppe wie auch die Diäthylaminobutylgruppe können abgespalten werden. Während das Atebrin ein Racemat ist, konnte bisher im Harn nur die *l*-Form gefunden werden.

Die Ausscheidung des Atebrins erfolgt sehr langsam. Noch 2—4 Wochen nach Beendigung der Atebrinaufnahme ist im Harn Atebrin zu finden.

Indikationen. Nach den umfangreichen Erfahrungen in der Malariabehandlung der letzten Jahre, besonders während des Krieges, ist das Atebrin dem Chinin sowohl in der prophylaktischen als auch in der therapeutischen Anwendung überlegen. Nach Infektionen mit Plasmodium vivax und malariae wird die Erkrankung schneller geheilt und Rückfälle werden wirksamer verhindert als durch Chinin. Häufiger als durch Chinin können Infektionen mit Plasmodium falciparum durch Atebrin geheilt werden. Die wirksame prophylaktische Anwendung des Atebrins vermag allerdings auch nur die Erkrankung zu verhindern. Gegen die Geschlechtsformen ist Atebrin unzureichend und gegen die extraerythrocytären gar nicht wirksam.

Nebenwirkungen, Gefahren. Kopfschmerzen, Magendarmstörungen mit Übelkeit, Erbrechen und Durchfällen kommen bei der Anwendung von Atebrin häufiger vor. Nur selten werden rauschartige Zustände oder starke Erregungen mit Bewußtseinstrübungen beobachtet. Leberschädigungen kommen ebenfalls sehr selten vor. Beeinträchtigungen des Seh- und Hörvermögens werden nicht beobachtet. Das Atebrin verursacht auch kein Schwarzwasserfieber und kann bei Schwarzwasserfieber angewandt werden.

Darreichung, Dosierung. Zur Behandlung der Malaria wird als Anfangsdosis 1,0 im Laufe von 24 Std., am besten in Einzeldosen von 0,2 in Abständen von 5—6 Std., gegeben und anschließend 3mal täglich 0,1 für 6 Tage. Im allgemeinen wird das Atebrin per os gegeben und nur bei erheblichen Beschwerden intramuskulär injiziert. Zur inneren Anwendung ist die Einzeldosis am besten nach dem Essen zu nehmen, immer aber mit etwa $^1/_4$ Liter Wasser. Gleichzeitige Einnahme von 1,0 Natr. bicarbonicum verbessert die Verträglichkeit. Zur Prophylaxe in Malariagegenden wird täglich 0,1 genommen, am besten schon zwei Wochen vor der Reise.

Atebrin (Bayer), Tabletten mit 0,1 (15 St. = 2,15 DM).

Atebrin pro injectione (Bayer), Atebrindimethansulfonat. Ampullen mit 0,1 (6 St. = 3,55 DM) und 0,3 (2 St. = 2,85 DM).

Resochin (Bayer), *Chloroquini Diphosphas* (PI), ist 7-Chlor-4-(1'-methyl-4'-diäthylamino-butylamino)-chinolin-diphosphat, eine farblose, wasserlösliche Verbindung.

Resochin wurde 1934 von ANDERSAG, BREITNER und JUNG dargestellt und seine chemotherapeutische Wirkung später von KIKUTH erkannt.

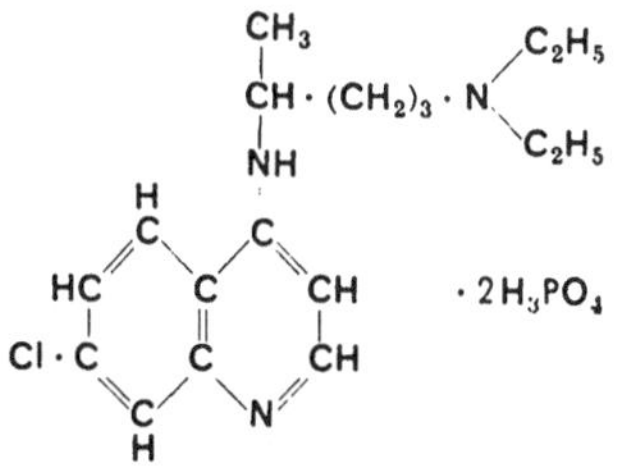

Resochin wird vom Darm schnell resorbiert. Es wird nicht so stark wie das Atebrin in den Geweben angereichert, doch kann die Konzentration in der Leber den 500fachen Wert der Konzentration im Plasma erreichen. Die Ausscheidung des Resochins erfolgt fast ebenso langsam wie die des Atebrins. Ein großer Teil des Resochins wird im Organismus in ähnlicher Weise abgebaut wie das Atebrin.

Resochin $C_{18}H_{26}N_3Cl \cdot 2H_3PO_4$

Bei geringerer Toxicität hat das Resochin eine noch stärkere Wirkung als Atebrin auf die Schizonten aller Malariaerreger, so daß in noch kürzerer Zeit (3 Tagen) die Schizonten aus dem Blut entfernt und Rückfälle noch länger hinausgezögert werden.

Das Resochin ist stark wirksam gegen extraintestinale Amöbeninfektionen.

Als Nebenwirkungen werden Magendarmstörungen leichterer Art beobachtet; nach längerer Anwendung gelegentlich auch leichte Sehstörungen, die jedoch vollständig reversibel sind.

Zur Behandlung der Malariaerkrankung genügt meist eine Dosis von 2,5, die in 2 Tagen verabreicht und so aufgeteilt wird, daß der Patient am ersten Tage nach einer Anfangsdosis von 1,0 noch 2mal 0,5 und am zweiten Tage noch 2mal 0,5 erhält. Zur Prophylaxe der Erkrankung wird 0,5 in Abständen von genau einer Woche genommen.

Bei extraintestinalen Amöbeninfektionen erhält der Patient an den ersten 3 Tagen je 2mal 0,5 und anschließend täglich 2mal 0,25 über 2—3 Wochen.

Resochin (Bayer), Tabletten mit 0,25 (10 St. = 1,45 DM).

Plasmochin (Bayer), *Pamaquinum* (PI), ist 6-Methoxy-8-(1'-methyl-4'-diäthylaminobutyl)-aminochinolin als Salz der Methylen-bis-β-oxynaphthoesäure, ein hellgelbes, in Wasser praktisch unlösliches Pulver. Es wurde 1926 von SCHULEMANN, SCHÖNHÖFER und WINGLER dargestellt und in die Therapie eingeführt.

Indikationen. Plasmochin ist in verträglichen Dosen gegen die ungeschlechtlichen Formen aller Malariaerreger unwirksam und vermag daher die Erkrankung selbst nicht zu beeinflussen. Seine Wirkung auf die Geschlechtsformen, besonders auch des Plasmodium falciparum, ist für die Bekämpfung der Malaria von großer Bedeutung. Zusammen mit Atebrin oder Chinin angewandt, verbessert es die Behandlungserfolge bei chronischer Malaria und vermindert die Häufigkeit von

Rezidiven durch seine Wirkung auf die extraerythrocytären Formen der Plasmodien.

Nebenwirkungen. Am häufigsten wird eine durch Bildung von Hämiglobin bedingte Cyanose beobachtet. Schwächegefühl, Schwindel, Magendarmstörungen und Oberbauchschmerzen sind ebenfalls nicht selten. Gelegentlich treten Herzrhythmusstörungen und Leberschäden auf. Schwere Vergiftungen führen zu komatösen Zuständen.

Darreichung, Dosierung. Um die Malariaübertragung zu verhindern, werden Parasitenträgern 2mal wöchentlich 0,02 3 Wochen lang gegeben. Zur Vernichtung der Gametocyten des Plasmodium falciparum genügt eine 2—3tägige Behandlung mit 0,02—0,03 täglich. Rezidive werden am wirksamsten durch gleichzeitige Gabe von Chinin und Plasmochin verhütet, z. B. 2 Wochen lang 3mal täglich 0,3 Chinin. hydrochloric. und 0,01 Plasmochin.

Plasmochin (Bayer), Tabletten mit 0,01 und 0,02 (15 St. = 1,00 DM; 25 St. = 3,25 DM).

Chinoplasmin (Bayer), Tabletten mit 0,3 Chininsulfat und 0,01 Plasmochin.

Atepe (Bayer), Tabletten mit 0,1 Atebrin und 0,005 Plasmochin. (15 St. = 2,55 DM).

Antimonverbindungen.

Die therapeutische Wirkung des Brechweinsteins bei Trypanosomeninfektionen wurde 1906 von PLIMMER und THOMSON entdeckt.

Chemie. Die chemotherapeutisch angewandten Antimonverbindungen sind teils Komplexe des 3wertigen, teils solche des 5wertigen Antimons.

Fuadin (Bayer), *Stibophenum* (PI), Antimon(III)-brenzkatechindisulfosaures Natrium, enthält 13,5% Sb und ist leicht löslich in Wasser.

In den Antimon(V)-Verbindungen ist die Antimonsäure wirksam. Sie ist enthalten im

Neostibosan (Bayer), einem Komplex polymerer Struktur mit 42% Sb, in dem Antimonsäure 2 Polyphenylstibinsäuren komplex bindet und der mit Diäthylamin ein gut lösliches Salz bildet.

Solustibosan (Bayer) ist ein Gluconsäurekomplex der Antimonsäure, der ein wasserlösliches Natriumsalz bildet.

Indikationen. Antimon(III)-Verbindungen sind vor allem bei Helmintheninfektionen (Bilharzia), Hautleishmaniosen (Orientbeule), Granuloma venereum und Lymphogranuloma inguinale sehr gut wirksam, während Antimon(V)-Verbindungen gegen andere Erreger anzuwenden sind. Filarien und von den Leishmanien vor allem der Erreger der Kala-Azar sind für Antimon(V)-Verbindungen empfindlich. Fuadin wird auch bei Trichinose angewandt. Der Nutzen des Solustibosans bei multipler Sklerose ist noch nicht sicher zu beurteilen.

Nebenwirkungen, Gefahren. Bei der intravenösen Injektion von Antimonverbindungen können Hustenanfälle, Erbrechen, Brustschmerzen und Kreislaufstörungen auftreten. Die kurmäßige Anwendung kann Leber- und Nierenschädigungen bewirken. In einzelnen Fällen tritt eine Sensibilisierung ein, und erneute Injektion löst anaphylaktische Reaktionen aus.

Darreichung, Dosierung. Zu chemotherapeutischer Wirkung müssen die Antimonverbindungen intramuskulär oder intravenös injiziert werden. Die Behandlung wird in Form von Kuren durchgeführt, bei denen im Laufe von 10—20 Tagen — bei Intensiv-Kuren auch in kürzerer Zeit — Fuadin und Neostibosan in Gesamtmengen von etwa 4,0 bzw. 60,0 Solustibosanlösung injiziert werden. Die erste Dosis wird kleiner gewählt als die weiteren.

Fuadin (Bayer), 6,3%ige Lösung. 1 Ampulle mit 3,5 cm³ und 9 Ampullen mit je 5 cm³ (= 7,25 DM).

Neostibosan (Bayer), Ampullen mit 0,05—0,3.

Solustibosanlösung (Bayer), 37%ig. Ampullen mit 3 cm³ (10 St. = 13,70 DM).

Germanin.

Germanin, Bayer 205, ist das Natriumsalz des Carbamids der 1-[(3″-Aminobenzoyl)-3′-amino-4′-methyl-benzoyl]-aminonaphthyl-4,6,8-trisulfosäure. Es ist verwandt mit den Farbstoffen der Trypanrot-Reihe. Das feine, weiße Pulver löst sich gut mit schwach rosa Färbung in Wasser. Germanin wurde 1916 von DRESSEL und KOTHE synthetisiert. Seine chemotherapeutische Wirkung wurde von RÖHL und IMPENS erkannt.

Bayer 205 wird seit 1921 zur Behandlung der Trypanosomenerkrankungen verwandt. Bei der afrikanischen Schlafkrankheit hat es prophylaktische Wirkung. Die chemotherapeutische Wirkung einer Einzelinjektion hält 3—6 Monate an. Frühfälle der Erkrankung zeigen unter der Behandlung häufig günstige Ergebnisse; chronische Trypanosomiasis dagegen wird entweder gar nicht oder nur vorübergehend gebessert.

Als Nebenwirkungen können Hautjucken sowie Haut- und Schleimhautentzündungen auftreten. Gefährlich ist die Nierenreizung, welche zu akuter Nephritis mit tödlichem Verlauf führen kann. Eine geringe Albuminurie, die bei den meisten Behandlungen eintritt, ist nicht bedenklich.

Zur Therapie der afrikanischen Schlafkrankheit injiziert man intravenös beim Erwachsenen Einzeldosen von 0,5—2,0 in Form der 10%igen Lösung in wöchentlichen Abständen bis zu einer Gesamtmenge von 5,0—10,0. Trockenampullen mit je 0,5, (10 St. = 18,75 DM); Ampullen mit 1,0, (5 St. = 18,10 DM).

Acranil.

Acranil (Bayer) ist Chlormethoxyacridylaminodiäthylaminopropanol-dihydrochlorid und besitzt chemotherapeutische Wirkung gegen die Lamblia intestinalis. Es wird vor allem bei Infektionen der Gallenwege angewandt und bewirkt meist durch eine 5tägige Behandlung mit 3mal täglich 0,1 Heilung. Dragees mit 0,1 (15 St. = 2,20 DM).

Emetin. Yatren. Vioform.

Emetinum hydrochloricum (offiz.), *Emetini Hydrochloridum* (PI), aus der Radix Ipecacuanhae (s. S. 117), ist ein in der Therapie der Amöbenruhr, besonders der Amöbenleberabscesse angewandtes Mittel. Die Darminfektion kann durch Emetin nicht geheilt werden, werden, da es gegen die Cysten wenig wirksam ist. Zu Beginn der Behandlung werden täglich 0,05—0,1, dann in 2—3tägigen Abständen 0,1—0,3 subcutan injiziert (EMD 0,05!, TMD 0,1!). Die Injektionen des in Wasser leicht löslichen Emetin. hydrochloric. sind etwas schmerzhaft. Als Nebenwirkungen treten gelegentlich Schwindel, Erbrechen, Diarrhoen, Neuritiden und Tachykardien ein.

Yatren (Bayer), 7-Jod-8-oxychinolin-5-sulfosäure (s. S. 41) und

Vioform (Ciba), 5-Chlor-7-jod-8-oxychinolin (s. S. 41) sind sehr wirksame Mittel gegen Ruhramöben. Sie töten auch die Cysten im Darm ab, sind aber unwirksam bei Amöbenhepatitis und Leberabsceß.

Therapeutische Dosen werden im allgemeinen ohne Störungen vertragen. Jodempfindliche Patienten können in gleicher Weise reagieren wie nach Jodeinnahme.

Yatren und Vioform werden in Dosen von 0,25 4mal täglich über 10 Tage eingenommen. Yatren wird auch in 0,5%iger Lösung als Einlauf angewandt, 200—500 cm³ werden täglich oder alternierend mit der inneren Anwendung über 10—12 Tage verabreicht.

Yatren (Bayer) 10,0 = 5,75 DM, Pillen mit 0,25 (25 Stück = 4,75 DM).

Vioform (Ciba) 25,0 = 10,10 DM.

Wurmmittel.

Extractum Filicis aus *Rhizoma Filicis*.

Geschichtliches. Die wurmwidrige Wirkung des Wurmfarnes war schon den Ärzten des Altertums bekannt. Im Mittelalter ist die Droge offenbar wenig verwandt worden. In die ärztliche Praxis ist sie erst zurückgekehrt, als durch Ludwig XVI. und Friedrich den Großen Schweizer Wurm-Geheimmittel den Herstellern abgekauft und in ihrer Zusammensetzung bekanntgegeben wurden.

Die Droge und ihre Chemie. Rhizoma Filicis (offiz.), *Filix Mas* (PI), ist der Wurzelstock samt Blattbasen eines einheimischen, besonders in den Alpen gesammelten Farnkrautes, *Dryopteris Filix mas.* Die wirksamen Substanzen, von denen das Aspinidolfilicin, $C_{47}H_{54}O_{16}$ (Filmaron), die Filixsäure, das Albaspidin und die Flavaspidsäure genannt seien, sind dadurch charakterisiert, daß sie leicht in Phloroglucin oder Methylphloroglucine einerseits und in n- oder iso-Buttersäure andererseits gespalten werden können. Die genaue Konstitution der wirksamen Stoffe ist noch nicht bekannt.

Extractum Filicis (offiz.) ist eine widerlich schmeckende, dunkle, dicke Flüssigkeit. Das DAB schreibt einen Gehalt von mindestens 25% Rohfilicin vor. Das Extrakt wird durch Ausziehen mit Äther und Verjagen des Äthers bereitet; es kann daher nicht mit Wasser in Lösung gebracht werden. Seine Verwendung hat den Gebrauch der Droge ganz verdrängt.

Aspidinolfilicinum oleo solutum (offiz.), Filmaron (Boehringer), ist eine 10%ige Lösung des aus dem Farne Dryopteris Filix mas gewonnenen Aspidinolfilicins in neutralem Pflanzenöl bzw. in Ricinusöl. Diese Lösungen enthalten also ein einheitliches Material. Das Aspidinolfilicin ist ein gelblichweißes, in Wasser nicht lösliches, aber in Öl lösliches Pulver, das wegen seiner konstanten Wirksamkeit und guten Haltbarkeit Vorzüge vor dem Filixextrakt hat.

Schicksal im Körper. Die Wirkstoffe des Extractum Filicis werden vom Darm nur langsam resorbiert und werden aus dem Körper sehr langsam durch Abbau und Ausscheidung eliminiert. Durch Anwendung zu großer Dosen oder zu langsame Entfernung der Gifte aus dem Darm treten Vergiftungserscheinungen erst nach Stunden auf, können aber tagelang anhalten. Auch ist seit langem bekannt, daß bei mehrmaliger Darreichung an sich unschädlicher Mengen in kurzen Zeitabständen kumulative Giftwirkungen auftreten können.

Indikationen. Extractum Filicis und Filmaron sind die wichtigsten Mittel zur Abtreibung der Bandwürmer, also der verschiedenen Tänien und des Botriocephalus latus. Die Sicherheit, mit der die Wurmabtreibung gelingt, ist sehr groß, wenn zuverlässige Präparate verwandt werden.

Nebenwirkungen, Gefahren. Die Gefahren einer Filixkur sind unter 3 Voraussetzungen nicht groß. Erstens darf die Einzelmenge nie über die therapeutische Normalmenge gesteigert werden. Zweitens muß notwendig 1—2 Std. nach der Einnahme des Mittels ein *rasch* wirkendes Abführmittel gegeben werden. Drittens darf nach einer mißlungenen Filixkur das Mittel nicht vor Ablauf einer Woche erneut gegeben werden. Außerdem ist zu beachten, daß Darreichung von Alkohol während der Behandlung mit Filixextrakt die Möglichkeit einer Vergiftung begünstigt. Alkoholdarreichung in jeder Form ist deshalb zu vermeiden.

Nach übergroßen Einzelgaben, d. h. nach mehr als 10,0 des Extractum Filicis beim Erwachsenen, sind mehrfach schwere Zwischenfälle vorgekommen. Sie werden mit Übelkeit, Erbrechen, Durchfällen eingeleitet, auf der Höhe der Vergiftung fallen die Kranken in einen komatösen Zustand, der nicht selten von Krämpfen durchbrochen wird. Besonders gefürchtet sind die wiederholt beobachteten Schädigungen des Sehvermögens, deren übelste Form die dauernde Opticusatrophie ist.

Über die Wahl des stets zu nehmenden Abführmittels ist viel diskutiert worden. Die Warnungen vor dem Ricinusöl, welches die Resorption der wirksamen Substanzen beschleunigen und dadurch Vergiftungen begünstigen sollte, scheinen unberechtigt; denn gerade bei der Verwendung der Filixpräparate, bei denen die wirksamen Substanzen von den Herstellern in Ricinusöl gelöst geliefert werden (z. B. nach Filmaronöl), sind Vergiftungen nicht gemeldet worden. Statt Ricinusöl mag auch Natrium- oder Magnesiumsulfat verwandt werden. Es muß festgestellt werden, ob das Abführmittel auch tatsächlich gewirkt hat. Wenn das nicht der Fall ist, muß seine Darreichung wiederholt werden, um eine Darmentleerung zu erzwingen.

Darreichung, Dosierung. Damit die wirksamen Substanzen sich in möglichst wenig Darminhalt auflösen, d. h. damit der Wurm mit möglichst konzentrierter Lösung in Berührung kommt, empfiehlt es sich, tags zuvor ein Abführmittel (Pulvis Liquiritiae compos. oder Ol. Ricini) zu geben, und am folgenden Morgen das Mittel nüchtern oder nach einem leichten Frühstück einnehmen zu lassen.

Von *Extractum Filicis* erhalten Erwachsene 6,0—8,0, Schwächliche weniger (EMD und TMD 10,0!). Da das Extrakt, auch in Kaffee, warmem Tee oder in Citronensaft genommen, einen widerlichen Geschmack hat, verschreibt man es am besten in Gelatinekapseln:

Rp. Extracti Filicis 1,0
D. tal. dos. Nr. VI (—VIII)
ad caps. gelatinos. elastic.
S. Morgens die 6 (8) Kapseln innerhalb 1 Std. zu nehmen, 2 Std. danach 2 Eßlöffel Ricinusöl.
(1,0 Extr. Fil. = 0,15 DM.)

Rp. Olei Ricini 30,0
(NB. Man verschreibe nie Wurmmittel, ohne die Anweisung der Einnahme des Abführmittels auf der Signatur anzugeben).

Kinder unter 3—4 Jahren werden noch nicht einer Filixkur unterzogen. Ein 4jähriges Kind erhält etwa 2,0, ein 8jähriges Kind etwa 3,0 und ein 14jähriges Kind etwa 5,0 Extr. Fil.

Aspidinolfilicinum oleo solut., *Filmaronöl* (Boehringer) enthält 1 Teil Filmaron in 9 Teilen Öl. Man gibt vom Filmaronöl (nicht von der Substanz!) beim Erwachsenen 8,0—10,0 (EMD und TMD 20,0!), bei Kindern über 3 Jahren je nach Alter 2,0—6,0. Filmaronöl wirkt zuverlässiger als das Extrakt, ist aber viel teurer (10,0 Filmaronöl = 3,15 DM).

Helfenberger Bandwurmmittel ist eine fertige Packung von 8mal 1,0 Extractum Filicis mit 2,0 Ol. Ricini in dunklen Gelatinekapseln und von 7 farblosen Kapseln mit je 2,5 Ol. Ricini. Es ist ein zuverlässiges Präparat.

Hexylresorcin wurde 1931 von LAMSON als Wurmmittel eingeführt. Es ist eine farblose, krystalline Substanz von etwas stechendem Geruch und bitterem adstringierendem Geschmack. Seine Löslichkeit in Wasser beträgt 0,05%. Hexylresorcin wird vom Darm nur langsam resorbiert, so daß etwa ein Drittel der eingenommenen Dosis resorbiert und als Glucuronid bzw. Sulfat im Harn ausgeschieden wird.

OH
C
HC CH
HC C · OH
C
C_6H_{13}
Hexylresorcin
$C_{12}H_{18}O_2$

Hexylresorcin ist vor allem gegen Ascariden, aber auch gegen Oxyuren, Ancylostoma duodenale und Necator americanus wirksam. Wegen seiner guten Verträglichkeit, die ihm eine Überlegenheit gegenüber Santonin und Chenopodiumöl bzw. Tetrachlorkohlenstoff gibt, kann es auch bei Kranken und Kindern innerhalb kurzer Zeit wiederholt angewandt werden.

Nebenwirkungen sind selten und nur bei ungewöhnlich großen Dosen oder oft wiederholter Anwendung zu befürchten. Dann treten Entzündungen der Darmschleimhaut und Leberschädigung ein. Die lokale Wirkung auf die Mundschleimhaut ist durch geeignete Form der Darreichung zu umgehen.

Darreichung, Dosierung. In Gelatinekapseln wird morgens auf nüchternen Magen 1,0 Hexylresorcin verabreicht und 2 Std. später ein salinisches Abführmittel. Kinder unter 6 Jahren erhalten 0,6 und Kinder zwischen 6 und 10 Jahren 0,8. Die Dosis kann in Abständen von 3 Tagen wiederholt werden.

Zur Behandlung der Oxyuriasis, bei der das Hexylresorcin nicht ganz so erfolgreich ist wie gegen Ascariden, wird neben der inneren Anwendung gleichzeitig Hexylresorcin in 0,1%iger schwach alkalischer Lösung mit einem Einlauf von 250—400 cm³ in den Dickdarm gegeben. Der Einlauf und die Dosis von 1,0 per os werden 3 Tage nacheinander wiederholt.

Wurm-Agen (Merz u. Co.), Hexylresorcin, Kapseln mit 0,2 (5 St. = 1,95 DM).

Santoninum aus *Flores Cinae.*

Geschichtliches. Verschiedene Artemisiaarten sind schon unter den Wurmmitteln des Altertums zu finden. Seit der Reindarstellung des wirksamen Bestandteiles der Flores Cinae (KAHLER 1830) hat das Santonin die Droge ganz verdrängt.

Chemie. Flores Cinae (offiz.) stammen von einem in den Steppen Turkestans wuchernden Kraut Artemisia cina. Die noch geschlossenen Blütenköpfchen werden gesammelt. Man gewinnt aus ihnen durch einfache Extraktionsverfahren das krystallisierte *Santonin*, das zu etwa 2% in den Blütenköpfchen enthalten ist.

Santoninum (offiz.) (PI) ist frisch ein weißes Pulver; am Licht färbt es sich gelb, ohne dabei an Wirksamkeit zu verlieren. Sein methylierter Hydronaphthalinkern besitzt an dem einen Ring eine Ketogruppe, an dem anderen Ring die für die wurmabtreibende Wirkung maßgebende Lactongruppe. Santonin ist in Wasser sehr schlecht löslich, in Alkohol oder Öl gut löslich.

Schicksal im Körper. Trotz der geringen Wasserlöslichkeit wird das Santonin ziemlich rasch aus dem Magendarmkanal resorbiert. Das resorbierte Santonin wird z. T. in den Harn, z. T. in die unteren Darmabschnitte ausgeschieden. Die Abgabe in den Harn beginnt schon etwa 15 Minuten nach der Einnahme. Im Organismus wird Santonin z. T. in ein gelb gefärbtes Produkt übergeführt, welches dem Harn nach der Santonineinnahme für über 2—3 Tage eine gelbe bis gelbgrüne Farbe gibt, die auf Laugenzusatz in eine kirschrote Farbe umschlägt. Diese rote Farbe geht zum Unterschied gegen die rote Farbe des Harns nach Rhabarber und anderen Anthrachinondrogen nicht in Äther über.

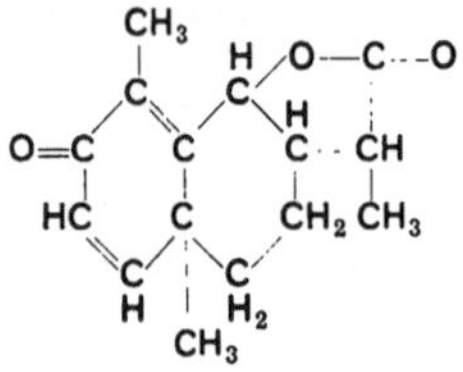

Santonin $C_{15}H_{18}O_3$

Wegen dieser langsamen Ausscheidung des Santonins bzw. seiner Umwandlungsprodukte neigt Santonin zu kumulativen Giftwirkungen, wenn es lange Zeit hindurch dargereicht wird.

Indikationen. Während Santonin sich bei Bandwürmern als ungenügend wirksam erweist, ist es bei den verschiedenen Formen von Rundwurmerkrankungen von recht zuverlässiger Wirkung, besonders bei Ascaris lumbricoides und Ancylostoma duodenale, unsicher dagegen bei Oxyuris vermicularis.

Nebenwirkungen, Gefahren. Schon nach etwas großen therapeutischen Santoningaben tritt nicht selten eine eigenartige, bis zu 2 Tage lang anhaltende Störung des Sehvermögens auf. Nach einem Vorstadium, in dem dunkle Gegenstände violett erscheinen, wird Weiß als intensives Gelb empfunden. In seltenen Fällen kam es bei schwerer Santoninvergiftung zu vorübergehendem Verlust des Sehvermögens. Mit den Sehstörungen sind oft Geruchsanomalien verbunden.

Lebensbedrohliche Santoninvergiftungen, die unter heftigen Krämpfen und tiefem Koma verlaufen, sind nach richtig durchgeführten Santoninkuren nicht zu befürchten. Zur Vorsicht verschreibe man keinen größeren Santoninvorrat, zumal in Form von Zucker- oder Schokoladenplätzchen, da deren rasche Verspeisung bei Kindern mehrfach eine tödliche Santoninvergiftung verursachte.

Darreichung, Dosierung. Die alten Formen der Darreichung von Flores Cinae als Pulver, Latwerge usw. sind durch die Darreichung des reinen Santonins gänzlich überholt. Santonin wird immer in der offizinellen Zubereitungsform verschrieben:

Pastilli Santonini mit 0,025 Santonin in Zucker oder Schokolade. Beim Erwachsenen werden meist 2—3 Tage lang 3—4 der Pastilli Santonini, also täglich 0,075—0,1 Santonin gegeben (EMD 0,1!, TMD 0,3!). Bei Kindern von 3—8 Jahren gibt man 0,015—0,05 pro die, 2—3 Tage lang. Nach dem Santonin ist ein Abführmittel zu geben. Es empfiehlt sich, Ricinusöl nehmen zu lassen!

Rp. Pastilli Santonini 0,025
D. tal. dos. Nr. IX
S. Morgens nach dem Essen 3 Pastillen. 2 Std. später 1—2 Eßlöffel Ricinusöl.

Wenn nötig, Wiederholung der Kur an den beiden folgenden Tagen (10 Pastilli Santonini zu 0,025 = 0,85 DM.).

Oleum Chenopodii anthelminthici.

Geschichtliches. In den Vereinigten Staaten von Nordamerika ist das Chenopodiumöl schon lange als vorzüglich wirksames Rundwurmmittel sehr geschätzt und viel verwandt. In Deutschland wird es seit 1910 auf BRÜNINGS Empfehlung benutzt.

Das in Nordamerika wachsende Kraut *Chenopodium anthelminthicum* liefert das ätherische **Oleum Chenopodii anthelminthici** (offiz.), *Aetheroleum Chenopodii* (PI). Das gelbe, flüssige Öl hat einen brennenden, unangenehmen Geschmack. Es enthält als wirksame Bestandteile annähernd 60% *Askaridol* und etwa 20% p-Cymol.

Oleum Chenopodii wird offenbar aus dem Körper, soweit es resorbiert wird, sehr langsam entfernt; denn die eingetretene Vergiftung zieht sich oft tagelang hin. Die starke Neigung zur Kumulation bei längerer Zeit hindurch fortgeführter Darreichung ist ein Nachteil des Öles. Die abtreibende Wirkung auf Ascariden und auf die in den Tropen so gefürchteten Würmer Ancylostoma duodenale und Necator americanus ist ausgezeichnet. Weniger sicher ist die Wirkung bei Oxyuren, immerhin ist sie derjenigen des Santonins überlegen.

Askaridol $C_{10}H_{16}O_2$

Leider läuft Oleum Chenopodii Gefahr, infolge zahlreicher Vergiftungen in Mißkredit zu kommen. Bei schweren Chenopodiumölvergiftungen stellt sich ein tagelang anhaltender komatöser Zustand oft mit gleichzeitigen Krämpfen ein; nicht selten beginnt die Vergiftung mit Hörstörungen oder mit Gastroenteritis. Aber die ganz überwiegende Mehrzahl der schweren Vergiftungen wäre sicher ausgeblieben, wenn folgende Punkte beachtet worden wären:

1. Niemals sollte die therapeutische Normalmenge überschritten werden.
2. Notwendig muß 1 Std. nach der Einnahme abgeführt werden, am besten durch die rasch wirksamen Abführmittel Oleum Ricini oder Magnes. sulfuric. Ist das Abführmittel unwirksam, so muß die Darreichung in 1—2stündigen Intervallen wiederholt werden, bis eine ausreichende Darmentleerung eintritt.
3. Nie darf das Mittel länger als höchstens 2 Tage nacheinander gegeben werden. Vor einer neuen Kur muß eine lange Pause (2 Wochen) eingeschoben werden.

Die Einzeldosis für den *Erwachsenen* ist 16 Tropfen (1,0 = 38 Tropfen). Die erlaubte Tagesmenge ist 1—2mal 16 Tropfen (EMD 0,5!, TMD 1,0!). Werden 2 Einzeldosen gegeben, so folgt die zweite 1/2 Std. nach der ersten. 1 Std. nach der Darreichung des Ol. Chenopod. wird Ol. Ricini gegeben. Ol. Chenopod. wird morgens nüchtern verabreicht und, da es unangenehm schmeckt, am besten in elastischen Gelatinekapseln oder Pohlschen Geloduratkapseln.

Kindern gibt man als Einzeldosis so viele Tropfen Ol. Chenopod., wie das Kind Jahre zählt, aber nicht mehr als 10 Tropfen. Schwächliche Kinder bekommen 1—2 Tropfen weniger. Als Tagesdosis gibt man eine oder höchstens zwei dieser Einzeldosen. Die zweite Einzeldosis wäre wie beim Erwachsenen 1/2 Std. nach der ersten zu geben. 1 Std. nach der Zufuhr des Ol. Chenopod. folgt Ol. Ricini. Bei Kindern verabreicht man das Chenopodiumöl ebenfalls morgens nüchtern und am besten auf Stückzucker oder in Milch.

Rp. Olei Chenopodii anth. gutt. XVI ad caps. gelat. elast.
D. tal. dos. Nr. II
S. Morgens mit 1/2 Std. Abstand zu nehmen.
1 Std. nach der 2. Dosis 2 Eßlöffel Ricinusöl.

Die magenreizende Wirkung des Chenopodiumöles wird vermieden bei Darreichung in Geloduratkapseln:

Rp. Gelodurat Pohl Ol. Chenop. gutt. XVI
S. wie oben.

Oleum Chenopodii wird auch als Zusatz zu Reinigungsklistieren (2—10 Tropfen auf das Klysma) bei Oxyuriasis mit Erfolg verwandt.

(1,0 Ol. Chenop. anth. = 0,10 DM.)

Carboneum tetrachloratum (Erg.B.), *Carbonei Tetrachloridum* (PI), Tetrachlorkohlenstoff, CCl_4, 1921 von Hall in die Therapie der Ancylostomiasis eingeführt, ist eine klare, farblose, flüchtige Flüssigkeit mit charakteristischem Geruch, fast unlöslich in Wasser, aber mischbar mit Alkohol und Öl. Die Flüssigkeit ist nicht brennbar; sie zersetzt sich bei Belichtung.

Tetrachlorkohlenstoff ist besonders wirksam gegen Necator americanus, etwas weniger gegen Ancylostoma duodenale. Bei Taenia soleum und Taenia saginata, bei Ascariden und Oxyuren ist die Wirkung unsicher.

Tetrachlorkohlenstoff ist ein starkes Lebergift. Unreine Präparate sind besonders gefährlich. Die Giftigkeit hängt ab von der im Dünndarm und Dickdarm erfolgenden Absorption. Diese wird begünstigt durch die Gegenwart von Alkohol und unverdauter Nahrung — besonders Fett — im Verdauungskanal. Trotz der raschen Ausscheidung eines großen Teiles des absorbierten Tetrachlorkohlenstoffes durch die Lungen ist die Neigung zu kumulativer Giftwirkung ausgesprochen. Personen mit Leberschädigungen und Alkoholiker sind von der Behandlung auszuschließen.

Darreichung, Dosierung. Erwachsene erhalten per os als durchschnittliche Dosis 2,5 cm³. 4 cm³ als Einzel- und Tagesdosis sollten nicht überschritten werden. Die Darreichung erfolgt auf nüchternen Magen; 2 Std. später ist Magnesiumsulfat als Abführmittel zu geben. Die Kur ist nicht vor Ablauf von 3 Wochen zu wiederholen. EMD und TMD 4,0!

(100,0 Carboneum tetrachloratum = 0,30 DM.)

Thymolum (offiz.) (s. S. 36). Das in Wasser kaum lösliche Thymol wird in den Tropen besonders gegen Ancylostoma duodenale mit gutem Erfolg gegeben. Als Phenolderivat verleiht es dem Harn manchmal eine graugrüne bis dunkelschwarzgrüne Farbe. Um (phenolartig verlaufende) Vergiftungen zu vermeiden, ist für raschen Durchgang durch den Darm zu sorgen, indem man nach dem Mittel Ricinusöl gibt.

2,0—10,0 (bis 40,0) in Pulverform sind die für Erwachsene gebräuchlichen Mengen. Oft verwandt ist auch die Kombination von Santonin mit 1,0 Thymol (1,0 = 0,05 DM).

Gentianaviolett.

Gentianaviolett ist ein Gemisch zweier Triphenylmethanfarbstoffe, nämlich des Methylvioletts, Pentamethyl-p-rosanilins, und des Krystallvioletts, Hexamethyl-p-rosanilins. Es wird vom Darm nur sehr langsam resorbiert und hat im Darm eine starke Wirkung auf Oxyuren, die es zu dem zuverlässigsten Mittel gegen Oxyuren macht.

Gentianaviolett vermag Oxyureneier ebensowenig wie andere Mittel abzutöten. Für den Erfolg einer Behandlung ist die Vermeidung einer Reinfektion von entscheidender Bedeutung. Neben gründlicher Reinigung der Analgegend werden häufig zu diesem Zweck Einreibungen der Analgegend mit weißer oder grauer Quecksilbersalbe gleichzeitig angewandt, um das Verschleppen der Eier in die weitere Umgebung zu verhindern.

Nebenwirkungen sind bei der inneren Anwendung von Gentianaviolett recht häufig, aber meist nicht ernster Art. Durch die lokale Wirkung auf die Magen- und Darmschleimhaut werden Übelkeit, Erbrechen, Durchfälle und Leibschmerzen bedingt. Sie verschwinden in vielen Fällen ohne Unterbrechung der Kur. Nur selten klagen die Patienten über Kopfschmerzen, Benommenheit und Schwächegefühl. Bei Magendarmerkrankungen kann Gentianaviolett stärkere Beschwerden verursachen und sollte dann nicht angewandt werden. Ebenso wird bei schweren Herz-, Nieren- und Leberkrankheiten von der Gentianaviolettanwendung abgeraten.

Gentianaviolett darf nicht angewandt werden, wenn außer Oxyuren noch Ascariden im Darm vorhanden sind. Diese können durch Gentianaviolett ebenso wie durch andere unzureichend wirksame Mittel zur Wanderung erregt werden.

Darreichung, Dosierung. Die Behandlung mit Gentianaviolett wird in Kuren von 7—10 Tagen durchgeführt. Erwachsene erhalten 3 mal täglich 0,06. Kinder bis zu 6 Jahren erhalten für jedes Lebensjahr 0,01 je Tag. Wenn die Kur erfolglos war, wird sie in 1—3 Wochen wiederholt.

Gentianaviolett wird am besten in Zubereitungen verabreicht, welche die schnelle Passage durch den Magen ohne Auflösung garantieren, also in Gelodurat-kapseln oder in Form von geeigneten Spezialitäten.

Badil (Bayer), Hexamethyl-p-rosanilinchlorid, Krystallviolett. Dragees mit 0,02 (63 St. = 2,10 DM).

Vermolysin (Pfleger), Hexamethyl-p-rosanilinchlorid. Perlen mit 0,012 (75 St. = 1,55 DM)

Atrimon (Asta), Carbinole des Penta- und Hexamethyl-p-rosanilins. Dragees mit 0,01 (50 St. = 1,35 DM) und 0,04 (60 St. = 2,00 DM).

b) Antikörpertherapie.

Geschichtliches. EMIL VON BEHRING entdeckte 1890, daß im Blutplasma von Tieren, die mit Tetanusbacillen oder Diphtheriebakterien infiziert waren, Antitoxine auftraten, welche die von den Bakterien gebildeten Gifte unwirksam machten. Er führte 1893 das Diphtherieheilserum ein.

Chemie. Antikörper werden wahrscheinlich im reticuloendothelialen System, in den Lymphocyten und Plasmazellen gebildet. Sie sind Proteine mit Globulineigenschaften und sind hauptsächlich in der γ-Globulinfraktion der Plasmaproteine zu finden. Sie werden durch fraktionierte Fällungen von anderen Serumproteinen abgetrennt; oder diese unwirksamen Proteine werden enzymisch weitgehend abgebaut, so daß eine Sensibilisierung möglichst vermieden wird. Die Antikörper haben teils ein Molekulargewicht von etwa 160000, teils von etwa 1000000.

Heilsera werden vorwiegend von Pferden gewonnen, die mit steigenden Toxinmengen behandelt wurden. Gegen sekundäre bakterielle Verunreinigung werden sie mit 0,5% Phenol oder mit Kresol versetzt. Soweit es technisch möglich ist, werden die Heilsera auf ihre Wirksamkeit im Tierversuch austitriert; bei manchen Heilseren bestehen über diese Prüfungen bindende staatliche Vorschriften. Die staatlich kontrollierten Seren werden eingezogen, wenn beim Lagern eine Abschwächung eintritt.

Schicksal im Körper. Für einige Sera (z. B. Diphtherie- und Tetanusheilserum) ist festgestellt, daß sie wochenlang im Blute kreisen, so daß die prophylaktische Einspritzung einen einige Wochen lang anhaltenden Schutz gewähren kann.

Nebenwirkungen, Gefahren. Mit dem Heilserum wird dem Menschen artfremdes Eiweiß zugeführt. Dadurch können gelegentlich gewisse Reaktionen ausgelöst werden, nämlich einmal die meist 10 Tage nach der (ersten) Injektion auftretende „Serumkrankheit" (Fieber, Exantheme, Urticaria, Kreislaufschwäche) und weiter die bei einer zweiten oder späteren Seruminjektion einsetzenden anaphylaktischen Erscheinungen (Hautausschläge, Fieber, Herzschwäche, asthmatische Beschwerden), die aber nur bei intravenöser Zufuhr einen ernsten Charakter annehmen. Durch Vorinjektion einer kleinen Gabe (1,0 cm^3) kann man eine „Desensibilisierung" erzielen. Die Reinjektion erfolgt nach 4—6 Std.

Wird Serum bei Diphtherie usw. prophylaktisch gegeben, so empfiehlt es sich, nicht Pferdeserum, sondern Hammel- oder Rinderserum zu wählen, damit bei einer etwa notwendigen späteren Serumheilinjektion, bei der man auf das wirksamere Pferdeserum angewiesen ist, oder bei einer wiederholten prophylaktischen Injektion (Tetanus) keine Anaphylaxie in Erscheinung tritt.

Diphtherie-Serum (offiz.) (Behring), *Serum antidiphthericum* (PI), wird staatlich auf seinen Gehalt an Antitoxineinheiten (AE) geprüft. Die Aussicht, die Diphtherie zu heilen, ist um so günstiger, je früher die Einspritzung erfolgt. Über die Dosierung gehen die Meinungen auseinander. In leichten Fällen werden nicht unter 4000 AE, in schweren Fällen bis zu 100000 AE in die Muskulatur eingespritzt. Die Injektion kann auch intravenös erfolgen. Für die prophylaktische Schutzimpfung (1000 AE) wählt man am besten Hammel- oder Rinderserum.

Diphtherie-Serum (Behring), vom Pferde. Ampulle mit 1000 AE in 2,5 cm^3 (= 0,95 DM), 6000 AE in 6 cm^3 (= 7,05 DM), mit 20000 und 30000 AE in 5 cm^3 (= 27,65 bzw. 43,40 DM).

Tetanus-Serum (offiz.) (Behring), *Serum antitetanicum* (PI), unterliegt ebenfalls der staatlichen Kontrolle. 1 cm^3 Serum muß mindestens 600 AE (= 300 IE) enthalten, 1,0 festes Serumpulver, das auf die Wunden örtlich aufgebracht wird, 10 mal soviel. Der hervorragende Wert des Tetanusantitoxins kommt nur bei der prophylaktischen Darreichung zum vollen Ausdruck. Da es fast mit Sicherheit gelingt, den Starrkrampf zu verhüten oder ihm einen leichten Verlauf zu geben, wenn sofort nach der Verwundung und Infektion eingespritzt wird, muß bei allen tetanusverdächtigen Verletzungen (Erde in zerfetzten Wunden, Pfählung mit faulem Holz,

Kleiderfetzen in Wunden usw.) notwendig Tetanusantitoxin, mindestens 2500 AE subcutan oder intramuskulär gegeben werden. Ist der Wundstarrkrampf ausgebrochen, so hat die Antitoxinbehandlung keine sicheren Erfolge mehr, auch nicht, wenn große Mengen (bis 125000 AE) intravenös gegeben werden.

Tetanus-Serum (Behringwerke), Ampulle mit 3000 AE in 1,5 cm³ (= 2,15 DM), mit 20000, 30000 und 60000 AE in 10 cm³ (= 13,45, 22,10 bzw. 46,70 DM).

Rotlauf-Serum (Behringwerke) ad usum humanum vom Pferde 100fach, 10—20 cm³ intramuskulär. Ampullen mit 10 und 20 cm³ (= 2,60 und 4,80 DM).

Botulismus-Serum (Behringwerke), antitoxisches Pferdeserum, 50—100 cm³ intramuskulär oder intravenös. Ampulle mit 50 cm³ (= 16,65 DM).

Scharlach-Serum (Behringwerke), vom Pferd, gereinigt, 10—30 cm³ intramuskulär oder intravenös. Ampulle mit 10 cm³ (= 6,35 DM).

Coli-Serum (Behringwerke), vom Pferd und Rind, 16000 Behring-Einheiten je Kubikzentimeter. Bei Coli-Peritonitis 25—100 cm³ intramuskulär oder intravenös. Ampulle mit 20 cm³ (= 6,00 DM).

Poliomyelitis-Rekonvalescenten-Serum (Behringwerke). Ampulle mit 20 cm³ (= 20,00 DM).

Dysenterie-Serum (Behringwerke) vom Pferde gegen die bakterielle Dysenterie (Shiga-Kruse), ein polyvalentes, staatlich geprüftes Serum. 20—50 cm³ intramuskulär oder intravenös. Ampulle mit 4000 AE in 10 cm³ (= 4,30 DM).

Meningokokken-Serum (offiz.), vom Pferde, ebenfalls polyvalent und staatlich geprüft. 20—40 cm³ intramuskulär, intravenös oder intralumbal. Ampulle mit 20 cm³ (= 6,85 DM).

Pneumokokken-Serum (Behringwerke), vom Pferde, polyvalentes Serum gegen Typ I und Typ II (mit 300 AE gegen Typ I und mit 100 AE gegen Typ II in 1 cm³). 25 cm³ intramuskulär oder intravenös. Ampulle mit 20 cm³ (= 12,05 DM).

Polyvalente *Schlangengiftheilsera* haben wegen ihrer günstigen Heilwirkungen in den Tropen große Bedeutung gewonnen.

Schlangen-Serum (Behringwerke) vom Pferde. Gegen Gifte aller europäischen Schlangen, Levanteotter, Bitis- und Cerastesarten (nicht Cobra). 10 cm³ um die Bißstelle injiziert oder bis 40 cm³ intravenös. Ampulle mit 10 cm³ (= 5,15 DM).

Schutzimpfstoffe.

Die durch JENNER 1796 in die ärztliche Praxis eingeführte Schutzimpfung gegen Pocken mit Kuhpockenlymphe und die von PASTEUR ausgearbeitete Schutzimpfung gegen Lyssa mit abgeschwächten Tollwuterregern haben so außerordentlichen Nutzen gebracht, daß wohl bei jeder Infektionskrankheit, deren Erreger isoliert zu züchten sind, Immunisierungsverfahren ausgearbeitet und versucht worden sind. Entweder werden abgeschwächte lebende Erreger oder nach dem Verfahren KOCHs, der das Tuberkulin einführte, die abgetöteten Bakterien oder deren Toxine in den Körper eingeführt.

Die wichtigsten zur prophylaktischen Immunisierung angewandten Impfstoffe, welche abgetötete Bakterien oder Bakterientoxine enthalten, sind folgende:

Typhusimpfstoff (Behring, Merck) besteht aus abgetöteten, in Wasser suspendierten Bakterien verschiedener Typhusstämme. 1 cm³ enthält 1 Milliarde Keime. Die prophylaktische Immunisierung gewährt einen ziemlich sicheren Schutz. Es werden 0,5, 1,0 und 1,0 cm³ in Abständen von einer Woche subcutan eingespritzt. Die Schutzwirkung hält länger als ein Jahr an.

Polyvalente Impfstoffe gegen Typhus und Paratyphus A und B werden in ähnlicher Weise angewandt.

Choleraimpfstoff (Behring) besteht aus einer Aufschwemmung abgetöteter Choleravibrionen. 1 cm³ enthält 5 Milliarden Keime. Man injiziert zur Choleraprophylaxe 0,5 cm³ und 5 Tage später 1,0 cm³ subcutan. Der Impfschutz hält nicht länger als 3 Monate an.

Diphtherie-Schutzimpfstoffe enthalten Diphtherietoxin, welches durch Neutralisieren mit Antitoxin oder durch Behandeln mit Formol (Formaldehyd) entgiftet ist, aber noch die Fähigkeit hat, aktive Immunisierung hervorzurufen.

Diese Schutzimpfung ist bei Kindern in großem Ausmaß erprobt. Bei 60% sollen Antitoxine nach 2—3 Wochen auftreten. Die Impfung wird zweckmäßigerweise nach 4 Wochen wiederholt. Der Impfschutz hält anscheinend über Jahre an.

Diphtherie-Formol-Toxoid (Behring) ist durch Formol entgiftetes Toxin. Man injiziert 10 Tage lang täglich 1 cm^3 intravenös (6 Ampullen = 5,05 DM).

Diphtherie-Impfstoff AlFT (Behringwerke), an Aluminiumhydroxyd adsorbiertes Diphtherie-Formoltoxoid. Kinder bis 6 Jahre 0,5 cm^3, bis 12 Jahre 0,3, Erwachsene bis 30 Jahre 0,2, darüber 0,1. Ampulle mit 0,5 und 1,0 cm^3 (= 0,70 bzw. 1,15 DM).

BCG-Impfstoff nach CALMETTE (Behringwerke), enthält 0,5 mg Bakterien in 1 cm^3. 0,1 cm^3 intracutan. Flasche mit 1 und 5 cm^3 (= 2,40 bzw. 10,55 DM).

Pockenlymphe (Behringwerke), Glycerinemulsion. Röhrchen mit 10 Impfungen (= 3,50 DM).

Tollwut-Vaccine (Behringwerke), nach HEMPT aus Hirn- und Marksubstanz mit Virus fixe geimpfter Tiere. 5 Tage lang täglich 1 Ampulle unter die Bauchhaut spritzen; 6. Injektion nach 1 Monat. Ampulle mit 4 cm^3 (6 St. = 26,95 DM).

Impfstoffe zur Therapie.

Tuberkulin KOCH (offiz.) (Hoechst), Alttuberkulin, wird durch Eindampfen von glycerinhaltigen Fleischbrühkulturen der Tuberkelbakterien und Abfiltrieren als klare braune, in Wasser lösliche Flüssigkeit gewonnen. Es unterliegt, ebenso wie das *Tuberkulin AF* (offiz.), albumosefreies Tuberkulin, und *Bovo-Tuberkulin KOCH* (offiz.), Perlsucht-Tuberkulin, der staatlichen Prüfung. Flasche mit 1 und 5 cm^3 (= 0,95 und 3,55 DM).

Tuberculinum pristinum (PI) ist Alttuberkulin. Die Lösung enthält 100000 IE in 1 cm^3. Zur intracutanen Injektion werden 0,00001—0,001 cm^3 gebraucht.

Neutuberkulin besteht aus zerriebenen, dann mit Kochsalzlösung ausgezogenen und mit Glycerin zu Emulsionen verarbeiteten Tuberkelbakterien. (Über die zahlreichen weiteren Tuberkuline und die Einzelheiten ihrer Anwendung wird auf die Spezialliteratur verwiesen.)

Für diagnostische Zwecke, für die meist die PIRQUETsche Cutanmethode verwandt wird, bringt man auf die äthergereinigte Haut der Arminnenseite an 2 Stellen je 1 Tropfen Tuberkulin KOCH auf und verletzt die obersten Epithelschichten der Haut im Zentrum der Tropfen mit einem Impfbohrer. Im Vergleich mit zwei tuberkulinfreien Kontrollimpfstellen wird der Ausfall der Reaktion festgestellt; bei positivem Ausfall bildet sich innerhalb 24—48 Std. unter den Tuberkulintropfen eine Impfpapel von 1—3 cm Durchmesser.

Bei Kindern unter 14 Jahren kann die Tuberkulinprobe zunächst mit der Tuberkulinsalbe nach MORO durchgeführt werden. Eine kleine Menge einer Salbe, die 50% Tuberkulin in Lanolin enthält, wird in die Brusthaut eingerieben. Fällt die Probe negativ aus, wird die Cutanprobe nach PIRQUET gemacht.

Staphylokokkenvaccine wird unter den Namen Staphygen (Behringwerke), Staphar (Hoechst), Polystaphylin (Asta), Opsonogen (Güstrow), Staphylosan (Sächs. Serum-Werk) als polyvalente Vaccine geliefert. Die Injektionen steigender Mengen — zunächst 50 Millionen Keime, dann bis 1 Milliarde Keime — haben sich bei hartnäckiger Furunkulose bewährt.

Gonokokkenvaccine [Arthigon (Schering), Gonargin (Hoechst) usw.] enthält abgezählte Mengen abgetöteter Gonokokken pro 1 cm^3; man injiziert intramuskulär alle 3—7 Tage von 5 Millionen auf mehrere Milliarden Keime ansteigend. Besonders bei geschlossenen gonorrhoischen Krankheitsherden hat sich die Vaccinetherapie bewährt.

Colivaccine (polyvalent) wird bei der Behandlung chronischer Colipyelitis und Cystitis verwandt. Es werden 5 Millionen bis ansteigend auf 500 Millionen Keime injiziert.

Coli-Yatren (Behringwerke), Ampullen mit 50—600 Millionen abgetöteter Bakterien in 2,5 cm^3 3%iger Yatrenlösung (6 St. = 4,35 DM).

Keuchhustenvaccine: *Petein* (Schering). Am 1. Tag 10 Milliarden, am 3. und 5. Tag je 20 Milliarden Keime injizieren. 3 Ampullen mit insgesamt 50 Milliarden entgifteter Keime (= 2,95 DM).

Phytossan (Hoechst). In Abständen von 1—2 Tagen 4, 6, 8 und 8 Milliarden Keime injizieren. 4 Ampullen mit 26 Milliarden Keimen (= 1,90 DM).

Maximaldosen

nach Tabelle A des Deutschen Arzneibuches 6. Ausgabe, Tabelle A des Ergänzungsbuches 6. Ausgabe und Tabelle III der Pharmacopoea Internationalis Editio prima für die Substanzen der Tabellen, die im Text dieses Buches erwähnt sind.

Die in der Tabelle A des Ergänzungsbuches enthaltenen Substanzen sind mit einem * gekennzeichnet. Aus der Tabelle III der Pharmacopoea Internationalis sind nur solche Mittel angeführt, für die weder im Deutschen Arzneibuch noch im Ergänzungsbuch Maximaldosen festgesetzt worden sind. Diese sind mit einem † gekennzeichnet.

	Größte Einzelgabe g	Größte Tagesgabe g
Acetanilidum	0,5	1,5
†Acetarsolum	0,25	1,0
†Acidum acetylsalicylicum	1,0	6,0
Acidum agaricinicum	0,1	—
Acidum arsenicosum	0,005	0,015
Acidum diaethylbarbituricum	0,75	1,5
Acidum phenylaethylbarbituricum	0,4	0,8
Aethylmorphinum hydrochloricum	0,1	0,3
Agaricinum	0,1	—
†Amidopyrinum	0,5	1,5
†Aminophyllinum	0,5	1,5
†Amphetamini Sulfas	0,02	0,04
Amylium nitrosum	0,2	0,5
Antifebrin	0,5	1,5
Apomorphinum hydrochloricum	0,02	0,06
Aqua Amygdalarum amararum	2,0	6,0
Argentum nitricum	0,03	0,1
Arsacetin	0,2	—
Aspidinolfilicinum oleo solutum	20,0	20,0
Atropinum sulfuricum	0,001	0,003
†Benzylis Benzoas	0,5	1,5
†Calciferolum	0,015	0,015
†Carbacholum	0,004	0,012
zu Einspritzungen	0,0004	0,0012
*Carboneum tetrachloratum	4,0	4,0
*Cerium oxalicum	0,2	0,6
†Chiniofonum	1,0	3,0
Chloralum hydratum	3,0	6,0
Chloroformium (zum Einnehmen)	0,5	1,5
Cocainum hydrochloricum	0,05	0,15
Cocainum nitricum	0,05	0,15
Codeinum phosphoricum	0,1	0,3
†Coffeinum	0,5	1,5
†Coffeinum et Natrii Benzoas	1,0	3,0
†Coffeinum et Natrii Salicylas	1,0	3,0
Colchicinum	0,002	0,005
Diacetylmorphinum hydrochloricum	0,005	0,015
*Digitoxinum	0,002	0,004
Dihydrooxycodeinonum hydrochloricum	0,03	0,1
Dionin	0,1	0,3
Emetinum hydrochloricum	0,05	0,1
*Ephedrin hydrochloricum	0,05	0,15
*Ephetonin	0,05	0,15
Eukodal	0,03	0,1
*Eupaverin	0,15	0,5
Extractum Belladonnae	0,05	0,15
Extractum Filicis	10,0	10,0
Extractum Hyoscyami	0,15	0,5
Extractum Opii	0,075	0,25
*Extractum Secalis cornuti	0,5	1,5
Extractum Strychni	0,05	0,1
Filmaronöl	20,0	20,0
Folia Belladonnae	0,2	0,6
Folia Digitalis	0,2	1,0
Folia Hyoscyami	0,4	1,2
Folia Stramonii	0,2	0,6
Glandulae Thyreoideae siccatae	0,5	1,0
Heroin hydrochloricum	0,005	0,015
†Histamini Phosphas (subcutan)	0,001	0,002
Homatropinum hydrobromicum	0,001	0,003
†Hydrargyrum	0,1	0,3
Hydrargyrum bichloratum	0,02	0,06
Hydrargyrum bijodatum	0,02	0,06
Hydrargyrum chloratum (zu Einspritzungen)	0,1	—
Hydrargyrum cyanatum	0,01	0,03
Hydrargyrum oxycyanatum	0,01	0,03
Hydrargyrum oxydatum	0,02	0,06
Hydrargyrum oxydatum via hum. par.	0,02	0,06
Hydrargyrum salicylicum	0,15	—
Hydrastininium chloratum	0,05	0,15
Hydrastininum hydrochloricum	0,05	0,15
*Hydrastinum hydrochloricum	0,1	0,3
†Jodum	0,05	0,15
†Kalii Bromidum	2,0	6,0
†Kalii Jodidum	2,0	6,0
Kreosotum	0,5	1,5
†Lanatosidum C	0,001	0,001
Liquor Kalii arsenicosi	0,5	1,5
Lobelinum hydrochloricum	0,02	0,1
Luminal	0,4	0,8
Luminal-Natrium	0,4	0,8

Maximaldosentabelle (Fortsetzung).

	Größte Einzelgabe g	Größte Tagesgabe g
Medinal	0,75	1,5
†Menadionum	0,002	0,01
Morphinum hydrochloricum	0,03	0,1
Narcophin	0,03	0,1
†Natrii Bromidum	2,0	6,0
†Natrii Jodidum	2,0	6,0
†Natrii Salicylas	2,0	12,0
Natrium acetylarsanilicum	0,2	—
Natrium diaethylbarbituricum	0,75	1,5
Natrium nitrosum	0,3	1,0
Natrium phenylaethylbarbituricum	0,4	0,8
†Neoarsphenaminum (intravenös)	0,9	0,9
†Nicethamidum	0,5	1,0
†Nicotinamidum	0,5	1,0
Nitroglycerinum solutum	0,1	0,4
*Novalgin	0,6	1,8
Oleum Chenopodii anthelminthici	0,5	1,0
Opium concentratum und alle Zubereitungen, die etwa 50% Morphin und außerdem die Hauptmenge der übrigen Opiumbestandteile enthalten	0,03	0,1
Opium pulveratum	0,15	0,5
*Pantocain hydrochloricum	0,02	—
*Pantocain nitricum	0,02	—
Papaverinum hydrochloricum	0,2	0,6
Paraldehyd	5,0	10,0
*Phanodorm	0,4	1,2
†Phenacetinum	0,5	1,5
†Phenazonum	1,0	4,0
†Phenytoinum	0,4	1,0
Physostigminum salicylicum	0,001	0,003
Physostigminum sulfuricum	0,001	0,003
*Picrotoxinum	0,005	0,01
Pilocarpinum hydrochloricum	0,02	0,04
Pilulae asiaticae (0,001 Acidum arsenicosum je Pille)	5 St.	15 St.
Plumbum aceticum	0,1	0,3
*Prontalbin	1,5	5,0
Pulvis Ipecacuanhae opiatus	1,5	5,0
†Quinidini Sulfas	0,5	2,0
†Quinini Hydrochloridum	0,5	2,0
†Quinini Sulfas	0,5	2,0
Santoninum	0,1	0,3
Scopolaminum hydrobromicum	0,001	0,003
Strophanthinum	0,001	0,005
Strychninum nitricum	0,005	0,01
Suprarenin (Adrenalin, Epirenan usw.)	0,001	—
Tartarus stibiatus	0,1	0,3
*Theobromino-natrium aceticum	1,0	4,0
†Theobrominum natricum et Natrii Salicylas	1,5	6,0
Theophyllinum	0,5	1,5
†Theophyllinum natricum et Natrii Acetas (intramuskulär)	0,5	1,5
Tinctura Colchici	2,0	6,0
Tinctura Digitalis	1,5	5,0
Tinctura Jodi	0,2	0,6
†Tinctura Opii benzoica	40,0	100,0
Tinctura Opii crocata	1,5	5,0
Tinctura Opii simplex	1,5	5,0
Tinctura Strophanthi	0,5	1,5
Tinctura Strychni	1,0	2,0
Veratrinum	0,002	0,005
Veronal	0,75	1,5
Veronal-Natrium	0,75	1,5
Yohimbinum hydrochloricum	0,03	0,1

Sachverzeichnis.

Arzneimittel, welche in das Deutsche Arzneibuch oder in das Ergänzungsbuch aufgenommen sind, werden unter den in diesen Büchern gebrauchten Namen angeführt. *Internationale Namen und deutsche Namen* sind im Sachverzeichnis angeführt, wenn sie von jenen Namen stark abweichen. Auf der durch *kursiven Druck* gekennzeichneten Seite finden sich nähere Angaben über Beschaffenheit des Mittels.